FOR PROFESSIONAL ANESTHESIOLOGISTS

高齢者の周術期管理

PERIOPERATIVE MANAGEMENT FOR THE ELDERLY

編集 長崎大学名誉教授
    済生会長崎病院院長
    澄川 耕二

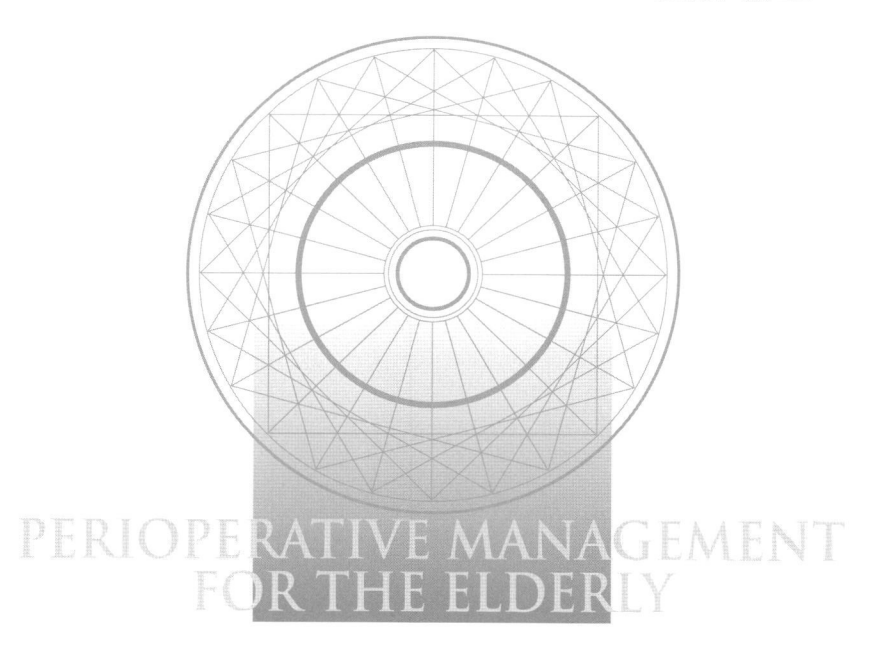

克誠堂出版

執筆者一覧 (執筆順)

澄川　耕二
済生会長崎病院

諸岡　浩明
済生会長崎病院麻酔科

河野　太郎
宮崎大学医学部麻酔生体管理学

柏田　政利
宮崎大学医学部麻酔生体管理学

恒吉　勇男
宮崎大学医学部麻酔生体管理学

原　哲也
長崎大学医学部麻酔学教室

穐山　大治
長崎大学医学部麻酔学教室

津田　敦
済生会長崎病院麻酔科

西山　純一
東海大学医学部医学科
外科学系麻酔科

廣瀬　宗孝
兵庫医科大学
麻酔科・疼痛制御科学講座

植木　正明
西脇市立西脇病院麻酔科

坪川　恒久
東京慈恵会医科大学
麻酔科学講座

原田　秀樹
久留米大学医学部麻酔学講座

佐藤　公則
久留米大学医学部耳鼻咽喉科・
頭頸部外科学講座

牛島　一男
久留米大学医学部麻酔学講座

新山　修平
久留米大学医学部麻酔学講座

土田　英昭
金沢医科大学麻酔科学講座

山本　拓巳
岐阜大学大学院医学系研究科
麻酔・疼痛制御学分野

飯田　宏樹
岐阜大学大学院医学系研究科
麻酔・疼痛制御学分野

熊澤　昌彦
岐阜大学大学院医学系研究科
麻酔・疼痛制御学分野

林　浩伸
奈良県立医科大学麻酔科学教室

川口　昌彦
奈良県立医科大学麻酔科学教室

三田　建一郎
公立丹南病院麻酔科

小畑　友里江
福井大学医学部附属病院
集中治療部

重見　研司 福井大学医学部 器官制御医学講座 麻酔・蘇生学領域	**長崎　剛** 秋田大学大学院医学系研究科 麻酔・蘇生・疼痛管理学講座	**西川　俊昭** 秋田大学大学院医学系研究科 麻酔・蘇生・疼痛管理学講座
坂口　嘉郎 佐賀大学医学部麻酔・蘇生学	**奥山　克巳** 静岡県立こども病院麻酔科	**松川　隆** 山梨大学医学部麻酔科学講座
稲垣　喜三 鳥取大学医学部 器官制御外科学講座 麻酔・集中治療医学分野	**野中　崇広** 熊本大学医学部附属病院麻酔科	**山本　達郎** 熊本大学医学部附属病院麻酔科
高橋　完 滋賀医科大学 救急・集中治療医学講座	**野坂　修一** 滋賀医科大学麻酔学講座	**野手　英昭** 名古屋市立大学医学部 麻酔・危機管理医学
祖父江　和哉 名古屋市立大学医学部 麻酔・危機管理医学	**丸山　一男** 三重大学医学部麻酔集中治療学	**張　尓泉** 三重大学医学部麻酔集中治療学
岩下　義明 三重大学医学部麻酔集中治療学, 救命救急センター	**小田　真也** 山形大学医学部麻酔科学講座	**川前　金幸** 山形大学医学部麻酔科学講座
趙　成三 長崎大学医学部麻酔学教室	**前川　拓治** 長崎大学医学部麻酔学教室	**吉富　修** 長崎大学医学部麻酔学教室

はじめに

　今日の日本人の平均寿命は，男性80歳，女性86歳である．これに伴い，65歳以上の高齢者は総人口の25％に上っている．この割合は年々増え続け，2025年には30％を超える見込みである．高齢者の手術は全症例の30％以上を占めているが，今後さらに増加することになる．手術は，高齢者にとって，その後の日常生活動作や生命予後に大きな影響を及ぼす一大イベントであり，周術期管理の果たす役割はきわめて大きい．

　高齢者は特有の病態を有しており，周術期管理においてはそれを十分に踏まえる必要がある．特に，加齢に伴う疾患の重複，侵襲に対する防御能の低下，生理機能と体組成の変化に伴う特有の薬物動態などは直接関係する病態である．さらに高齢者の周術期管理には，高齢者医療の一環としての視点が必要である．老年医学に基づく高齢者医療へのアプローチには2つある．ひとつは心不全や肺疾患など臓器別高齢者疾患へのアプローチであり，ほかの一つは老年症候群や薬物動態変化，高齢者総合機能評価など高齢者特有の全身状態へのアプローチである．

　高齢者が必要とする医療を考えるとき，74歳以下の前期高齢者と75歳以上の後期高齢者では事情が異なっている．74歳以下で必要とされるのは，若年者と同じく従来の急性期医療，言い方を換えれば，治癒を目的とする医療である．一方，75歳以上においては，従来型の急性期医療を必要とする場面も多いが，それに加えて，病気は完全に治らなくとも，地域で生活を続けられるよう身体も環境も整えてくれるような生活支援型医療が必要である．そして日常的に個人の健康を支えるためには，医療，介護，福祉の総合的なサービスが必要である．このような視点に基づき，今日，厚生労働省が推進しているのが地域包括ケアシステムである．これは高齢者の生活を地域で支えようとするものであり，医療と介護の密接な連携により，入院，退院，在宅復帰という一連の過程で切れ目のないサービスを提供するものである．

　高齢者の周術期管理の在りようは，今日の急性期医療の質を決める重要な因子となっており，そこには高齢者医療に加えて，介護と連携する医療への理解も求められる．本書はこのような視点から，高齢者の本質を理解し，適切な周術期管理を実践することを目的に，必要な知識を網羅したものであり，大いに活用されることを願っている．

2014年10月吉日

澄川　耕二

目　次

I. 高齢者に関する基礎知識　　1

1. 高齢者の定義　　澄川　耕二／3
はじめに 3
高齢者の定義と区分 3
高齢者区分の特徴 3
加齢（aging）と老化（senescence） 4
暦年齢（chronological age）と生物学的年齢（biological age） 4
老化の生物学的指標（biomarker of senescence） 4
　　❶骨密度（bone mineral density）／4
　　❷動脈脈波伝播速度（pulse wave velocity）／4
　　❸テロメア（telomere）の長さ／5　　❹外見年齢（perceived age）／5

2. 老化の現象と機序　　諸岡　浩明，澄川　耕二／6
はじめに 6
老化の現象 6
老化の機序 7
　　❶プログラム説／7　　❷フリーラジカル説（酸化ストレス説）／9
　　❸そのほかの老化学説／11

3. 加齢による生理機能の変化　河野　太郎，柏田　政利，恒吉　勇男／13
はじめに 13
循環器系 13
　　❶器質的変化／13　　❷心血管組織の硬化反応／13　　❸神経性調節機能／14
　　❹カテコールアミン受容体の変化／14　　❺不整脈の発生／15
呼吸器系 15
　　❶器質的変化／15　　❷呼吸機能の変化／16　　❸ガス交換能力／17
　　❹呼吸と酸素摂取量／17　　❺呼吸調節能力／17
肝機能 18
　　❶器質的変化／18　　❷肝機能の変化／18
腎機能 18
　　❶器質的変化／19　　❷腎機能の変化／19
神経系 20
　　❶器質的変化／20　　❷神経伝達系の変化／21　　❸感覚機能の変化／21
　　❹記憶の変化／21
内分泌系 22

vii

　　　　1成長ホルモン／22　　**2**糖代謝／22　　**3**甲状腺／23　　**4**副腎／23
　　　　5性腺／24　　**6**抗利尿ホルモン／24　　**7**カルシウム代謝／24
　　　　8メラトニン／24
　　体温調節機能 25
　　　　1健康成人の体温調節機構／25　　**2**温度の検知と伝達／25
　　　　3体温上昇の制御／26　　**4**低体温の制御／26
　　　　5行動性体温調節／27　　**6**高齢者と麻酔／27

4. 高齢者に特有の病的状態　　　　　　　　　　　　原　哲也, 穐山　大治／31
　　はじめに 31
　　認知機能障害 31
　　　　1疫学／31　　**2**分類／31　　**3**診断／33　　**4**主要な認知機能障害／33
　　誤嚥 36
　　　　1病因／36　　**2**症状／36　　**3**予防／36
　　うつ 37
　　　　1疫学／37　　**2**診断／37　　**3**治療／37　　**4**修正型電気痙攣療法／39
　　低栄養 39
　　　　1問題点／39　　**2**栄養管理／39　　**3**医療との関連／40
　　脱水 40
　　　　1特徴／40　　**2**症状と予防／41
　　排尿障害 41
　　　　1疫学／41　　**2**前立腺肥大／41　　**3**過活動膀胱／41
　　めまい 43
　　　　1特徴／43　　**2**椎骨脳底動脈不全症／43　　**3**起立性調節障害／43
　　　　4メニエール病／43　　**5**発作性良性頭位性めまい症／43
　　易転倒 44
　　　　1原因と予測／44　　**2**予防／45
　　老年症候群 45
　　　　1定義／45　　**2**対応／45

5. 高齢者の総合機能評価（CGA）　　　　　　　　　津田　敦, 澄川　耕二／47
　　はじめに 47
　　総合機能評価（CGA）の意義 47
　　CGA の構成成分と評価方法 48
　　　　1CGA の構成成分／48　　**2**CGA の評価方法／48
　　CGA ガイドライン研究班推奨アセスメントセット 53
　　CGA の有用性 53
　　CGA の周術期における使用 53

II. 術前評価・管理と予後予測　　　　　　　　　　　　　　　　　　　　　57

1. 高齢者特有の術前問題　　　　　　　　　　　　　　　　　西山　純一／59
　　はじめに 59
　　高齢者の術前診察 59

❶高齢者手術の特徴と注意点／59　　❷併存疾患と耐術能／59
　　❸高齢者の手術適応の基準／60
　　❹高齢者の術前検査とリスクマネジメント／60
　　❺老年症候群と服用薬物の把握／61
　高齢者に対するインフォームドコンセント..62
　　❶高齢者へのインフォームドコンセントの特殊性／62
　　❷後見制度とその限界／63
　認知状態..63
　　❶認知機能の障害とその対策／63　　❷術前の認知機能と術後合併症／64
　心理状態──高齢者の術前心理と医療者の対応...65
　寝たきり..65

2. 高齢者の術前検査とその評価　　　　　　　　　　　　　　　廣瀬　宗孝／68

　はじめに..68
　臓器機能別評価と術後合併症..68
　　❶神経機能／68　　❷心機能／69　　❸呼吸機能／70　　❹腎機能／71
　　❺血液凝固能／71　　❻栄養状態／71
　高齢者の術前検査..72
　　❶高齢者総合機能評価（CGA）に必要な術前検査項目／72
　　❷理学検査／73　　❸臨床検査／73
　術前検査結果の評価..74
　　❶高齢者総合機能評価（CGA）／74　　❷血液生化学検査／74
　　❸心血管系検査／75　　❹呼吸器系検査／76
　まとめ..77

3. 高齢者のリスク評価と手術予後　　　　　　　　　　　　　　　　　　　　　79

A 高齢者特有のリスクと予後　　　　　　　　　　　　　　　　植木　正明／79

　はじめに..79
　加齢によるリスク..79
　現病および既往症によるリスク..79
　　❶心血管系リスク／80　　❷呼吸器系リスク／81　　❸腎リスク／81
　　❹内分泌系リスク／82　　❺栄養系リスク／82　　❻精神・神経系リスク／82
　手術によるリスク..82
　　❶緊急手術／82　　❷手術術式／82
　まとめ..83

B 全身麻酔と区域麻酔の予後比較　　　　　　　　　　　　　　植木　正明／86

　はじめに..86
　高齢者の周術期の罹病率と死亡率..86
　区域麻酔と全身麻酔のリスク比較..87
　　❶麻酔方法による予後の変化／87
　　❷年代により全身麻酔と区域麻酔との予後に差が生じた理由／88
　まとめ..89

C 高齢者に多い術前合併症とその管理　　　植木　正明／92

はじめに 92
認知症（認知障害） 92
骨粗鬆症 93
変形性骨関節症 93
慢性閉塞性肺疾患 94
パーキンソン病 94
抑うつ 94
栄養不良 94

III. 麻酔管理　　　97

1. 高齢者の臨床薬理学　　　坪川　恒久／99

はじめに 99
加齢による生理学的変化が薬物動態・薬力学に与える影響 99
総論 100
　1 投与方法／100　　**2** 分布容積／100　　**3** クリアランス／103
　4 タンパク結合率／104　　**5** 薬力学／105
各論 106
　1 吸入麻酔薬／106　　**2** 静脈麻酔薬／107　　**3** オピオイド／110
　4 筋弛緩薬と拮抗薬／113　　**5** 局所麻酔薬／114　　**6** 循環作動薬／115

2. 高齢者の全身管理　　　120

A 気道管理　　　原田　秀樹, 佐藤　公則, 牛島　一男／120

はじめに 120
加齢に伴う上気道の変化 120
高齢者の嚥下機能と嚥下性肺炎 120
　1 嚥下障害, 誤嚥と嚥下性肺炎／121　　**2** 嚥下機能の加齢変化／121
　3 高齢者の嚥下障害と誤嚥／122　　**4** 常用内服薬と嚥下機能／124
睡眠中の嚥下と呼吸 124
高齢者の周術期誤嚥 125
術前診察時の簡便な嚥下機能評価 125
　1 問診／125　　**2** 精神・身体機能の評価／125
　3 口腔, 咽頭, 喉頭, 頸部などの評価／125　　**4** 嚥下機能の評価／126
上気道の加齢変化と睡眠呼吸障害 126
マスク換気と喉頭展開 126

B 呼吸管理　　　新山　修平, 牛島　一男／128

はじめに 128
術後肺合併症（PPCs）のリスク因子 128
　1 麻酔因子／129　　**2** 手術因子／130　　**3** 患者因子／130
術後肺合併症（PPCs）の回避を考慮した術中呼吸管理 131

❶ 肺保護換気，オープンラングアプローチ，肺（肺胞）リクルートメント，リクルートメントマヌーバーとは？／131
❷ 術中の肺保護戦略の有用性は？　また，術中の短時間の機械的人工呼吸管理で肺傷害が惹起されるのか？／133　❸ 術中の適正な1回換気量は？／133
❹ 術中の適正なプラトー圧は？／133
❺ 術中の適正な呼気終末陽圧（PEEP）とリクルートメントマヌーバー（RMs）の使用は？／134　❻ 術中の適正な吸入気酸素濃度は？／135
❼ 人工呼吸モード／136
おわりに 136

C 循環管理　　　　　　　　　　　　　　　　　　　　　　　土田　英昭／144
はじめに 144
高齢者における循環器疾患の特徴 144
循環器疾患の変遷 144
❶ 高血圧／145　❷ 虚血性心疾患／145　❸ 脳血管疾患／145
高齢者における循環機能の変化 147
❶ 心臓／147　❷ 血管／147　❸ 循環血液量／147
高齢者における周術期の循環変動とその対処 147
❶ 低血圧／148　❷ 高血圧／148　❸ 頻脈性不整脈／149
❹ 徐脈性不整脈／149　❺ 急性心不全／150
共存症（基礎疾患）に対する注意点 150
❶ 高血圧／150　❷ 虚血性心疾患／151　❸ 脳梗塞／151
❹ 心房細動／151　❺ 弁疾患／152　❻ 心筋拡張機能低下／152

D 体液・血糖管理　　　　　　　　　　　山本　拓巳，飯田　宏樹／154
はじめに 154
高齢者としての変化 154
❶ 体液組成と腎機能／154　❷ 基礎疾患の存在／155
❸ 自律神経系の変化／155
絶飲食とインスリン抵抗性 155
❶ 絶飲食ガイドライン／155　❷ 術後回復能力強化プログラム／155
❸ インスリン抵抗性と術前炭水化物負荷の意義／156
周術期の栄養管理 156
❶ 内因性エネルギー供給／156　❷ ガイドラインの現状／157
❸ 血糖コントロール／157
輸液管理の実際 158
❶ グルコースの負荷／158　❷ 炎症性浮腫とサードスペース／158
❸ 晶質液と膠質液／159　❹ 目標指向型輸液療法と動的パラメータ／160
血液製剤の使用指針 161
❶ 出血量と使用製剤／161　❷ 酸素供給量とヘモグロビン値／162
❸ 脳内酸素飽和度と術後認知機能障害／162
術後の急性腎障害（AKI） 163
❶ 定義／163　❷ 予防および治療／163

E 体温管理 　　　　　　　　　　　　　熊澤　昌彦，飯田　宏樹／166

　はじめに 166
　正常時の体温調節 166
　　1 体温調節機構／166　　2 自律性体温調節／167
　全身麻酔での体温調節 167
　　1 閾値温度の変化／167　　2 中枢温の変化／168
　区域麻酔での体温調節 168
　　1 閾値温度の変化／168　　2 中枢温の変化／169
　麻酔中の体温異常 169
　　1 低体温の影響／169　　2 高体温の影響／170
　麻酔状態での体温管理 171
　　1 モニタリング／171　　2 体温低下の予防・治療／172
　高齢者の特性 173
　　1 体温調節の特性／173　　2 麻酔中の特性／173

3. 高齢者各科手術の麻酔　　　　　　　　　　　　　　　　　　　　　　　　175

A 脳神経外科手術 　　　　　　　　　　　林　浩伸，川口　昌彦／175

　はじめに 175
　脳神経外科の麻酔管理の問題点 175
　麻酔管理の基本 176
　　1 呼吸の管理／176　　2 循環の管理／176　　3 全身麻酔薬／177
　　4 神経機能モニタリング／178　　5 術後鎮痛／179
　特殊疾患の麻酔 180
　　1 高齢者の頸動脈内膜剥離術／180
　　2 高齢者の脳動脈瘤クリッピング術／182

B 心臓血管外科手術　　　　三田　建一郎，小畑　友里江，重見　研司／184

　はじめに 184
　心血管麻酔に影響の大きい高齢者の生理機能の低下 185
　　1 心血管系／185　　2 呼吸器系／185　　3 腎・泌尿器系／185
　　4 消化器系／186　　5 神経系／186　　6 筋骨格系／186
　　7 内分泌・代謝系／186
　周術期管理の要点 187
　　1 術前評価／187　　2 術中管理／187　　3 術後管理／188
　各心臓大血管手術の麻酔の留意点 189
　　1 冠動脈バイパス術（CABG）／189　　2 弁膜症／190
　　3 そのほかの心臓手術／191　　4 大動脈疾患／192
　まとめと展望 193

C 呼吸器外科手術 　　　　　　　　　　　長崎　剛，西川　俊昭／198

　はじめに 198
　加齢による呼吸器系の生理学的変化 198

高齢者呼吸器外科手術の術前評価 199
　　　　1 臨床症状，身体所見など／199　　**2** 呼吸器系の評価／199
　　　　3 循環器系の評価／200
　　術中モニタリング 200
　　高齢者呼吸器外科手術の臨床麻酔 200
　　　　1 全身麻酔導入／200　　**2** 硬膜外麻酔／201
　　一側肺換気 201
　　　　1 適用／201　　**2** 肺分離の方法／201
　　　　3 分離肺換気における低酸素症／202
　　肺切除術の麻酔 202
　　　　1 一般的事項／202　　**2** 麻酔管理／203
　　縦隔腫瘍の麻酔 203
　　　　1 巨大縦隔腫瘍／203　　**2** 重症筋無力症／204
　　肺膿瘍手術の麻酔 205
　　　　1 一般的事項／205　　**2** 麻酔管理／205
　　肺容量減量手術の麻酔 206
　　　　1 一般的事項／206　　**2** 麻酔管理／207

D 消化器外科手術　　　　　　　　　　　長崎　剛，西川　俊昭／209

　　はじめに 209
　　高齢者消化器外科手術の術前評価 209
　　　　1 神経系の術前評価／209　　**2** 心血管系の術前評価／210
　　　　3 呼吸器系の術前評価／210　　**4** 血液系の術前評価／210
　　　　5 消化器系の術前評価／210　　**6** 肝機能の術前評価／211
　　　　7 腎機能の術前評価／211　　**8** 糖尿病の術前評価／211
　　高齢者の麻酔薬理学 212
　　　　1 吸入麻酔薬／212　　**2** 静脈麻酔薬／212　　**3** 筋弛緩薬／212
　　　　4 オピオイド／212
　　高齢者消化器外科手術の臨床麻酔 213
　　　　1 絶飲食と前投薬／213　　**2** 麻酔導入／213　　**3** 麻酔維持／213
　　　　4 低体温に対する注意／213　　**5** 硬膜外麻酔／214
　　　　6 脊髄くも膜下麻酔／214　　**7** そのほかの神経ブロック／214
　　腹腔鏡による手術の麻酔 215
　　　　1 呼吸器系への影響／215　　**2** 循環器系への影響／215　　**3** 合併症／215
　　高齢者の胃手術 216
　　　　1 一般的事項／216　　**2** 麻酔管理／216
　　高齢者の食道手術 217
　　　　1 食道がん手術／217　　**2** 食道裂孔ヘルニア手術／218
　　腹部緊急手術 218
　　　　1 一般的事項／218　　**2** 麻酔管理／218
　　高齢者消化器外科手術の術中輸液管理 219

E 整形外科手術　　　　　　　　　　　　　　　　　坂口　嘉郎／222

　　はじめに 222

高齢者の特徴と整形外科手術の適用	222
周術期死亡・合併症	223
せん妄	224
深部静脈血栓症（DVT），肺血栓塞栓症（PTE）	224
麻酔法	226
術後管理の目標と手段	227
周術期の総合的治療戦略の重要性	228

F 泌尿器科手術　　　　　　　　　　　　　　坂口　嘉郎／231

| はじめに | 231 |
| 高齢者に多い泌尿器科疾患 | 231 |
| ❶尿路感染症／231　　❷前立腺肥大症／231　　❸前立腺がん／232 |
| ❹膀胱および腎・尿路系の悪性腫瘍／232 |
年齢と手術リスク	233
せん妄	234
深部静脈血栓症（DVT），肺血栓塞栓症（PTE）予防	234
前立腺肥大症の手術	235
❶術式の種類／235　　❷経尿道的前立腺切除術（TURP）／235
❸レーザーによる前立腺手術／236
前立腺がんの手術	237
ロボット支援根治的前立腺摘除術（RARP）の麻酔管理の問題点	237
❶中枢神経系への影響／237　　❷視機能障害／238　　❸循環への影響／238
❹呼吸への影響／238

IV. 術後管理と術後合併症　　　　　　　　　　　　　　241

1. 高齢者の術後管理の特徴　　　　　　奥山　克巳，松川　隆／243

| はじめに | 243 |
| 高齢者の術後管理の特徴 | 243 |
| ❶老年症候群／243　　❷高齢者と手術／244　　❸術後管理の留意点／244 |
| ❹高齢者の生理学的変化／244　　❺高齢者における薬物動態・薬力学／244 |
| ❻高齢者に多い術後合併症／247 |
高齢者の代謝や体組成の変化と栄養管理	250
術後疼痛管理における高齢者の特性	250
そのほか	251
❶低体温／251　　❷褥瘡予防／251

2. ICUにおける高齢者の鎮静　　　　　　　　　稲垣　喜三／255

はじめに	255
高齢者の特徴	255
ICUにおける鎮静と鎮痛のガイドライン	256
鎮静レベルの評価	256
ICUにおける高齢者の鎮静の実際	259

❶鎮痛薬とその効果／259　　❷鎮静薬とその効果／261
　　　❸鎮静と鎮痛の実際／263
　　せん妄 263
　　　❶せん妄の予防／265　　❷せん妄の評価／268　　❸せん妄の治療／268

3．術後痛の管理　　　　　　　　　　　　　野中　崇広，山本　達郎／270

　　はじめに 270
　　術後痛と合併症・予後との関連 270
　　　❶中枢神経系合併症と術後痛／270　　❷循環器系合併症と術後痛／271
　　　❸呼吸器系合併症と術後痛／271
　　高齢者の痛みの評価 272
　　術後痛の管理――総論 272
　　術後痛の管理――薬物の全身投与 273
　　　❶オピオイド／274　　❷拮抗性鎮痛薬／274
　　　❸オピオイド鎮痛薬の副作用／275
　　　❹非ステロイド性抗炎症薬（NSAIDs）／276　　❺アセトアミノフェン／278
　　術後痛の管理――区域麻酔，局所麻酔 278
　　　❶硬膜外鎮痛／278　　❷末梢神経ブロック／279

4．高齢者特有の術後合併症

A　せん妄　　　　　　　　　　　　　　　　高橋　完，野坂　修一／284

　　はじめに 284
　　疫学 284
　　発症頻度 285
　　診断 285
　　病態生理 286
　　発症要因 287
　　予防 288
　　　❶サポーティブケア／288　　❷薬物によるせん妄の予防／288
　　治療 289
　　　❶背景因子の治療／289　　❷せん妄の薬物治療／289

B　神経系合併症　　　　　　　　　　　　　野手　英明，祖父江　和哉／294

　　はじめに 294
　　術後せん妄と術後認知機能障害（POCD）の違い 295
　　術後せん妄 296
　　　❶定義／296　　❷診断／296　　❸頻度／297
　　　❹リスクファクターとスクリーニング／298　　❺予防と治療／298
　　　❻術後せん妄と長期予後／299
　　術後認知機能障害（POCD） 300
　　　❶頻度／301　　❷機序／305　　❸診断／305　　❹長期予後／305
　　おわりに 306

C 循環器系合併症 　　　　　　　　　　丸山　一男, 張　尓泉, 岩下　義明／309

- はじめに 309
- 発生頻度とリスクファクター 309
  - **1** 非心臓手術／309　　**2** 心臓手術／314
- 高齢者の循環器系異常の病態生理 315
  - **1** 循環系の3要素と加齢による変化／315
  - **2** 神経系による循環調節能力の低下／317
  - **3** 心拍出量維持のために（高齢者の場合）／318
- 循環器合併症の診断・治療・予防 318
  - **1** 心不全／318　　**2** 術後心筋梗塞／320　　**3** 不整脈／321

D 呼吸器系合併症 　　　　　　　　　　　　小田　真也, 川前　金幸／323

- はじめに 323
- 呼吸機能に対する加齢の影響 323
- 術後呼吸器合併症（PPC）の定義と頻度 323
- 術後呼吸器合併症（PPC）の原因 325
- 術後呼吸器合併症（PPC）の危険因子 325
  - ■高齢者における危険因子／326
- 高齢者の術後呼吸器合併症（PPC）予防における周術期管理 327
  - **1** 術前管理／328　　**2** 術中管理／329　　**3** 術後管理／330
- 術後呼吸器合併症（PPC）の治療 332
- おわりに 332

V. 周術期における口腔ケアとリハビリテーション　　　　　　　335

1. 口腔ケア 　　　　　　　　　　　　　　　趙　成三, 前川　拓治／337

- はじめに 337
- 周術期における口腔ケアの意義 338
  - **1** 周術期誤嚥性肺炎の予防／338
  - **2** 手術部位感染（SSI）のリスク軽減／340
  - **3** 気管挿管に伴う歯牙損傷予防／341　　**4** 摂食機能の維持・向上／342
- 手法と評価 342
  - **1** 患者へのインフォームドコンセント／342　　**2** アセスメント／342
  - **3** 口腔疾患の治療／343　　**4** 器質的口腔ケア／343
  - **5** 機能的口腔ケア／344
- 実際の導入状況 344
- おわりに 346

2. 周術期リハビリテーション 　　　　　　　趙　成三, 吉富　修／348

- はじめに 348
- 周術期におけるリハビリテーションの意義 348
  - **1** 高齢者における注意点／348
  - **2** 術後呼吸器合併症（PPC）予防としてのリハビリテーション／349

❸人工呼吸患者とリハビリテーション／350
　手法と評価 351
　　　❶周術期リハビリテーションの評価／351　　❷術前オリエンテーション／354
　　　❸コンディショニング（理学療法）／354
　　　❹全身持久力・筋力トレーニング（運動療法）／355
　周術期リハビリテーションの現況――長崎大学病院の例 357
　おわりに 358

索　引 361

I

高齢者に関する基礎知識

I. 高齢者に関する基礎知識

1 高齢者の定義

はじめに

　一般に高齢者とは 65 歳以上の人をいう。近年，わが国の高齢者人口と高齢化率は急速に増加している。これに伴い，高齢者医療の重要性はますます高まっているが，そのアプローチには，高齢者特有の全身状態と臓器別疾患という 2 つの視点が必要である。本項では老年医学を基礎として，高齢者をめぐる用語の定義を明確にする。

高齢者の定義と区分

　高齢者を 65 歳以上と定義するのが，今日の国際的コンセンサスとなっている。一般に 65 〜 74 歳を前期高齢者（young-old），75 〜 89 歳を後期高齢者（old-old），90 歳以上を超高齢者（extremely-old），100 歳以上を百寿者（centenarian）と呼んで高齢者をさらに区分する[1]。

　わが国では近年の平均寿命の伸びとともに高齢者が増加し，2013 年には高齢化率 24.3％となっている。うち，12.3％が前期高齢者，12.0％が後期高齢者である。

高齢者区分の特徴

　それぞれの高齢者は年代に応じた特徴を有している。前期高齢者では個体の老化の徴候が明瞭に現れ始める。外見や生理機能検査に変化が見られ，骨粗鬆症や動脈硬化性疾患などの老年疾患を有する人の数が増えるが，日常生活に差し支える機能障害を有する率は低く，社会的にも元気で活動することが可能な年代である[1]。

　後期高齢者においては老化の徴候はさらに進み，生理機能の低下から，認知症，転倒，失禁，誤嚥などの老年症候群が増加する。複数疾患を抱える人も増え，日常生活動作能力（activities of daily living：ADL）の低下から介護を要する人が多くなる[1]。

加齢（aging）と老化（senescence）

　　加齢と老化は異なる概念である[2]。加齢とは，生後から時間経過とともに個体に起こるすべての過程を指す。これには個体にとって有利なことも不利なことも含まれる。特に小児期においては，加齢は成熟に必要なものであり，成長をもたらす点で個体に有利な過程である。これに対して，成熟期以降の加齢は個体に不利なことが多くなる過程である。

　　老化とは，成熟期以降に加齢とともに各臓器の機能が低下し，個体の恒常性を維持することが困難となり，ついには死に至る過程を指す。これには，普遍性，進行性，内在性，有害性という特徴がある[2]。

暦年齢（chronological age）と生物学的年齢（biological age）

　　暦年齢とは生まれてからの年月であり，一般に加齢の指標として用いられるものである。これに対して生物学的年齢とは，生物学的指標（biomarker）の年齢別平均値に基づいて作られる尺度により判定される年齢である[3]。

　　加齢変化は個体差が大きいため，老化度の指標としては暦年齢よりも生物学的年齢のほうが優れる側面がある。生物学的指標としては，組織構造や生理機能，生化学的マーカーなど多種類存在するが，いずれも複雑な生体の構造・機能の一部であり，個体の老化度は複数の指標から総合的に判定する必要がある。

老化の生物学的指標（biomarker of senescence）

1 骨密度（bone mineral density）

　　女性では，閉経に伴ってエストロゲンレベルが低下し，骨再吸収が増加する。このため，50歳代から60歳代にかけては骨密度が10年間に10％ずつ減少する。これに対して男性では，同年代では2％の減少にとどまり，70歳以降に女性と同速度で減少するようになる[4]。

2 動脈脈波伝播速度（pulse wave velocity）

　　動脈壁は加齢とともに硬化する。これには，壁の肥厚と弾性低下，血管内皮機能低下などが関与する。脈波伝播速度は動脈の弾性を反映し，動脈硬化により増加する。動脈の2点間距離を脈波が移動する速さを測定して求める。加齢とともに増加するが，特に

50歳以上での検出感度が高いとされる[5]。

3 テロメア（telomere）の長さ

テロメアはおよそ1万塩基対からなるDNA（deoxyribonucleic acid）で，ゲノム末端の保護構造である。細胞分裂によりDNA複製が行われるたびにテロメアは短縮し，5千塩基対に近づくと細胞は分裂を停止する。テロメア短縮のスピードは組織により異なるが，早いと60歳過ぎに限界長に達し，組織の機能不全を生じるようになる。テロメア短縮に伴う細胞の分裂寿命は，個体の老化の一因を成すと見られる[6]。テロメア長は末梢白血球で測定される。

4 外見年齢（perceived age）

老化度を余命で評価するとき，余命を予測するもっとも優れた指標としては暦年齢が用いられるのが現状である。一方，70歳以上の高齢者を対象とした最近の疫学研究において，顔の外見から判断する年齢が，身体機能と認知機能の加齢変化によく相関し，余命の強力な予測因子であることが報告されている[7]。顔の外見には，太陽光への曝露，喫煙，低い体型指数（BMI）などが悪影響を持ち，高い社会的地位，低いうつスコア，婚姻などが好影響を持つとされる。さらに，一卵性双生児と二卵性双生児の高齢者を対象とした研究では，遺伝子が余命を規定するもっとも強力な因子であり，心筋梗塞と同様に顔の老化も遺伝子に依存するという。すなわち，遺伝子と環境因子が相まって老化を規定すると考えられる。臨床現場においては，顔の外見から高齢者の活動度や老化度を判断することはよく行われることであるが，これには科学的な根拠があるといえよう。

■参考文献

1) 秋下雅弘．高齢者の定義．日本老年医学会編．老年医学系統講義テキスト．東京：西村書店；2013．p.18-9．
2) 秋下雅弘．老化の概念．日本老年医学会編．老年医学系統講義テキスト．東京：西村書店；2013．p.26-7．
3) 秋下雅弘．暦年齢と生物学的年齢．日本老年医学会編．老年医学系統講義テキスト．東京：西村書店；2013．p.20-1．
4) Phillips PJ, Phillipov G. Bone mineral density frequently asked questions. Aust Fam Physician 2006；35：341-4．
5) Lee HY, Oh BH. Aging and arterial stiffness. Circ J 2010；74：2257-62．
6) De Jesus BB, Blasco MA. Assessing cell and organ senescence biomarkers. Circ Res 2012；111：97-109．
7) Christensen K, Thinggaard M, McGue M, et al. Perceived age as clinically useful biomarker of aging：cohort study. BMJ 2009；339：b5262．

（澄川　耕二）

I. 高齢者に関する基礎知識

2 老化の現象と機序

はじめに

　生後から時間経過とともに起こるすべての過程を加齢と呼び，ついには死に至る過程を老化と呼ぶ。老化には，不可逆的とされる生理的老化と，環境要因やライフスタイルまたは治療によりある程度可逆的な病的老化がある。近年，老化機序は遺伝子レベルの解明が進んでおり，生理的老化の進行も遅らせることができるようになるかもしれない。

老化の現象

　生後から時間経過とともに個体に起こるすべての過程を加齢と呼び，成長期以降，加齢とともに各臓器や器官の機能が低下し，個体の恒常性を維持することが不可能となり，ついには死に至る過程を老化と呼ぶ。加齢に伴い臓器や器官を構成する個々の細胞の機能低下が起こるとともに，機能低下した細胞が細胞死（アポトーシス）を引き起こすことで臓器や器官の細胞数は減少し，臓器や器官の萎縮を生じる。細胞機能の低下と細胞数の減少の影響が合わさって臓器の機能が低下していくことで老化が進行すると考えられる。老化には生理的老化と病的老化がある。

　加齢に伴う生理的な機能低下を生理的老化と呼ぶ。精神的にも肉体的にも疾病に罹患せずに天寿を全うする過程で現れる表現型であり，程度の差はあるもののすべての人に起こるもので不可逆的である。

　Strehler[1]は，生理的老化の特徴として，①普遍性（個人差はあるが，誰にでも起こる不可避の現象），②内在性（環境により影響は受けるものの，あらかじめ遺伝的にプログラムされた生命の本質として決定されているもの），③進行性（後戻りしない不可逆的な現象），④有害性（身体や精神に現れる状態で，生体の生命維持にとって不利益なもの）の4つの原則があるとしている。生理的老化の現象として，白髪や脱毛，顔のシミやシワ，脳や筋肉，骨の重量が減ることによる体重減少，腰が曲がって身長が低くなるといったことがある。また，老眼，難聴，記憶力の低下，免疫力や消化吸収力の低下など，生理機能に衰えが見られるようになる。加齢による骨格筋量減少はサルコペニアと呼ばれ，高齢者における転倒のリスクとして注目されている。

なんらかの原因で生理的老化の過程が著しく加速され，病的状態（老年病）を引き起こすものを病的老化と呼ぶ。生理的老化に環境要因やライフスタイル，遺伝子要因が加わって進行するものと考えられている。一部の人にしか起こらず，疾患として扱われるが，治療によりある程度は可逆的である。老年病には，糖尿病，脂質異常症，高血圧，肥満などの生活習慣病を基盤とした動脈硬化の進展による虚血性心疾患（狭心症，心筋梗塞），脳血管疾患（脳梗塞），それに白血病，悪性リンパ腫，子宮体がん，卵巣がんなどの悪性腫瘍のように高齢者に比較的多い疾患と，骨粗鬆症，認知症（老人性認知症），パーキンソン病，前立腺疾患，老人性白内障，老人性難聴などの変性疾患のように高齢者に特有の疾患が含まれる。

生理的老化と病的老化は異なるものの境界が曖昧であるため，臨床的には，顕著な症状を呈さない場合は生理的老化，病的な症状を呈するものを病的老化としている。

老化の機序

ヒトの寿命の長さはそれぞれで違いがあるため，以前は老化とは無秩序に生じるものと考えられていたが，最近の研究で老化には秩序ある制御機構が存在することが明らかになってきた。

老化の発現には環境要因や遺伝因子が複雑に影響していると考えられているが，現在のところその機序として，①老化は遺伝子の中にプログラムされているとするプログラム説と，②フリーラジカルによる非特異的な酸化反応が細胞機能を低下させることで老化が進行するとするフリーラジカル説（あるいは酸化ストレス説）が有力な二大学説として提唱されている。2つの説は対立するものではなく，相補って個体の老化は進んでいくものと考えられる。ほかにも老化の機序についての学説は300を超え，相互に複雑に重なり合っているとされている。

1 プログラム説

遺伝子には老化のプログラムがあらかじめ組み込まれており，そのプログラムに従って老化が進行するという説である。その根拠となっているのは，細胞の寿命である。それぞれの細胞には分裂できる限界が初めから設定されており（ヘイフリックの限界），その回数に達すると分裂ができなくなり老化が発生すると考えられている。ヒト培養細胞は，およそ50～80回の分裂の後，大型で平坦な形態を示すようになり分裂を停止する。染色体の両端に位置するテロメアは，細胞分裂のたびに短くなることから，このプログラム説の機構を行う部分であるとされる。

また，遺伝的に発症が規定されている遺伝性早老症の発見と老化遺伝子の研究成果は，老化に遺伝因子が大きく関与していることを示唆している。2003年にはヒトの全ゲノム構造が判明し，現在ゲノム配列から類推されるタンパク質の機能解明が進んでいる。老化には約25％の遺伝因子が関与するという報告が見られる[2]。

a. テロメア

テロメアは真核生物の染色体の長・短腕の末端に存在し，テロメアと結合するタンパク質と協同して染色体の癒合やDNA（deoxyribonucleic acid）の損傷変性を防ぎ，染色体を保護する役目を果たしている。ヒトを含む哺乳動物のテロメアは，TTAGGGの6塩基の繰り返し配列を持つ。細胞分裂を繰り返してDNAが複製されるたびに，新たに作られたほうのテロメアDNAは短縮され，ある長さ（約5 kb）まで短縮されると，もはやDNAは複製されず，細胞は分裂できなくなる。これがヘイフリックの限界を定めているのではないかと考えられている。

最近，肥満や喫煙，アルコール多飲者，糖尿病で末梢血DNAのテロメアが短縮することや，活性酸素がテロメア短縮だけでなく変異を起こしてテロメア機能を低下させることが報告されている。テロメアの修復は主にテロメラーゼにより行われる。テロメラーゼは一種の逆転酵素であり，テロメア構造の鋳型となるRNA成分と，触媒サブユニットと，そのほかの制御サブユニットから成る。生殖細胞や血液幹細胞，がん細胞で，テロメラーゼによるテロメアの伸長が確認されている。

b. 主な遺伝性早老症

(1) Werner（ウェルナー）症候群

常染色体劣性遺伝で発症する。わが国では近親婚由来の患者が多い。ヒト8番染色体上のDNAヘリカーゼをコードするWRNと呼ばれる単一遺伝子の異常が原因である。低身長，早老性毛髪変化，白内障，四肢末端に皮下脂肪の減少，皮膚の萎縮硬化，足底の過角化症（鶏眼），下腿潰瘍，鳥様顔貌（尖った鼻，小さな口），甲高いしわがれ声が特徴である。平均死亡年齢は47歳前後，心筋梗塞や悪性腫瘍が主な死亡原因である。

(2) Hutchinson-Gilford（ハッチンソン・ギルフォード）プロジェリア症候群

常染色体優性遺伝で発症する。ヒト1番染色体上にあるラミンA（LMNA）遺伝子の異常が原因である。核膜に異常を来して老化を促進する。水頭症様顔貌，禿頭，脱毛，怒張した頭皮静脈，両眼の突出，鳥様顔貌，小さな顎が特徴である。平均死亡年齢は13歳前後とされている。全身の動脈硬化性変化に伴う閉塞性動脈硬化症，心臓弁膜症，狭心症，高血圧症，さらに脳梗塞，心筋梗塞，心不全を併発する。

c. 老化遺伝子

ヒトで直接的に老化に関わる真の老化遺伝子というものは現在まで見つかっていない。しかし，ある種の生物では1つの遺伝子の変異が長寿をもたらすことが示されており，ヒトでも当てはまるのではないかとして研究が進んでいる。

ここでは，寿命に関する遺伝子研究で明らかにされているものの一部について紹介する。

（1）成長ホルモン関連遺伝子

小人マウスでは成長ホルモンの濃度が減少し，その結果インスリン様増殖因子（insulin-like growth factor：IGF）-1 の濃度が減少し，エネルギー代謝が低下するので長寿になると考えられている。

（2）インスリン／IGF-1 シグナル伝達系遺伝子

代表的な長寿変異体線虫である daf-2，age-1 は，それぞれ IGF-1 受容体遺伝子およびその下流シグナルのキナーゼ遺伝子に変異が発見されている。インスリンシグナル伝達経路が遮断されて長寿となる。ショウジョウバエでも InR，chico などのインスリンシグナル関連分子の遺伝子変異が長寿をもたらすことが報告されている。

（3）ミトコンドリア電子伝達系関連遺伝子

ミトコンドリア内膜に存在する電子伝達系に働く。活性酸素の量を増加させる mev-1 と gas-1 は短命を，コエンザイム Q（電子伝達経路で機能している）の合成酵素に異常を生じる clk-1 は長寿をもたらすことが示されている[3]。

（4）サーチュイン遺伝子

サーチュイン遺伝子は長寿遺伝子または長生き遺伝子，抗老化遺伝子とも呼ばれ，その活性化により生物の寿命が延びるとされる。酵母から初めて見つかった遺伝子は Sir2 と命名された。ヒトを含む哺乳類では 7 種類が見つかっており SIRT1 〜 7 と命名されている。

サーチュイン遺伝子の活性化により合成されるタンパク質サーチュインはヒストン脱アセチル化酵素であるため，ヒストンと DNA の結合に作用し，遺伝的な調節を行うことで寿命を延ばすと考えられている。Sir2 タンパク質はヒストンタンパク質を脱アセチル化する酵素活性を有していたことから，タンパク質の脱アセチル化が個体寿命の制御に関与していることが示唆された[4]。サーチュイン遺伝子による寿命延長効果は酵母や線虫，ショウジョウバエで報告されているが，これらの実験結果を否定する報告もあり，まだ確定した効果とはいえない。

（5）細胞死関連遺伝子

細胞内シグナル伝達に関わり，チロシンとセリンのリン酸化を通して細胞増殖とアポトーシスを制御している p66shc 遺伝子のノックアウトマウスは，長寿になることが示されている。

2 フリーラジカル説（酸化ストレス説）

フリーラジカル説は，1956 年 Denham Harman が提唱した"フリーラジカルによる非特異的な酸化反応は有害な反応であり，この蓄積が細胞機能を低下させることが老化である"という考えで，老化の機序としてもっとも有力な説になっている。

通常,原子は原子核を中心として,各電子軌道に2個の電子が対になって存在するが,まれに対になっていない電子がある。これを不対電子と呼び,この不対電子を持つ分子や原子をフリーラジカルと呼ぶ。フリーラジカルは非常に不安定で,ほかの分子と素早く反応しやすく,破壊的な作用をもたらす。その過程でさらに多くのフリーラジカルを生み出し,破壊活動をさらに続けていく。フリーラジカルは大気汚染物質,放射線,紫外線,ある種の薬物,喫煙などの環境因子により生成され生体に取り込まれることが知られているが,正常のエネルギー代謝過程においても活性酸素は産生されること,生体が活性酸素に対するさまざまな防御機能を備えていることも明らかにされている。そこで,フリーラジカルだけでなく,種々の酸化傷害による酸化ストレスの老化への関与を考え,酸化ストレス説とも称される。

酸化ストレスとは,生体の酸化反応と抗酸化反応のバランスが崩れ,酸化に傾いた状態と考えられる。呼吸によって生体内へ取り込まれた酸素の数％は,ミトコンドリアの電子伝達系などにおいて,基底状態の酸素分子〔三重項酸素（$^3O_2$）〕から反応性の高い活性酸素に変換される。言い換えると,酸素が4電子化されて水が生成される過程で,段階的にスーパーオキシド（O_2^-）,過酸化水素（H_2O_2）,ヒドロキシラジカル（HO・）,一重項酸素（$^1O_2$）が活性酸素として産生される。活性酸素の約90％はミトコンドリア由来と考えられている。活性酸素は生体膜,核酸,タンパク質,生体内活性因子などに種々の傷害を与え,膜脂質の過酸化反応,酸化的DNA損傷,タンパク変性などを引き起こしている。O_2^-とHO・は不対電子を持つフリーラジカルであるが,H_2O_2は非ラジカルである。生体成分に傷害をもたらすもっとも反応性の高い活性酸素はHO・であり,発生場所付近で反応して消滅する。O_2^-は,それ自体の反応性は高くないが,不均化反応でH_2O_2を,あるいは金属イオンとH_2O_2が共存するとHO・を生成する。また,O_2^-は,一酸化窒素（NO）と拡散律速の速さで反応してペルオキシナイトライト（$ONOO^-$）を産出する。$ONOO^-$は活性窒素種と呼ばれ,活性酸素以上に強い生体傷害性を呈する。H_2O_2は,微量ではあるが常に生体内に存在し,生理的pHでは安定で細胞膜を通過でき,細胞間を移動する。そして,H_2O_2は,Fe^{2+}やCu^+と遭遇するとHO・を生じ,細胞傷害を起こす。

活性酸素が老化の原因であるならば抗酸化が長寿発現の鍵になるという考えから,抗酸化酵素遺伝子の研究が進んでいる。抗酸化酵素の一つであるカタラーゼの遺伝子やスーパーオキシドジスムターゼ,また抗酸化作用や炎症作用に関与するチオレドキシン遺伝子を過剰発現させた生物種が長寿になることが示されている。

一方で,活性酸素は細胞傷害性を有するだけでなく,種々の細胞機能の制御において,細胞内シグナルの一部として重要な役割を担うことも明らかになった。そのため,酸化ストレスの一方的な消去が生体に好ましいことであるかを疑問視する考えも提唱されるようになった[5]。

3 そのほかの老化学説

a. エラー破綻説（Z. Medvedev, 1961年／L. Orgel, 1963年）

細胞分裂の転写・翻訳の際に少しずつ発生するエラーが徐々に蓄積されていき，最終的に破綻するのではないかという説（エラー蓄積説，エラー破局説ともいう）。例えば，放射線や紫外線，化学物質などによってDNAの遺伝情報が傷付けられ，正常な遺伝子が突然変異を起こしたり，体を構成しているタンパク質の翻訳後の修飾により機能変化が起こったりといった変異（エラー）が蓄積することにより，個体の生命維持の破綻に至り，老化を招くという考え方である。

DNA分子の損傷は1日1細胞あたり最大50万回程度発生することが知られており，DNA修復がDNA損傷の発生に追いつかなくなると，細胞老化と呼ばれる不可逆な休眠状態，アポトーシスと呼ばれる細胞の自殺かがん化のいずれかの運命をたどることになる。ヒトにおいては，ほとんどの細胞が細胞老化の状態に達する。

b. 摂取エネルギー説

摂取エネルギーを制限すると，老化が遅延することが知られている。栄養の不足は，細胞中でのDNA修復の増加した状態を引き起こし，休眠状態を維持し，新陳代謝を減少させ，ゲノムの不安定性を減少させて，寿命の延長につながるといわれている。エネルギー制限が老化による炎症やストレス反応を抑制すること，またエネルギー制限がミトコンドリアからのフリーラジカルの産生を抑制することによってミトコンドリアDNAの傷害を低減させることが報告されている[6]。

最近，エネルギー制限による寿命延長に関連する分子として，出芽酵母で発見された長寿遺伝子であるSir2遺伝子が注目されている。Sir2タンパク質の活性には，ニコチンアミドアデニンジヌクレオチド（nicotinamide adenine dinucleotide：NAD）という栄養素が必須である。NADはグルコースが枯渇した状態で細胞内濃度が上昇することから，エネルギー制限でSir2遺伝子が活性化される機序が明らかとなった。

c. p53依存性細胞老化シグナル

p53活性化に依存する細胞老化シグナルが，体細胞が一定の回数分裂後，不可逆的な細胞周期停止状態になる分裂寿命による細胞老化と，分裂回数に依存せず酸化ストレスなどが原因のDNA傷害による細胞老化のいずれの場合にも関与しており，加齢に伴うさまざまな疾患の病態に関与していることが明らかとなってきた[7]。

分裂に伴って短縮したテロメアはDNA損傷と認識され，p53依存性の細胞老化シグナルが活性化される。酸化ストレスや放射線などによるDNA損傷や，がん遺伝子の発現などによる異常な増殖刺激によってもp53依存性の細胞老化シグナルが活性化するが，この際はテロメア短縮を伴わない。そこで細胞老化は，がん遺伝子やDNAダメージによるがん化を防ぐ機構であると考えられている。

d. ミトコンドリア異常化説

　活性酸素を多く産生するミトコンドリア自体がフリーラジカルの酸化標的となり，ミトコンドリア機能不全や活性酸素の過剰産生による悪循環で細胞機能が低下し，老化が進行するという考え。フリーラジカル説から派生した説で有力とされている。

■参考文献

1) Strehler BL, Mildvan AS. General theory of mortality and aging. Science 1960；132：14-21.
2) Herskind AM, McGue M, Holm NV, et al. The heritability of human longevity：a population-based study of 2872 Danish twin pairs born 1870-1900. Hum Genet 1996；97：319-23.
3) Ishii N, Fujii M, Hartman PS et al. A mutation in succinate dehydrogenase cytochrome b causes oxidative stress and ageing in nematodes. Nature 1998；394：694-7.
4) Imai S, Armstrong CM, Kaeberlein M, et al. Transcriptional silencing and longevity protein Sir2 is an NAD-dependent histone deacetylase. Nature 2000；17：795-800.
5) 新村　健．酸化ストレスと老化．日本老年医学会編．老年医学系統講義テキスト．東京：西村書店；2013．p.36-8.
6) Lee CK, Weindruch R, Prolla TA. Geneexpression profile of the ageing brain in mice. Nat Genet 2000；25：294-7.
7) Minamino T, Komuro I. Vascular cell senescence：contribution to atherosclerosis. Circ Res 2007；100：15-26.

〔諸岡　浩明，澄川　耕二〕

I. 高齢者に関する基礎知識

3 加齢による生理機能の変化

はじめに

　細胞は，加齢とともに徐々に機能が低下する。これらの細胞の高齢化は，生体の恒常性を司る生理機能の低下を招来する。さまざまな細胞が複雑なネットワークを形成して作用する生理機能は，手術侵襲により低下するが，高齢者ではより減弱しやすい。加齢による生理機能の変化を，よく理解し対処することが必要である。

循環器系

　加齢とともに循環系はさまざまな器質的・生理的変化を生じ，機能低下に陥る。しかしながら，加齢に伴う変化は緩徐に進行するものが多く，その診断や評価は難しいため見逃されることも多い。本節では，高齢者に特徴的な心血管系の機能変化について，そのメカニズムの一端を紹介しながら概説する。

1 器質的変化

　左室壁が肥厚し，心肥大や高血圧を合併する。動脈は，動脈硬化症の進展により狭小化する。心房容積は加齢に伴い著しく増加するが，左室と右室の容積は減少する[1]。心筋細胞数は減少するが，細胞のサイズが増加するため心重量は大きく変化しない。弁輪径は拡大する。弁膜においては，カルシウムが骨から軟部組織へ分布を変えることで石灰化を生じ，特に大動脈弁や僧帽弁輪では弁狭窄や閉鎖不全を惹起するようになる[1,2]。冠動脈硬化から狭心症や心筋梗塞に罹患しやすくなる。

2 心血管組織の硬化反応

　加齢により心臓と血管系は硬化するが，それには多因子が関与する。血管内皮では，糖化最終産物（advanced glycation end-products：AGE）と呼ばれるタンパクの架橋形成が起こり，血管の弾性と伸展度が減少する[3]。血管内皮細胞の AGE 受容体（receptor for AGE：RAGE）とAGEの相互作用は，粥腫発生にも関係すると考えられている。RAGEへのAGE修飾タンパク結合は，内皮表面へのマクロファージ結合を促進する血管細胞付着分子を増加させ，血管内皮に酸素ストレスを付加することで内皮障害を助長する[3]。また，高齢者では，一酸化窒素（nitric oxide：NO）の放出量が低下し，血管内皮依存性拡張反応が減弱する[2]。NOは，血管平滑筋の増殖抑制，内皮への単球と白血球の付着阻止，内皮の透過性を調節するなど多彩な作用を有するため，NOの減少は血管の硬化を促進させる[3]。

　動脈壁が硬化して血管コンプライアンスが減少すると，左室は増加した血管壁圧に抵抗して血液を送り出さねばならなくなり，負担の増加から心肥大を生じるようになる。心筋肥大が生じると，心筋の硬化と拡張障害がもたらされる。拡張障害は心室の弛緩相における障害と定義されており，AGEによる架橋コラーゲンの増加とマクロファージによる心筋線維化，さらに筋小胞体におけるカルシウムの取り込み減少による心筋線維の弛緩遅延がその要因と考えられている[3]。左室拡張機能障害は，高齢者の心不全の約半数と関連するが，意外にも左室の収縮機能は保たれている高齢者も多く，心不全の約4割で左室駆出率は軽度低下ないしは正常である[1]。拡張型心不全は心エコーでの確認が必要とされるため，早期には見逃されていることも多い。

3 神経性調節機能

　高齢者では，圧反射による心拍数の調節機能は低下している[3]。この反射調節は主に心臓迷走神経反射に依存しているが，高齢者では弓部大動脈壁，頸動脈洞の動脈硬化により伸展性が低下し，伸展受容器の興奮が低下することで副交感神経性の刺激頻度が減少する[1]。さらに高齢者では，右房のムスカリン受容体密度が減少しており，アトロピンに対する反応性も低下する[4]。また，ムスカリン受容体の機能も低下しており，これらの機能が複合的に作用し，高齢者では迷走神経活動が低下する[3]。

　加齢により血漿カテコールアミン濃度と交感神経活動は増加するが，心臓のβ_1受容体でのノルアドレナリン再取り込みが減少するため，受容体近辺でのノルアドレナリン濃度が持続的に高くなる[3]。このため，高齢者では交感神経の活動に対して過敏に反応するようになる[5]。

4 カテコールアミン受容体の変化

　高齢者では，カテコールアミンを用いたβ受容体の刺激に対する反応性が低下し，心収縮力が減少する[3]。最近，このメカニズムとして，二次伝達系の変化が注目されている。高齢者の心筋ではβアドレナリン受容体におけるGsタンパクからアデニル酸シクラーゼの触媒ユニットへの共役障害に関する報告が多く見られる[5]。

　Giタンパクはアデニル酸シクラーゼを抑制するが，高齢者ではその濃度が増加しており，環状アデノシン一リン酸（adenosine 3′,5′-cyclic monophosphate：cAMP）の産生とそれに続くβアドレナリン受容体の反応を低下させる[3]。これは，加齢に伴う交感

神経性活動の増加とノルアドレナリンの神経細胞への再取り込み減少の結果として生じる内因性ノルアドレナリン増加への代償機構として働くと考えられている。

血管平滑筋において，cAMP はタンパクキナーゼ A を活性化させ，細胞質のカルシウム濃度を低下させることで血管弛緩を起こす[3]。cAMP は，心収縮力を増強する一方で，血管を拡張させ心拍出量の増加をもたらす合目的的なセカンドメッセンジャーであるが，高齢化により cAMP の産生が減少すると，心収縮力の低下に加え血管収縮反応が増幅されることから，心不全に陥りやすい病態が形成されることになる。

5 不整脈の発生

加齢により，不整脈が生じやすくなる。心筋活動電位の伝達経路に生じる線維化とその細胞数減少により，洞不全症候群，房室ブロック，脚ブロックなどの不整脈が増加する[1,2]。ペースメーカ細胞の進行性の脱落により洞結節機能障害が起こり，洞不全症候群や徐脈のリスクが増える。徐脈は，加齢性の心房の線維化および心房拡張を起こすとともに，心房細動を誘発する。心房細動の発生率は，80 歳以上では約 1 割に及ぶ。多くの高齢者の手術では，術後に心房細動あるいは上室性頻脈が新たに発症するリスクが高まる。新規の心房細動では，凝血塊形成と血栓塞栓のリスクを減らすため，24 時間以内の洞調律復帰が肝要である。慢性の心房細動患者，特に血栓塞栓症のリスクが高い患者では，術後早期からの抗凝固が必要となる。高齢者では，ほかに脚ブロックと心室異所性調律がよく見られる。房室結節以下の心ブロックは，伝導系の特発性変性に続発して起こることが多いが，併存する心疾患がなければ予後は良好である[3]。

呼吸器系

呼吸機能は，加齢とともに徐々に悪化するが，複雑な機能が多様に作用しており，いったん悪化すると回復することが難しく，65 歳以上の周術期死亡の約 4 割に術後呼吸器合併症（PPC）が関与しているとの報告もある[6]。呼吸器合併症は患者予後を左右するため，加齢に伴う生理学的変化を十分に理解し，病態に対処する必要がある。

1 器質的変化

肺実質では，弾性線維の配列の乱れと架橋の変化により弾性が減少する。肺コンプライアンスが増加し，肺の弾性収縮力は低下する[4]。50 歳以後では，均質な末梢気道・呼吸細気管支の拡大が起こる。肺胞は扁平化し，肺胞表面積が減少する[7,8]。このような器質的変化は老人性肺気腫に特徴的な所見であり，いったん障害を受けるとなんらかの回復機転が働くものの，大なり小なり肺胞壁の破壊を伴った気腫性変化が残存する。加齢による肺胞数の低下は，1 秒量（forced expiratyory volume in 1 second：$FEV_{1.0}$），残気量の増加，経皮的動脈血酸素飽和度（Sp_{O_2}）の低下をもたらす[3]。

胸郭は加齢とともに硬さを増し，静的な胸郭コンプライアンスの低下をもたらす。それには，胸郭を形成する肋間筋，胸肋・肋椎関節における骨粗鬆症に伴った後彎と胸郭の前後径増加，肋骨の脱灰，肋軟骨石灰化，脊柱管や椎間板腔の狭小化などの構造変化が関与している。胸郭の形状変化は，横隔膜の曲率の平坦化をもたらし，横隔膜筋力の指標である最大経横隔膜圧（横隔膜上下で食道内圧測定）を減少させる。横隔膜自身も加齢とともに筋長が短縮し，収縮圧を十分に出せなくなる。また，残気量増加に伴い横隔膜は低位となり，換気負荷の増加が続くと，横隔膜が疲労して人工呼吸器からの離脱困難に陥る。栄養状態が不良であれば，呼吸筋量の減少により呼吸機能はさらに悪化する[6)8)]。

2 呼吸機能の変化

総肺気量は加齢とともにわずかに減少するが，加齢による身長短縮を考慮すると，身長で標準化された総肺気量は変化しない。加齢により，残気量の増加と肺活量の減少が起こり，残気量/総肺気量比は増加する。加齢により肺の内向きの弾性収縮力と胸壁の外向き弾性収縮力はともに減少するが，前者の減少が優位であるため機能的残気量（functional residual capacity：FRC）はわずかに増加する[6)]。

$FEV_{1.0}$と努力肺活量（forced vital capacity：FVC）は，男性では27歳まで，女性では20歳まで増加し，それ以後は徐々に減少に転じ，65歳以後は急速に減少する。喫煙は，その減少をさらに加速させる。正常な$FEV_{1.0}$/FVC比は，若年者で70％以上と予測されるのに対し，65～85歳では55％と低い[6)]。加齢性に細気道の径が減少すると，末梢気道抵抗が上昇するため，最大呼気速度（V_{50}，V_{25}）が低下し，フローボリューム曲線はやや下に凸に変位する。しかしながら，総肺抵抗は変化しないことが多い[8)]。

弾性収縮圧の変化は，胸腔内の気道径にも影響する。立位では，肺尖から肺底部への垂直な胸腔圧勾配が生じるため，下側肺領域においては気道径がより小さくなる。呼気時には胸腔内圧は胸腔の下側領域では大気圧と等しくなるかそれ以上となるため，下側肺領域の気道は閉じるようになる。その時点での肺気量をクロージングボリュームと呼び，細気道閉塞を評価する有用な手段となる。加齢とともに肺の弾性収縮圧は減少し，クロージングボリュームが増加する。一般に，加齢に伴うクロージングボリュームの増加は，低酸素血症と相関する。若年者ではクロージングボリュームはFRCより少ないが，加齢によりクロージングボリュームがFRCを凌駕するため，細気道は容易に閉塞するようになる。立位では，およそ65歳でクロージングボリュームとFRCは逆転する。仰臥位では，FRCが減少するため，立位に比べて細気道の閉塞の時期が早まり，45歳ごろから両者の逆転が始まり，ガス交換能が低下し始める[6)]。

胸腔内の気道径は，気道の内側から胸腔への圧の勾配（貫壁圧勾配）にも影響を受ける。太めの胸腔内気道では，気道内圧は胸腔内圧とほぼ同じである。肺気量が増えると貫壁圧が上昇するため，気道径は吸気時に大きくなる。非努力性の呼気終末においては，貫壁圧勾配は小さくなり気道が狭小化する[6)]。努力性の呼気時には，呼吸筋収縮が大気圧以上の胸腔圧を生じ，それが気道内圧を超えた部位では細気道の閉塞を生じる。細気

道の狭小化は呼気を妨げ，肺気量によっては最大流速が減少する。これを気流制限と呼ぶ。高齢者では肺の弾性収縮圧が低下しているため，含気量が多い状態でも気流制限を生じるようになり，肺気腫や慢性気管支炎などの閉塞性換気障害ではこの気流制限は大幅に増加する[6]。

3 ガス交換能力

ガス交換能力は，およそ30歳代半ばで最大に到達するが，以後は加齢に伴う肺と胸壁の構造変化により低下する。死腔換気は増加し，CO_2感度は低下するが，その排泄は影響されない。換気血流比不均等は動脈血酸素分圧（Pa_{O_2}）を加齢性に低下させ，75歳以上では80 mmHg程度に低下する[6]。pHや動脈血二酸化炭素分圧（Pa_{CO_2}）は保たれる。加齢に伴い，換気血流比不均等の増加，肺毛細血管血流量減少，肺胞表面積減少が生じる結果として，肺胞気動脈血酸素分圧較差（$A\text{-}aD_{O_2}$）が開大し，ガス拡散能は低下する。肥満やクロージングボリュームの増加も$A\text{-}aD_{O_2}$開大の要因となる[7]。

4 呼吸と酸素摂取量

最大酸素摂取量（$V_{O_2}max$）は，20〜30歳でピークに達した後は減少する。高齢者において，最大分時換気量，最大動静脈酸素含量較差，組織の酸素摂取量，末梢筋量などの$V_{O_2}max$を規定する因子はいずれも減少する。老化による心拍出量の低下は，酸素運搬能も低下させるため，呼吸筋による酸素消費率は相対的に高齢者が若年者よりも高くなる。

一般に，継続した運動は，加齢による$V_{O_2}max$の低下を抑制する[6]。高齢者では，運動時に増加する換気需要に見合う換気予備能は気流制限により減少するものの，最大運動時でも動脈血のPa_{CO_2}とPa_{O_2}はよく維持されている。これは，高齢者では運動時のCO_2産生増加への換気応答が若年者に比べて増加しているためであり，運動で生じる無効なガス交換の増加を換気量の増加で補う代償機転が働くことによる[6]。

5 呼吸調節能力

換気量を調整する頸動脈や大動脈球にある中枢化学受容器と胸壁および肺実質における末梢伸展受容器からの入力は加齢性に変化し，低酸素症への換気応答は緩徐に障害されていく。安静時の分時換気量は加齢により変化を認めないが，低酸素状態における換気応答は若年者に比較して低下しており，換気量はさほど増加しない。睡眠時の低酸素症への反応は，さらに抑制される。高二酸化炭素症への換気応答は比較的保たれるが，若年者より60%減少するとの報告もある[6]。睡眠は，咽頭反射を抑制して誤嚥発生のリスクとなる一方で，下咽頭筋と頤舌筋の緊張を低下させ，上気道閉塞による睡眠時無呼吸を惹起する。閉塞性睡眠時無呼吸は，65歳以上では75%に生じるとの報告もあり，肥満者ではその頻度が高まり，呼吸器合併症のリスクはさらに増加する[6]。

肝機能

　高齢者では，肝合成能や排泄能，肝細胞の再生能や生体防御反応，さらに酵素活性やアルブミン産生能力の低下が認められる。また，薬物やアルコール，肝炎ウイルスなどにより肝障害を併発するリスクも高い[9)10)]。一般に，これらの機能低下は緩徐に進行するが，手術や肝がんなどによる肝障害がいったん重篤化すると，急速に肝不全が進行し，治療手段も限られることから不慮な転機をたどることも多い。

1 器質的変化

　肝臓の容量は年齢とともに減少し，肝血流量は 20 ～ 40％減少する。肝臓は，加齢とともに色素リポフスチンが蓄積するため，肉眼的に褐色を呈し萎縮する。肝細胞数および肝血流量が減少するため，肝重量も減少する。肝臓内部のミトコンドリアや小胞体などの小器官も加齢により萎縮する[11)12)]。

2 肝機能の変化

　加齢により代謝全般にわたり抑制が見られる。しかしながら，アルブミン濃度の低下はわずかであり，α_1 酸性糖タンパク質は増加に転じる[13)]。これらの変化が薬物のタンパク結合率に及ぼす影響は軽微である。肝血流量は，薬物の代謝に影響を与える。加齢により肝血流が低下すると，酸化・還元・加水分解を行う第一相の機能が低下し，薬物代謝は遅延する。シトクロム P450 系の代謝酵素濃度も減少し，薬物の肝代謝は遅延する[13)]。しかしながら，肝臓は予備能力が大きいため，高齢者でも肝機能は良好に維持されている場合が多い。したがって，定期健診での肝機能検査では加齢に伴った大きな変化は見られないことが多い[12)]。さしたる合併症がなければ，アミノトランスフェラーゼと血清ビリルビン濃度は正常のままである。70 歳以上では，C 型肝炎に罹患する割合が 5 ～ 7％と高まり，輸血時年齢が高いほど肝硬変や肝がんとなるまでの期間が短いとされている[10)]。

腎機能

　腎臓は，単なる体液量の調節にとどまらず，電解質代謝や酸塩基平衡の調節，ビタミン D やエリスロポエチンなどの内分泌機能，さらにレニン・アンギオテンシン系における血圧調節など幅広い役割を担っている。加齢により腎臓の構造は萎縮し，機能は低下する。腎臓の予備力が減少することで，さまざまな臓器が機能不全に陥り，生体のホメオスタシスは大きく損なわれることになる。

1 器質的変化

　加齢により，腎臓の大きさと重量は減少する。腎皮質の重量は，80歳で20〜25％ほど減少する[14]。腎の細動脈においては，線維化や内膜肥厚により内腔の狭小化や閉塞が起こる。糸球体も加齢により減少する。加えて線維化や硝子化により組織が硬化し，糸球体の毛細血管も減少する[15]。若年成人の糸球体の半分が80歳までに消失または非機能性となる。腎の機能的単位であるネフロンの数も加齢により減少する。残存ネフロンは代償性に大きくなるが10〜30％が80歳までに硬化する[14]。糸球体の喪失に加え腎血流量および糸球体濾過量（glomerular filtration rate：GFR）の低下により，夜間尿量が増加するようになり，また男性では前立腺肥大により溢流性尿失禁を生じやすくなる。

2 腎機能の変化

　血管内腔の狭小化や閉塞は腎血流量低下をもたらし，50歳以後は進行性に低下する。循環器疾患や糖尿病に罹患すると，腎血流はさらに減少しやすくなる。腎血流の減少により，GFRが低下し，クレアチニンクリアランス（CCr）も低下する[13]。しかしながら，加齢による筋肉量とクレアチニン産生量の減少により，血漿クレアチニンの値は変化しにくい[13]。一方で，尿素窒素は加齢により徐々に増加する。血漿ナトリウム濃度の調節不良により，血漿量が増加して浮腫や心不全を助長する。血漿カリウムの極端な上昇や低下は，致死的不整脈を誘発する。また，尿細管の酸排泄能力は若年者より劣っており，代謝性アシドーシスが高率に起こる原因となる[14]。

　高齢者では，尿細管機能は徐々に低下し，尿の濃縮および希釈能が低下する。若年者に比べて希釈性尿浸透圧は増加し，濃縮尿浸透圧は低下している[14]。これには，加齢による腎機能障害に加え，アルドステロンやバソプレシンといった利尿に関与する内因性ホルモンの分泌低下も深く関与している。安静仰臥位で測定した高齢者の血漿レニン活性は低下しており，出血やナトリウム制限，起立位のような生理学的刺激においてもレニンの分泌は減弱し，血漿中のアンギオテンシン濃度が低下する。アンギオテンシンは体液保留のみならず強力な血管収縮ホルモンとしても作用する。高齢者ではレニン・アンギオテンシン系ホルモンの血中濃度は低下しているものの，アンギオテンシンIおよびIIによる血管収縮反応は増強している。したがって，アンギオテンシン変換酵素（ACE）阻害薬とアンギオテンシンII受容体拮抗薬（ARB）は，高齢者の腎臓の構造変化と機能低下を改善する可能性がある。

　若年者では体重に占める全身水分量は平均60％であるのに対し，80歳では50％に減少している。血漿浸透圧の上昇は口渇を招くが，高齢者では飲水に対する感知補正能力と行動性調節の低下により脱水になりやすい。全身水分量および液体消費の減少は，加齢性の糸球体機能低下と合わさって水分バランスの不均衡への脆弱性を招来する。また，高齢者においては，残存腎機能が急性ストレスを受けると，電解質バランスが容易に崩

壊して循環血液量の維持が困難となる。ショックや敗血症に伴う急激な腎血流とGFRの低下は急性腎不全を発生させる素地となり，高齢者ではそのリスクが一段と高まることになる。

神経系

加齢に伴い神経細胞や神経線維数が減少し，大脳萎縮により脳重量は減少する。局所的に脳血流が減少し，脳代謝や神経伝達物質の活性が低下することで，認知機能や情動反応などの高次脳機能が減退していく。

1 器質的変化

脳重量は，約50歳から徐々に減少し始め，60歳を超えると急速に減少する。そのため，頭蓋骨容量に対する脳容量の比は，80歳代では約90％，90歳代には約80％にまで減少する[16)17)]。重量変化の原因は，大型の皮質ニューロンの体積減少と選択的消失，小型の皮質細胞あるいはグリア細胞の増加，樹状突起の退縮によるシナプスの消失など多岐にわたる[18)]。また，加齢に伴い，脳室，溝，傍小脳くも膜下腔の拡大も見られる。

老化により，ニューロンも前頭葉および側頭葉の連合皮質を中心に減少する。体性感覚野では，神経細胞の減少と皮質菲薄化が顕著である。灰白質においては，皮質が菲薄化し，神経細胞が巣状に消失し，リポフスチンやメラニンの蓄積が見られる。白質では，特に前頭部，頭頂後頭部，大脳基底核において，神経学的に異常のない高齢者の30〜80％に巣状の異常な領域が認められる[18)]。これは脳実質の消失と組織内水分量の増加であり，動脈の閉塞，低酸素症などによる血液灌流の低下が原因と考えられている。

脊髄においては，60歳前後まで運動ニューロンの数が比較的維持されているが，加齢に伴い減少する[19)]。中間質外側核と自律神経節にも変化が生じる。軸索では，フィラメント状の変化や細胞体の空胞化が見られる。後根神経節の細胞数と神経根線維は減少するが，頸椎や胸椎よりも腰仙椎の神経根で減少は著しい。高齢者の脊髄における感覚神経根では，有髄線維が30％も減少していることがある[19)20)]。加齢により神経根線維が消失することで，末梢神経線維や脊髄背側の神経線維の数も減少する。末梢神経線維の形態学的変化は，ミエリン細胞やシュワン細胞の変性である。老化によるこのような変化が，高齢者の末梢神経障害の一因と考えられている。

加齢に伴う神経の変性反応としては，樹状突起と樹状突起棘の消失，軸索変性が認められる。樹状突起と樹状突起棘が減少することにより，ニューロン間の連結が失われ，シナプス数が減少し，神経系と効果器との伝達が影響を受ける。樹状突起の再生は高齢者でも認められるが緩慢化している。また，メラニンやリポフスチン，アミロイドタンパクなどの細胞内や細胞間への蓄積，シナプスの機能や伝達の障害も観察される。リポフスチンはニューロンやグリア細胞に蓄積する。脳の不飽和脂肪濃度は高く，抗酸化酵素が少ないため，加齢に伴い脳は酸化による傷害を受けやすくなる[18)]。

神経細胞の減少に比例して，脳血流も 10 〜 20％ほど低下するが，脳血流の自動調節能は保たれている。また，低酸素血症や二酸化炭素に対する反応も保たれている[17]。しかし，動脈硬化症などの脳血管の変性により，代謝や機能の活動に必要な酸素やグルコースの供給が減少し，神経組織に多大な影響を与える。

2 神経伝達系の変化

加齢に伴い，ドパミン，セロトニン，γアミノ酪酸（gamma-aminobutyric acid：GABA），ノルアドレナリン，特にアセチルコリン系の神経伝達物質の合成は減少する[17]。電気生理学的にも，老齢ラットは若齢ラットと比較して，海馬歯状回およびCA1 領域における興奮性シナプス後電位やシナプス長期増強の低下を認める[21]。また，神経伝達物質の受容体や代謝酵素も減少する。このため，加齢に伴い神経伝達機能や薬物の反応性が変化すると考えられる。例えば，高齢者ではベンゾジアゼピン系の薬物反応性が亢進するとされているが，これは加齢に伴う $GABA_A$ 受容体の発現増加と GABA 受容神経機能の機能変化が理由の一つとして推測されている[22]。

加齢はアルツハイマー病の重要な危険因子である。高齢者においては，特にアセチルコリン系の神経伝達物質機能は有意に損なわれるが，アルツハイマー病でもアセチルコリン活性の低下が認められることから，加齢とアルツハイマー病の関連性に関して注目が集まっている。

3 感覚機能の変化

加齢に伴い，触覚，温度感覚，深部覚，聴覚，視覚を含むほとんどすべての刺激閾値が増加し，機能が鈍麻する。受容器密度や感度の低下，末梢を支配する神経線維や神経節細胞の減少も見られる。この変化は，加齢に伴い進行するが，受容器の種類や場所により程度は異なる。振動触覚は加齢に伴う消失が著しく，特に下肢において進行が速い。触覚の低下は，運動の協調や歩行，バランス，立体認識などの複雑な体性感覚に影響を与える。

4 記憶の変化

高齢者の反応時間は延長し，新たな学習や記憶力も低下する。この情報処理速度の低下は 30 歳代から始まり，加齢に伴い進行する。しかしながら，過去に学習した一般的知識や判断力，語彙，言語理解力は維持される。

85 歳以上の高齢者では，約半数に有意な認知障害を認める[23]。そのため，術前の認知機能検査を行うことで，術後に生じる認知機能障害が検出可能となる。手術後 3 カ月までに，60 歳以上の患者において，10 〜 15 ％に術後認知機能障害（postoperative cognitive dysfunction：POCD）を認めるとの報告もある[24]。高齢者に多く認められる術後せん妄は，術前の認知機能や身体機能が低下している高齢患者において発生頻度が

高い。POCDは，薬物効果，疼痛，機能障害，低体温と代謝障害など多因性である。一方，認知機能障害を認めず，基礎疾患のない高齢患者では，認知機能の術中における低下はわずかである。認知機能の保持には，継続的な身体活動や知的活動が有効となる。

内分泌系

内分泌ホルモンによる作用の多くは，ごく微量のホルモンによって調節されており，またいくつかのホルモンが重複や共役して作用するなど，デリケートで複雑なネットワークを形成している。このネットワークは生体内の隅々まで波及し，かつ多機能であるため，ホメオスタシスの維持には欠かせない重要な機能として作用している。しかしながら，加齢に伴いホルモン分泌量は低下し，受容体の感受性も低下するため，ネットワーク機能は徐々に低下する。内分泌系ネットワークの衰退は，いわゆる"老化現象"の主体として見なされている。

1 成長ホルモン

成長ホルモン（growth hormone：GH）は，視床下部から分泌される成長ホルモン放出ホルモン（growth hormone releasing hormone：GHRH）によりGH産生細胞から分泌され，ソマトスタチンにより分泌が抑制される。GHは，成長に関する作用と代謝コントロールの作用がある。GHは，直接標的臓器に作用する場合と，インスリン様成長因子（insulin-like growth factor：IGF）-1により間接的に作用する場合がある。GH分泌は思春期にピークが見られ，加齢に伴って減少し，高齢者では分泌低下が顕著になる。それに伴いIGF-1濃度も低下する。このGH/IGF-1の分泌低下はソマトポーズ（somatopause）と呼ばれる。GH分泌低下は，視床下部からのGHRH分泌の低下，GH産生細胞の反応性低下，ソマトスタチンの分泌亢進によると考えられている[25]。

GH分泌やIGF-1産生が低下すると，体脂肪率増加，筋肉量低下，骨密度低下，免疫能低下，認知機能低下など，さまざまな症状を呈する。これを予防するためには，適度な運動，適度な睡眠，タンパク質とアミノ酸の十分な摂取が推奨されている。

2 糖代謝

加齢に伴いミトコンドリアの変化，酸化ストレスの増大などが生じ，インスリンの分泌量が低下する。また，加齢とともに骨格筋量が減少し，脂肪量が増加することでインスリン抵抗性が増大する。その結果，耐糖能が低下して糖尿病に罹患しやすくなる。

筋肉や肝臓といった糖代謝組織は加齢とともに低下し，体脂肪率は逆に上昇する[26,27]。その結果，肥満を生じやすくなり，糖尿病，高血圧，脂質異常症などのメタボリックシンドロームや心血管障害など成人病の原因となる。これには，身体活動量の低下，摂取エネルギー過多，基礎代謝の減少，GH分泌低下なども複雑に関与している。

また，加齢に伴って消費エネルギーも減少する。消費エネルギーは，身体活動量，基礎代謝量，熱生産量の構成要素から成る。加齢に伴う消費エネルギーの低下は，身体活動量の低下が46％，基礎代謝の低下が44％，熱生産の低下が10％とされている[25]。また，加齢とともに骨格筋量も減少し，基礎代謝低下の原因となる。

3 甲状腺

甲状腺は，視床下部〔甲状腺刺激ホルモン放出ホルモン（thyrotropin-releasing hormone：TRH）〕-下垂体〔甲状腺刺激ホルモン（thyroid stimulating hormone：TSH）〕-甲状腺系〔トリヨードサイロニン（T3）/サイロキシン（T4）〕により制御されている。加齢に伴いTSHはやや低下する。これは，TRHの分泌低下[28]あるいはTSHのTRHに対する反応性の低下[29,30]が要因と考えられている。一方，T4は加齢に伴い分泌量が低下するが，T4の代謝も遅延するため，T4および遊離T4濃度は低下を認めないことが多い[30,31]。T4はT3とreverse T3に転換されるが，加齢とともにreverse T3への転換が多くなり，T3および遊離T3は低下する[31]。

4 副 腎

視床下部から分泌された副腎皮質刺激ホルモン放出ホルモン（CRH）は，下垂体から副腎皮質刺激ホルモン（adrenocorticotropic hormone：ACTH）を分泌させ，ACTHは副腎から副腎皮質ホルモンを分泌させる。副腎皮質ホルモンには，糖質コルチコイドと鉱質コルチコイドの2種類がある。

ACTHやコルチゾール分泌の基礎値と日内変動は，加齢による影響をほとんど受けない。また，コルチゾール分泌におけるACTHに対する反応やデキサメタゾンによる分泌抑制も加齢による影響は受けない。一方，鉱質コルチコイドであるアルドステロン分泌は，血中レニン活性とともに加齢に伴い減少する。基礎分泌量の低下，食塩制限や立位負荷などの刺激に対するレニンおよびアルドステロンの反応性は，高齢者では著明に低下する。

視床下部-下垂体-副腎皮質系で加齢に伴う変化がもっとも顕著なのは，副腎アンドロゲンであるデヒドロエピアンドロステロン（dehydroepiandrosterone：DHEA）とデヒドロエピアンドロステロン硫酸塩（dehydroepiandrosterone sulfate：DHEA-S）である[32]。DHEA/DHEA-Sの血中濃度は，20歳代をピークに加齢に伴い直線的に低下する。このDHEA/DHEA-Sの分泌低下をアドレノポーズ（adrenopause）と呼ぶ。DHEA/DHEA-Sの低下は17,20-リアーゼ活性の低下による。また，血中DHEA濃度が高いほど長寿であり心疾患も少ないことから，DHEA-Sは老化の指標としても考えられている[33]。

5 性　腺

　女性は50歳前後になると，性周期に応じて分泌されていたエストロゲンが激減し，周期性がなくなり恒常的な分泌となる。この女性におけるゴナドトロピン-性腺系の機能低下をメノポーズ（menopause）と呼ぶ。メノポーズにより，エストラジオール（E2）の濃度は成人濃度よりも70〜90％も低下する。これに伴い，閉経前より閉経後には，黄体化ホルモン（LH）は3〜4倍に，卵胞刺激ホルモン（FSH）は5〜10倍程度に上昇する。この上昇は60歳を超えると穏やかになってくる。

　一方，男性においては，20〜30歳でピークを迎えたテストステロンは加齢に伴って低下してくるが，比較的保たれる。この男性におけるゴナドトロピン-性腺系の機能低下をアンドロポーズ（andropause）と呼ぶ。

6 抗利尿ホルモン

　加齢に伴い抗利尿ホルモン（antidiuretic hormone：ADH）に対する腎の反応性は低下する。そのため，尿濃縮力が低下し，自由水の排泄が増加する。さらに，若年者では夜間にADHがもっとも分泌されているが，高齢者ではADHの日内変動が障害されるため，夜間頻尿が生じる[34]。また，心房性ナトリウム利尿ペプチド（ANP）値も若年者と比較して3〜5倍に上昇するため，夜間頻尿が促進される[34,35]。

　一方，循環血液量の低下や浸透圧刺激に対するADHの分泌反応は，高齢者でも比較的保たれている[13]。高齢者が脱水に陥りやすいのは，このようなADHに対する腎の反応性の低下と，レニンおよびアルドステロンの分泌低下によると考えられる。また，加齢に伴い口渇中枢の感受性が低下するため，水分摂取が妨げられるようになる。

7 カルシウム代謝

　カルシウム代謝は，副甲状腺ホルモン（parathyroid hormone：PTH），カルシトニン，活性型ビタミンDで調整されている。加齢に伴いPTHの血中濃度は高くなる[36]。この持続的なPTHの過剰分泌により，骨吸収は亢進する。カルシトニンは年齢とともに低下するが，特に閉経後の女性で低くなる。この性腺機能低下により，さらに骨吸収が亢進する。皮膚では，ビタミンDから活性型ビタミンDの産生量が低下する。また，経口摂取されたカルシウムは主に上部消化管で約20〜30％が吸収されるが，この腸管でのカルシウム吸収は加齢により低下する。さらに，加齢に伴い骨形成が低下することで，骨粗鬆症が進行する。このため，高齢者では骨折の発生頻度が上昇する[37〜39]。

8 メラトニン

　松果体から分泌されるメラトニンは，生体リズムに関係し，特に睡眠覚醒に影響する。

メラトニンは，夜間に分泌が多く，神経の鎮静化を促進する。また，覚醒により分泌が停止する日内変動が認められる。加齢に伴いメラトニンの分泌量が低下するため，高齢者において睡眠障害が認められる[40]。

体温調節機能

高齢患者は，重篤な低体温に陥りやすい。特に周術期の低体温は，薬物代謝の遅延と術後のシバリングを含む合併症とも関連するため，その対策が必要である。最近の報告では，軽度の低体温においても，心筋虚血の発生率と出血量を増加させ，創感染を助長させることで入院期間が延長し，患者の予後を悪化させることが示されている。体温調節機構のメカニズムを理解し，周術期における高齢者特有の変化をとらえたうえで，体温管理を行う必要がある。

1 健康成人の体温調節機構

体温は熱産生と熱損失のバランスで調節されている。ヒトの核心温はほとんど一定に制御されており[41]，その精度は日内に±0.6℃以内である[42]。核心温は男性と女性で同じ精度で管理されているが，体温調節のセットポイントは女性では男性より卵胞期で0.3℃，黄体期で0.5℃高くなる。体熱は生体内での代謝により産生され，その大部分は深部臓器である心臓や脳の活動，および骨格筋の運動により生じる。主な体温調節機構には，発汗，皮膚血管の拡張・収縮，非ふるえ熱産生，ふるえ，行動性体温調節などがある。おのおのの機構は神経フィードバック機構によって調節されており，温度検出器（冷受容器，温受容器）から発生した温度感覚信号の大半は視索前野-前視床下部の温度受容器を刺激し，熱産生と熱放散を制御している。

2 温度の検知と伝達

皮膚の温度受容器には，冷覚受容器と温覚受容器がある。末梢組織では，温覚受容器よりも冷覚受容器がはるかに多く存在し，寒冷な環境に敏感となっている。冷覚受容器は急激な温度低下に対し，初めは強く刺激されるが，この刺激は数秒から約30分間かけてゆっくりと減弱するという順応性を持っている。深部体温受容器は，主に脊髄，腹部内臓，胸部と上腹部の大きな静脈あるいはその周囲に存在する。この深部体温受容器は核心温を反映し，皮膚の温度受容器と同様に寒冷を検出する。

温覚は無髄のC神経線維によって伝達され，冷覚は有髄のAδ線維（一部はC神経線維）によって伝達される。極端な熱さや冷たさでは，痛覚線維が刺激され痛みとして入力される。温度信号は，痛みの伝導経路と平行した経路で伝達される。信号は，脊髄に入るとリッサウアー路を通り，いくつかの分節を経て，主に後角の第Ⅰ・Ⅱ・Ⅲ層に入る。その後，上行性の長い温覚神経線維に入り，対側に交差して前外側感覚路をなし，

3. 加齢による生理機能の変化

脳幹網様体と視床の腹側基底核群に入力される。

3 体温上昇の制御

視床下部の体温中枢が体温上昇を感知すると，皮膚血管の拡張，発汗，熱産生の抑制が生じ，体温のさらなる上昇を防ぐ。

a. 血管拡張反応

皮膚血管の拡張は，後視床下部の対寒反応促進機構の抑制による血管収縮性交感神経活動低下による受動的血管拡張と，血管拡張性の神経活動促進による能動的血管拡張により生じる。皮下には，皮膚毛細血管から血流を受ける静脈叢があり，体温制御において特に重要な機能である。手や足，耳などもっとも露出した部位では，血液が細動脈からも筋性の動静脈吻合を介して直接静脈叢へ流入する。さらに，皮膚の静脈叢への血液量は心拍量の約30％まで変化し，血管拡張により皮膚毛細血管の血流を約7.5 l/min まで増やすことが可能との報告もある[43]。これにより，核心部からの熱を効率よく皮膚に伝導できる。

b. 発汗作用

発汗は，前視床下部-視索前野から出された信号が，自律神経路を介して脊髄へ伝達され，さらに末梢交感神経によって全身の皮膚へと伝達されて生じる。汗腺は，コリン作動性の交感神経線維によって支配されている。発汗と血管拡張は同じ体温変動で誘発され，同調的に作用する[44]。発汗により，蒸発性熱損失量が急激に増加して体温が下がる。温熱に曝露されると，皮膚の水分喪失量は500 ml/hr まで増加する。乾燥した対流のある環境では，発汗によって基礎代謝のおよそ10倍もの熱量を放散することさえ可能である。発汗は，環境温が核心温を上回るときに，熱を放散できる唯一の体温調節防御である。

高齢者における発汗閾値は70歳まで正常であるが，発汗率は低下する。加齢に伴う発汗率の減少は全身の健康状態に依存するようである[45]。また，汗腺の減少よりも汗腺の活性化の低下が発汗量の減少に起因するようである[46]。一方，発汗の年齢関連性の相違を同定できなかったとする報告もある[47]。

4 低体温の制御

視床下部の体温中枢が体温低下を感知すると，全身の皮膚血管収縮，ふるえ，非ふるえ熱産生が亢進し，体温低下を防ぐ。

a. 血管収縮反応

低温環境への最初の反応は血管収縮である[41]。全身の皮膚血管収縮は，後視床下部の対寒反応促進機構の賦活化により，血管収縮性交感神経活動が促進されて生じる。温熱

の曝露とは対照的に，寒冷に曝露されると皮膚血液量は減少し，核心部からの熱の伝導はほとんどなくなる。高齢者においては，低温環境での血管収縮反応が低下するため，熱放散が多くなり，体温低下が著しい[48]。

b. ふるえ，非ふるえ熱産生

血管収縮が不十分で，より核心温が低下する場合には，第二の反応としてふるえあるいは非ふるえ熱産生が生じる。ふるえは，皮膚や脊髄からの寒冷信号により，前視床下部-視索前野の体温調節中枢の抑制が弱まり，後視床下部の第三脳室近傍の背内側核に存在するふるえの一次運動中枢が賦活化されて生じる。ふるえの一次運動中枢が賦活化されると，ふるえを引き起こす信号が両側性に脳幹から脊髄の側柱に送られ，最終的に前柱の運動ニューロンに到達する。この信号は，前柱の運動ニューロン活動を促進し，骨格筋の緊張を高める。骨格筋の緊張があるレベルを上回るとふるえが始まる。最大のふるえによって，熱産生は正常の4～5倍になる。しかしながら，ふるえは非効率的な熱産生である。これは，主に末梢の筋肉で熱産生が行われるためである。血管収縮反応と同様に，ふるえ閾値も高齢者で有意に低下する。しかし，年齢に関連する体温調節機構の障害は，80歳未満では常時見られるものではなく，一部の高齢者に予測不能的に生じるとする報告もある[49]。

非ふるえ熱産生は，交感神経活動の亢進あるいはノルアドレナリンやアドレナリンなどのカテコールアミン濃度の上昇により細胞代謝が増加することで生じる。ヒトでは，非ふるえ熱産生は褐色脂肪を持っている乳児に限られており，乳児はふるえより優先してこの防御機構を働かせ体温を上昇させる。

5 行動性体温調節

核心温が高くなると，体温調節中枢から温熱感覚が生じ，暑さから回避しようと意図的に行動する。逆に，核心温が低くなると，皮膚および深部受容器から寒冷感覚が生じ，寒さから回避しようと行動する。このように，快適性を求めて環境を調整するという能動的な体温調節機構を行動性体温調節と呼ぶ。高齢者では，行動性体温調節が鈍麻になるため環境温の変化に対して影響を受けやすくなる。

6 高齢者と麻酔

高齢者では，若年者よりも麻酔薬による体温調節機構が強く抑制されるため，低体温を生じやすい。また，高齢者は，若年者よりもふるえが少なく，仮にふるえが生じても熱産生効率が低いこと，また血管収縮閾値が若年者よりも高いため，血管収縮による体温保持機構が作用しにくい[50]。これらのことから，高齢者の術中に生じた低体温は，手術後にも長時間遷延する傾向にある[51)52]。さらに，加齢により腎臓や肝臓などの薬物代謝にあずかる臓器の予備力は低下し，麻酔薬の分解と排泄が遅延する傾向にある。高齢者の麻酔に際しては，麻酔薬の影響が長期に残存することで体温調節機構の破綻が長引

く可能性も考慮しておかなければならない。

■参考文献

1) 大内尉義. 臓器の加齢変化と老年疾患の発症 循環器系. 日本老年医学会編. 老年医学系統講義テキスト. 第3版. 東京：西村書店；2013. p.128-30.
2) 大内尉義. 循環器系の加齢変化と疾患. 花岡一雄, 大内尉義編. 高齢者の病態生理と麻酔の臨床. 東京：真興交易医書出版部；2003. p.25-6.
3) Ebert TJ, Rooke GA. Alterations in circulatory function. In：Silverstein JH, Rooke GA, Reves JG, et al., editors. Geriatric Anesthesiology. 2nd ed. New York：Springer；2013. p.137-48.
4) Frolich MA. General Anesthesia. In：Butterworth JF, Mackey DC, Washnick JD, et al., editors. Clinical Anesthesiology. 5th ed. New York：McGraw-Hill Medical；2013. p.907-17.
5) Rooke GA. Anesthesia for the older patient. In：Barash GP, Cullen BF, Stoelting RK, et al., editors. Clinical anesthesia. 7th ed. Lippincott Williams & Wilkins；2013. p.891-904.
6) Cartin-Ceba R, Sprung J, Gajic O, et al. The aging respiratory system. In：Silverstein JH, Rooke GA, Reves JG, et al., editors. Geriatric anesthesiology. 2nd ed. New York：Springer；2013. p.149-64.
7) 石井健男, 松瀬 健. 呼吸器系の加齢変化と疾患. 花岡一雄, 大内尉義編. 高齢者の病態生理と麻酔の臨床. 東京：真興交易医書出版部；2003. p.27-30.
8) 山本 寛. 臓器の加齢変化と老年疾患の発症 呼吸器系. 日本老年医学会編. 老年医学系統講義テキスト. 第3版. 東京：西村書店；2013. p.131-2.
9) 梶山 徹. 加齢変化と消化器疾患. 日本老年医学会編. 老年医学テキスト. 第3版. 東京：メジカルビュー社；2008. p.435-7.
10) 若月芳雄. 臓器の加齢変化と老年疾患の発症 消化器系. 日本老年医学会編. 老年医学系統講義テキスト. 第3版. 東京：西村書店；2013. p.133-5.
11) 梶山 徹, 千葉 勉. 消化器系の加齢変化と疾患. 花岡一雄, 大内尉義編. 高齢者の病態生理と麻酔の臨床. 東京：真興交易医書出版部；2003. p.31-3.
12) Lewis MC. Alterations in metabolic functions and electrolytes. In：Silverstein JH, Rooke GA, Reves JG, et al., editors. Geriatric anesthesiology. 2nd ed. New York：Springer；2013. p.99-100.
13) Silverstein JH. Clinical applications：evidence-based anesthesia practice. In：Evers A, Maze M, Kharasch ED. Anesthetic pharmacology. New York：Cambridge；2010. p.1139-50.
14) Lewis MC. Alterations in metabolic functions and electrolytes. In：Silverstein JH, Rooke GA, Reves JG, et al., editors. Geriatric anesthesiology. 2nd ed. New York：Springer；2013. p.100-2.
15) 猪阪善隆, 楽木宏美. 臓器の加齢変化と老年疾患の発症 腎臓・泌尿器系. 日本老年医学会編. 老年医学系統講義テキスト. 第3版. 東京：西村書店；2013. p.143-5.
16) Drachman DA. Aging of the brain, entropy, and Alzheimer disease. Neurology 2006；67：1340-52.
17) Crosby G. Anesthesia, aging and the brain：clinical implications of an evolving science. American Society of Anesthesiolosists Annual Meeting Refresher Corse Lectures 2006；302.
18) Drayer BP. Imaging of the aging brain：part I. Normal findings. Radiology 1988；785-96.
19) Baker PC. The aging neuromuscular system. Semin Neurol 1989；9：50-9.

20) Morris JC, McManus DQ. The neurology of aging: normal versus pathologic change. Geriatrics 1991; 46: 47-54.
21) Deupree DL, Bradley J, Turner DA. Age-related alterations in potentiation in the CA1 region in F344 rats. Neurobiol Aging 1993; 14: 249-58.
22) 古関竹直, 鳥海和也, 山田成樹ほか. 高齢者の神経伝達機能. 老年精神医学雑誌 2012; 23: 907-13.
23) Shors TJ, Miesegaes G, Beylin A, et al. Neurogenesis in the adult is involved in the formation of trace memories. Nature 2001; 410: 372-6.
24) Jankowski CJ, Trenerry MR, Cook DJ, et al. Cognitive and functional predictors and sequelae of postoperative delirium in elderly patients undergoing elective joint arthroplasty. Anesth Analg 2011; 112: 1186-93.
25) van Beek AP, Wolffenbuttel BH, Runge E, et al. The pituitary gland and age-dependent regulation of body composition. J Clin Endocrinol Metab 2010; 95: 3664-74.
26) Houston DK, Nicklas BJ, Zizza CA. Weighty concerns: the growing prevalence of obesity among older adults. J Am Diet Assoc 2009; 109: 1886-95.
27) 厚生労働省：平成 23 年国民健康・栄養調査結果の概要.
28) Hornick TS, Kowal J. Clinical epidemiology of endocrine disorders on the elderly. Endocrinol Metab North Am 1997; 26: 145-63.
29) van Coevorden A, Laurent E, Decoster C, et al. Decreased basal and stimulated thyrotropin secretion in healthy elderly men. J Clin Endocrinol Metab 1989; 69: 177-85.
30) 安部好文. 高齢者の内分泌疾患. Medicina 2002; 39: 1380-2.
31) Mariotti S, Franceschi C, Cossarizza A, et al. The aging thyroid. Endocr Rev 1995; 16: 686-715.
32) 後藤公宣. 副腎アンドロゲン dehydroepiandrosterone（DHEA）の抗老化作用. 日老医誌 2003; 40: 339-40.
33) 山田佳彦, 関原久彦. DHEA の老年病予防効果. 日老医誌 2003; 40: 421-8.
34) Boongird S, Shah N, Nolin TD, et al. Nocturia and aging: diagnosis and treatment. Adv Chronic Kidny Dis 2010; 17: 27-40.
35) 髙野順子, 髙野幸路. 間脳下垂体. 最新医学 2011; 66; 833-8.
36) Khosla S, Atkinson EJ, Joseph Melton III L, et al. Effects of age and estrogen status on serum parathyroid hormone levels and biochemical markers of bone turnover in women: a population-based study. J Clin Endocrinol Metab 1997; 82: 1522-7.
37) 竹内靖博. 副甲状腺と代謝性骨疾患. 最新医学 2011; 66; 55-60.
38) 高柳凉一, 横野浩一, 橋爪潔志ほか. 内分泌・代謝疾患. 日本老年医学会編. 老年医学テキスト. 改訂第 3 版. 東京：メジカルビュー社；2008. p.472-87.
39) 高柳凉一. 高齢者の内分泌疾患の特徴. ホルモンと臨床 2006; 54 増刊号; 296-9.
40) 米井嘉一. 松果体ホルモン（メラトニン）. 日本抗加齢医学会編. アンチエイジング医学の基礎と臨床. 東京：メジカルビュー社；2004. p.91-3.
41) Lopez M, Sessler DI, Walter K, et al. Rate and gender dependence of the sweating, vasoconstriction, and shivering thresholds in humans. Anesthesiology 1994; 80: 780-8.
42) Mistlberger T, Rusak B. Mechanisms and models of the circadian time keeping system. In: Kryger MH, Dement WC, editors. Principles and practice of sleep medicine. Philadelphia: WB Saunders; 1989: p.141-52.
43) Detry JM, Brengelmann GL, Rowell LB, et al. Skin and muscle components of forearm blood flow in directly heated resting man. J Appl Physiol 1972; 32: 506-11.
44) Washington DE, Sessler DI, Moayeri A, et al. Thermoregulatory responses to hyperthermia during isoflurane anesthesia in humans. J Appl Physiol 1993; 74: 82-7.

45) Tankersley CG, Smolander J, Kenney WL, et al. Sweating and skin blood flow during exercise : effects of age and maximal oxygen uptake. J Appl Physiol 1991 ; 71 : 236-42.
46) Inoue Y, Nakao M, Araki T, et al. Regional differences in the sweating responses of older and younger men. J Appl Physiol 1991 ; 71 : 2453-9.
47) Yousef MK, Dill DB, Vitez TS, et al. Thermoregulatory responses to desert heat : age, race and sex. J Gerontology 1984 ; 39 : 406-14.
48) Khan F, Spence VA, Belch JJ. Cutaneous vascular responses and thermoregulation in relation to age. Clin Sci 1992 ; 82 : 521-8.
49) Vassilieff N, Rosencher N, Sessler DI, et al. Shivering threshold during spinal anesthesia is reduced in elderly patients. Anesthesiology 1995 ; 83 : 1162-6.
50) Kurz A, Plattner O, Sessler DI, et al. The threshold for thermoregulatory vasoconstriction during nitrous oxide/isoflurane anesthesia is lower in elderly than in young patients. Anesthesiology 1993 ; 79 : 465-9.
51) Vaughan MS, Vaughan RW, Cork RC. Postoperative hypothermia in adults : relationship of age, anesthesia, and shivering to rewarming. Anesth Analg 1981 ; 60 : 746-1.
52) Roe CF, Goldberg MJ, Blair CS, et al. The influence of body temperature on early postoperative oxygen consumption. Surgery 1966 ; 60 : 85-2.

〔河野　太郎，柏田　政利，恒吉　勇男〕

I. 高齢者に関する基礎知識

4 高齢者に特有の病的状態

はじめに

　高齢者に最適な周術期管理を行うためには，高齢者に特有の病的状態を理解することも重要である．加齢，生活習慣，慢性疾患などにより，神経機能，運動機能，代謝機能をはじめとする全身の機能が脆くて壊れやすい状態にあり，非高齢者と比べ疾病に対する抵抗力や予備力が低下している．

認知機能障害

1 疫　学

　記憶障害，失語，失行，失認，遂行機能障害などの認知機能障害は，認知症の中核症状である．厚生労働省による2010年の本邦の高齢者（65歳以上）における認知症の全国有病率推定値は15％で，有病者数は約439万人と推計されており，2005年の170万人と比べ，2倍以上に増加している．また，本邦ではアルツハイマー病がもっとも多く，次いで血管性認知症やレビー小体型認知症の頻度が高い．

2 分　類

　認知症や認知症様症状を来す疾患には多くのものが含まれ，その病態はきわめて多彩である（表1)[1]．中枢神経のみならず身体疾患にも注意を払う必要がある．
　認知症は一次性認知症と二次性認知症に大別される（表2）．一次性認知症とは病態が既知の他疾患では説明できない認知症であり，二次性認知症とは認知機能障害が既知の疾患の結果として生じているものである．一次性認知症では早期診断が，二次性認知症では原疾患の治療が重要である．

表1 認知症の原因疾患

1. 中枢神経変性疾患
   - アルツハイマー病
   - 前頭側頭型認知症
   - レビー小体型認知症
   - 進行性核上性麻痺
   - 大脳皮質基底核変性症
   - ハンチントン病
   - 嗜銀性グレイン型認知症
   - 辺縁系神経原線維型認知症
   - その他

2. 血管性認知症
   - 多発梗塞性認知症
   - 戦略的な部位の単一病変による血管性認知症
   - 小血管病変性認知症
   - 低灌流性血管性認知症
   - 脳出血性血管性認知症
   - 慢性硬膜下血腫
   - その他

3. 脳腫瘍
   - 原発性脳腫瘍
   - 転移性脳腫瘍
   - がん性髄膜症

4. 正常圧水頭症

5. 頭部外傷

6. 無酸素あるいは低酸素脳症

7. 神経感染症
   - 急性ウイルス性脳炎(単純ヘルペス,日本脳炎など)
   - HIV感染症(AIDS)
   - クロイツフェルト・ヤコブ病
   - 亜急性硬化性全脳炎,亜急性風疹全脳炎
   - 進行麻痺(神経梅毒)
   - 急性化膿性髄膜炎
   - 亜急性・慢性髄膜炎(結核,真菌性)
   - 脳膿瘍
   - 脳寄生虫
   - その他

8. 臓器不全および関連疾患
   - 腎不全,透析脳症
   - 肝不全,門脈肝静脈シャント
   - 慢性心不全
   - 慢性呼吸不全
   - その他

9. 内分泌機能異常症および関連疾患
   - 甲状腺機能低下症
   - 下垂体機能低下症
   - 副腎皮質機能低下症
   - 副甲状腺機能亢進症または低下症
   - クッシング症候群
   - 反復性低血糖
   - その他

10. 欠乏性疾患,中毒性疾患,代謝性疾患
    - 慢性アルコール中毒(ウェルニッケ・コルサコフ症候群,ペラグラ,マルキアファーヴァ・ビニャミ病,アルコール性)
    - 一酸化炭素中毒
    - ビタミンB_{12}欠乏,葉酸欠乏
    - 薬物中毒
      1) 抗がん薬(5-FU,メトトレキサート,カルモフール,シタラビンなど)
      2) 向精神薬(ベンゾジアゼピン系,抗うつ薬,抗精神病薬など)
      3) 抗菌薬
      4) 抗痙攣薬
    - 金属中毒(水銀,マンガン,鉛など)
    - ウィルソン病
    - 遅発性尿素サイクル酵素欠損症
    - その他

11. 脱髄性疾患などの自己免疫性疾患
    - 多発性硬化症
    - 急性散在性脳脊髄炎
    - ベーチェット病
    - シェーグレン症候群
    - その他

12. 蓄積症
    - 遅発性スフィンゴリピドーシス
    - 副腎皮質ジストロフィ
    - 脳腱黄色腫症
    - 神経セロイドリポフスチン症
    - その他

13. その他
    - ミトコンドリア脳筋症
    - 進行性筋ジストロフィ
    - ファール病

(日本神経学会.認知症疾患治療ガイドライン2010.東京:医学書院;2012より引用)

表2　認知症の分類

一次性認知症	二次性認知症
・アルツハイマー病 ・前頭側頭葉変性症	・脳血管性認知症 ・正常圧水頭症 ・硬膜下血腫 ・クロイツフェルト・ヤコブ病 ・レビー小体型認知症 ・大脳基底核認知症 ・ハンチントン病 ・進行性核上性麻痺

3 診断

日本神経学会の"認知症疾患治療ガイドライン 2010"における認知症診断のフローチャートを示す（図）。主要な除外項目として，軽度認知機能障害，加齢による正常範囲の認知機能障害，アルコール多飲，薬物，健忘症候群，急性発症で軽度の意識障害（せん妄），機能性のうつ病や妄想性障害が挙げられ，治療可能な認知症として，代謝性疾患，内分泌系疾患，感染症，正常圧水頭症，硬膜下血腫によるものが挙げられている。画像診断により血管性認知症を除外し，局所神経症状により明らかな神経疾患と一次性認知症を鑑別する。

画像診断では，スクリーニングを目的としたCT，MRI，MRAや質的診断のための脳血流 SPECT，18F-FDG-PET，アミロイド・イメージングなどが用いられる。

生化学的検査では，脳脊髄液中のアミロイドβやタウタンパクなどの有用性が期待されるが，まだ十分には確立されていない。

4 主要な認知機能障害

a. アルツハイマー病

認知症の診断には，アルツハイマー型認知症として DSM (diagnostic and statistical manual of mental disorders)-IV の診断基準（表3）が用いられる。アルツハイマー病の病期は，健忘期，混乱期，高度障害期の3つに分けられる（表4）。

b. 前頭側頭葉変性症

前頭葉と前部側頭葉に変性性障害を生じ，人格変化，行動障害，言語障害などの症状を認める。変性する脳の部位により，前頭側頭型認知症，進行性非流暢性失語症，意味性認知症およびピック病に分類される（表5）。

```
認知症(広義)の疑い ──除外→ 軽度認知障害

          除外 → ・正常範囲内,加齢に基づくもの
                ・アルコール多飲,薬物,健忘症候群
                ・急性発症で軽度の意識障害(せん妄)
                ・機能性のうつ病や妄想性障害

          治療可能な認知症 → ・身体疾患:代謝性疾患,内分泌系疾患,感染症などの疾患
                          ・脳外科的疾患:正常圧水頭症,硬膜下血腫

認知症(狭義)の疑い
          → ・CT,MRIで脳血管障害の存在
            ・脳血管障害の部位に合致した神経症状  → 血管性認知症
            ・段階的進行

局所神経症状(認知機能障害および精神症状以外)

   あり                              なし
   ↓                                ↓
クロイツフェルト・ヤコブ病            アルツハイマー病
レビー小体型認知症                    前頭側頭葉変性症 など
大脳基底核変性症
ハンチントン病
進行性核上性麻痺 など

   クロイツフェルト・ヤコブ病          アルツハイマー病
   ・進行が速く,速やかに増悪する        ・記銘力障害
   ・ミオクローヌスなどの神経症状        ・物盗られ妄想
   ・特徴的脳波所見

   レビー小体型認知症                 前頭側頭葉変性症
   ・症状が動揺性を示す                ・限局性脳萎縮
   ・幻視(時に幻聴)                  ・性格変化や反道徳的行動
   ・錐体外路症状                     ・記憶障害は比較的軽度

   他の神経変性性認知症
   (大脳基底核変性症,ハンチントン病,進行性核上性麻痺など)
```

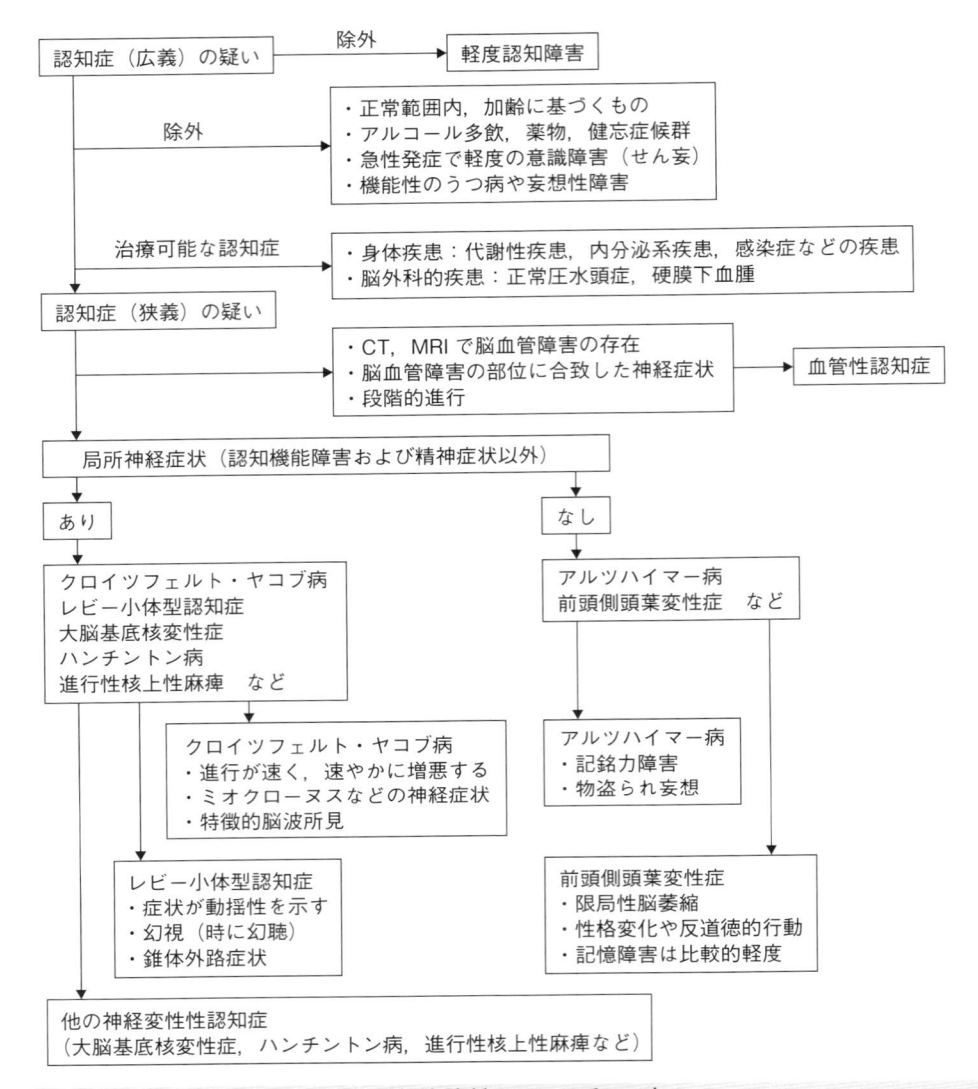

図 認知症診断のフローチャート
(日本神経学会.認知症疾患治療ガイドライン2010.東京:医学書院;2012より改変引用)

c. レビー小体型認知症

病理学的に神経細胞内部の異常な円形の封入体であるレビー小体を特徴とする。認知機能障害,幻視・錯視,パーキンソン症状,妄想,睡眠障害,うつ症状,自律神経障害などを伴う。

d. 血管性認知症

脳の認知機能に関与する領域の血管障害により発症する。病因・病態が多様で診断基準によっても内容に差があり,どの診断基準を用いるかにより診断率は異なる。Hachinskiの虚血スコアはアルツハイマー病との鑑別に有用である(表6)。

表3 アルツハイマー型認知症の診断基準（DSM-IV）

A 以下の2つによって明らかとなるさまざまな認知障害

　①記憶障害（新しいことの学習障害と以前に学んだ情報の想起障害）

　②以下の認知障害のうち少なくとも1つ

　　（a）失語（言語障害）
　　（b）失行（運動機能が正常にもかかわらず運動機能を遂行することができない）
　　（c）失認（感覚機能が正常にもかかわらず物体を認知・同定することができない）
　　（d）実行機能の障害（計画，組織化，筋道を立てること，抽象化の障害）

B　緩除な発症と持続的進行

C　認知障害による社会・職業上の働きの障害，また以前の社会・職業上の機能水準からの有意な低下

D　Aに見る認知障害は以下のものにはよらない

　①進行性の記憶や認知障害を来す中枢神経系の状態（脳血管障害，パーキンソン病，ハンチントン病，硬膜下血腫，正常圧水頭症）

　②認知症を来す身体状態（甲状腺機能低下症，ビタミンB_{12}や葉酸の欠乏症，ナイアシン欠乏症，高カルシウム血症，神経梅毒，HIV感染症）

　③物質惹起状態

E　この障害は，せん妄の間にのみ生じるということはない

F　他の1軸障害によっては説明されない

表4 アルツハイマー病の3病期

病期	症状
健忘期	・記憶障害 ・失計算 ・失行
混乱期	・失語 ・失見当 ・徘徊 ・夜間せん妄 ・幻覚 ・妄想状態
高度障害期	・高度の知能低下 ・言語機能の喪失 ・失禁

表5 前頭側頭葉変性症の分類

前頭側頭型認知症	・社会的対人行動の障害 ・自己行動の調節障害 ・情意鈍麻 ・病識の欠如 ・常同行動，過食，口唇傾向，食行動の変化
進行性非流暢性失語症	・発語量の減少 ・韻律・発音の異常 ・努力性発語
意味性認知症	・単語・文章・物品・人物・風景・建物などの意味が理解できない ・喚語や復唱はできるが会話が成立しない ・語の読み書きはできるが文章はできない
ピック病	・病理学的にタウタンパク陽性のピック球を認める ・感情障害 ・人格障害

e. 正常圧水頭症

　認知障害，歩行障害，尿失禁を三大症状とする多彩な神経症状を認める。原因不明の特発性正常圧水頭症と，くも膜下出血や頭部外傷，髄膜炎などを原因とする続発性正常

表6 Hachinskiの虚血スコア

特徴	点数
急激な発症	2
段階的増悪	1
動揺性の経過	2
夜間の錯乱	1
人格が比較的保たれる	1
うつ症状	1
身体的訴え	1
情動失禁	1
高血圧の既往	1
脳卒中の既往	2
アテローム硬化合併の証拠	1
局所的症状	2
局所的神経徴候	2

合計点数が4点以下ならアルツハイマー病の，7点以上なら血管性認知症の可能性が高い。

圧水頭症とに分類される。CTやMRIなどの画像診断が有用であり，くも膜下穿刺による髄液排出で症状の改善があれば，シャント手術が有効である。

誤嚥

1 病因

食物や異物を誤って気管内に飲み込んでしまうと，窒息や肺炎などの重篤な病態に陥りやすい。高齢者では，咽頭周辺の筋肉や延髄にある嚥下中枢の機能が低下しており，誤嚥による事故が多い。また，脳血管障害による基底核梗塞では，ドパミン-サブスタンスP系ニューロンの破綻による嚥下・咳反射の低下が起こる。

2 症状

嚥下障害を疑わせる症状を表7に，嚥下障害の検査を表8に示す。誤嚥の予防には飲食の意識づけ，誤嚥予防の体位保持，口腔ケア，嚥下リハビリテーションを行う。歯ブラシによる口腔ケアにより口腔内の知覚神経を刺激され，嚥下反射が改善する。胃瘻造設術や喉頭気管分離術の手術適応は慎重に検討する。

3 予防

カプサイシンは，サブスタンスPを放出して嚥下・咳反射を改善する。ACE（angio-

表7　嚥下障害を疑わせる症状
・食事中にむせる
・咳が出る
・常に喉がゴロゴロ鳴っている
・唾液が飲み込めずに出している
・食事に時間がかかる
・痰が汚く多い
・声質が変化した

表8　嚥下障害の検査

簡易検査	詳しい検査
・飲水試験	・単純X線検査
・反復唾液嚥下試験	・嚥下造影検査
・簡易嚥下誘発試験	・鼻腔咽喉頭内視鏡検査
	・シンチグラフィー

tensin converting enzyme）阻害薬は，サブスタンスPの分解を抑制する[2]。アマンタジンは，ドパミン放出を促進し，嚥下反射を改善する[3]。シロスタゾールの脳梗塞急性期および慢性期における嚥下反射改善効果が報告されている[4]。

う　つ

1 疫　学

高齢者の人口が増加するとともに，高齢者のうつの発症率が高くなっている。高齢者に発症するうつの危険因子を表9に示す。うつの発症には身体疾患を伴うことが多い。

2 診　断

精神症状の把握が第一であるが，身体疾患患者におけるうつの有病率が一般人口よりも高い（表10）[5]ことを考慮すれば，身体疾患の病歴・常用薬の聴取，一般的な生化学・生理学的検査や画像検査も重要である。うつの症状と徴候を表11に示す。大うつ病性障害の診断には9項目中5項目以上を2週間以内に認めることが必要で，軽度のうつの診断には2～5項目が2週間以内に必要である。高齢者では認知症の有病率が高いため，うつと認知症の鑑別が重要になる（表12）[6]。

3 治　療

もっとも考慮すべきことは自殺の予防である。自殺企図・切迫した自殺念慮のある場合，療養・休息に適さない家庭環境にある場合，病状の急速な進行が想定される場合などは入院治療を考慮する。患者にうつ病の本態を理解させ，治療に好ましい対処行動を取ることを促すこと，心理教育を治療の基本に置き，抗うつ薬を十分量，十分な期間，服用させることが重要である。日本うつ病学会のガイドライン[7]も有用である。

表9 高齢者に発症するうつの危険因子

女　性（男性の2.5倍）

一般的疾患	・甲状腺機能低下症 ・心筋梗塞 ・冠動脈疾患 ・糖尿病 ・黄斑変性症 ・悪性腫瘍
中枢神経系疾患	・アルツハイマー病 ・パーキンソン病 ・脳血管障害 ・ハンチントン病 ・多発性硬化症
薬　物	・β遮断薬 ・インターフェロンα ・抗がん薬

表10 身体疾患のうつ病併発率

身体疾患	うつ病発症
心疾患	17～20
脳血管疾患	14～19
悪性腫瘍	22～29
アルツハイマー病	30～50
慢性疼痛を伴う身体疾患	30～54
一般人口	10.3

(Evans DL, Charney DS, Lewis L, et al. Mood disorder in the medically ill: scientific review and recommendations. Biol Psychiatry 2005；58：175-89 より和訳引用)

表11 うつの症状と徴候

・抑うつの気分（ムード）
・興味をなくす，関心を失う
・体重の変化
・睡眠障害
・興奮・反応の鈍化
・易疲労性
・罪の意識
・決断することが困難
・自殺の意図・企図

表12 うつと認知症の鑑別診断

症状と徴候	うつ	認知症
発症	突然で急速	緩除
睡眠障害	早期覚醒	特定のパターンなし
日内変動	朝に悪化	日没時に悪化
脳波	正常	異常
デキサメタゾン抑制試験	抑制なし	正常
サイロトロピン放出ホルモンテスト	鈍化	正常
抗うつ薬の試用	有効	無効

(日野原重明，道場信孝．臨床老年医学入門．第2版．東京：医学書院；2013．p.139-44 より引用)

4 修正型電気痙攣療法

　筋弛緩薬を用いて全身麻酔下に行う修正型電気痙攣療法の有効性と安全性はほぼ確立されているが，再燃率の高さも指摘されており，薬物療法との併用などが試みられている。相対禁忌である脳腫瘍，頭蓋内出血，頭蓋内圧亢進症，最近発症した心筋梗塞・脳出血，動脈瘤・血管奇形，褐色細胞腫などを避け，麻酔科医の協力の下に行うのが安全である。

低栄養

1 問題点

　高齢者の食生活における問題点を表13に示す。加齢に伴うこれらの変化は，偏食から低栄養を引き起こす原因となる。低栄養状態では身体活動の低下による体重減少や筋肉量および筋力の低下，体脂肪の低下が起こり，低アルブミン血症に陥りやすくなる。このようなタンパク質・エネルギー低栄養状態は protein energy malnutrition（PEM）と呼ばれ，高齢者における重要な健康問題となっている。脆弱高齢者が PEM に陥ると，寿命の短縮，日常生活の活動能低下，感染症の合併などが起こり，在院日数が延長する一因となる。

2 栄養管理

　体重の減少は栄養障害のよい指標となる。体重減少が進むと，筋力低下，易感染性，呼吸機能の低下，温度調節機能の障害，うつ状態，褥瘡治癒の遷延，寝たきり状態などとなり，最終的に死亡率が増加する。甲状腺機能亢進症や悪性腫瘍などを鑑別し，必要に応じて栄養管理を行う。
　栄養状態の改善には動物性タンパク質の効率的な摂取が重要である。乳製品の摂取は効果的である。表14に，高齢者に必要なエネルギー摂取量を示す。体重変化がない場

表13　高齢者の食生活における問題点

・食欲の低下
・咀嚼力・嚥下力の低下
・唾液分泌の減少
・消化液分泌の減少
・腸蠕動の低下
・味覚の低下
・嗜好の変化

表14 高齢者に必要なエネルギー摂取量

		基準身長 (cm)	基準体重 (kg)	身体活動レベル		
				Ⅰ（低い）	Ⅱ（普通）	Ⅲ（高い）
男性	50〜69歳	165.7	65.0	2,100	2,450	2,800
	70歳〜	161.0	59.7	1,850	2,200	2,500
女性	50〜69歳	153.0	53.6	1,650	1,950	2,200
	70歳〜	147.5	49.0	1,450	1,700	2,000

Ⅰ：生活の大部分が坐位で，静的な活動が中心の場合
Ⅱ：坐位中心の仕事だが，職場内での移動や立位での作業・接客など，あるいは通勤，買い物，家事，軽いスポーツなどのいずれかを含む場合
Ⅲ：移動や立位の多い仕事への従事者。あるいはスポーツなど余暇における活発な運動習慣を持っている場合

合は，エネルギー摂取量と消費量がほぼ等しい状態である。また，摂取栄養素の多様性とそのバランスも重要である。高齢者の食事は食べやすい糖質の多いものに偏りがちなので，少しずつでも幅広く摂取する。

3 医療との関連

医原性にPEMを起こすこともある。便秘に対する下剤の副作用には注意が必要である。手術のストレスはアルブミン合成を遅延させ，PEMの誘因となる。多くの薬物を服用していると，薬物間の相互作用により便秘や下痢，腹部膨満感などを来すことがある。これらの消化器症状は食欲低下を招き，PEMの一因となりうる。

脱　水

1 特　徴

高齢者は脱水に陥りやすい。生理的な体液量の減少は脱水の原因となる。体重に対する全体液水分量の割合は加齢とともに変化し，幼児の75％に対し，青年で60％，高齢者で50％と減少する。腎濃縮力の障害は後期高齢者になると増加し，頻尿として認められるようになる。加齢により渇中枢機能が低下し，口渇感が減弱し，飲水の機会が減少する。利尿薬をはじめとする薬物の影響も挙げられる。また，頻尿や尿失禁を恐れての飲水の自制も脱水の原因となる。

2 症状と予防

　脱水の初期症状は，活動性の低下，微熱，皮膚の乾燥，唾液分泌の減少などである。意識レベルの低下は脱水の特徴であり，認知症の症状と誤りやすいので注意が必要である。心不全や乏尿性腎障害がなければ，1日あたり1,500 ml以上の水分摂取が必要である。

排尿障害

1 疫　学

　本邦における40歳以上の男女を対象とした疫学調査[8)]によると，排尿障害の症状のある人数は，尿勢低下が2,500万人，残尿感が1,900万人，尿意切迫感が1,600万人，尿失禁が2,100万人，そして過活動膀胱が810万人となっている。いずれも年齢とともに，その症状の頻度と重症度が増加している。

2 前立腺肥大

　高齢期に性ホルモンのバランスが崩れることで発症し，尿道が圧迫されるため，尿勢低下や残尿感の原因となる。50歳で50％，65歳で70％，80歳で90％の男性に認められる。

　症状を定量的に評価するために，国際前立腺症状スコアが用いられる（表15）。合計点の0〜7点は軽症，8〜19点は中等症，20〜35点は重症である。尿流率測定や残尿測定などの排尿機能評価と直腸診や膀胱尿道鏡などの検査により，診断と手術適応を決定する。前立腺がんや膀胱腫瘍との鑑別も重要である。

　前立腺肥大の25％は治療が必要で，軽症から中等症の患者では，α_1遮断薬，抗コリン薬，抗アンドロゲン薬が適応となる。中等症から重症の患者では，経尿道的前立腺切除術などが行われる。25％は生活指導のみで症状の改善を認める。腎後性腎機能低下を合併する症例があり注意が必要である。

3 過活動膀胱

　膀胱の不随意筋の収縮による尿意切迫感を来す。頻尿，夜間排尿，失禁を伴うことが多い。病因からは神経因性と非神経因性のものに分けられる（表16）が，病因を特定できるものは少ない。治療には水分摂取の制限やカフェイン摂取の禁止といった生活指導，排尿を抑える膀胱訓練，尿道周囲筋の筋力を高める骨盤底筋訓練，抗コリン薬などがある。

4. 高齢者に特有の病的状態

表15 国際前立腺症状スコア

	まったくなし	5回に1回の割合未満	2回に1回の割合未満	2回に1回の割合	2回に1回の割合以上	ほとんど常に
1. 最近1カ月間,排尿後に尿がまだ残っている感じがありましたか	0	1	2	3	4	5
2. 最近1カ月間,排尿後2時間以内にもう1度いかねばならないことがありましたか	0	1	2	3	4	5
3. 最近1カ月間,排尿途中に尿が途切れることがありましたか	0	1	2	3	4	5
4. 最近1カ月間,排尿を我慢するのがつらいことがありましたか	0	1	2	3	4	5
5. 最近1カ月間,尿の勢いが弱いことがありましたか	0	1	2	3	4	5
6. 最近1カ月間,排尿時にいきむ必要がありましたか	0	1	2	3	4	5
7. 最近1カ月間,床に就いてから朝起きるまでに普通何回排尿に起きましたか	0回 0	1回 1	2回 2	3回 3	4回 4	5回以上 5

表16 過活動膀胱の病因

● 神経因性	脳幹部橋より上位の中枢の障害	・脳血管炎 ・パーキンソン病 ・多系統萎縮症 ・認知症 ・脳腫瘍 ・脳外傷 ・脳炎 ・髄膜炎
	脊髄の障害	・脊髄損傷 ・多発性硬化症 ・脊髄小脳変性症 ・脊髄腫瘍 ・頸椎症 ・後縦靱帯骨化症 ・脊柱管狭窄症 ・脊髄血管障害 ・脊髄炎 ・二分脊椎
● 非神経因性	・下部尿路閉塞 ・加齢 ・骨盤底の脆弱化 ・特発性	

めまい

1 特　徴

　高齢者に多いめまいの原疾患には，椎骨脳底動脈不全症，慢性脳循環不全症，小脳出血および梗塞などの脳循環不全，起立性調節障害，メニエール病，良性発作性頭位性めまい症などがある。高齢者に発症するめまいは，加齢による脳機能の低下から，治癒が遅れたり，十分に回復しなかったりということが多い。専門医の診断をもとに，適切なリハビリテーションを行う必要がある。近年の社会的事情により高齢者のストレスが増加していることも，高齢者のめまいが増加している一因となっている。

2 椎骨脳底動脈不全症

　頸部の伸展や回旋により，小脳や脳幹を灌流する椎骨動脈および脳底動脈の血流障害が生じ，めまいが起こる。時に意識障害，眼症状，四肢の知覚障害を伴う。血管造影やMRAなどの画像検査により診断する。進行とともに脳神経症状の出現が多くなり，脳梗塞を発症する危険性が高くなるので，早期の診断と治療が必要である。脳代謝循環改善薬や抗血小板薬による治療と，バルーン拡張やステント留置などの脳血管内治療がある。

3 起立性調節障害

　いわゆる立ちくらみである。10歳代の若年者に多いが，高齢者では高血圧症に対する不適切な降圧療法が原因となっていることが多い。過度の降圧は脳梗塞発症の危険因子でもあるため，注意が必要である。

4 メニエール病

　内耳のリンパ水腫が原因で，耳閉塞感，難聴，耳鳴り，めまいが起こる。めまいの発作は反復性で強く，悪心・嘔吐を伴い，体動困難となることもある。進行すると難治性となりやすいので，早期の治療開始が重要である。治療は塩分や水分の過剰摂取に注意し，利尿薬，ビタミンB_{12}製剤，ステロイドなどを使用する。重症例に対する手術には，内リンパ嚢開放術や前庭神経切断術などがある。

5 発作性良性頭位性めまい症

　体位変換により生じる数秒から数十秒のめまいで，耳石の異常運動により起こるとさ

れている．頭位の変換により逆転する眼振を認める．予後は良好で，多くは1カ月程度で治癒する．理学療法であるEpley法[9]は速効性があり有効である．

易転倒

1 原因と予測

　高齢者では転倒の頻度が増加するが，その要因には多くのものが含まれている．転倒とは立位から転んで倒れるばかりでなく，ベッドや椅子からの転落なども含まれるが，別の事象として扱われることもある．転倒は高齢者の死因となるばかりでなく，日常生活能力を著しく低下させるため，医療における重要な問題となっている．高齢者における在宅での転倒の年間発生率は20％前後と推測されているが，医療機関における発生率は状況に差があり，比較は難しい[10]．

　転倒の危険因子は内的要因と外的要因に分けることができる．内的要因には心血管系，神経系，運動器系，薬物，環境認識能力，心因性のものがあり，外的要因には照明，不慣れな場所，障害物，履き物などがある．睡眠薬や精神安定薬は転倒時の骨折の危険を高める．手術後の不十分な覚醒，鎮痛薬も転倒の危険性を高める．

　アメリカで作成されたRISK（reassessment is safe "kare"）と呼ばれる転倒予測法では，①めまい/歩行不安定/バランス障害，②記憶あるいは判断障害，③筋力低下（麻痺），④転倒の既往が有意な予測因子として挙げられている[11]．

　ACOVE（Assessing Care of Vulnerable Elders）の提唱する転倒の危険因子を表17に示す[12]．これに加え，骨粗鬆症と拘束状態が付加的な危険因子として挙げられている．1年以内の転倒の可能性は，危険因子なしで8〜12％，危険因子が3つ以上で65〜100％となる．

表17　転倒の危険因子（ACOVE）

・下肢の脚力低下（危険率4〜5倍）
・歩行や平衡の障害（危険率3倍）
・転倒の既往
・機能的障害
・視力の障害
・うつ
・多剤使用（5種類以上の服薬）

（Rubenstein LZ, Powers CM, MacLean CH. Quality indicators for the management and prevention of falls and mobility problems in vulnerable elders. Ann Intern Med 2001；135：686-93より和訳引用）

表18 老年症候群の五大徴候

①生活機能低下
②うつ
③転倒
④失禁
⑤低栄養

2 予 防

過去の転倒歴を聴取し、転倒の既往があればその原因を特定し、再発を予防する。内的危険因子に含まれる疾患の治療を投与薬も含めて見直し、起立歩行に関する運動機能を強化する。外的危険因子を軽減するために、日常生活と生活環境を改善する。

老年症候群

1 定 義

明確な定義はないものの、青壮年者には見られないが、加齢とともに現れてくる身体的および精神的諸症状・疾患を指し、多臓器・多疾患が関与する。具体的には、認知症、せん妄、うつ、脱水、発熱、低体温、むくみ、頭痛、意識障害、呼吸困難、寝たきり、廃用症候群に付随する失禁、褥瘡、誤嚥、便秘、転倒骨折、腰背痛などの症状が含まれる。加齢に伴う諸器官の生理的機能の低下、体動の減少に伴う廃用症候群、身体的予備力の低下などにより発症する。表18に、老年症候群の五大徴候を示す。

2 対 応

老年症候群の原因・症状は多様であり、それぞれが関連し、影響し合い、複雑な病態を形成している。加齢による生理的機能の低下を抑制することは困難であるため、廃用症候群の予防と治療のためのリハビリテーションに注力し、運動機能を向上させることが重要である。

■参考文献

1) 日本神経学会. 認知症疾患治療ガイドライン2010. 東京：医学書院；2012.
2) Shinohara Y, Origasa H. Post-stroke pneumonia prevention by angiotensin-converting enzyme inhibitors: results of a meta-analysis of five studies in Asians. Adv Ther 2012 ; 29 : 900-12.
3) Nakagawa T, Wada H, Sekizawa K, et al. Amantadine and pneumonia. Lancet 1999 ; 353 :

1157.
4) Osawa A, Maeshima S, Tanahashi N. Efficacy of cilostazol in preventing aspiration pneumonia in acute cerebral infarction. J Stroke Cerebrovasc Dis 2013 ; 22 : 857-61.
5) Evans DL, Charney DS, Lewis L, et al. Mood disorder in the medically ill : scientific review and recommendations. Biol Psychiatry 2005 ; 58 : 175-89.
6) 日野原重明, 道場信孝. 臨床老年医学入門. 第2版. 東京：医学書院；2013. p.139-44.
7) 伊賀淳一, 大森哲朗, 小笠原一能ほか. 日本うつ病学会治療ガイドライン（ver.1.1） II. 大うつ病性障害 2013.
http://www.secretariat.ne.jp/jsmd/mood_disorder/img/130924.pdf
8) 本間之夫, 柿崎秀宏, 後藤百万ほか. 排尿に関する疫学的研究. 日本排尿機能学会誌 2003 ; 14 : 266-77.
9) Epley JM. The canalith repositioning procedure : for treatment of benign paroxysmal positional vertigo. Otolaryngol Head Neck Surg 1992 ; 107 : 399-404.
10) 安村誠司. 高齢者の転倒・骨折の頻度. 日医雑誌 1999 ; 122 : 1945-9.
11) Brians LK, Alexander K, Grota P, et al. The development of the RISK tool for fall prevention. Rehabil Nurs 1991 ; 16 : 67-9.
12) Rubenstein LZ, Powers CM, MacLean CH. Quality indicators for the management and prevention of falls and mobility problems in vulnerable elders. Ann Intern Med 2001 ; 135 : 686-93.

（原　　哲也，穐山　大治）

I. 高齢者に関する基礎知識

5 高齢者の総合機能評価（CGA）

はじめに

　総合機能評価（comprehensive geriatric assessment：CGA）は，病態生理学的に多様性を持った高齢者の疾病のみならず，患者と介護者の視点に立って，疾病と生活機能評価を行うことである．CGA は大きな身体的（身体的状態・身体機能評価），精神心理的，家庭・社会的分野の3つに分けられる．定期的に評価することにより，問題の早期発見や経過判定に役立たせることができる．評価に基づいて適切な医療ケアを行うことによって，高齢者の生活の質（quality of life：QOL）が改善する．さらに入院時死亡率の低下，在宅症例頻度の増加，日常生活動作能力（activities of daily living：ADL）の維持，入院回数の減少，医療費の節約などの効果が期待できる．高齢者は年齢より併存疾患の程度が術後の結果に影響するため，入院前も含めた周術期における定期的な CGA と適切な介入が術後のアウトカムを改善すると考えられる．

総合機能評価（CGA）の意義

　高齢者は，多臓器に慢性疾患が併発し，認知症，移動障害，失禁，コミュニケーション障害，うつ，廃用性萎縮などを来して社会的自立が困難となる[1]．高齢者の QOL 改善には，疾病の治療とともに，このような生活機能障害を把握し改善することが重要となる．

　高齢者の疾患の評価に加えて，機能形態障害，能力障害，社会的不利などを，確立した一定の評価方法に則って測定・評価し，これを適切な医療ケアにつなげて高齢者の QOL を改善させる手法が CGA である．CGA の目的は，医療のみならず介護にまで及ぶ適切な介入項目を浮かび上がらせ，その改善策に優先順位を付けて実施し，その効果を検証し，さらに修正・改善を進めていくことにある．

　CGA は，1935 年，イギリスの医師 Marjory Warren による高齢患者への取り組みに始まる．彼女は障害を有する慢性疾患患者について，医学的評価とともに，身体的・心理的な評価を行った．その評価に基づいて医療とリハビリテーションを行い，多くの人の症状が改善した．その後，アメリカで Warren の手法が生命予後や機能予後を改善す

るための評価手技であると認められ，その利用が定着した．日本には1990年代に導入された[2]．

CGA の構成成分と評価方法

1 CGA の構成成分

CGA は大きく身体的評価（身体的状態・身体機能評価），精神心理的評価，家庭・社会的評価の3つに分けられる．

身体的評価においては，慢性疾患の評価とともに，基本的日常生活動作（basic activities of daily living：BADL），手段的日常生活動作（instrumental activities of daily living：IADL）の評価を行う．精神心理的評価においては，認知機能や抑うつの評価が重要である．家庭・社会的評価においては，家族状況，婚姻状況，同居者の有無，経済状況，介護サービス利用状況などを評価する．また，栄養状態や服薬状況の把握も重要である．

2 CGA の評価方法

a. 身体的評価

日常生活での自立の程度は BADL での評価，さらに高度な生活機能は IADL などでの評価が行われている．

BADL は，最低限の生活の自立のために必要な活動のことである．食事，歩行や移動，整容，トイレ，入浴，歩行（車椅子），階段昇降，着替え，排泄などの評価が含まれ，Barthel index（表1）が使用されることが多い．Barthel index では，それぞれの項目を2〜4段階で評価して，合計点数を100点満点で評価する．

IADL（表2）は Lawton らによって提唱された概念で，家庭での生活手段の自立の指標となる．電話，買い物，食事の準備，家事，洗濯，交通機関の利用，服薬管理，財産管理能力の8項目から成っている．日本では老研式活動能力指標が使われることも多い．

高齢者が自分の家で自立して生活するには，BADL が保持されることが最低限必要となり，自立した社会生活を行うためには IADL の保持が必要となる．ADL の低下は高齢者の社会参加を制約し，人間らしい生活の実現を妨げる．初診時，入院時，退院時など，定期的に評価することにより，問題の早期発見や経過判定に役立つ[3]．

b. 精神心理的評価

特に認知機能，うつ状態の把握を行う．認知機能障害や抑うつの存在は，生命予後，

表1　Barthel index

機能	スコア	内容	得点
食事	10 5 0	自立，自助具など装着可，標準的時間内に食べ終える 部分介助（例：おかずを切って細かくしてもらう） 全介助	
車椅子と ベッド間の 移動	15 10 5 0	移動のすべての段階で自立，ブレーキ，フットレストの操作も含む 軽度の部分介助または監視を要する 座ることは可能であるがほぼ全介助 全介助または不可能	
整容	5 0	自立（洗面，整髪，歯磨き，ひげ剃り） 部分介助または不可能	
トイレ動作	10 5 0	自立，衣服の操作，後始末を含む，ポータブル便器などを使用している場合はその洗浄も含む 部分介助，体を支える，衣服，後始末に介助を要する 全介助または不可能	
入浴	5 0	自立 部分介助または不可能	
歩行	15 10 5 0	45 m以上の歩行，補助具（車椅子，歩行器は除く）の使用の有無は問わない 45 m以上の介助歩行，歩行器の使用を含む 歩行不能の場合，車椅子にて45 m以上進める 上記以外	
階段	10 5 0	自立，手すりなどの使用の有無は問わない 介助または監視を要する 不可能	
更衣	10 5 0	自立，靴，ファスナー，装具の着脱を含む 部分介助，標準的時間内，半分以上は自分で行える 上記以外	
排便	10 5 0	失禁なし，浣腸，座薬の取り扱いも可能 時に失禁あり，浣腸，座薬の取り扱いに介助を要する者も含む 上記以外	
排尿	10 5 0	失禁なし，収尿器の取り扱いも可能 時に失禁あり，収尿器の取り扱いに介助を要する者も含む 上記以外	
			合計得点

（長寿科学総合研究CGAガイドライン研究班．鳥羽研二監．高齢者総合機能評価ガイドライン．東京：厚生科学研究所；2003より引用）

　日常生活，健康状態，QOLに大きな影響を及ぼすが，日常診療では見逃されやすい[3]。
　認知機能については，認知症の程度の評価を行う．対象者に直接質問，テストを行って評価する質問式評価と，日常の行動を観察して評価する観察式評価があり，質問式評価にはmini-mental state examination（MMSE）（表3）や日本でもっとも頻用されてい

表2 IADL尺度 (Lawton & Brody)

項　目	採点 男性	採点 女性
A　電話を使用する能力		
1．自分から電話をかける（電話帳を調べたり，ダイアル番号を回すなど）	1	1
2．2～3のよく知っている番号をかける	1	1
3．電話に出るが自分からかけることはない	1	1
4．まったく電話を使用しない	0	0
B　買い物		
1．すべての買い物は自分で行う	1	1
2．少額の買い物は自分で行える	0	0
3．買い物に行くときはいつも付き添いが必要	0	0
4．まったく買い物はできない	0	0
C　食事の準備		
1．適切な食事を自分で計画し準備し給仕する		1
2．材料が供与されれば適切な食事を準備する		0
3．準備された食事を温めて給仕する，あるいは食事を準備するが適切な食事内容を維持しない		0
4．食事の準備と給仕をしてもらう必要がある		0
D　家事		
1．家事を一人でこなす，あるいは時に手助けを要する（例：重労働など）		1
2．皿洗いやベッドの支度などの日常的仕事はできる		1
3．簡単な日常生活はできるが，妥当な清潔さの基準を保てない		1
4．すべての家事に手助けを必要とする		1
5．すべての家事に関わらない		0
E　洗濯		
1．自分の洗濯は完全に行う		1
2．靴下のゆすぎなど簡単な洗濯をする		1
3．すべて他人にしてもらわなければならない		0
F　移送の形式		
1．自分で公的輸送機関を利用して旅行したり自家用車を運転する	1	1
2．タクシーを利用して旅行するが，そのほかの公的輸送機関は利用しない	1	1
3．付き添いがいたり皆と一緒なら公的輸送機関で旅行する	1	1
4．付き添いか皆と一緒で，タクシーか自家用車にかぎり旅行する	0	0
5．まったく旅行しない	0	0
G　自分の服薬管理		
1．正しいときに正しい量の薬を飲むことに責任が持てる	1	1
2．あらかじめ薬が分けて準備されていれば飲むことができる	0	0
3．自分の薬を管理できない	0	0
H　財産取り扱い能力		
1．経済的問題を自分で管理して（予算，小切手書き，掛金支払い，銀行へ行く）一連の収入を得て，維持する	1	1
2．日々の小銭は管理するが，預金や大金などは手助けを必要とする	1	1
3．金銭の取り扱いができない	0	0
合計得点	/5	/8

採点は，各項目ごとに該当する数値を合計する（男性0～5点，女性0～8点）

（長寿科学総合研究CGAガイドライン研究班．鳥羽研二監．高齢者総合機能評価ガイドライン．東京：厚生科学研究所；2003より引用）

表3 mini-mental state examination（MMSE）

質問内容	回答
1（5点） 今年は何年ですか 今の季節は何ですか 今日は何曜日ですか 今日は何月何日ですか	年 曜日 月 日
2（5点） ここは何県ですか ここは何市ですか ここは何病院ですか ここは何階ですか ここは何地方ですか（例：関東地方）	県 市 階
3（3点） 物品名3個（相互には無関係） 検者は物の名前を1秒間に1個ずつ言う，その後，被検者に繰り返させる 正答1個につき1点与える，3個すべて言うまで繰り返す（6回まで） 何回繰り返したかを記せ（　回）	
4（5点） 100から順に7を引く（5回まで）	
5（3点） 3で提示した物品名を再度復唱させる	
6（2点） （時計を見せながら）これは何ですか （鉛筆を見せながら）これは何ですか	
7（1点） 次の文章を繰り返す 「みんなで，力を合わせて綱を引きます」	
8（3点） （3段階の命令） 「右手にこの紙を持ってください」 「それを半分に折りたたんでください」 「机の上に置いてください」	
9（1点） （次の文章を読んで，その指示に従ってください） 「眼を閉じなさい」	
10（1点） （何か文章を書いてください）	
11（1点） （次の図形を書いてください）	
	得点合計

（長寿科学総合研究 CGA ガイドライン研究班．鳥羽研二監．高齢者総合機能評価ガイドライン．東京：厚生科学研究所；2003 より引用）

る改訂長谷川式簡易知能評価スケール（Hasegawa's dementia scale for revised：HDS-R）が用いられている。いずれの検査も簡便であり，内容が類似しており，互いの相関性は非常に高い。どちらも30点満点で，MMSEでは23点以下，HDS-Rでは20点以下で認知症を疑う[4]。認知機能とは視覚や聴覚などの五感から得た外部情報をもとに脳で理解・判断する機能であり，認知機能に障害があれば結果として作業に障害が現れる。

日本では人口の65％を占める高齢者の約10％に老年期うつ病があると考えられている[4]。高齢者のうつには，社会的喪失感，経済的喪失感，人間関係の喪失感，健康喪失感など，多くの要因が関与している。症状は身体的な訴えが多く，不安や心気，焦燥感が目立ち，妄想やせん妄などの認知症様の症状を呈する。抑うつ気分の増大は意欲を低下させ，ADLや認知機能を悪化させる。高齢者のうつ状態を評価するには，老年期うつ病評価尺度（geriatric depression scale 15：GDS15）（表4）が用いられる。うつ状態やうつ傾向と評価された場合には，重症度判定のための評価を行うことが望ましいとされている。

脳の器質的障害（脳血流障害など）は，直接的に意欲低下を来すのが高齢者の特徴である。意欲が乏しければ地域での活動やリハビリテーションへの参加が難しくなるため，意欲向上策も並行して行う。意欲評価の指標は，意欲の指標（vitality index），やる気スコア，改訂PGCモラールスケール（Philadelphia Geriatric Center morale scale）が用いられている。

c. 家庭・社会的評価

経済状態を含めた社会的状況は，入院期間，QOL，予後に作用する。つまり，家庭・社会的評価が必要な理由は，要介護者のQOLが個人の身体的・精神的機能だけでなく，さまざまな環境要因によって決定されるためである。一般的には，家族状況（配偶者の

表4 geriatric depression scale 15（GDS15）

以下の質問に対して，「はい」か「いいえ」のどちらかに○を付けてください

1.	毎日の生活に満足していますか	はい	いいえ
2.	毎日の活動力や周囲に対する興味が低下したと思いますか	はい	いいえ
3.	生活が空虚だと思いますか	はい	いいえ
4.	毎日が退屈だと思いますか	はい	いいえ
5.	たいていは機嫌良く過ごすことが多いですか	はい	いいえ
6.	将来の漠然とした不安に駆られることが多いですか	はい	いいえ
7.	多くの場合は自分が幸福だと思いますか	はい	いいえ
8.	自分が無力だなあと思うことが多いですか	はい	いいえ
9.	外出したり何か新しいことをするより家にいたいと思いますか	はい	いいえ
10.	何よりもまず，物忘れが気になりますか	はい	いいえ
11.	いま生きていることが素晴らしいと思いますか	はい	いいえ
12.	生きていても仕方がないと思う気持ちになることがありますか	はい	いいえ
13.	自分が活気にあふれていると思いますか	はい	いいえ
14.	希望がないと思うことがありますか	はい	いいえ
15.	周りの人があなたより幸せそうに見えますか	はい	いいえ
		合計	点

1, 5, 7, 11, 13にて「いいえ」：1点ずつ
2, 3, 4, 6, 8, 10, 12, 14, 15にて「はい」：1点ずつ
5点以上はうつの疑い，10点以上はうつ

（長寿科学総合研究CGAガイドライン研究班．鳥羽研二監．高齢者総合機能評価ガイドライン．東京：厚生科学研究所；2003より引用）

有無），主要な介護者，介護力（Zarit介護負担尺度，介護時間と社会サービス利用調査票など），コミュニケーション（話し言葉による意思の伝達）の有無（コミュニケーションテストなど），経済状態，集団活動の有無（Lubben social network scaleなど）といったことを評価する。

CGAガイドライン研究班推奨アセスメントセット (表5)

アセスメントセット簡易版であるCGA7は，短時間で施行可能なスクリーニングである。7つの設問によって，認知機能，意欲，抑うつ，BADL，IADLが同時に評価できる。異常が検出された場合には，標準的方法で評価することが必要である[5]。

CGAの有用性

CGAを実施することによって，入院時死亡率の低下，在宅症例頻度の増加，ADLの維持，入院回数の減少，医療費の節約が期待できる[6]。有用な結果を得るためには，退院後も適切な介入を継続してフォローがなされることが必要であるが，そのためには評価後の介入に関するエビデンスの蓄積が必要である。重度の認知機能低下や極度のADL低下がある症例，意欲低下の著しい症例にCGAを実施しても有用な結果を出すことは困難であるが，軽度または中等度の生活障害を有する症例，生活機能障害を来しやすい状況にある生活機能障害予備軍である高齢者においては有用である[7]。したがって，手術を受ける高齢者にCGAを実施するのは有用であると考えられる。

CGAの周術期における使用

周術期に，CGAに基づいた評価が試みられている。入院時にCGAを行い，ADL，認知機能，または栄養状態が低下していると評価された予定手術患者は，術後合併症が増加し，入院期間が延長する[8,9]。さらに，入院前よりCGAに基づいて術後回復に必要な指導（適切な運動，リラクゼーション療法，疼痛コントロール法）を行い，うつ状態，多剤投与，栄養状態などを改善すると術後合併症が減少し，入院日数も減少する[10]。

つまり，高齢者においては，年齢より併存疾患の程度が術後の結果に影響するため，入院前も含めて周術期におけるCGAに基づいた横断的ケアが術後のアウトカムを改善すると考えられる[11]。しかし，CGAに基づく評価と介入は，予定手術の患者に適用できるが，緊急手術においては困難である。周術期でのCGAの適切な利用や長期予後への影響については，さらなる研究が必要である。

表5 CGA ガイドライン研究班推奨アセスメントセット

A. 【標準版】

共通項目	・基本的日常生活動作能力検査（Basic ADL）；Barthel index または ADL-20（江藤） ・認知能；改訂長谷川式簡易知能評価スケールまたは MMSE ・情緒・気分*；高齢者抑うつ尺度5項目短縮版 GDS5**

	虚弱または知能低下が疑われる例	寝たきりまたは高度の認知機能低下が疑われる例	基本的日常生活動作能力が保たれ，会話から認知機能が十分保たれていると判断される場合
状態によって追加すべき項目	・手段的日常生活動作能力検査（instrumental ADL）***；IADL 尺度（Lawton & Brody）または老研式活動能力指標 ・問題行動；DBD スケール ・意欲；vitality index ・QOL；5項目 visual analogue scale	・認知能；柄澤式「老人知能の臨床的判定基準」 ・問題行動；DBD スケール ・意欲；vitality index ・重度認知症高齢者における残存機能（意欲と認知）；三つ編みテスト	・手段的日常生活動作能力検査（instrumental ADL）；IADL 尺度（Lawton & Brody）または老研式活動能力指標 ・QOL；5項目 visual analogue scale ・「閉じこもり」評価票

	在宅介護の場合	栄養障害が疑われる場合	老年症候群ごとの機能検査が必要な場合
場合によって加える検査	・介護負担；Zarit 介護負担尺度日本語版 ・介護時間と社会サービス利用調査票 ・ソーシャルネットワーク；Lubben social network scale	・簡易栄養調査票または Mini Nutritional Assessment® ・必須血液検査（血清アルブミン，総コレステロール，コリンエステラーゼなど）	・誤嚥性肺炎 ・尿失禁 ・骨粗鬆症 ・心不全 ・呼吸不全（COPD など） ・コミュニケーション障害

* 情緒障害はうつ，不安，幸福度の消失など多彩であるが，本邦ではうつが代表的に測定される．なお，主観的幸福度の測定はモラールスケールが有名である．
** うつ傾向とうつ状態を判別するには，高齢者抑うつ尺度15項目短縮版（GDS15）を用いる．
*** Barthel index と IADL 尺度（Lawton & Brody）の代わりに，ADL-20（江藤）を用いることができる．

B. 【短縮版】：CGA7

（1） 外来または診療時や訪問時に，被験者の挨拶を待つ	⇒	意欲
（2） 「これから言う言葉を繰り返してください」（桜，猫，電車）「後でまた聞きますから覚えておいてくださいね」	⇒	認知機能
（3） 外来の場合：「ここへどうやって来ましたか？」それ以外の場合：「普段，一駅離れた町へどうやって行きますか？」	⇒	手段的 ADL
（4） 「先ほど覚えていただいた言葉を言ってください」	⇒	認知機能
（5） 「お風呂へ自分一人で入って，洗うのも手助けは要りませんか？」	⇒	基本的 ADL
（6） 「漏らすことはありませんか？」「トイレに行けないときは，尿瓶を自分で使えますか？」	⇒	基本的 ADL
（7） 「自分が無力だと思いますか？」	⇒	情緒・気分

あくまでスクリーニングなので，異常が検出された場合は，【標準版】で評価することが必要．

（長寿科学総合研究 CGA ガイドライン研究班．鳥羽研二監．高齢者総合機能評価ガイドライン．東京：厚生科学研究所；2003 より引用）

■参考文献

1) 小澤利男. 高齢者の総合機能評価. 日老医誌 1998；35：1-9.
2) 小澤利男. 英国老年医学の母：ウォレン Marjory Warren. 老年医学 2004；42：1373-5.
3) 葛谷雅文. 高齢者総合機能評価. 治療 2013；95：160-5.
4) 大石 充, 楽木宏美, 荒井秀典ほか. 高齢者の診かたと高齢者総合機能評価. 日本老年医学会編. 老年医学系統講義テキスト. 東京：西村書店；2013. p.59-90.
5) 長寿科学総合研究CGAガイドライン研究班. CGAガイドライン研究班推奨アセスメントセット. 鳥羽研二監. 高齢者総合機能評価ガイドライン. 東京：厚生科学研究所；2003. p.14-15.
6) 長寿科学総合研究CGAガイドライン研究班. CGA利用の効果. 鳥羽研二監. 高齢者総合機能評価ガイドライン. 東京：厚生科学研究所；2003. p.32-69.
7) 井藤秀喜. 高齢者に対する総合機能評価の有用性と限界. 日老医誌 2006；43：690-2.
8) Fukuse T, Satoda N, Hijiya K, et al. Importance of a comprehensive geriatric assessment in prediction of complications following thoracic surgery in elderly patients. Chest 2005；127：886-91.
9) Lasithiotakis K, Petrakis J, Venianaki M, et al. Frailty predicts outcome of elective laparoscopic cholecystectomy in geriatric patients. Surg Endosc 2013；27：1144-50.
10) Harari D, Hopper A, Dhesi J, et al. Proactive care of older people undergoing surgery ('POPS')：designing, embedding, evaluating and funding a comprehensive geriatric assessment service for older elective surgical patients. Age Ageing 2007；36：190-6.
11) Dewan SK, Zheng SB, Xia SJ. Preoperative geriatric assessment：comprehensive, multidisciplinary and proactive. Eur J Intern Med 2012；23：487-94.

〔津田　敦，澄川　耕二〕

II

術前評価・管理と予後予測

II. 術前評価・管理と予後予測

1 高齢者特有の術前問題

はじめに

　高齢者の術前評価では，加齢に伴う各臓器機能の低下や併存疾患が，手術，麻酔によって全身状態に及ぼす影響を考慮することに加え，認知機能をはじめとした精神神経機能や，生活環境などの社会的背景がもたらす周術期の問題を把握しなければならない点に難しさがある。高齢者の手術医療に際しては，術前にすべての因子を総合的に判断した広義の耐術能を評価して，手術，麻酔の適応を決定し，周術期のリスクマネジメントを行うことが重要である。

高齢者の術前診察

1 高齢者手術の特徴と注意点

　高齢者は，老化による臓器機能およびその予備能の低下，組織の脆弱性，さらには適応力の低下などから周術期に予期せぬ合併症を発症することがあり，偶発症による周術期死亡症例も若年者に比べて多い[1]。

　しかし，高齢というだけで手術が適応外になることはない。手術術式に関しても，高齢だからといって根治性を落とすべきではないという考えと，根治性を求めた結果として命を縮めることになってしまっては意味がなく，高齢であるため，手術適応となる疾患が見つかっても，すぐに手術をしないという考え方のどちらを取るかは難しい。現在，高齢者に対する手術の判断，リスクの評価に一定の基準はなく，それぞれの施設で個々の患者ごとに対応しているのが現状であろう[2]。

2 併存疾患と耐術能

　高齢者は心血管系や中枢神経系，または糖尿病など代謝系に併存疾患を有する場合が多く，手術や麻酔を契機として悪化することがある。併存疾患は術後の合併症を左右す

る重要な因子であることが知られており[3)4)]，術前には自覚症状に乏しいケースもあるため，隠れている疾患を見逃さないことが重要である。高齢者の病歴は，本人の訴えのみにとらわれず，患者と接触する機会が比較的多い家族や介護人から聴取することが有用である[5)6)]。

手術に際しては，医学的な妥当性と患者本人の意思に加え，まず術前に手術侵襲を考慮した重要臓器の予備能や，併存疾患の状態などから耐術能を評価しなくてはならない。高齢者の耐術能は個人差が大きく，暦年齢よりも術前の日常生活動作（activities of daily living：ADL）や身体能力などから全身状態を総合的に判断する必要がある[1)]。

特に，心肺機能の低下など重篤な併存症の存在により，標準的な手術であってもリスクが高いと判断された場合には，縮小手術や姑息手術を計画し，生命の危険を伴う場合には，化学療法や放射線治療などへの代替を考慮するなど，一般的に推奨されている治療方針やガイドラインどおりにはいかないのが高齢者の特徴である[7)]。

3 高齢者の手術適応の基準

高齢者の手術に際しては，単に原疾患の分析によって手術適応や術式を決めるべきではなく，果たして手術によって術後の生活の質（quality of life：QOL）を維持・向上できるのか，退院後を含めた長期にわたる生活全般に目を向け，精神的・身体的な回復の可能性（あるいは回復しない可能性）を判断し，本当に手術の適応があるのかを個々の患者ごとに慎重に検討する必要がある[1)3)8)]。

また，高齢者の手術決定の際には，術後のADL低下から退院後の生活環境の変更を余儀なくされることも多いため，本人の意思だけではなく，独り暮らしなのか，老夫婦世帯なのか，施設入居者なのか，家族の支援は得られるのか，介護者はいるのかといった社会的要因も重要な要素となる。臨床医学において倫理的決定を行う際の考え方をまとめた，臨床倫理の4分割法（表1）を参考に，医学的適応，患者の意思，QOL，周囲の状況の4つの側面から検討を行い，患者とその家族に最良の結果をもたらすことを目標にするとよいといわれている[7)]。

4 高齢者の術前検査とリスクマネジメント

高齢者の術前検査は，若年者とは異なり耐術能評価および周術期の全身管理の指標となる基礎データ収集の意味合いが強い。高齢者であるからといって特別に必要とされるものはない。

呼吸器系では，高齢者は術前より肺炎，肺気腫，慢性気管支炎などを有していることが多く，高齢喫煙者では約半数は慢性閉塞性肺疾患（COPD）に罹患している[5)]。また，嚥下反射や咳嗽反射の減弱，気道線毛運動の低下などにより，喀痰や唾液（口腔内雑菌）による肺炎を起こしやすいといわれている。

循環器系では，動脈硬化を背景とした高血圧，虚血性心疾患，末梢循環不全が多くの患者に認められる[9)]。しかし，循環器系の検査はほとんど安静状態で行われているため，

表1 臨床倫理の4分割法による倫理的な症例検討の考え方とチェックポイント

MEDICAL CONSIDERATIONS（医学的検討）	PATIENT PREFERENCES（患者の意向）
・患者の医学的問題 ・治療の目標 ・治療の適応とならない状況 ・治療法の選択肢と成功率 ・治療により受けられる恩恵 ・治療により回避できる被害 　　　　　　　　　　　　　　など	・利益とリスクの情報と同意 ・精神的・法的な理解，判断能力 ・希望する治療方法 ・事前の意思表示 ・意思決定の適切な代行判断者 ・治療の拒否，協力できない理由 　　　　　　　　　　　　　　など
QUALITY OF LIFE（QOL）	CONTEXTUAL FEATURES（周囲の状況）
・元の生活に戻る見通し ・治療により被る不利益 ・望ましいか，耐えがたいかの判断 ・倫理的問題の改善 ・QOL の基準とバイアス ・延命治療を中止する考え，理由 　　　　　　　　　　　　　　など	・治療上の利益相反や営業上の利益 ・臨床的判断と家族，利害関係者の関係 ・守秘義務に課される制限 ・臨床的決定と経済的問題 ・臨床的判断に影響を与える諸問題 ・医療者や施設の利益，形態 ・法律，慣習，宗教の有無 　　　　　　　　　　　　　　など

（Jonsen AR, Siegler M, Winslade WJ. Clinical ethics：A practical approach to ethical decisions in clinical medicine. 7th ed. New York：McGraw-Hill；2010 より改変引用）

手術や麻酔の侵襲に対する応答は予測しがたく，周術期に加わる可能性のある前負荷，後負荷，心収縮力の変化などを術前に具体的に予測し，それぞれに対する耐容能（予備力）を推定しなくてはならない。ただし，高齢者の場合，症候限界性多段階漸減法であっても運動負荷試験を行うことができない患者も多く，その場合には ADL から類推して評価する。一般的には具体的な日常活動と酸素消費量（MET）を対応させた質問をするが，質問内容と酸素耐容能との関係については報告者により違いがあるので，施設で統一しておくことが望ましいとされる[10]。

腎機能では，加齢による筋肉量減少のためクレアチニンが正常範囲でも腎機能低下が認められる症例がある[5]など，高齢者特有の特徴を念頭に置いた判断が必要となる。

また，周術期のリスクを回避するためには，術前に患者の全身状態を最適にしておく必要があり，術前評価は手術決定からできるだけ早い時期に行い，十分な全身管理を行ってから手術を行ったほうがよいが，健康状態の適正化のため手術を先延ばしして原疾患を増悪させるようなことがあってはならない。待期手術か緊急手術かは予後・転機に大きく影響するといわれており，緊急手術のリスクは非常に高い。さらに，患者の状態以外にも外科医や麻酔科医の技量，手術・麻酔方法，施設の状況なども考慮すべき因子であり，今後は医療経済的な側面も無視するわけにはいかなくなるかもしれない[1,8]。

5 老年症候群と服用薬物の把握

高齢者において，さまざまな症候が関連し合って新たな病態を生じ，いくつかの疾患が重積する状態を老年症候群と呼ぶ。そこには老化に起因した種々の代謝・内分泌，免

疫機能の異常などが内在している[2]。よって，高齢者はそれら疾患群の治療のため，いくつかの医療機関から多種の薬物を処方されていることが少なくないが，これらは手術や麻酔に影響を及ぼすものもあり，処方歴の問診，服用薬物のスクリーニングが重要である[1]。特に，脳血管障害や虚血性心疾患，不整脈などのために抗凝固薬や抗血小板薬を服用しているケースは多く，術中の止血異常や術後出血の原因となるため必ず確認し，術前に薬効に見合う休薬を指示するか，低分子ヘパリンなどに変更する。ほかにも代表的なものとして降圧薬やステロイド薬などが個々に対応が必要となることが多い[4,9]。服用中止が可能かどうか迷った場合には，処方医または専門医の診察を考慮する。

また，老年症候群は，栄養障害，ADLの低下，種々の感染症，認知機能障害，精神心理的問題（うつ病など）といった，内科や精神科から介護・福祉に至るまで幅広い領域にまたがる病態が個々に悪化して影響を及ぼし合い負の連鎖を形成することがある。したがって，高齢者の手術では生命予後以上に術後のQOLを重視し，術前評価において栄養状態やADLを含め，すべてを包括した綿密な検索を行うことが必要である。高齢者総合機能評価（CGA）は，このような複合的な疾患を抱える高齢者の病態を，生活機能障害の面からとらえて高齢者医療・社会活動を評価する方法であり，術前評価への応用が試みられている[2]。

高齢者に対するインフォームドコンセント

インフォームドコンセントとは，医療者が患者に対して病状や治療方針についての十分な説明，情報の提供を行い，患者・家族がそれを理解したうえで，どのような治療を受けるかを選択・決定するものであり，患者の同意によって初めて医療行為が成立するという考え方である。

本邦では，1997年の医療法の改正で"医療者は適切な説明を行って，医療を受ける者の理解を得るよう努力する義務がある"と明記されたことから臨床の場に広く普及したが，一般的に行われているこのような医師主導のインフォームドコンセントは，一方が他方に同意するかたちであり，理想的な意志決定プロセスである，双方が決定の基礎となる情報を共有したうえで合意を目指すかたちとはなっていないのが現状である[7,11]。

1 高齢者へのインフォームドコンセントの特殊性

高齢者は若年者に比べて手術や麻酔のリスクが高く，よりいっそうの説明を行って最善の方法について合意を目指す努力が必要となる。高齢者は，認知能が維持されていても，聴力障害や視力低下によって理解が妨げられている場合も多く，説明には十分な時間をかけ，分かりやすさ，伝わりやすさに配慮して，ゆっくりと大きな声で簡単な言葉を用いるように心がける。

また，医療行為の可否を決定する際には，家族構成を確認し，患者と医療従事者とを

仲介し，患者の理解の助けとなるキーパーソンの設定が診療上有用であることが多く，キーパーソンと良好な関係を保つことが術中・術後に発生するさまざまな問題の解決にも役立つ[5)～7)12)]。

2 後見制度とその限界[11)]

患者の自己決定権を最大限尊重するには，説明を受けた本人に理解力・判断力があり，本人の意思に基づいた同意が得られることが前提となる。これは法律（私法）上の意思能力（有効に意思表示をする能力）とされ，その能力を欠く場合，当事者は事由を弁識する能力に障害がある者として，制限行為能力者と称される。制限行為能力者には未成年者と，認知症や知的障害，精神疾患など精神上の障害による者があり，後者はその程度や要件から裁判所の審判により成年被後見人，被保佐人，被補助人に分類される。制限行為能力者は，単独では完全に有効な法律行為をすることができないため，成年後見制度によって法的保護・支援を受ける。

後見人（保佐人，補助人）になり得るのは，配偶者，4親等内の親族（親，兄弟/姉妹，叔母/叔父，従兄弟/姉妹まで），検察官（福祉を図る場合には市町村長でも可）であり，制限行為能力者についての代理権や取消権，財産管理権などを持つ。しかし，相続などの身分法上の行為や生命を左右する可能性のある医療行為についての同意権は与えられず，身寄りのない高齢者の手術について検察官や市町村長を後見人としてインフォームドコンセントを行うことは法的には認められない。

実際には，現在多くの医療施設で，本来の"同意書"の持つ意味とは無関係に，医療行為を行うための書類作成ばかりが重視されており，手術や麻酔においてもその傾向が見受けられる。特に，患者が高齢であるというだけで本人への説明を省略し，家族・親族の同意のみで行われている手術は多く，中には遠い親戚や老人施設のスタッフなどに同意書の署名を求めたり，理解が得られていないまま本人にサインだけさせて書類のみが作成されるケースさえ存在しているようである。そのようなインフォームドコンセントは，説明義務の事実証明とはなるかもしれないが，法的有効性を備えたインフォームドコンセントとはいえない。

認知状態

1 認知機能の障害とその対策

加齢による認知状態の変化は，単に記銘力・記憶力が低下するような生理的な範囲のものから，認識，注意，理解，思考などの認知機能の障害，認知症や脳梗塞後意識障害，うつ病などの精神疾患まで，さまざまなものがある。

術前診察（特にインフォームドコンセント）の際には，"会話は成立するのか""手術

の話として受け止めているのか"など，患者の様子から認知機能をある程度推測し，本人の理解を得ることが難しそうであれば，家族や後見人などの同伴者から情報を得，説明を行う必要がある。一般的に同伴者は患者側の自主的な判断で，付き添うかたちで同席することが多いが，患者だけの受診であれば医療者側で必要性を判断し，再度同伴者を伴って来院するように依頼しなければならない[4)12)]。

実際には，術前診察の段階で神経心理学的検査を行ってまで高次脳機能を重点的に評価することはなく，さらに患者の認知機能がどの程度保たれているか，同伴者が必要か否かについて明確な指標はないため，判断は医師の主観によることがほとんどである[12)]。迷った場合には精神科や老年内科へのコンサルトを考慮する。

2 術前の認知機能と術後合併症

現在，手術や麻酔の影響によって高齢者に認知症が発症したり，認知症患者の症状が悪化するという見解は否定的であるが，術前から存在している認知機能障害は，手術や麻酔後の術後せん妄や術後認知機能障害（postoperative congnitive dysfunction：POCD）と密接に関連していることが示唆されている[8)11)13)〜15)]。術後せん妄やPOCDは高齢者ほど発症率が高く，入院期間を長期化させたり，退院後の社会復帰の妨げとなり，周術期死亡率の上昇を招くという報告もあるため，術前から認知機能を把握しておくことは重要である。

術後せん妄は，手術を契機とした無関心や注意力低下を特徴とする精神状態の病的変化であり，術後1〜2日の意識清明期の後に，急激に失見当識，記憶喪失，幻覚，妄想，失語，失行，失認，遂行機能障害などが現れ[16)]，症状は日内変動を伴うことが多い。通常は一過性で予後は良く，認知機能の低下は1週間程度で軽快する。

一方，POCDでは，手術や麻酔後に数週間から数カ月間にわたり認知機能障害が遷延する。症状は，外界認識，適応能力，洞察力，環境順応，学習能力などの障害が多い。いずれも病因や実態が十分解明されておらず，発生率や複数回手術時の再発率は報告によりさまざまで，診断基準や予防手段も確立されていない。

手術を受ける高齢者およびその家族には，術前に，手術の後，術後せん妄やPOCDになる可能性やなった場合の状況や経過について説明しておく[8)]。その際には，基本的にはなぜ起こるか分かっていない事実を伝え，全身麻酔・区域麻酔といった麻酔方法との関連性は薄く，麻酔の合併症という位置づけではなく，周術期合併症の一つとして説明することが大切である。さらに，重症例では危険行動を招き，頭部打撲や骨折など二次的合併症を起こす可能性があり，発症時には身体抑制や薬物療法を行うことにも同意を得ておく必要がある。患者に該当する危険因子を整理し，対処可能な因子については術前から予防的に対応しておくことが重要である[14)17)18)]。

心理状態──高齢者の術前心理と医療者の対応[7]

　　医師の説明は，往々にして手術や麻酔の方法，合併症やその予防策のみに焦点が置かれる傾向があるが，高齢者およびその家族の心配・不安は，手術や原疾患の予後といったものよりも，むしろ術後の身体機能低下や，それによる生活環境の変更などのほうに重きを置かれることが多い。さらに，残る人生で患者が大切にしていることや楽しみにしていることが手術によって失われる可能性があれば，たとえ医学的適応があったとしても，手術以外の治療法を選択するのは自然な流れであり許容されなければならない。高齢者の術前診察では，患者が感じているさまざまな懸案事項を聞き出して解決し，共感・納得してもらえるよう努めることが大切である。

　　また，高齢者は自身の病状や治療に対して関心が薄いような態度を示すことが少なくない。たとえ関心があっても，その表情やしぐさ，言葉などからは気持ちの表出をうかがうことが困難な場合が多い。説明の席でも積極的に話に加わろうとはせず，家族任せとする光景も多々認められる。老化に伴う聴力・視力の低下や理解力の低下のほかにも，さまざまな先入観から"説明が聞こえない（見えない）""医者の話は難しい""きっといい話ではない""口を出すと医者の機嫌を損ねる"などの考えによって，疑問があっても質問を遠慮したり，分かったふりをすることがあるといわれている。実際に，理解が得られていないことに医療者側が気づかないまま話が進んでしまい，説明直後にもかかわらずその内容がほとんど理解されていなかったり，患者の本来の希望とは異なっていたことが後々発覚することがある。

　　このような高齢者の特性を踏まえ，説明の場に医師以外の医療スタッフ（特に看護師）を同席させる意義は非常に大きい。臨床経験豊富な看護師ほど，患者・家族と医師の話を共有し，理解度を確認して補足説明を行ったり，医師には分かりづらい不安材料を推測して質問を促したりすることを通して，患者・家族とより適切な関わりを構築する優れた能力を発揮する。

寝たきり[2]

　　一般的にいわれる高齢者の"寝たきり"は，介護保険の主治医意見書などで使用される，"障害高齢者の日常生活自立度（寝たきり度）の判定基準"（表2）のランクA2以下（準寝たきりもしくは寝たきり）の状態を指すが，これは患者の全身状態の程度を表現するPS（performance status）分類として現在汎用されているECOG（Eastern Cooperative Oncology Group）スコア（表3）[2]の3点以上に相当する。

　　このPSスコアは手術適応の判断基準として用いられることが多く，一般的にはスコア2点までは手術に大きな支障がなく，3点では外科的治療の是非が問われ，4点では救命的な緊急手術に限定されると理解されている。よって，身の回りのことを行うにも介助を必要とし，日中の半分以上をベッド上で過ごしているような高齢者が手術を受け

表2　障害老人の日常生活自立度（寝たきり度）判定基準

生活自立	ランクJ	何らかの障害等を有するが，日常生活はほぼ自立しており独力で外出する 1. 交通機関等を利用して外出する 2. 隣近所へなら外出する
準寝たきり	ランクA	屋内での生活は概ね自立しているが，介助なしには外出しない 1. 介助により外出し，日中はほとんどベッドから離れて生活する 2. 外出の頻度が少なく，日中も寝たり起きたりの生活をしている
寝たきり	ランクB	屋内での生活は何らかの介助を要し，日中もベッド上での生活が主体であるが，座位を保つ 1. 車いすに移乗し，食事，排泄はベッドから離れて行う 2. 介助により車いすに移乗する
	ランクC	1日中ベッド上で過ごし，排泄，食事，着替において介助を要する 1. 自力で寝返りをうつ 2. 自力では寝返りもうたない

（平成3年11月18日 老健第102-2号 厚生省大臣官房老人保健福祉部長通知より引用）

表3　performance status：ECOG/WHO/Zubrod score

点	定義
0	asymptomatic：無症状で問題なく活動できる。発病前と同じ日常生活が制限なく行える
1	symptomatic but completely ambulatory：激しい活動は制限されるが，歩行，軽作業（家事，事務など）は行える
2	symptomatic, < 50% in bed during the day：歩行や身の回りのことはすべてできるが，軽作業，軽労働はできない。日中の50％以上起居している
3	symptomatic, > 50% in bed, but not bedbound：自分でできる身の回りのことも限られ，しばしば介助を要す。日中の50％以上は就床している
4	bedbound：まったく動かない，身の回りのこともできない。常に介助を要し，終日就床している
5	dead：死亡している

The Eastern Cooperative Oncology Group score published by Oken et al. in 1982.
（大石　充，楽木宏実．手術適応の判断と術前リスク評価．内科 2011；108：1147-52 より引用）

る機会は非常にまれであり，家族も手術による治療を望まないことが多い。

　PSのみで手術適応を判断するわけではないが，寝たきりの高齢者は，大半が長期臥床に伴う脱水，貧血，肺炎，尿路感染症，深部静脈血栓症（DVT）などを合併しており，時間の経過に従って低栄養，筋萎縮，るいそう，褥瘡形成，敗血症などが進行していることも多い。耐術能はかなり低く，手術や麻酔が命を脅かす可能性は高い。たとえ手術を安全に行えたとしても，全身状態の悪化から周術期死亡の可能性は非常に高く，手術治療と生命予後のどちらを優先するかは難しい決断となる。

■参考文献

1) 白神豪太朗．高齢者泌尿器科手術における術前評価と麻酔周術期管理のポイント　麻酔科医の立場から．第61回日本泌尿器科学会西日本総会抄録 2009；71：77．
2) 大石　充，楽木宏実．手術適応の判断と術前リスク評価．内科 2011；108：1147-52．
3) 浅井幹一．侵襲的検査に際しての注意点．内科 2011；108：1144-6．
4) 三宅健太郎，祖父江和哉．高齢者における緊急麻酔　麻酔科専門医が留意すること．救急医学 2011；35：709-14．
5) 飯田正毅，山本雄造．高齢者．消化器外科 2012；35：830-1．
6) 沼賀二郎．認知症患者などの高齢者眼科診療．日本の眼科 2010；81：22-5．
7) 野中泰幸．高齢がん患者の術式決定とインフォームドコンセント．がん看護 2013；18：138-40．
8) 北川雄一．高齢者手術患者における術後せん妄．日本外科系連合学会誌 2013；38：28-35．
9) 万井真理子，豊永高史，森田圭紀ほか．高齢者に対するESDの周術期管理．老年消化器病 2008；20：3-8．
10) 小田利通．慢性心不全合併患者の麻酔管理のポイント．LiSA 2009；16：240-4．
11) 越後谷雄一．認知症の疑いのある患者：医師としての裁量権の発揮を忘れるな．LiSA 2009；16：60-3．
12) 細野敦之，五十州剛，村川雅洋．高齢者に対する麻酔承諾書の取得の現状と問題点．第25回日本老年麻酔学会学術集会抄録 2013：45．
13) Dasgupta M, Dumbrell AC. Preoperative risk assessment for delirium after non cardiac surgery：a systematic review. J Am Geriatr Soc 2006；54：1578-89.
14) 井出　進，川真田樹人．十分な鎮痛と術中の脳血流維持で譫妄を予防する．LiSA 2010；17：902-4．
15) 坂口了太，武田純三．麻酔科医からみた高齢者外科手術周術期管理の注意点．臨床外科 2012；67：1110-3．
16) 澤村成史．術後認知機能障害—研究の現状と展望—．帝京医学雑誌 2013；36：1-8．
17) 今村仁美，松本美枝子，光本　薫ほか．整形外科病棟の高齢患者における術後せん妄発症要因の検討．神大院保健紀要 2009；25：17-28．
18) 入江友哉．術後譫妄の既往のある患者．LiSA 2010；17：898-901．

（西山　純一）

II. 術前評価・管理と予後予測

2 高齢者の術前検査とその評価

はじめに

　高齢者の術前評価で大切なことは，加齢に伴う多数の疾患を伴っていることに留意することと，それぞれの臓器の予備能および高齢者一個体全体の予備能がどの程度あるか評価することである。これらを評価することは周術期の合併症を予測し，その対策を立てることにつながる[1)2)]。高齢者の一個体全体の生活機能障害を包括的に評価するための方法として高齢者総合機能評価(comprehensive geriatric assessment：CGA)があり[3)]，CGAと術後合併症の発症には関係があると報告されている[4)5)]。一方，術前の臨床検査項目の中で，高齢者の術後合併症を予測できる特別な項目は今のところ知られていない[1)]が，CGAと合わせて個々の患者の臓器予備能を統合的に評価することが必要である。

臓器機能別評価と術後合併症

　高齢者の術後合併症は，神経系，心血管系，呼吸器系に発症することが多い[2)]。術前にさまざまな検査や機能評価を行うことにより，術後合併症の発症を予測することができ，その対策を考慮した麻酔管理を行うことができる[2)]。

1 神経機能

　神経系の術後合併症は，術後せん妄がもっとも多く，脳卒中や末梢神経障害などもある。術後せん妄の発症は入院期間を延長させる[1)]。周術期の認知機能の評価には，認知機能検査(mini-mental state examination：MMSE)("第Ⅰ章　5. 高齢者の総合機能評価"表3参照)や改訂長谷川式簡易知能評価スケール (Hasegawa dementia scale-revised：HDS-R) を用いる[3)]。また，うつ状態やうつ病の合併は，術後せん妄などの術後合併症のリスク因子となるため，高齢者用うつ尺度（geriatric depression scale：GDS）や簡易型のGDS15("第Ⅰ章　5. 高齢者の総合機能評価"表4参照) を用いて評価する[3)]。
　術後せん妄発症の術前のリスク因子は，高齢，認知症，薬物の多剤投与，視力や聴力障害，脱水，電解質や血糖値異常，貧血〔ヘモグロビン（Hb）＜10 g/dl〕，手術部位（心

臓手術，整形外科手術），睡眠障害，寝たきり，アルコール多飲などである[1)2)]。また，心臓手術における術後せん妄のリスク因子は，脳血管疾患の既往，認知症（MMSE 低値），血清アルブミン（Alb）値の異常（＜ 3.5 または＞ 4.5 g/dl），うつ状態（GDS 高値）と報告されている[6)]。

2 心機能

術後の重篤な心合併症は，心不全と心筋梗塞が多い[1)]。心合併症を来しやすい術前のリスク因子には，revised cardiac risk index（RCRI）として知られる次の 6 つの因子，①虚血性心疾患の既往，②心不全の既往，③脳血管疾患の既往，④糖尿病でインスリン治療を受けている，⑤大手術，⑥クレアチニン（Cr）＞ 2.0 mg/dl がある[7)]。

RCRI のリスク因子には年齢が含まれていないが，80 歳以上の高齢では術後心合併症が多い。心血管系の術後合併症の評価には，"非心臓手術における簡易心機能評価アルゴリズム"を用いるが，このアルゴリズムの Step 5 は RCRI である（図1）[8)]。

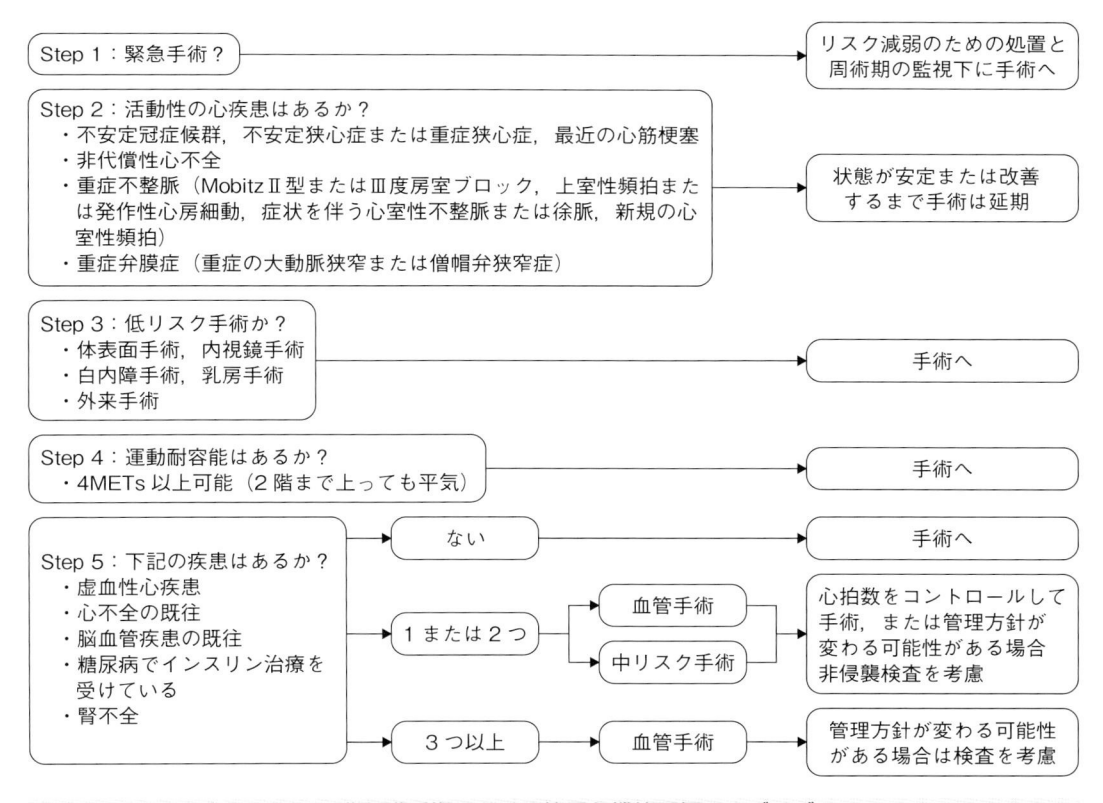

図1 非心臓手術における簡易心機能評価アルゴリズム

(Fischer SP, Bader AM, Sweitzer B. Preoperative evaluation. In：Miller RD, editor. Miller's anesthesia. Vol 1. 7 th ed. New York：Chuchill Livingstone；2010. p.1001-66 より改変引用)

3 呼吸機能

術後呼吸器合併症（postoperative pulmonary complication：PPC）には，無気肺，急性気管支炎，肺炎が多い。PPCに関する術前のリスク因子は，高齢，喫煙，アメリカ麻酔科学会術前状態分類（ASA physical status）Ⅲ以上，うっ血性心不全，日常生活動作能力（activities of daily living：ADL）の低下，慢性閉塞性肺疾患（chronic obstructive pulmonary disease：COPD），手術部位などである[2)9)]。表1に，術後肺炎リスク因

表1 非心臓手術における術後肺炎リスク評価

術後肺炎リスク因子	点 数
手 術	
腹部大動脈瘤	15
開胸術	14
上腹部開腹術	10
頸部手術	8
脳外科手術	8
血管手術	3
年齢（歳）	
≧80	17
70〜79	13
60〜69	9
50〜59	4
生活機能	
完全依存	10
一部依存	6
過去6カ月間で体重が10％以上減少	7
慢性閉塞性肺疾患の既往	5
全身麻酔	4
意識障害	4
脳血管疾患の既往	4
BUN値	
＜2.86 mmol/l（＜8 mg/dl）	4
7.85〜10.7 mmol/l（22〜30 mg/dl）	2
≧10.7 mmol/l（≧30 mg/dl）	3
4単位以上の輸血	3
緊急手術	3
ステロイド長期使用	3
1年以内の喫煙歴	3
過去2週間の飲酒歴	2

合計点（術後肺炎発症率）：0〜15点（0.2％），16〜25点（1.2％），26〜40点（4.0％），41〜55点（9.4％），＞56点（15.3％）

（Arozullar AM, Khurl SF, Henderson WG, et al. Development and validation of a multifactorial risk index for predicting postoperative pneumonia after major noncardial surgery. Ann Intern Med 2001；135：847-57 より改変引用）

子によるリスク評価を示す[9]。

また，高齢者では嚥下機能が低下するため誤嚥性肺炎を来しやすいので，術前検査で見落とさないようにする。特にパーキンソン病や脳血管障害，神経筋疾患の合併は，誤嚥性肺炎のリスクを高める。

4 腎機能

高齢者の腎臓では糸球体の数が減り，腎血流が減少するため，腎機能は低下する[1]。血清 Cr 値は加齢による筋肉量低下で減少するため，腎機能の評価には推算糸球体濾過量（estimated glomerular filtration rate：eGFR）を用いる。術前の eGFR の低下は，術後死亡率を増加させる[10]。日本人向けの eGFR 計算式は，日本腎臓学会が推奨する下式が用いられている。

eGFR（ml/min/1.73 m^2）＝ 194 × Cr−1.094 ×年齢−0.287
（女性はこれに 0.739 を乗じる）

5 血液凝固能

高齢者は，薬物を数種類以上服用していることが多く，抗血小板薬や抗凝固薬を併用していることもある。また，サプリメントを服用していることも多く，イチョウの葉エキス（ginkgo biloba）やニンニクは凝固能を抑制する。これらの薬物やサプリメントを使用している場合，肝機能障害がある場合は，血液凝固能検査を行う[11]。

また，高齢と長期臥床は深部静脈血栓症（deep vein thrombosis：DVT）のリスク因子であり，高リスク手術の股関節置換術や膝関節置換術の手術症例も多いことから，高齢者は周術期を通して静脈血栓症を来しやすいと考える。術前スクリーニングに D ダイマー値は有用で，静脈エコー検査も行う。DVT や肺血栓塞栓症（pulmonary thromboembolism：PTE）が疑われるときは，"肺血栓塞栓症および深部静脈血栓症の診断，治療，予防に関するガイドライン（2009 年改訂版）"[12]に沿って，ワルファリンやヘパリンによる活性化部分トロンボプラスチン時間（APTT）を目標値とする抗凝固療法や，下大静脈フィルタの留置を行う。抗凝固療法を受けている患者が糖尿病や腎機能障害，心血管疾患を合併していると，出血量が多くなる[11]。

6 栄養状態

高齢者は，うつ，社会的孤立，咀嚼機能や口腔機能の低下，アルコール多飲などにより，低栄養になりやすい。また，低栄養は術後肺炎や手術部位感染（SSI）などのリスク因子である。BMI＜18.5，血清 Alb 値＜3.5 g/dl，1〜6 カ月間に 3％以上の体重の減少または 6 カ月間に 2〜3 kg の体重減少があれば低栄養を疑う。表2は，mini nutritional assessment-short form（MNA-SF）による栄養状態の評価方法である[3)11]。

2. 高齢者の術前検査とその評価

表2 mini nutritional assessment (MNA)-short form による栄養状態評価表 (MNA-SF)

スクリーニング	点数
A 過去3カ月間で食欲不振，消化器系の問題，そしゃく，嚥下困難などで食事量が減少しましたか？	
著しい食事量の減少	0
中等度の食事量の減少	1
食事量の減少なし	2
B 過去3カ月間で体重の減少がありましたか？	
3 kg 以上の減少	0
分からない	1
1～3 kg の減少	2
体重減少なし	3
C 自力で歩けますか？	
寝たきりまたは車椅子を常時使用	0
ベッドや車椅子を離れられるが，歩いて外出はできない	1
自由に歩いて外出できる	2
D 過去3カ月間で精神的ストレスや急性疾患を経験しましたか？	
はい	0
いいえ	2
E 神経・精神的問題の有無	
強度認知症またはうつ状態	0
中等度の認知症	1
精神的問題なし	2
F BMI (kg/m^2)：体重 (kg)/身長 (m)^2	
BMI＜19	0
19≦BMI＜21	1
21≦BMI＜23	2
23≦BMI	3

合計点：0～7点（低栄養），8～11点（低栄養のおそれあり），12～14点（栄養状態良好）
※FでBMIが測定できないとき：ふくらはぎの周囲径が31 cm 未満を0点，31 cm 以上を3点として計算する。
（長寿科学総合研究 CGA ガイドライン研究班．高齢者総合機能評価ガイドライン．東京：厚生科学研究所；2003．p.1-286 より引用）

高齢者の術前検査

1 高齢者総合機能評価 (CGA) に必要な術前検査項目

　　CGA では，基本的日常生活動作 (basic ADL)，手段的日常生活動作 (instrumental ADL：IADL)，認知機能，気分・情緒・幸福感，コミュニケーション能力，社会環境

についてそれぞれ評価する。basic ADL の評価には Barthel index（"第Ⅰ章　5. 高齢者の総合機能評価"表1参照）を用い，認知機能には MMSE や HDS-R，うつには GDS，低栄養には MNA を用いることが多い[3]。

2 理学検査

視診で浮腫や頸静脈怒張がないかを確認する。聴診では，心雑音，呼吸音でラ音，頸動脈雑音（bruits）がないかを調べる。

3 臨床検査

a. 血液生化学検査

認知症，誤嚥や肺疾患，心血管疾患，腎機能障害，肝機能障害，低栄養，血栓症，糖尿病を評価するため，血中の電解質，血糖，Hb，C 反応性タンパク（CRP），白血球数（WBC），血液尿素窒素（BUN），Cr または eGFR，肝酵素，B 型ナトリウム利尿ペプチド（B-type natriuretic peptide：BNP），Alb，コリンエステラーゼ，D ダイマー，血液凝固能，HbA_{1c} のそれぞれの値は有用である。

b. 心血管系検査

心電図検査，血圧測定，運動能力評価を行う。必要であれば，心臓超音波検査や静脈超音波検査を行う。

運動能力評価は，4METs（1MET は安静時の酸素消費量の 3.5 ml/kg/min に相当）以上の運動（軽い草むしりなどの庭いじりをしても平気，一人で風呂に入れる，健康な人と同じ速度で2階まで上っても平気など）ができるかを問診する。

また，トレッドミルや自転車エルゴメータを用いた運動能力評価もあるが，高齢者では6分間歩行試験が施行しやすい。ただし，本邦での保険適用は，在宅酸素療法を検討または施行している場合である。最大努力による6分間の歩行距離を測定することで，その患者の運動能力を評価する[13]。

心臓超音波検査では，収縮機能，拡張機能，弁疾患の有無などを調べる。静脈超音波検査では DVT の検査を行う。

c. 呼吸器系検査

胸部 X 線撮影，経皮的動脈血酸素飽和度（Sp_{O_2}）の測定を行う。また，必要に応じてスパイロメトリーによる肺機能検査，動脈血ガス分析を行う。肺機能検査では，1秒量（$FEV_{1.0}$），肺活量，肺拡散能力（lung carbon monoxide diffusing capacity：DLCO）を測定する。

心機能と同時に肺機能の予備能を評価するには，運動負荷心肺機能検査で最大酸素摂取量（$V_{O_2}max$）を測定するが，高齢者では測定が難しいので，6分間歩行試験が有用

である[3)13)]。階段で2階まで上れるかどうかを問診することで代用することが多い。

問診では、呼吸器系の疾患や手術の既往がないか確認する。また、患者の既往、Mallampati分類、下顎突出時の上下門歯の位置評価、甲状切痕頤間距離、最大門歯間距離、頸部可動域、顔貌の評価などにより、困難気道（マスク換気困難、声門上デバイス挿入困難、喉頭展開困難、気管挿管困難、外科的気道確保困難）の可能性を評価する[14)]。

術前検査結果の評価

1 高齢者総合機能評価（CGA）

CGAの中で、ADL/IADLの低下（Barthel index 低値）、認知機能低下（MMSE 低値）、うつ（GDS15 高値）、薬物の多剤併用、低栄養（MNA-SF 低値）は、術後合併症や死亡率の増加、入院期間の延長につながると報告されている[4)5)]。

また、術前の認知機能低下、ADL低下、低栄養などは、術後せん妄のリスク因子である。局所麻酔と全身麻酔の麻酔方法の違いは、術後せん妄の発症に影響しないと考えられているが、周術期の過度の鎮静は術後せん妄を招く可能性がある[1)2)11)]。

2 血液生化学検査

血漿電解質濃度（Na^+、K^+）に異常がある場合は、術前に補正する。術後せん妄の予防に役立つとされる[11)]。

術前のeGFRが 60 ml/min/1.73 m² 以下だと、術後死亡率が増加すると報告されている[10)]。高齢者では、薬物感受性の増加や体水分量の減少などにより、オピオイド、静脈麻酔薬、吸入麻酔薬、局所麻酔薬の投与量を減量するが、モルヒネのように代謝産物が活性を持ち、腎機能低下で蓄積する場合は、eGFRの低下に応じてさらに投与量を減量する[11)]。また、肝臓で代謝され、タンパク結合率の高いミダゾラム、プロポフォール、局所麻酔薬（特にブピバカイン、ロピバカイン、レボブピバカイン）の投与量は、肝機能障害や低アルブミン血症を合併しているときは、さらに減量する[11)]。

術前の血中BNP値の高値は、心臓手術と非心臓手術における術後死亡率を増加させるとの報告がある[15)]。

脳梗塞やPTEの既往がある場合、心房細動やDVTを合併している場合、虚血性心疾患に対してベアメタルステントや薬剤溶出性ステントなどの冠動脈ステントが留置されている場合は、抗血小板薬や抗凝固薬を使用しているため、出血時間や血液凝固検査値に異常が生じる。これらの薬物の周術期における継続や中止の判断は、リスクとベネフィットを考慮して行う[12)]。

3 心血管系検査

　加齢により心筋細胞は減少し，それを補うために心筋細胞は肥大するため，左心肥大を来して心収縮力は低下する。また，高齢者では線維芽細胞からコラーゲンが産生されて左室コンプライアンスは低下し，動脈の弛緩機能低下による後負荷の増加も加わるため，心収縮期時間は増加する。これに伴って拡張期時間が短縮するため，心房収縮による心室充満が重要になり，洞調律以外の不整脈は心拍出量低下を来しやすくなる。また，加齢により拡張能の低下を来し，左室拡張期圧は増加する。大動脈弁狭窄症と僧帽弁輪石灰も来しやすい。動脈圧受容体反射の感受性は低下し，β受容体機能も低下する[1)11)]。

　心電図検査で重症の不整脈であるMobitz Ⅱ型またはⅢ度房室ブロック，上室性頻拍，発作性心房細動，心室性頻拍，症状を伴う心室性不整脈または徐脈が認められる場合は，簡易心機能評価アルゴリズム（図1）[8)]に従い，緊急手術でなければ不整脈の治療を優先する。また，高齢者に多い左心肥大，左脚ブロック，ST-T異常などは術後合併症のリスク因子ではないが，不安定狭心症や最近発症した心筋梗塞を伴うときは循環器専門医にコンサルトする[1)11)]。

　高齢者では，収縮期血圧が増加し，脈圧が拡大する。収縮期血圧が180 mmHg未満または拡張期血圧が110 mmHg未満で臓器に異常がなければ，術前において特に血圧の補正は必要ないとされているが，それ以上では補正してから手術を行うのが望ましい[11)]。

　術前の6分間歩行試験で歩行距離が563 mより長ければ，非心臓手術で大手術における周術期合併症のリスクは低く，427 m未満だとリスクが高いという報告がある[13)]。

　心不全や大動脈弁狭窄症を合併していると，術後合併症と死亡率が増加する[11)]。以下は"循環器超音波検査の適応と判読ガイドライン（2010年改訂版）"[16)]に基づく心臓超音波検査による評価方法である。

　左室収縮機能を評価する指標は，駆出率（ejection fraction：EF）や左室内径短縮率（fractional shortning：FS）などを用いる。EFの基準値は55％以上，FSの基準値は30〜50％である。また，左室拡張機能を評価する指標は，パルスドプラ法を用いた左室流入血流速度波の拡張早期波（E波）と心房収縮波（A波）のピーク流速の比（E/A），およびE波の減衰時間（deceleration time：DcT）を用いる（図2）。E/Aの基準値は1〜2，DcTの基準値は160〜240 msecである。

　軽度の拡張障害ではE/A値は低下する。しかし，さらに拡張能が低下するとE/A値は逆に正常値を取るようになるが，DcT値は低下する。ただし，この方法では正常型と偽正常型の判別ができないため，組織ドプラ法を用いて僧帽弁輪部速度波の拡張早期波（e'波）のピーク値を測定し，E波と合わせたE/e'値も併用して左室拡張機能の評価を行う。正常ではE/e'値は8未満である。一方，大動脈弁狭窄症で失神，狭心症，呼吸困難を伴い，連続波ドプラ法により算出される平均左室-大動脈圧較差が40 mmHg以上，大動脈弁口面積が1 cm^{2}以下で重度と評価されるときは，大動脈弁狭窄症の治療が優先される[11)]。

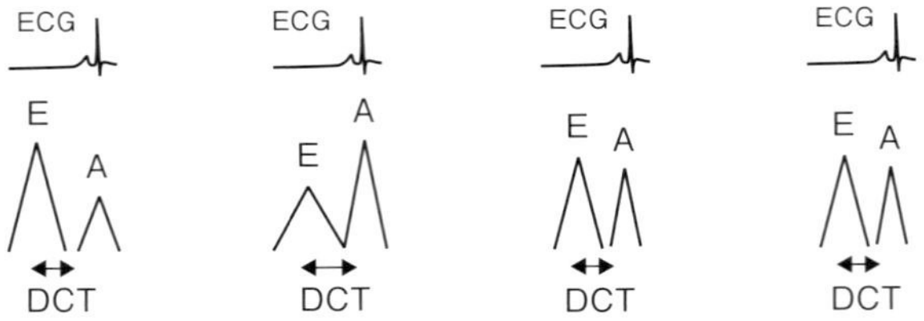

	正常型	弛緩障害型	偽正常化型	拘束型
左室流入血流波形	ECG E A DCT	ECG E A DCT	ECG E A DCT	ECG E A DCT
E/A	1〜2	<1	1〜2	>2
DcT (msec)	160〜240	>240	160〜240	<160

A：心房収縮波，E：拡張早期波，DCT：E波の減衰時間（deceleration time）

図2　左室流入血流速度波による左室拡張障害の評価

"虚血性心疾患に対するバイパスグラフトと手術術式の選択ガイドライン（2011年改訂版）"[17]によると，日本人における心臓手術の術前患者リスク評価法は確立していないため，アメリカ胸部外科学会がウェブ上で公開している"Online STS risk calculator"（http://riskcalc.sts.org/STSWebRiskCalc273/）を用いる。また，非心臓手術では，"Physiological and operative severity score for the enUmeration of mortality and morbidity（POSSUM）"（http://www.riskprediction.org.uk/）を用いたウェブ上でのリスク評価が可能であるが，本邦における実情に合わないという問題点がある。

4 呼吸器系検査

高齢化とともに，機能的残気量（FRC）よりもクロージングキャパシティー（CC）のほうが大きくなり，換気血流比不均等が増大するため動脈血酸素分圧（Pa_{O_2}）が低下する。これに筋力低下が加わると$FEV_{1.0}$の低下を来す[1]。

空気呼吸下でSp_{O_2}＜92%のときは，鎮静薬を服用していないかどうか確認する。深呼吸してもSp_{O_2}値が改善しないときは，動脈血ガス分析を行う。空気呼吸下でPa_{O_2}＜60 mmHgのときは呼吸不全を疑う[3]。

誤嚥性肺炎では，胸部X線撮影またはCTで肺胞浸潤影を呈し，37.5℃以上の発熱，CRP高値，末梢血白血球数＞9,000/μlを来す[1〜3]。

非心臓手術や非開胸手術における術前評価は，術後肺炎リスク評価を参考にする（表1）[9]。また，NYHA（New York Heart Association）心機能分類で身体活動が軽度に制約されるclass Ⅱ以上の肺高血圧症，閉塞性睡眠時無呼吸，低アルブミン血症（＜3.5 g/dl）なども非心臓手術における術後肺合併症のリスク因子である[18]。

開胸手術は，術前$FEV_{1.0}$＞80%または＞2 lであれば一側肺全摘が可能である。また，$FEV_{1.0}$＞1.5 lであれば肺葉切除が可能である。しかし，間質性肺疾患や呼吸困難感があればDLCOを測定し，DLCO＜80%または$FEV_{1.0}$＜80%であれば術後予測呼吸機能を計測する。術後予測$FEV_{1.0}$＜40%または術後予測DLCO＜40%であれば，PPCの高リスク患者である可能性がある。その場合は運動負荷心肺機能検査や6分間歩行試

験などを行い，手術適用を決める[18)19)]。運動負荷心肺機能検査で測定する $V_{O_2}max$ が15 ml/kg/min 以上あれば，術後合併症や術後死亡のリスクは少ないと判断する。しかし，下肢や腰部に異常がないのに健康な人と同じ速度で 2 階まで上がれないときは $V_{O_2}max$ ＜10 ml/kg/min であり，高リスクと判断する[18)]。

心臓手術では，COPD を合併している患者に人工心肺を使用すると術後合併症や死亡率が増加するため，可能であれば人工心肺を使用しない術式を選ぶ[17)]。COPD の診断基準は，慢性の咳嗽，慢性の喀痰，労作性呼吸困難のいずれかの症状があるか，長期間の喫煙歴あるいは職業性粉塵曝露歴があり，気管支拡張薬投与後の $FEV_{1.0}$ ＜70％ であれば COPD を疑う。

まとめ

高齢者の術前検査における評価の特徴は，加齢による心肺機能低下や腎機能低下の評価に加えて，ADL，認知機能，うつ，低栄養などを評価すること，および降圧薬や抗血栓薬などを含めた多剤服用が多いため，これらの薬物の効果を評価することである。

そのための術前検査は，通常の血液生化学検査，X線撮影，心電図，呼吸機能検査などとともに，CGA を行う。ただ，CGA は施行に時間がかかりすぎるため，以下の 7 項目の質問で大まかな生活機能障害の評価をするとよい[3)]。

①外来または診察時や訪問時に，被験者の挨拶を待つ。
②これから言う言葉を覚えておいてください。桜，猫，電車（例）。後でまた聞きますから覚えておいてください。
③ここへどうやって来ましたか？　普段，一駅離れた町へどうやって行きますか？
④先ほど覚えていただいた言葉を言ってください。
⑤お風呂は自分一人で入って，洗うのも手助けは要りませんか？
⑥漏らすことはありませんか？　トイレに行けないときは尿瓶を自分で使えますか？
⑦自分が無力だと思いますか？

①は意欲の調査，②と④は認知機能の調査，③と⑤と⑥は ADL の調査，⑦は気分・情緒の調査である。高齢者の術前外来や術前訪問では，臓器別の予備能の評価に加えて，このような生活機能障害の評価を行うことが大切である。

■参考文献

1) Sieber FE, Pauldine R. Geriatric anesthesia. In：Miller RD, editor. Miller's anesthesia. Vol 2. 7 th ed. New York：Chuchill Livingstone；2010. p.2261-76.
2) Sieber FE, Barnett SR. Preventing postoperative complications in the elderly. Anesthesiology Clin 2011；29：83-97.
3) 長寿科学総合研究 CGA ガイドライン研究班．高齢者総合機能評価ガイドライン．東京：厚生科学研究所；2003．p.1-286.
4) Fukuse T, Satoda N, Hijiya K, et al. Importance of a comprehensive geriatric assessment in

prediction of complications following thoracic surgery in elderly patients. Chest 2005 ; 127 : 886-91.
5) Kim KI, Park KH, Koo KH, et al. Comprehensive geriatric assessment can predict postoperative morbidity and mortality in elderly patients undergoing elective surgery. Arch Gerontol Geriatr 2013 ; 56 : 507-12.
6) Rudolph JL, Jones RN, Levkoff SE, et al. Deviation and validation of a preoperative prediction rule for delirium after cardiac surgery. Circulation 2009 ; 119 : 229-36.
7) Lee TH, Marcantonio ER, Mangione CM, et al. Derivation and prospective validation of a simple index for prediction of cardiac risk of major noncardiac surgery. Circulation 1999 ; 100 : 1043-9.
8) Fischer SP, Bader AM, Sweitzer B. Preoperative evaluation. In : Miller RD, editor. Miller's anesthesia. Vol 1. 7 th ed. New York : Chuchill Livingstone ; 2010. p.1001-66.
9) Arozullar AM, Khurl SF, Henderson WG, et al. Development and validation of a multifactorial risk index for predicting postoperative pneumonia after major noncardiac surgery. Ann Intern Med 2001 ; 135 : 847-57.
10) Mooney JF, Ranasinghe I, Chow CK, et al. Preoperative estimates of glomerular filtration rate as predictors of outcome after surgery : a systemic review and meta-analysis. Anesthesiology 2013 ; 118 : 809-24.
11) In : Barnett SR, editor. Manual of geriatric anesthesia. New York : Springer ; 2013. p.1-441.
12) 循環器病の診断と治療に関するガイドライン（2008年合同研究班報告）．肺血栓塞栓症および深部静脈血栓症の診断，治療，予防に関するガイドライン（2009年改訂版）．
http://www.j-circ.or.jp/guideline/pdf/JCS2009_andoh_h.pdf
13) Sinclair RC, Batterham AM, Davies S et al. Validity of the 6 min walk test in prediction of the anaerobic threshold before major non-cardiac surgery. Br J Anaesth 2012 ; 108 : 50-5.
14) Apfelbaum JL, Hagberg CA, Caplan RA, et al. Practice guidelines for management of the difficult airway : an updated report by the American Society of Anesthesiologists task force on management of the difficult airway. Anesthesiology 2013 ; 118 : 251-70.
15) Buse GAL, Koller MT, Burkhart C, et al. The predictive value of preoperative natriuretic peptide concentrations in adults undergoing surgery : a systemic review and meta-analysis. Anesth Analg 2011 ; 112 : 1019-33.
16) 循環器病の診断と治療に関するガイドライン（2009年合同研究班報告）．循環器超音波検査の適応と判読ガイドライン（2010年改訂版）．
http://www.j-circ.or.jp/guideline/pdf/JCS2010yoshida.d.pdf
17) 循環器病の診断と治療に関するガイドライン（2010年合同研究班報告）．虚血性心疾患に対するバイパスグラフトと手術術式の選択ガイドライン（2011年改訂版）．
http://www.j-circ.or.jp/guideline/pdf/JCS2011_ochi_h.pdf
18) Bapoje SR, Whitaker JF, Schulz T, et al. Preoperative evaluation of the patient with pulmonary disease. Chest 2007 ; 132 : 1637-45.
19) Colice GL, Shafazand S, Griffin JP, et al. Physiologic evaluation of the patient with lung cancer being considered for resectional surgery : ACCP evidence-based clinical practice guidelines (2nd edition). Chest 132 ; 161S-77S.

（廣瀬　宗孝）

II. 術前評価・管理と予後予測

3 高齢者のリスク評価と手術予後

A 高齢者特有のリスクと予後

はじめに

　現在では，内視鏡視下手術に代表される低侵襲手術の進歩，適切な術前管理，麻酔関連薬の開発，麻酔管理技術の進歩などにより，多くの高齢者が手術を受けるようになった。高齢者では，加齢により臓器機能の予備力が進行的に失われ，安全限界が低下し，周術期の合併症・死亡率のリスクは増大するといわれている。90歳以上の患者795人を検討した報告によると，術後48時間以内に9.4％の患者で重篤な合併症が生じ，死亡率は1.6％である[1]。高齢者特有のリスクとして，加齢，加齢に伴う各臓器機能の進行的低下と関連する疾患，緊急手術，手術の内容が大きく予後に関係する。

加齢によるリスク

　過去の報告から，周術期の合併症は年齢に関係すると考えられている[2]。特に超高齢者ではそのリスクが高く，死亡率は年齢とともに増加する。90歳以上の大腿骨頸部骨折手術の術後は，若年者に比べて入院中に死亡率が高い[3]。また，65歳以上の手術後の初期の死亡率は高く，緊急手術，75歳以上，ASA（American Society of Anesthesiologists）physical status 4～5，大手術の場合は特に死亡率が高いことが示されている[4]。

現病および既往症によるリスク

　年齢は手術リスクの予測因子であるが，年齢の増加とともに慢性疾患の頻度と重症度が増加し，各臓器の予備能が低下してくるので，術前のASA physical statusの身体的状況や合併症の有無が予後に大きく関係してくる。70歳以上の非心臓手術患者を対象にした報告によると，21％の患者で1つ以上の重篤な合併症が生じ，術後の死亡率は

表1 術後合併症の術前・術中の予測因子

Postoperative event	Preoperative and intraoperative predictors
Death	Emergency surgery History of PTCA Preoperative wheezing Use of invasive monitor
Adverse cardiac event	ASA class ≧ 3 Signs of heart failure
Adverse pulmonary event	Emergency surgery History of heart failure Use of invasive monitor
Adverse neurologic event	From nursing home Function status ≧ 3 Intraoperative tachycardia Use of invasive monitor

(Leung JM, Dzankic S. Relative importance of preoperative health status versus intraoperative factors in predicting postoperative adverse outcomes in geriatric surgical patients. J Am Geriatr Soc 2001 ; 49 : 1080-5 より引用)

3.7％と低いが，緊急手術，経皮的冠動脈形成術（percutaneous transluminal coronary angioplasty：PTCA）の既往などは死亡のリスクを高め，ASA physical status ≧ 3，心不全の徴候などは，術後心合併症発症のリスクを高める（表1）[5]。

高齢者特有の代表的な疾患のリスクと予後について，以下に述べる。

1 心血管系リスク

75～84歳の患者の中で，男性の19％，女性の12％がなんらかの心血管系の疾患を持っている[6]。非心臓手術を受ける患者で心筋梗塞など周術期の心合併症が生じる頻度は1.1％であり[7]，80歳の心血管系合併症の頻度は，50歳以下の2.6％に比べて，16.7％と高値である[8]。心血管系の合併症を持つ70歳以上の高齢者の非心臓手術における6カ月死亡率は高い[9]。

β遮断薬は周術期心筋梗塞の発症リスクを減少させるといわれてきたが，非心臓手術のための周術期心筋虚血・梗塞発症の予防効果としては多くの議論がある。POISE（perioperative ischemic evaluation）study では，メトプロロール投与で脳卒中頻度が上昇し，死亡率も上昇したことが報告されている[10]。Poldermans ら[11]は，周術期のβ遮断薬は少量から開始し，血行動態を厳密に管理しながら投与量を調節すれば，合併症を増加させることなく，心筋保護効果が期待できるとしている。

また，術前の心不全は周術期合併症の主要なリスク因子であるとされている[12]。それ以外に，高齢者においては，術中の遷延する低血圧は1年死亡率の予測因子でもあるので[13]，術中の低血圧の時間を短縮させることが重要である。

高齢者では心血管系の評価が特に重要となるので，"心血管系評価・管理ガイドライ

ン"で以下の5つのステップに従って評価し，麻酔管理を検討する[14]。

① 緊急手術かどうか
② 活動性の心疾患かどうか
　不安定狭心症，最近の心筋梗塞があったかどうか，非代償性心不全，重大な不整脈，重大な弁疾患（高度大動脈弁狭窄，症候性僧帽弁狭窄症など）
③ 術式のリスク分類
　・高度リスク（大動脈またはほかの主な動脈の手術，末梢血管手術）
　・中等度リスク（腹腔内・胸腔内の手術，頸動脈血管内膜切除術，頭頸部手術，脳外科・整形外科手術，肝・腎移植，前立腺手術）
　・低リスク（乳房手術，歯科手術，眼科・婦人科・整形外科・内視鏡・体表面上の手術，外来手術）
④ 身体機能によるリスク評価
　4METs（metabolic equivalent）以上あるかどうか
⑤ 5つのクリニカル・リスクファクター
　虚血性心疾患，代償性心不全または心不全の既往，脳血管障害の既往，糖尿病，腎障害

2 呼吸器系リスク

術後の肺合併症は，80歳以上では10.2％に見られ[15]，65歳以上の患者の周術期死亡の40％で見られる[16]。術後の肺合併症は，無気肺，肺炎，呼吸不全，慢性肺疾患の増悪で，罹病率・死亡率・入院期間に影響を与える。高齢者の非心臓手術における術後の肺合併症を減少させるには，慢性閉塞性肺疾患（chronic obstructive pulmonary disease：COPD），60歳以上，ASA physical status 2以上，うっ血性心不全，3時間以上の手術，腹部・胸部手術，大動脈置換術，全身麻酔，緊急手術などのリスク因子を見つけ出し，治療戦略を立てることが重要である。インセンティブ・スパイロメトリーや深呼吸などはリスク軽減に役立つ[17]。

また，喫煙もリスク因子であるほか，最近では肺高血圧症や睡眠時無呼吸症候群もリスク因子であると報告されている[18]。

3 腎リスク

70歳以上の患者において，術前の腎機能障害は術後の6カ月死亡率のリスク因子で[19]，術後急性腎障害の発症は長期の生存率を低下させる[20]。術後急性腎障害の発症頻度は1.1～17％で[21]，その死亡率は64～83％と予後が悪い[22]。

術前管理として，適切な循環血液量を確保し，低血圧を避け，腎毒性物質および造影剤の使用を避け，腎保護に努める。

4 内分泌系リスク

70歳以上の12〜15％の患者が糖尿病を合併していて，糖尿病の罹患期間が長いと，微小血管障害，腎症，冠動脈疾患が増加する[23]。糖尿病性腎症は誤嚥や起立性低血圧リスクを増加させ，術後のうっ血性心不全のリスク因子でもある[24]。さらに，術後認知障害（postoperative cognitive dysfunction：POCD）の発症とも関連している[25]。

5 栄養系リスク

低栄養状態は高齢者によく見られ，65歳以上の外来患者の9〜15％に，入院患者の12〜50％に見られる[26]。低栄養状態は，肺炎，長期間の人工呼吸，創部感染の遷延，敗血症，30日死亡率を増加させる周術期のリスク因子でもある[27]。

6 精神・神経系リスク

POCDとせん妄は高齢者によく見られる。POCDは数週間から数カ月続き，はっきりしないこともあるが，術後せん妄は臨床的には診断されやすい。

非心臓手術後の認知障害は合併症・死亡率を増加させる。はっきりとした原因は解明されていないが，高齢，代謝性の問題，以前の心血管系の疾患などが関係しているといわれている[28]。

一方，周術期のせん妄は，入院費用の増大，入院期間の増加，合併症，回復の遅れなどに関係する[29]。大腿骨頸部骨折患者の35〜65％に生じる[30]。

今後，ますます高齢者の手術が増加する現状では，POCDやせん妄を引き起こす高齢者のリスク因子とその管理が重要となってくる。

手術によるリスク

1 緊急手術

非心臓手術を行う高齢者では，緊急手術は手術の種類よりむしろ術後合併症発症のリスク因子となる[5]。術前の各臓器の予備能が少なく，合併症の重症度が高いと，手術予後に大きな影響を及ぼす。

2 手術術式

手術術式によって，高齢者の手術死亡率が大きく変わる[1,2]。非心臓手術を行う患者

表2 心血管系リスクに関連する手術術式

Low risk	Intermediate risk	High risk
Breast	Abdominal	Aortic surgery and major vascular surgery
Dental	Carotid	Peripheral vascular surgery
Endocrine	Peripheral arterial angioplasty	
Eye	Endovascular aneurysm repair	
Gynaecological	Head and neck surgery	
Reconstructive	Major neurologic / orthopaedic	
Minor orthopaedic	Pulmonary renal / liver transplant	
Minor urologic	Major urologic	

(Hoeks SE, Poldermans D. European Society of Cardiology 2009 guidelines for preoperative cardiac risk assessment and perioperative cardiac management in noncardiac surgery : key messages for clinical practice. Pol Arch Med Wewn ; 120 : 294-9 より引用)

の心血管系評価に関するガイドラインでは，手術リスクを低リスク・中等度リスク・高度リスクに分類している（表2)[31]。

まとめ

予後に関係する高齢者特有のリスクを，加齢，合併症を含めた各臓器・疾患リスク，手術術式リスクなどの観点から評価し，術前の準備・管理を行い，術中の麻酔方法や術後鎮痛を含めた術後管理を行い，予後を改善する方策を取ることが重要である。

■参考文献

1) Hosking MP, Warner MA, Lobdell CM, et al. Outcomes of surgery in patients 90 years of age and older. JAMA 1989 ; 261 : 1909-15.
2) Finlayson EV, Birkmeyer JD. Operative mortality with elective surgery in older adults. Eff Clin Pract 2001 ; 4 : 172-7.
3) Shah MR, Aharonoff GB, Wolinsky P, et al. Outcome after hip fracture in individuals ninety years of age and older. J Orthop Trauma 2001 ; 15 : 34-9.
4) Edwards AE, Seymour DG, McCarthy JM, et al. A 5-year survival study of general surgical patients aged 65 years and over. Anaesthesia 1996 ; 51 : 3-10.
5) Leung JM, Dzankic S. Relative importance of preoperative health status versus intraoperative factors in predicting postoperative adverse outcomes in geriatric surgical patients. J Am Geriatr Soc 2001 ; 49 : 1080-5.
6) Carroll K, Majeed A, Firth C, et al. Prevalence and management of coronary heart disease in primary care : population-based cross-sectional study using a disease register. J Public Health Med 2003 ; 25 : 29-35.
7) Kheterpal S, O'Reilly M, Englesbe MJ, et al. Preoperative and intraoperative predictors of cardiac adverse events after general, vascular, and urological surgery. Anesthesiology

2009 ; 110 : 58-66.
8) Pedersen T, Eliasen K, Henriksen E. A prospective study of risk factors and cardiopulmonary complications associated with anaesthesia and surgery : risk indicators of cardiopulmonary morbidity. Acta Anaesthesiol Scand 1990 ; 34 : 144-55.
9) Naughton C, Feneck RO. The impact of age on 6-month survival in patients with cardiovascular risk factors undergoing elective non-cardiac surgery. Int J Clin Pract 2007 ; 61 : 768-76.
10) Devereaux PJ, Yang H, Yusuf S, et al. Effects of extended-release metoprolol succinate in patients undergoing non-cardiac surgery (POISE trial) : a randomised controlled trial. Lancet 2008 ; 371 : 1839-47.
11) Poldermans D, Schouten O, van Lier F, et al. Perioperative strokes and beta-blockade. Anesthesiology 2009 ; 111 : 940-5.
12) Hammill BG, Curtis LH, Bennett-Guerrero E, et al. Impact of heart failure on patients undergoing major noncardiac surgery. Anesthesiology 2008 ; 108 : 559-67.
13) Bijker JB, van Klei WA, Vergouwe Y, et al. Intraoperative hypotension and 1-year mortality after noncardiac surgery. Anesthesiology 2009 ; 111 : 1217-26.
14) Fleisher LA, Beckman JA, Brown KA, et al. 2009 ACCF/AHA focused update on perioperative beta blockade incorporated into the ACC/AHA 2007 guidelines on perioperative cardiovascular evaluation and care for noncardiac surgery. J Am Coll Cardiol 2009 ; 54 : e13-e118.
15) Pedersen T, Eliasen K, Henriksen E. A prospective study of risk factors and cardiopulmonary complications associated with anaesthesia and surgery : risk indicators of cardiopulmonary morbidity. Acta Anaesthesiol Scand 1990 ; 34 : 144-55.
16) Sprung J, Gajic O, Warner DO. Review article : age related alterations in respiratory function - anesthetic considerations. Can J Anaesth 2006 ; 53 : 1244-57.
17) Qaseem A, Snow V, Fitterman N, et al. Risk assessment for and strategies to reduce perioperative pulmonary complications for patients undergoing noncardiothoracic surgery : a guideline from the American College of Physicians. Ann Intern Med 2006 ; 144 : 575-80.
18) Smetana GW, Conde MV. Preoperative pulmonary update. Clin Geriatr Med 2008 ; 24 : 607-24.
19) Naughton C, Feneck RO. The impact of age on 6-month survival in patients with cardiovascular risk factors undergoing elective non-cardiac surgery. Int J Clin Pract 2007 ; 61 : 768-76.
20) Manku K, Bacchetti P, Leung JM. Prognostic significance of postoperative in-hospital complications in elderly patients. I. Long-term survival. Anesth Analg 2003 ; 96 : 583-9.
21) Abelha FJ, Botelho M, Fernandes V, et al. Determinants of postoperative acute kidney injury. Crit Care 2009 ; 13 : R79.
22) Jones DR, Lee HT. Perioperative renal protection. Best Pract Res Clin Anaesthesiol 2008 ; 22 : 193-208.
23) Bettelli G. Preoperative evaluation in geriatric surgery : comorbidity, functional status and pharmacological history. Minerva Anestesiol 2011 ; 77 : 637-46.
24) Charlson ME, MacKenzie CR, Gold JP, et al. Risk for postoperative congestive heart failure. Surg Gynecol Obstet 1991 ; 172 : 95-104.
25) Luchsinger JA, Reitz C, Patel B, et al. Relation of diabetes to mild cognitive impairment. Arch Neurol 2007 ; 64 : 570-5.
26) Rosenthal RA. Nutritional concerns in the older surgical patient. J Am Coll Surg 2004 ; 199 : 785-91.

27) Katlic MR. Consider surgery for elderly patients. CMAJ 2010；182：1403-4.
28) Aubrun F, Gazon M, Schoeffler M, et al. Evaluation of perioperative risk in elderly patients. Minerva Anestesiol；78：605-18.
29) Dasgupta M, Dumbrell AC. Preoperative risk assessment for delirium after noncardiac surgery：a systematic review. J Am Geriatr Soc 2006；54：1578-89.
30) Marcantonio ER, Flacker JM, Wright RJ, et al. Reducing delirium after hip fracture：a randomized trial. J Am Geriatr Soc 2001；49：516-22.
31) Hoeks SE, Poldermans D. European Society of Cardiology 2009 guidelines for preoperative cardiac risk assessment and perioperative cardiac management in noncardiac surgery：key messages for clinical practice. Pol Arch Med Wewn 2010；120：294-9.

〔植木　正明〕

II. 術前評価・管理と予後予測

3 高齢者のリスク評価と手術予後

B 全身麻酔と区域麻酔の予後比較

はじめに

　100年以上の前なら，50歳以上の患者に全身麻酔を施行することは禁忌とされていた時代である．現在では薬理学，手術手技，麻酔技術・管理の進歩などにより，50歳以上の高齢者が手術を受けるようになってきた．さまざまな合併症を持つ高齢者の手術の目的は，少なくとも術前の状態に戻すことである．多くの周術期合併症は手術に関連するストレスから発症するので，麻酔方法によりストレスを軽減する方法が模索されてきた．

　1997年には，区域麻酔が全身麻酔より，より安全であるという理論的な根拠が，CarliとHallidayによって報告された[1]．彼らは，術中0.75％ブピバカインによる胸髄T3～仙髄S5レベルまでのブロックと，術後0.25％ブピバカインの48時間の持続投与を行う硬膜外麻酔併用全身麻酔は，全身麻酔単独より，ストレスフリー状態を作ると提唱した．その後，硬膜外併用全身麻酔の選択が増加した．

　また，短時間作用性の麻薬性鎮痛薬であるレミフェンタニルの導入により，レミフェンタニルによる全身麻酔が増加してきたが，その短時間作用性のために術後鎮痛方法がさらに重要視されるようになった．近年では，周術期の抗凝固療法を受ける患者が多く，区域麻酔の使用が躊躇される場合がある．また，最近では，エコーガイド下による神経ブロックが使用されるようになり，麻酔方法の選択が変化してきた．

高齢者の周術期の罹病率と死亡率

　加齢とともに慢性疾患の頻度と重症度が増加し，各臓器の予備能が低下してくるので，周術期の罹病率と死亡率は年齢とともに増加する．現在，周術期死亡率は1/25万といわれるが，6万5,595人からなるメディケアの患者の研究では，一般外科または整形外科手術を受ける患者の周術期合併症は約40％にも上るとの報告がある[2]．

麻酔関連合併症の一つに低体温症がある。硬膜外麻酔併用全身麻酔で多く[3]，体温が1～3℃低下すると，高齢者では術後の心筋虚血や頻脈の発生頻度が増加する[4]。麻酔関連外科的合併症では，下肢の血管手術を全身麻酔で受ける患者は，硬膜外麻酔で受ける患者より，再手術（再グラフト置換術，血栓除去術，切断術）が多く[5]，その機序に手術ストレスに誘発される過凝固状態が関与している。

区域麻酔と全身麻酔のリスク比較

1 麻酔方法による予後の変化

1970年代後半から80年代，区域麻酔は全身麻酔より，安全であると思われていた。McLarenら[6]は，股関節手術において，全身麻酔は脊髄くも膜下麻酔より，28日死亡率が4倍高いと報告した（表1）。また，ハイリスク患者での死亡率に差はなかったが，全身麻酔のほうが，硬膜外併用全身麻酔より，術後合併症の頻度が高い[7]。1987年，術後24時間死亡率の検討によると，すべての死亡の40%で不適切な術前管理があったとの報告があり[8]，予後に影響を与えた可能性がある。区域麻酔では，術前の循環血液量の低下は禁忌となるが，うっ血性心不全の既往のある患者には選択される場合もある。

90年代後半になると，膝関節手術において，脊髄くも膜下麻酔での14日死亡率は3%，全身麻酔の死亡率は7%[9]で，術後心血管系・脳血管系合併症，認知障害などに差はなかった。また，周術期の血行動態を安定化させ，術後に同じ鎮痛管理を行うと，下肢血管手術での全身麻酔と区域麻酔とでは，死亡率や罹病率に差はなかった[10]。

2000年代に入って，股関節手術において，全身麻酔と区域麻酔の比較で予後について検討した報告によると，区域麻酔はより術後鎮痛，モルヒネの消費量，悪心・嘔吐を減少させるが，患者の死亡率，心血管系合併症発症率，深部静脈血栓症・肺塞栓の発症率，手術時間などを減少させることの十分なエビデンスは存在しないと結論づけている[11]。

現在の術前管理では，十分な酸素化・換気，腸管の疾患や敗血症，出血による循環血

表1　死亡率（区域麻酔 vs. 全身麻酔，股関節手術）

文献	年	患者数	患者年齢	全身（general）	区域（regional）
				28日死亡率（%）	
McLaren[6]	1982	116	76	28	7
				14日死亡率（%）	
Fahmy[9]	1998	450		7	3

（McLaren AD. Mortality studies. A review. Reg Anesth 1982；7（suppl）：172／Fahmy N. Does anesthesia influence the outcome of femoral neck fractures in the elderly? Anesthesiology 1998；89：A819に基づき筆者作成）

液量低下の患者への適正な血管内容量の保持，うっ血性心不全によるうっ血に対する血管内容量の適正化，血圧・心拍数・心拍出量の正常化などが行われ，麻酔方法による予後は変化してきている。

2 年代により全身麻酔と区域麻酔との予後に差が生じた理由

1970年代後半から80年代と90年代以降において，全身麻酔と区域麻酔との予後に差が生じた理由はいくつかある。

a. 術後管理と鎮痛

術後管理方法の改善は，全身麻酔および区域麻酔後の合併症を減少させることができる。区域麻酔の長所は，術後鎮痛としてそのまま利用できることにある。しかし，術後狭心症の発症は，術後硬膜外鎮痛が終了し，経口の鎮痛薬に切り替わったときに増加するとの報告がある[12]。一方，大腸手術後の塩酸モルヒネとブピバカインによる下部胸部硬膜外鎮痛は，塩酸モルヒネによる静脈内 PCA（patient-controlled analgesia）より，イレウスの頻度が低いとの報告もある[13]。

b. 術中因子

現在の麻酔は1980年代に比べて，以下の4つの特徴がある[14]。

- β遮断薬の積極的使用
- 術中の積極的加温による体温の維持
- 手術前の予防的抗菌薬の使用
- 低いヘマトクリットの許容（輸血開始基準の見直し）

β遮断薬の中断は，ストレスのかかる状況下で，無症候性の心筋虚血の増加と関係がある[15]。区域麻酔より全身麻酔では，患者はより高血圧や頻脈になるので，全身麻酔時のβ遮断薬の使用は予後を改善する。また，患者の体温保持ができていると，循環動態も変化を来すようになるので，体温維持は全身麻酔時の予後を改善する。一方，区域麻酔の利点の一つに出血量の減少がある。しかし，近年，患者の許容できる輸血開始ヘモグロビン値（Hb 7〜8 g/dl）が低下してきているので，必ずしも輸血量の低下につながっていないともいえる。

c. 区域麻酔中の鎮静

区域麻酔中，以前は患者は意識があったが，最近では鎮静されていることが多い。脊髄くも膜下麻酔や硬膜外麻酔は，静脈麻酔薬による鎮静の感受性を増加させる。脊髄くも膜下麻酔をしない患者への静脈麻酔薬による鎮静と比較して，脊髄くも膜下麻酔中の患者では，意識消失に必要なミダゾラムの量は半分で済む[16]。プロポフォールでも同様の報告があり，区域麻酔が静脈麻酔薬による鎮静と併用して行われるようになった近年，

全身麻酔と区域麻酔の予後については再評価が必要かもしれない。

d. 全身麻酔法の改善

ラリンジアルマスクの導入と短時間作用性で持続投与が可能なプロポフォールの使用が，全身麻酔時のストレスの軽減に役立っている。欧米では，脊髄くも膜下麻酔に比べて，全身麻酔後の疼痛スコアは少し高いが，プロポフォール，デスフルラン，フェンタニルによる全身麻酔は高齢者で推奨されている[17]。さらに，短時間作用性のレミフェンタニルの導入により，術中の十分な鎮痛が可能となっている。

e. 区域麻酔中の循環動態管理

高齢者の脊髄くも膜下麻酔や硬膜外麻酔では，血管内容量の再分布による低血圧に陥りやすいので，脊髄くも膜下麻酔や硬膜外麻酔時に普段の血圧の20％の変動内に術中の血圧を維持するようにいわれ，予防的容量負荷や適正な昇圧薬の使用による再評価が行われている。高血圧や心不全のない冠動脈疾患を持つ65歳の患者で，硬膜外麻酔中の左室駆出率は，平均血圧が102 mmHgより79 mmHgのほうが高い[18]。血圧の維持にアドレナリンを使用すると左室駆出率を悪化させるので，区域麻酔中の血行動態をどのように管理するかは議論の余地がある。

脊髄くも膜下麻酔後の低血圧予防のために，高齢者に8〜15 ml/kgの容量負荷が行われている[19]が，時に脊髄くも膜下麻酔や硬膜外麻酔時の過剰な容量負荷がかえって狭心症や心不全の悪化などに関連するとの報告もあり[5]，議論の余地がある。

f. 区域麻酔の失敗

区域麻酔を失敗すると，手術ができなくなるばかりか，予後に大きく関係する可能性がある。区域麻酔の失敗は3つの要素から成る。第1に，適切な場所に局所麻酔薬が注入できない。第2に，局所麻酔薬が適切な場所に注入できたにもかかわらず，ブロックが不完全か，できない。第3に，局所麻酔薬の作用時間以上に手術が長引く。

高齢者を対象とする大規模研究で，脊髄くも膜下麻酔および硬膜外麻酔が失敗する頻度は5％，10％で，不十分な区域麻酔を経験した患者の心血管系の合併症は増加した[14]。不十分な区域麻酔を受けた患者では，入院中の死亡率が増加し，周術期の心筋梗塞やうっ血性心不全への進展が増える（表2）[20]。脊髄くも膜下麻酔でも硬膜外麻酔でも，効果が不十分なまま手術を行うより，全身麻酔に切り替えるほうが患者の予後が良い場合もあるので，区域麻酔の効果が不十分なときは，全身麻酔に切り替える判断が必要である。

まとめ

現在の臨床では，高齢者において全身麻酔と区域麻酔とでは死亡率や主要な罹病率に有意差はない。しかし，区域麻酔が全身麻酔より有益な場合がある。第1に，末梢神経ブロックは全身麻酔より，股関節手術での深部静脈血栓症の頻度を減少させる。これは，

表2 下肢血管手術における心血管系予後

Outcome	Anesthesia	%
Death	General	2.7
	Successful regional	1.5
	Inadequate regional	19.4
Non-fatal myocardial infarction	General	116
	Successful regional	3.6
	Inadequate regional	4.9
New or unstable angina	General	6.3
	Successful regional	8.4
	Inadequate regional	9.4
Congestive heart failure	General	7.1
	Successful regional	8.9
	Inadequate regional	15.6

(Bode RH, Jr., Lewis KP, Zarich SW, et al. Cardiac outcome after peripheral vascular surgery. Comparison of general and regional anesthesia. Anesthesiology 1996；84：3-13より引用)

下肢の静脈灌流量の増加やストレス反応の抑制が関与している[21]。しかし，近年，抗凝固療法を受けている患者も多く，区域麻酔が禁忌となる場合もしばしばある。第2に，出血量を減少させる可能性がある。第3に，術後の認知機能障害が少ない。第4に，区域麻酔では必ずしも気管挿管を必要としないので，患者自身の自発呼吸により肺機能が維持できるため，低酸素症のリスクが低い可能性がある。しかし，肺合併症に関しては不明である。

高齢者への麻酔方法の選択は，患者の全身状態，合併症の有無，手術方法，術後の鎮痛必要性などを考慮して決定されるが，区域麻酔か全身麻酔か，麻酔方法の決定には以下の点を考慮して行う方法も推奨されているので，参考までに挙げておく[12]。

①どの麻酔方法が，術前の合併症や手術方法に関連して，より安全か？
②適切な臨床研究がなければ，理論的（個人の臨床経験でも）にどちらの方法が推奨されるか？
③安全性が同等なら，より費用が安いのはどの方法か？
④安全性と費用が同等なら，患者はどちらの麻酔方法を好むか？
⑤安全性と費用と患者の好みが同等なら，麻酔科医自身，どちらを好むか？

■参考文献

1) Carli F, Halliday D. Continuous epidural blockade arrests the postoperative decrease in muscle protein fractional synthetic rate in surgical patients. Anesthesiology 1997；86：1033-40.
2) Silber JH, Kennedy SK, Koziol LF, et al. Do nurse anesthetists need medical direction by anesthesiologists? Anesthesiology 1998；89：A1184.
3) Frank SM, Shir Y, Raja SN, et al. Core hypothermia and skin-surface temperature gradients. Epidural versus general anesthesia and the effects of age. Anesthesiology 1994；80：

502-8.

4) Frank SM, Beattie C, Christopherson R, et al. Unintentional hypothermia is associated with postoperative myocardial ischemia. The Perioperative Ischemia Randomized Anesthesia Trial Study Group. Anesthesiology 1993 ; 78 : 468-76.
5) Christopherson R, Beattie C, Frank SM, et al. Perioperative morbidity in patients randomized to epidural or general anesthesia for lower extremity vascular surgery. Perioperative Ischemia Randomized Anesthesia Trial Study Group. Anesthesiology 1993 ; 79 : 422-34.
6) McLaren AD. Mortality studies. A review. Reg Anesth 1982 ; 7 (suppl) : 172.
7) Yeager MP, Glass DD, Neff RK, et al. Epidural anesthesia and analgesia in high-risk surgical patients. Anesthesiology 1987; 66 : 729-36.
8) Holland R. Anaesthetic mortality in New South Wales. Br J Anaesth 1987 ; 59 : 834-41.
9) Fahmy N. Does anesthesia influence the outcome of femoral neck fractures in the elderly? Anesthesiology 1998 ; 89 : A819.
10) Auroy Y, Narchi P, Messiah A, et al. Serious complications related to regional anesthesia: results of a prospective survey in France. Anesthesiology 1997 ; 87 : 479-86.
11) Macfarlane AJ, Prasad GA, Chan VW, et al. Does regional anaesthesia improve outcome after total hip arthroplasty? A systematic review. Br J Anaesth 2009 ; 103 : 335-45.
12) Garnett RL, MacIntyre A, Lindsay P, et al. Perioperative ischaemia in aortic surgery: combined epidural/general anaesthesia and epidural analgesia vs general anaesthesia and i.v. analgesia. Can J Anaesth 1996 ; 43 : 769-77.
13) Liu SS, Carpenter RL, Mackey DC, et al. Effects of perioperative analgesic technique on rate of recovery after colon surgery. Anesthesiology 1995 ; 83 : 757-65.
14) Roy RC. Choosing general versus regional anesthesia for the elderly. Anesthesiol Clin North America 2000 ; 18 : 91-104.
15) Rozanski A, Bairey CN, Krantz DS, et al. Mental stress and the induction of silent myocardial ischemia in patients with coronary artery disease. N Engl J Med 1988 ; 318 : 1005-12.
16) Ben-David B, Vaida S, Gaitini L. The influence of high spinal anesthesia on sensitivity to midazolam sedation. Anesth Analg 1995 ; 81 : 525-8.
17) Fredman B, Zohar E, Philipov A, et al. The induction, maintenance, and recovery characteristics of spinal versus general anesthesia in elderly patients. J Clin Anesth 1998 ; 10 : 623-30.
18) Badner NH, Knill RL, Brown JE, et al. Myocardial infarction after noncardiac surgery. Anesthesiology 1998 ; 88 : 572-8.
19) Buggy DJ, Power CK, Meeke R, et al. Prevention of spinal anaesthesia-induced hypotension in the elderly : i.m. methoxamine or combined hetastarch and crystalloid. Br J Anaesth 1998 ; 80 : 199-203.
20) Bode RH, Jr., Lewis KP, Zarich SW, et al. Cardiac outcome after peripheral vascular surgery. Comparison of general and regional anesthesia. Anesthesiology 1996 ; 84 : 3-13.
21) Mauermann WJ, Shilling AM, Zuo Z. A comparison of neuraxial block versus general anesthesia for elective total hip replacement : a meta-analysis. Anesth Analg 2006 ; 103 : 1018-25.

〈植木　正明〉

II. 術前評価・管理と予後予測

3 高齢者のリスク評価と手術予後

C 高齢者に多い術前合併症とその管理

はじめに

加齢とともに現れてくる臓器機能の低下から，高齢者にはさまざまな身体的・精神的症状があり，老年症候群ともいわれている。老年症候群には複数の原因があり，いくつかの器官系に症状が見られる[1]。老年症候群の症状として，視力や聴力に関連した症状，膀胱に関連した症状，めまい，転倒，せん妄，認知症などがある。このような症候群を含め，高齢者に多い術前合併症とその管理を以下に概説する。

認知症（認知障害）

年齢とともに認知症が進んでいき，認知機能，行動，健康状態などに変化が生じる。術前に認知障害があるかどうかを調べることは重要である。認知障害が認知症によるものか，それ以外の抑うつ，正常圧水頭症，慢性硬膜下血腫，慢性薬物中毒，ホルモン異常などによるものかを鑑別する。認知障害が認知症によるもの以外では，その治療を行う。

認知症を正しく診断することは必ずしも容易ではないが，mini mental state examination（MMSE）を利用して認知状態を検査することも重要である。MMSEは，見当識，記憶，計算，注意力，言語機能，構成能力について見ている。

術前に認知障害があると，術後のリハビリテーションの転機不良[2]，術後の死亡率増加を伴う[3]。しかも，認知症によるものであると，術前の治療は難しい。また，全身麻酔が術後の認知症の進行を助長するかどうかは議論の余地がある。術前の認知症（認知障害）が重要なのは，術後せん妄発症の予測因子であるからである[4]。

高齢者特有の術後合併症である術後せん妄や認知障害については別章で述べられるので，ここでは，術後せん妄の術前危険因子を説明する。表は，Marcantonioら[5]が挙げている術後せん妄の術前危険因子である。術後せん妄の術前管理は，療養環境を可能な

表　術後せん妄の術前危険因子

Preoperative predictors
≧ 70　years
Poor cognitive status
Poor functional status
Alcohol abuse
Abnormalities of serum sodium, potassium, or glucose
Noncardiac thoracic surgery

（Marcantonio ER, Goldman L, Mangione CM, et al. A clinical prediction rule for delirium after elective noncardiac surgery. JAMA 1994；271：134-9 より引用）

かぎり日常に近づける努力が第一である。そのほかに，危険因子である栄養状態の改善による低アルブミン値や電解質異常の補正，疼痛の緩和も術前準備としてできることである。

骨粗鬆症

　加齢は筋骨格筋系にも影響を及ぼす。骨粗鬆症は低骨量と骨組織の微細構造の異常を特徴とし，骨の脆弱性が増大し，骨折の危険が増加する疾患で，年々患者が増加している。40 〜 79 歳での骨粗鬆症の発症頻度は男性で約 0.6％，女性で 2.3％であるとの報告もある。骨粗鬆症では，椎体，前腕骨，大腿骨近位部などの骨折が生じやすい。中でも大腿骨近位部骨折は単に移動能力や生活機能を低下させるだけでなく，死亡率を上昇させる。その発症リスク因子は，カルシウム不足，ビタミン D または K 不足，エストロゲン欠乏，喫煙，アルコールの過剰摂取，がん，寝たきりなどである。

　その予防としては，骨量減少患者を早期にスクリーニングして，骨量のさらなる減少を食い止め，骨量がすでに著しく低下している高齢者においては，適切な運動と十分なカルシウムおよびビタミン D の摂取を勧める。骨量の維持とともに転倒防止が重要である。女性においては閉経後急速に骨量が減少するので，ホルモンの補充療法も効果的である。術前に四肢の可動域を確認して，無理な術中体位を取らないようにすることも重要である。

変形性骨関節症

　65 歳以上の高齢者の半数以上は，無症状でも，X 線写真上は変形性骨関節症が認められる。特に高齢の女性に多い疾患である。リスク因子として，肥満，加齢，関節の外傷，感染などが挙げられている。好発部位は荷重がかかる関節，すなわち膝関節，股関

節，頸椎，腰仙骨などで，疼痛と骨関節の破壊が活動性の低下をもたらし，麻酔管理にも影響を与える。特に頸椎関節の可動制限や痛みは，喉頭鏡による挿管時には，喉頭展開での視野に影響を与える。ビデオ喉頭鏡，トラキライト™，気管支ファイバーなどの道具を使用して気管挿管を行い，頸椎損傷を予防することが重要である。

慢性閉塞性肺疾患

慢性閉塞性肺疾患（chronic obstructive pulmonary disease：COPD）も高齢者に見られる疾患である。喫煙が一番の環境リスク因子であり，喫煙で2.8倍もCOPDの発症頻度が増加する。術前評価には，スパイロメトリーと，COPDの病期分類および日常生活の状態評価であるヒュー・ジョーンズ分類を用いて行う。COPD病期分類Ⅲ以上，ヒュー・ジョーンズ分類Ⅲ以上は術後合併症の発症頻度が増加する。また，発症率は手術部位によって異なり，横隔膜から離れるとリスクは減少する。呼吸数は重症度とともに増加し，進行するとチアノーゼ，静脈圧の上昇，全身浮腫などが見られる。術前管理は，禁煙，肺理学療法，気管支拡張薬などによる薬物療法が中心である。

パーキンソン病

パーキンソン病は，脳内のドーパミン不足とアセチルコリンの相対的増加を病態とし，錐体外路系徴候（錐体外路症状）を示す進行性の脳変性疾患である。65歳以上の約6～8％に見られ，85歳以上の半数以上にパーキンソン病のなんらかの症状が見られる。年齢がそのリスク因子である。術前管理では，誤嚥の予防を心がける。治療薬のレボドパは排泄半減期が短く，換気に影響を与えることがあるので，術当日まで継続する。また，周術期は呼吸機能のモニタリングが重要である。

抑うつ

高齢者に抑うつ状態の患者は多い。抑うつは術後せん妄の発症[6]や入院期間[7]に影響を及ぼすので，可能なかぎり周術期にも抗うつ薬を継続するべきである。

栄養不良

高齢者の入院患者に栄養不良は15～26％で見られる[8]。術後の合併症発症率や死亡率が増加する[9]ので，術前の血液検査・身体所見から診断し，手術までに栄養状態の改善を図るべきである。

■参考文献

1) Hevesi ZG. Geriatric disorders. In: Hines RL, Marschall KE, editors. Stoelting's anesthesia and co-existing disease. 5th ed. Philadelphia：Churchill Livingstone；2008. p. 639-49.
2) Heruti RJ, Lusky A, Barell V, et al. Cognitive status at admission: does it affect the rehabilitation outcome of elderly patients with hip fracture? Arch Phys Med Rehabil 1999；80：432-6.
3) Bernstein GM, Offenbartl SK. Adverse surgical outcomes among patients with cognitive impairments. Am Surg 1991；57：682-90.
4) Dyer CB, Ashton CM, Teasdale TA. Postoperative delirium. A review of 80 primary data-collection studies. Arch Intern Med 1995；155：461-5.
5) Marcantonio ER, Goldman L, Mangione CM, et al. A clinical prediction rule for delirium after elective noncardiac surgery. JAMA 1994；271：134-9.
6) Berggren D, Gustafson Y, Eriksson B, et al. Postoperative confusion after anesthesia in elderly patients with femoral neck fractures. Anesth Analg 1987；66：497-504.
7) Holmes J, House A. Psychiatric illness predicts poor outcome after surgery for hip fracture：a prospective cohort study. Psychol Med 2000；30：921-9.
8) Azad N, Murphy J, Amos SS, et al. Nutrition survey in an elderly population following admission to a tertiary care hospital. CMAJ 1999；161：511-5.
9) Gibbs J, Cull W, Henderson W, et al. Preoperative serum albumin level as a predictor of operative mortality and morbidity：results from the National VA Surgical Risk Study. Arch Surg 1999；134：36-42.

〔植木　正明〕

III

麻酔管理

III. 麻酔管理

1 高齢者の臨床薬理学

はじめに

　社会の高齢化に伴い，高齢者を麻酔する機会が増えている。高齢者を麻酔するときには，個々の患者の残存臓器機能，身体的条件，合併する疾患，服用している薬物などさまざまな条件を考慮する必要があり，麻酔科医には広範な知識と技術が求められる。
　本項では，基本的な"加齢が薬物動態，薬力学に与える影響"について総論および各論に分けて解説する。高齢者では加齢以外の因子の影響も大きく，個体差が著しい。個々の患者に即した管理が必要である。

加齢による生理学的変化が薬物動態・薬力学に与える影響（図1）

　ある薬物の薬理作用を研究する方法は，薬物動態学と薬力学の2つの段階に分けて考えることができる。薬物が主要な作用を発現する臓器を目的臓器と呼ぶ（麻酔薬の場合

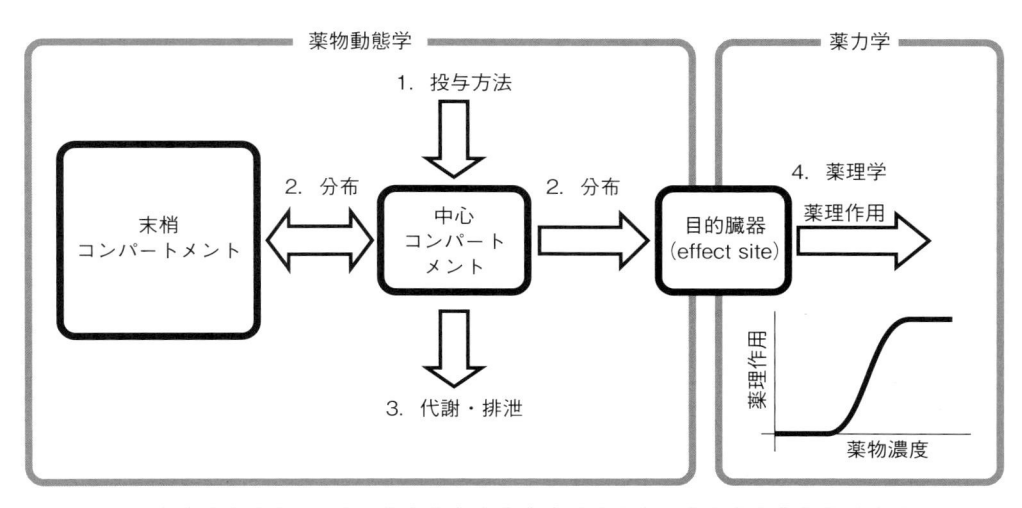

図1　薬物動態学と薬力学の関係
図中の番号は，本文の項目（見出し）番号と対応している。

は中枢神経）が，目的臓器内の薬物濃度について研究する領域を薬物動態学（pharmacokinetics）と呼ぶ。薬物が目的臓器に到達した後で，目的臓器内の濃度と薬理作用の強さの関係について研究する領域を薬力学（pharmacodynamics）と呼ぶ。この2つを連結して一度に検討する場合は，pharmacokinetic-pharmacodynamic modelling（PK/PDモデル）と呼んでいる。

薬物動態学では，投与方法（静注，経口，筋注など），分布（各コンパートメントの大きさやコンパートメント間の薬物の移動），代謝・排泄（薬物が血中から消失する速度，クリアランスという概念でまとめられる）などに分けて考える場合が多い。薬力学では，目的臓器内の薬物濃度と薬理作用の関係を示す曲線の特徴を評価に用いる場合が多く，この曲線が左方に移動することは，低濃度で作用が発現することを意味する。

総　論

1 投与方法

加齢により消化管運動が低下してくるため，経口薬の消化管からの吸収→血中濃度の上昇は遅くなる。麻酔関連薬物の多くは静脈内に投与するため，吸収過程は存在しないが，さまざまな薬物で心拍出量が低下すると作用発現が遅くなり，心拍出量が大きいと早くなることが報告されている。一般的に，加齢とともに心拍出量は低下するため，薬物の作用発現は遅くなる。

一例としてロクロニウムを取り上げる。筋弛緩薬ロクロニウムの作用発現には，心拍出量が影響を与える。β遮断薬投与時には作用発現が遅くなり，エフェドリン投与時には作用発現が早くなる[1]。Kuipersら[2]は，心拍出量とロクロニウムのk_{e0}（中心コンパートメントからeffect siteへロクロニウムが移動するときの速度定数）の間に正の相関があることを報告している。Adamusら[3]は，20〜40歳と60〜75歳の男女それぞれ4群間で0.6 mg/kgのロクロニウムを投与したときの効果発現時間を調べた。若い女性を基準とすると（75 sec），高齢女性では60%（120 sec），高齢男性では80%（135 sec），最大効果発現に時間を要した。スガマデクスの作用発現も同様に心拍出量に依存している[4]。

このように，静脈内に投与する薬物であっても，投与から目的臓器への移動には心拍出量の影響がある。高齢者では心拍出量の低下により，作用発現が遅くなる。

2 分布容積

薬物の広がる範囲を分布容積と呼ぶ。水溶性薬物では，薬物の性質と身体構造により大きさが決まる（図2）。一方，脂溶性薬物では，体重の数倍から時には数十倍の分布容積を持つ。

図2 分布容積

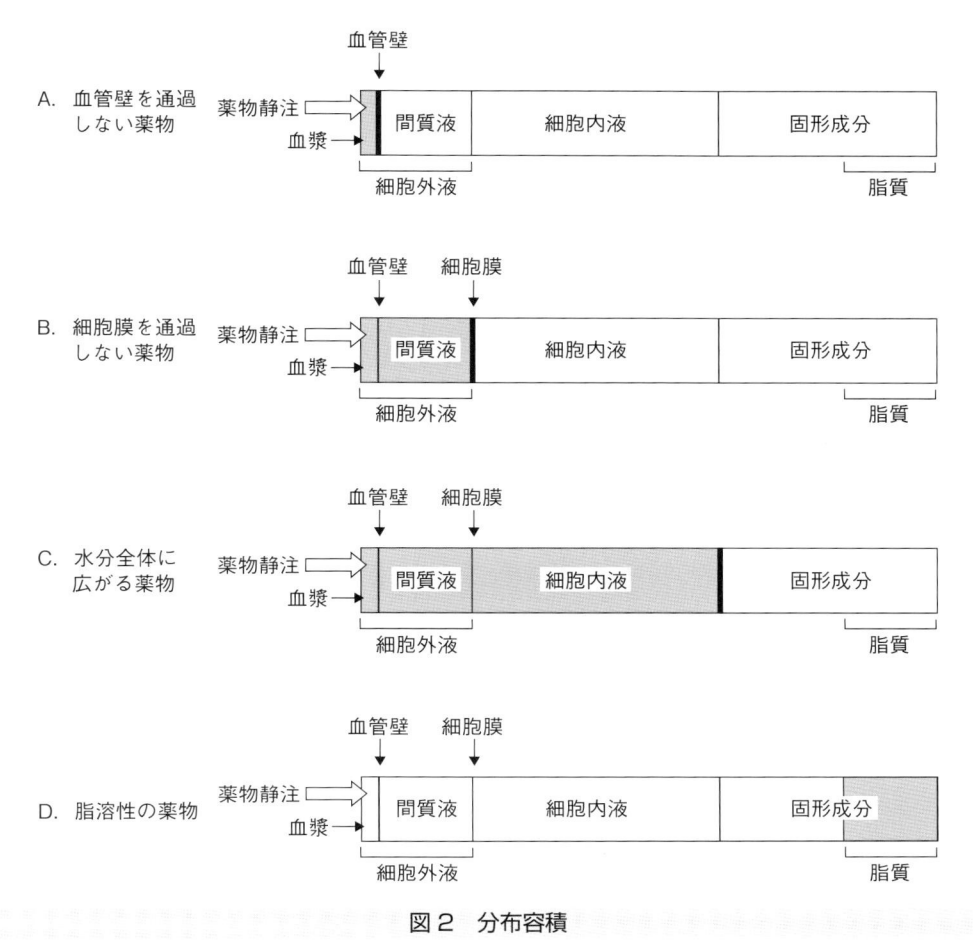

水溶性の薬物の場合，静注した薬物はその薬物の性質と身体の構成により分布容積が規定される。
A：血管壁を通過しない薬物では，分布が血管内に限定される。
B：血管壁は通過するが，細胞膜を通過して細胞内に移動することのない薬物の分布は細胞外液に限定される（多くの水溶性薬物）。
C：細胞内液まで広く分布する水溶性薬物。
D：脂溶性薬物。脂溶性薬物では速やかに脂肪成分に移動し，水分中にはごくわずかしか残存しない。

　加齢により身体構成成分には変化が生じる（図3）[5]。また，加齢により脂肪は増加する。男性では若齢者で脂肪は総体重の18％を占めるが，高齢男性では36％に増加する（女性では33％→48％）。脂肪の増加は脂溶性薬物の分布容積増大を示し，高齢者では脂溶性薬物の薬物が蓄積しやすい[6]。一方，体内の総水分量は加齢により減少する。したがって，水溶性薬物の分布容積は加齢により小さくなる[7]。図4-A，4-Bに，分布容積の変化が薬物の時間濃度推移曲線に与える影響を示す。分布容積が小さくなると，ボーラス投与時に血中濃度が高くなる。持続投与時には定常状態に達するのが早くなる。したがって，高齢者に分布容積の小さな薬物をボーラス投与する場合は注意が必要である。

1．高齢者の臨床薬理学

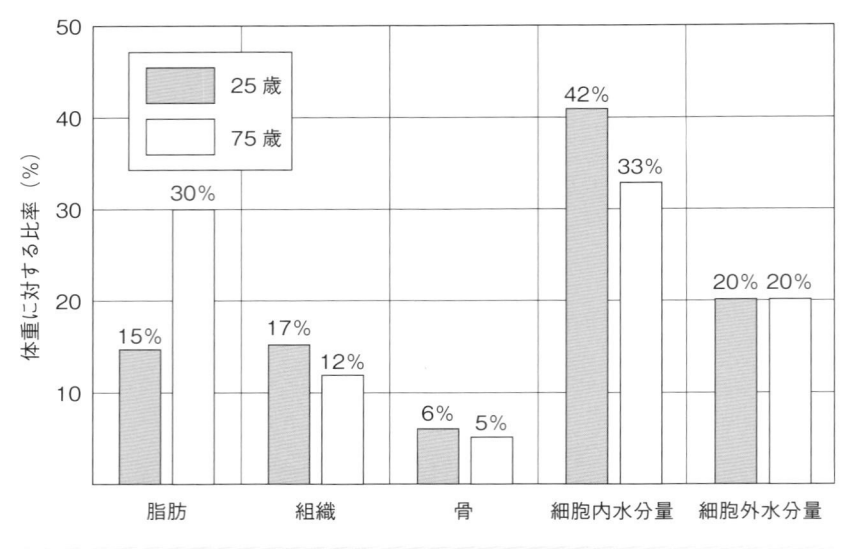

図3 高齢者と若年者の身体構成成分の比較

脂肪：25歳 15%、75歳 30%
組織：25歳 17%、75歳 12%
骨：25歳 6%、75歳 5%
細胞内水分量：25歳 42%、75歳 33%
細胞外水分量：25歳 20%、75歳 20%

分布容積の変化が血中濃度推移に与える影響

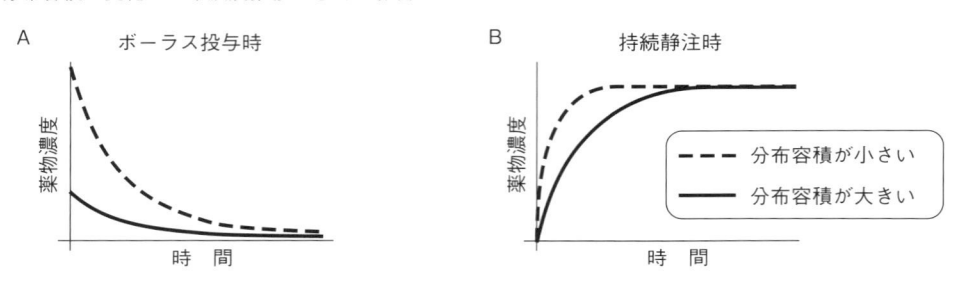

A ボーラス投与時
B 持続静注時
（分布容積が小さい／分布容積が大きい）

クリアランスの変化が血中濃度推移に与える影響

C ボーラス投与時
D 持続静注時
（クリアランスが小さい／クリアランスが大きい）

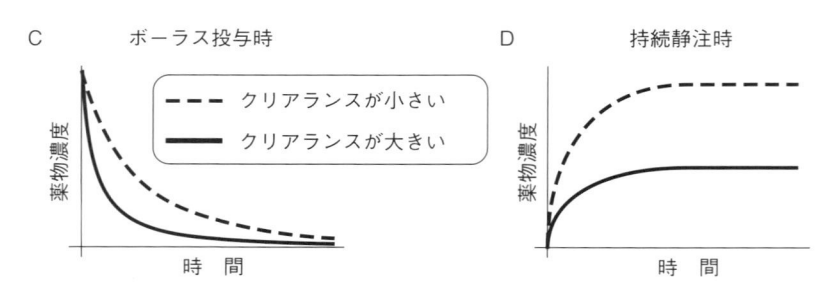

図4 分布容積およびクリアランスが血中濃度推移に与える影響
A：分布容積がボーラス投与時の薬物濃度推移に与える影響。
B：分布容積が持続投与時の薬物濃度推移に与える影響。
C：クリアランスがボーラス投与時の薬物濃度推移に与える影響。
D：クリアランスが持続投与時の薬物濃度推移に与える影響。

3 クリアランス

　脂溶性薬物は肝で代謝・不活化されることが多く，水溶性の薬物は腎から未変化体としてそのまま排泄されることが多い（図5）。薬物が血液中から除去されていく速度を表す定数をクリアランスと呼ぶ。全身のクリアランスは，各臓器のクリアランスの総和である。肝臓では，肝クリアランス，肝血流量，除去率（肝を通過する間に血中から除去される薬物の割合）の間に図6のような関係がある。肝での除去率の小さい薬物は，血流量が変化しても肝クリアランスはあまり変化しない。このような薬物を代謝能依存性薬物と呼ぶ。反対に，除去率の大きな薬物は血流の影響を強く受けることから血流依存性薬物と呼んでいる。高齢者であっても肝臓の酵素の活性は低下しない[8]。一方で，肝血流量および肝の臓器重量は加齢とともに減少することから，高齢者ではプロポフォール血流依存性薬物のほうがクリアランスは低下しやすい。

　一方，腎から未変化体として排泄される薬物のクリアランスは糸球体濾過量（glomerular filtration rate：GFR）に依存することになる。GFRはイヌリンを用いて測定する方法が正確であるが，臨床的にはクレアチニンから計算する方法が一般的である。このGFRは加齢とともに大きく低下する。したがって，未変化体として腎から排泄される薬物は，クリアランスが小さくなりやすい。

　図4-C，4-Dに，クリアランスの変化が薬物の時間濃度推移曲線に与える影響を示す。クリアランスが小さくなると，ボーラス投与したとき，あるいは持続投与を停止したと

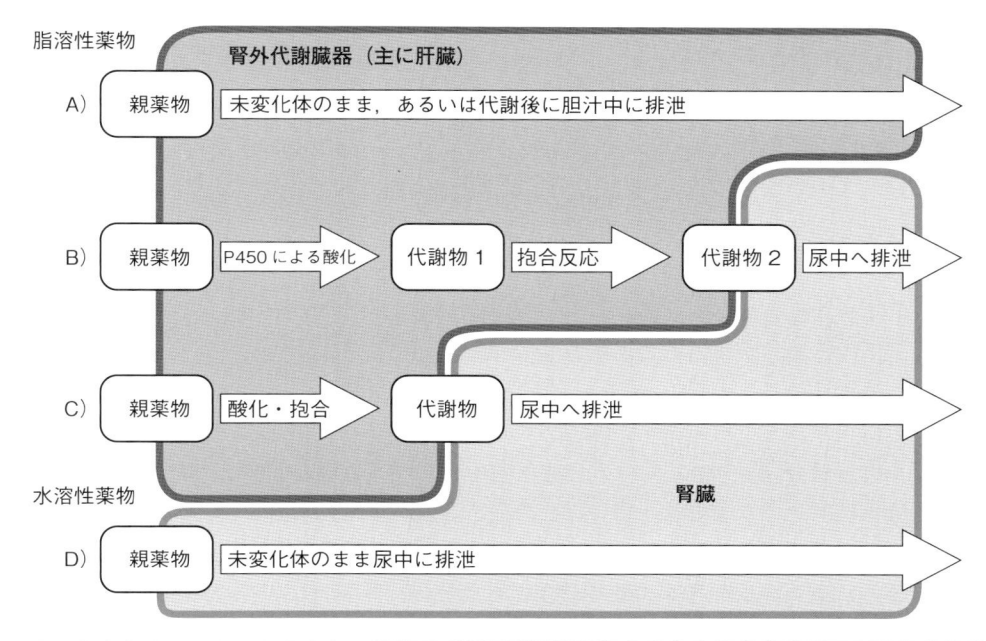

図5　薬物の代謝経路
脂溶性の薬物は，代謝を受けて水溶性に変化されてから腎から排泄されるか，未変化体あるいは代謝物として胆汁中に排泄される。

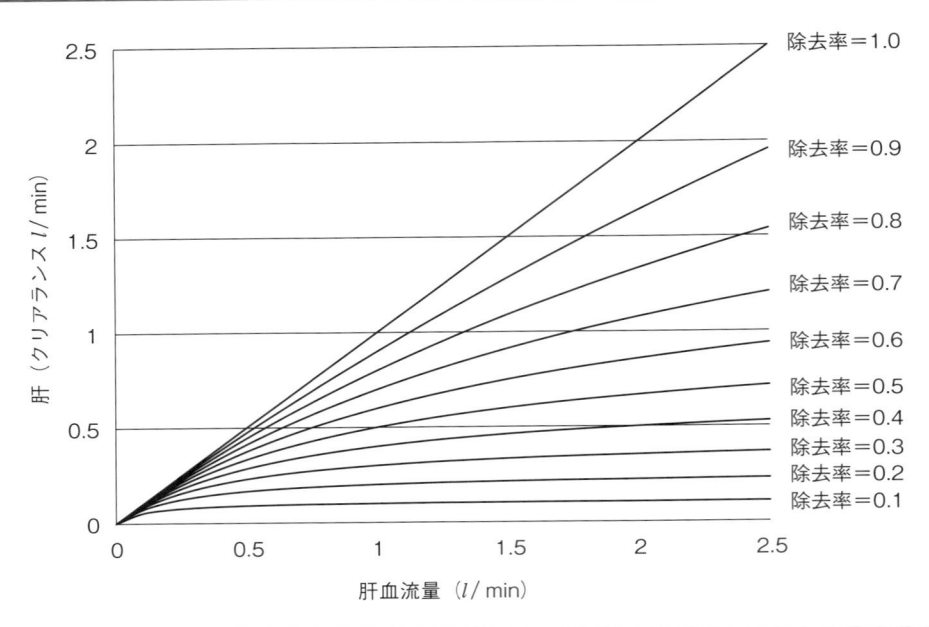

図6 除去率と肝血流量，肝クリアランスの関係

きの血中濃度の低下が遅くなる。持続投与中は，クリアランスが小さくなると血中濃度が高くなる。したがって，高齢者ではクリアランスの小さな薬物を持続投与すると濃度が上昇し，薬理作用が強くなる。

4 タンパク結合率

薬物は血中では血清タンパクと結合している場合が多い。タンパクと結合していない薬物を遊離型（＝非結合型）薬物といい，この遊離型薬物が薬理作用を発現する。したがって，タンパクとの結合率の低下は薬理作用の増強をもたらす。この増強作用はタンパク結合率の高い薬物ほど大きくなる（図7）。一方で，遊離型薬物は代謝や排泄を受けやすいことから，血中からの消失が速やかであり，多くの場合，タンパクとの結合率低下により遊離した薬物はクリアランスの増加により速やかに排泄され，総薬物濃度が低下するため全体として影響は少なくなる。

酸性薬物である非ステロイド性抗炎症薬（NSAIDs）やワルファリン，バルプロ酸などはアルブミンと結合し，塩基性薬物であるジアゼパム，リドカイン，プロプラノロールなどはα_1酸性糖タンパクと結合する。急性炎症時にはアルブミン濃度は低下し，α_1酸性糖タンパク濃度は上昇する。また，加齢とともに血清アルブミン濃度は低下し，グロブリン濃度は上昇する。α_1酸性糖タンパク濃度はあまり加齢による影響を受けない[9]。そのため，アルブミンに強く結合する薬物は，加齢により遊離型薬物濃度が上昇し，薬理作用が増強する可能性がある。

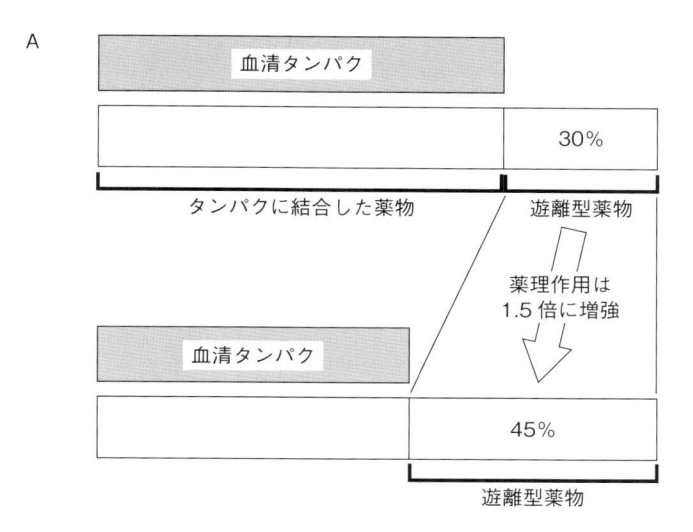

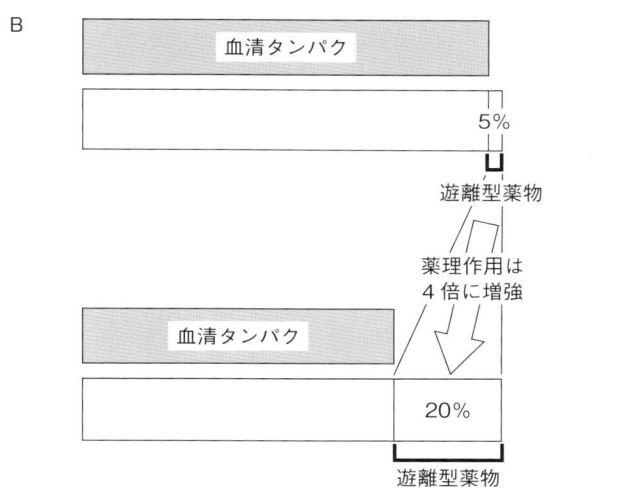

図7 血清タンパク濃度が遊離型薬物濃度に与える影響
Aはタンパク結合率が30%、Bはタンパク結合率が5%の薬物。血清タンパク濃度が20%減少したときには、もともとタンパク結合率の小さかった薬物のほうが遊離型薬物増加が著しく、作用が強くなる。

5 薬力学

　薬物の作用が加齢により増強されるとき、目的臓器内の薬物濃度が上昇する場合は薬力学、いわゆる薬物感受性も加齢により影響を受ける。一般的に、麻酔薬やオピオイドなど中枢神経系に作用する薬物は、加齢により作用が増強するようになる。

　薬理作用と薬物濃度の対数値の間には、図8のようなS字型の関係が見られることが多い。このとき、最大効果と最小効果の中間の効果（50％効果）を示すときの薬物濃度を EC_{50}（50% effective concentration）と呼ぶ（X軸が投与量の場合は50% effec-

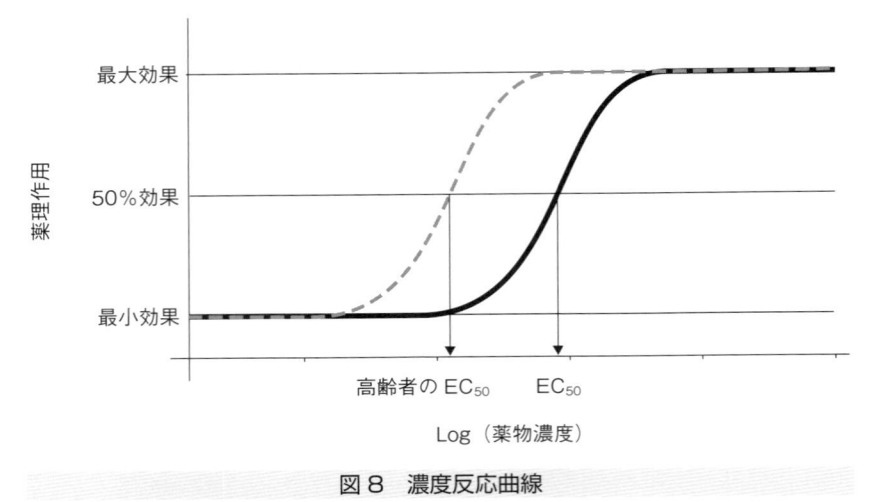

図8 濃度反応曲線
太線は若年者の，破線は高齢者の曲線である。

tive dose：ED_{50}）。静脈麻酔薬などでは，加齢によりこのS字型曲線が左方にシフトする。そうするとEC_{50}の低下となって現れる。

各 論

1 吸入麻酔薬

　吸入麻酔薬は脂溶性であり，加齢により中心コンパートメント容積は減少，末梢コンパートメント容積は増加する。吸入麻酔薬は体内では代謝を受けない。薬物の吸収・排泄は肺胞換気により行われている。加齢により死腔およびシャントが増加し換気血流のミスマッチが増加するため，吸入麻酔薬の吸収は遅くなる。一方，加齢による心拍出量の低下は吸入麻酔薬の血中濃度上昇を早める作用がある。結果として，吸入麻酔薬の薬物動態は加齢による影響をあまり受けない。

　一方，薬力学においては，すべての麻酔薬で最小肺胞濃度（minimum alveolar concentration：MAC）は年齢とともに低下することが知られている[10)11)]。いずれの吸入麻酔薬でも，40歳時のMACに対して80歳時のMACは約77％に低下している。BIS（bispectral index）を指標とした研究でも，BIS値を50に維持するために必要なセボフルラン濃度は，中年では1.0％なのに対し，高齢者では0.89％に減少している[12)]。

　小児では，吸入麻酔薬が発達過程にある中枢神経系に障害を与え，認知，記憶，行動に異常が起こることが示されている。高齢者の麻酔では，術後認知機能の低下が問題になることが多い。術後に錯乱を来す人では，長期的に認知機能低下に発展する確率が高くなる（78％ vs. 41％）[13)]。

　高齢者でもっとも多い，術前から存在する認知機能低下の原因は，アルツハイマー病

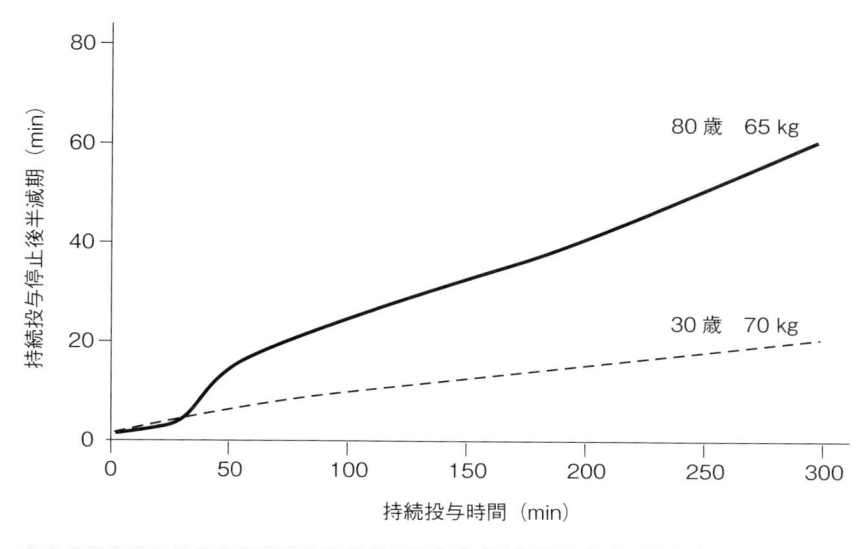

図9 プロポフォールの持続投与停止後半減期

である。これまでの *in vivo* の研究では，吸入麻酔薬が β アミロイドの凝集およびタウタンパクのリン酸化を促進することが報告されている[14]。これらは低酸素，高二酸化炭素血症，低体温と組み合わさるとさらに相乗作用を示す。臨床的には吸入麻酔薬がアルツハイマー病を発症または進行させるかは明らかになっていない。

一方で，吸入麻酔薬は強力な臓器保護作用を有していて，人工心肺を用いた心臓手術においては，セボフルラン麻酔のほうがプロポフォールによる全静脈麻酔（total intravenous anesthesia：TIVA）よりも認知機能を温存することが示されている[15]。この作用はセボフルランよりもデスフルランのほうが強い[16]。これまでのところ，認知機能障害を有する高齢者に対する安全な麻酔方法は確立されておらず，今後の研究が待たれる。

2 静脈麻酔薬

a. プロポフォール

プロポフォールは肝で代謝されて水溶性となり腎から排泄される脂溶性の薬物であり，タンパク結合率は98％と非常に高い。また，血中のプロポフォールの約50％は赤血球に分布し，残りの多くはアルブミンと結合している[17]。

Schuttler ら[18]は，年齢などの各種パラメータが薬物動態に与える影響を母集団解析により検討し，プロポフォールの分布容積，特に中心コンパートメントの分布容積は加齢とともに減少し，クリアランスも同様に減少することを示している。したがって，持続投与停止後の半減期（context-sensitive half-time：CSHT）は，高齢者では投与時間とともに延長する（図9）。

Schnider ら[19]は，加齢がプロポフォールの薬力学に与える影響を調べた。彼らの研究では，プロポフォールの EC_{50} は25歳，50歳，75歳で，それぞれ2.35，1.8，1.25

μg/ml であり，高齢者ではプロポフォールへの感受性が増加していることが示されている[19]。また，Olmos ら[20]は，フェンタニルやミダゾラムを併用したときの覚醒時濃度の予測式を発表している。

これらを総合的に考えると，プロポフォールは加齢とともに分布容積が減少し（＝濃度が上昇する），クリアランスが減少する（＝濃度が上昇する）。アルブミン濃度の低下も，遊離薬物濃度を上昇させて鎮静作用を増強させるかもしれない。さらに，薬力学的にも加齢とともにプロポフォールの EC_{50} が低下する（＝感受性が増大する）ことから，プロポフォールの鎮静作用は加齢とともに強くなると考えられる。ただし，個体差が大きいため，BIS などを参考にして適切な投与を行う必要がある。

b. チアミラール，チオペンタール

チアミラールは，血液中では主にアルブミンに結合している（タンパク結合率は 83 〜 86％）。作用発現は迅速で，投与から 20 秒以内に意識が消失する。ボーラス投与の場合，作用消失も速やかであるが，これは代謝によるものではなく，末梢組織への移動によるものであり，代謝半減期は約 4 時間である。肝では酸化されて不活性のカルボキシチオペンタールとなる。腎で濾過されるが，ほぼ 100％が尿細管で再吸収される。

Stanski ら[21]は，母集団解析法を用いて，加齢がチオペンタールの薬物動態・薬力学に与える影響を解析している。薬力学の指標には脳波（spectral edge）を用いている。この研究では，中心コンパートメントの分布容積は年齢の影響を受けなかった。このことは，ボーラス投与直後の血中濃度は年齢による影響を受けないことを意味している。ただし，早い相のコンパートメント間移動（k_{12} で示される）は年齢に依存して低下することから，中心コンパートメントの濃度低下は，高齢者で遅いことになる。持続投与モデルでは，クリアランスは年齢依存性に低下し，80 歳では 35 歳の患者よりも 34％減少することが示された。したがって，チオペンタールを持続投与する場合には，80 歳では 35 歳よりも約 30％濃度が上昇する。薬力学的検討では，年齢は EC_{50} や k_{e0} に影響を与えなかったことから，加齢がチオペンタールの作用に与える影響は，主に薬物動態学的な影響，特に k_{12} の影響であると思われる[22]。

c. ケタミン

ケタミンは光学異性体を有する NMDA（N-メチル-D-アスパラギン酸）受容体拮抗薬で，鎮静だけでなく鎮痛作用も有する。脂溶性薬物であるが，pKa ＝ 7.5 と血液の pH に近く，水溶性薬物の要素も持つため，筋注でも速やかに血中に移行する。タンパク結合率は 12％であり，アルブミンに結合している。タンパク濃度変動の影響は受けにくい。

肝でさまざまな代謝物が作られるが，特に重要なものはノルケタミンで，ケタミンの 1/3 の活性を有している。ケタミンは体性痛に有効な鎮痛作用を有するため，体表手術や整形外科手術などでの利用が多い。がん性疼痛の治療にも用いられ，長期間少量投与ではオピオイド耐性形成を抑制することが知られている[23]。

ケタミンの使用にあたっては，腎機能や肝機能を考慮する必要はないとされている。櫛方ら[24]は，若年者（20 歳代）と高齢者（70 歳代）を比較して，代謝相半減期が延長

し（69 min vs. 104 min），覚醒に要する時間が延長すること（停止後 27 min vs. 42 min）を報告している。これは薬力学的な影響もあるのかもしれない。

ケタミンの循環系への直接作用は陰性変時作用と血管拡張作用であるが，間接的に交感神経を賦活する作用が強く出るため，心筋の酸素消費量が増大し，頭蓋内圧も上昇する。ケタミンや亜酸化窒素などの使用機会は減少しているが，循環系への影響が小さいために，高齢者の麻酔で選択されることが多かった。ラットを使った実験では，これらのNMDA拮抗性麻酔薬は，若年よりも高齢の動物での神経毒性がより強いことが示されている[25]。

d. ミダゾラム

ベンゾジアゼピン系の薬物であり，水には溶けにくい。pKa＝5.88 であり pH2.8～3.8 の塩酸に溶解して製剤化されている。タンパク結合率は 96～98％であり，主にアルブミンに結合している。代謝は肝臓で行われ，CYP3A4（cytochrome P450, family3, subfamily A, polypeptide4）により代謝される。代謝物の α ヒドロキシミダゾラムは，ミダゾラムと同等の鎮静作用を持つ。CYP3A4 は，バルビタール，リファンピシン，フェニトイン，カルバマゼピンなどの酵素誘導を受けるため，そのような薬物を服用している患者ではクリアランスが増大して血中濃度が低下し，作用が減弱する。逆に，抗真菌薬ケトコナゾール，抗菌薬エリスロマイシン，シメチジン，ラニチジンなどはCYP3A4 の活性を阻害するため，このような薬物を服用している患者では血中濃度が上昇するため注意が必要である。プロポフォールはミダゾラムの代謝を阻害し，作用時間を延長させる[26]。また，プロポフォールはミダゾラムのタンパク結合率を低下させ，ミダゾラムの効果を増強する[27]。

Albrecht ら[28]は，ミダゾラムの薬物動態・薬力学を調べた。彼らの研究ではクリアランス，分布容積のいずれも，若年群（20歳代）と高齢群（67～81歳）ともに有意な差が見られなかった。一方で，EC_{50}は若年群で 522 ng/ml に対して高齢群では 223 ng/ml と，薬物への感受性が高まっていることが示された。

e. デクスメデトミジン

デクスメデトミジンは α_2 受容体作動薬であり，鎮痛作用と鎮静作用を併せ持つ。呼吸抑制がないことから，ICU における鎮静に用いられてきた。最近では，手術中の鎮静としても使用可能となっている。デクスメデトミジンの特徴の一つに，循環系に対する用量反応曲線が二相性であることが挙げられる。すなわち，低濃度域では血圧が低下し，高濃度域では血圧が上昇する。心拍数に関しては一般に徐脈となる。デクスメデトミジンは肝でグルクロン酸抱合を受け，腎から尿中に排泄されるため，肝機能の影響を受ける。重症肝障害では，クリアランスは健常人の 1/2 となる。それに対して，腎機能の影響はあまり受けない[29]。タンパク結合率は 93.7％である。

Lin ら[30]は，中国人を対象にして術後 ICU でデクスメデトミジンの薬物動態を調べた。彼らの研究では，クリアランスは年齢に依存せず，身長と相関していた。Iirola ら[31]は，母集団解析法により薬物動態の解析を行い，クリアランスは年齢に，定常時分布容積は

アルブミン値に影響されることを見出した．Iirolaらの計算では，CSHTは持続投与時間が120分を超えるとほぼ定常となり，40歳代のCSHTは60分なのに対して，80歳代では110分となっていて，高齢者では持続静注時に濃度が上昇し，持続静注停止後の作用が遷延する．

　実際の麻酔時，どのくらい年齢を考慮して鎮痛薬や鎮静薬を投与しているだろうか？　Martinら[32]は，Duke大学における1990年代の約4万症例から，プロポフォール，チオペンタール，イソフルラン，亜酸化窒素，フェンタニルなどの投与量に年齢が与える影響を計算した．この研究では，イソフルランや亜酸化窒素などの吸入麻酔薬は30歳代に比べて80歳代では約10～20％減量していたのに対して，プロポフォール，チオペンタール，フェンタニル，ミダゾラムなどの静脈内投与薬では30～40％減量していた．

3 オピオイド

a．レミフェンタニル

　レミフェンタニルは，非特異性コリンエステラーゼで分解されるオピオイドである．タンパク結合率は約70％であり，アルブミンに15％，α_1酸性糖タンパクに45％程度結合する．水溶性で分布容積が小さく，クリアランスが非常に大きい．pKa = 7.07であり，その結果，CSHTが3分前後で変化せず，持続投与に適した薬物である．蓄積性がないため，従来のオピオイドと異なり，術後の作用残存を気にすることなく術中に高濃度で投与することが可能であり，交感神経の抑制作用，ストレス反応の抑制作用が強い．

　レミフェンタニルの薬物動態・薬力学については，Mintoら[33]が母集団解析を用いた詳細な検討を行っている．中心コンパートメントの分布容積，クリアランスのいずれも年齢依存性に減少する．Mintoらの発表したパラメータに基づいたレミフェンタニルの血中濃度推移を図10に示す．このように，持続投与では年齢により血中濃度は大きく異なる．

　薬力学的変化はどうだろうか？　Mintoら[34]は，レミフェンタニルの脳波への影響から年代ごとのEC_{50}を計算して比較している．20歳，50歳，80歳のEC_{50}は，それぞれ16.1，11.6，7.2 ng/mlであった（このまま鎮痛作用に置き換えることはできない）．また，T peak（ボーラス投与後，最高効果部位濃度に達するのに要する時間）は，20歳，50歳，80歳で1.22，1.57，2.26分であり，高齢者では作用発現が遅いことが示された．

　ボーラス投与によりEC_{50}に達するための必要量は，20歳，50歳，80歳で279，197，124 µgであり，高齢者では若年者と比べると必要量は40％にすぎない．図11に，EC_{50}を維持するために必要な持続投与速度を示す．80歳代では20歳代の1/3以下である．

　Eganら[35]は，レミフェンタニルのボーラス投与は高齢者でも安全に実施できるとし

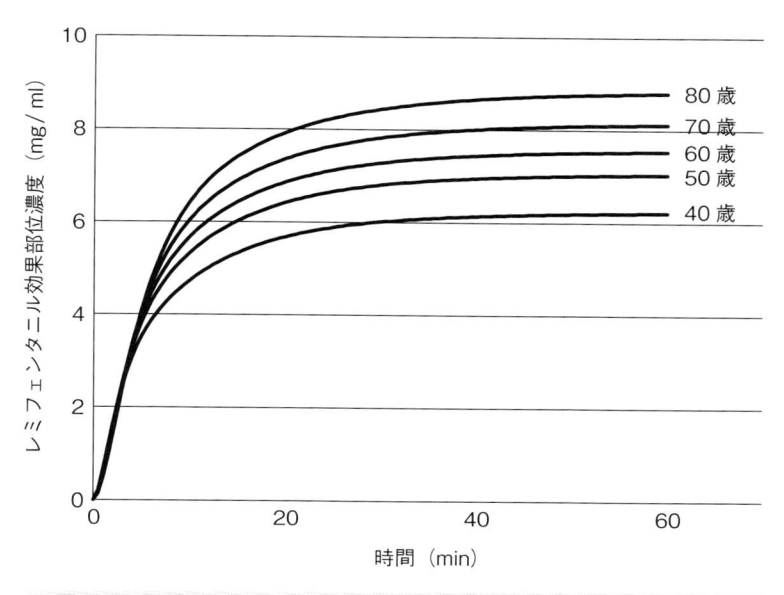

図10 加齢とレミフェンタニル持続投与時の効果部位濃度の関係
※ TIVA trainer® ver 8.0 で作成

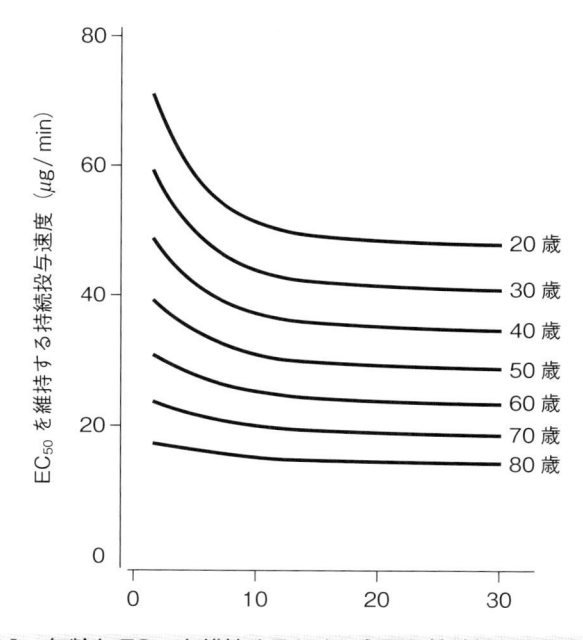

図11 年齢とEC₅₀を維持するために必要な持続投与速度の関係

ているが，高齢者にレミフェンタニルを持続静注するときは，過量投与に注意する必要がある。

b. フェンタニル

フェンタニルは，モルヒネに比べると力価が高く，脂溶性の強い純粋なμ受容体作

動薬であり，中心コンパートメントの分布容積は0.1 l/kg，定常時分布容積は4.0 l/kg，クリアランスは13±2 ml/kg/minである。肝でCYP3A4により代謝される。

フェンタニルは，さまざまな場面で，さまざまな投与経路から投与される。静注のほかに，硬膜外腔，くも膜下，口腔粘膜，経皮，吸入などの投与経路がある。経皮，経口，吸入では目的に合わせて剤形が工夫されていて，薬物動態も大きく異なる。フェンタニルの薬物動態の特徴は，分布容積が大きくて蓄積性があることである。CSHTは，時間とともに延長することがよく知られていて，術後鎮痛に応用されている。しかし，作用が残存して呼吸抑制が術後に生じた場合には，患者にとって大きなリスクとなる。

Bentleyら[36]は，フェンタニルの薬物動態を若年者（平均36歳，5名）と高齢者（67歳，4名）で比較した。サンプル数が少ない研究であるが，クリアランスが1/4に減少することを示している（15.4 ml/kg/min vs. 4.0 ml/kg/min）。分布容積は，有意ではないものの，中心コンパートメント容積，定常時分布容積のいずれも約30％減少している。一方，Singletonら[37]の報告では，クリアランスには有意差がなく，定常時分布容積は40％減少している。

Arianoら[38]は，母集団解析によりフェンタニルの薬物動態を調べている。この研究では，クリアランスや中心コンパートメント分布容積は若年者と同等であるが，末梢コンパートメントの分布容積が大きく，フェンタニルの蓄積性が高くなることが示されている。

薬力学的変化については，Scottら[39]が脳波を指標にして加齢の影響を調べている。spectral edgeを指標にしたEC$_{50}$は年齢依存性に低下し，30歳代と比べると80歳代では約1/2の濃度になっている。δ波出現時の投与量を比較した場合には，50歳を超えると約1/2の投与量（1,200 μg vs. 500 μg）でδ波が出現し，高齢者ではフェンタニルの感受性が高まっていることが示された。

c. モルヒネ

モルヒネは水溶性の天然オピオイドであり，肝におけるグルクロン酸抱合により約50％はモルヒネ-3-グルクロニド（M3G）に，10％はモルヒネ-6-グルクロニド（M6G）に代謝される。M3Gは薬理学的な活性がないが（神経興奮性のある可能性が示唆されている），M6Gは非常に強い活性を持つ。ともに腎排泄であり，腎機能が低下するとM6Gが蓄積して問題となる。モルヒネは，特に緩和医療領域では経口，坐剤，持続投与で多く用いられている。

Baillieら[40]は，モルヒネ10 mgをボーラス投与したときの薬物動態を若年者（平均27歳，8名）と高齢者（74歳，9名）で比較している。モルヒネのクリアランスは約2/3（20.5 ml/kg/min vs. 13.3 ml/kg/min），分布容積は約1/2（10.4 l/kg vs. 5.5 l/kg）に減少していた。したがって，高齢者では血中濃度が高くなり，作用が遷延すると考えられる。

McQuayら[41]は，経口投与時のモルヒネ，M6G，M3Gの濃度に与える因子を調べたところ，モルヒネの濃度は投与量に依存するが，M6GおよびM3Gの濃度は年齢や性別（男性で高くなる），腎機能などが影響することが示された。

ヒトを対象として，モルヒネの脳波への影響から加齢の影響を検討した研究は見当たらない。

術後鎮痛をモルヒネ静注によりタイトレーションしたときの投与量は，若年者と高齢者とでは差はないが，その後に皮下投与を行ったときのモルヒネの消費量は高齢者で少なかった[42)43)]。しかし，タイトレーションが行われれば，呼吸抑制の発生頻度にも差がなかった[44)]。

4 筋弛緩薬と拮抗薬

a. ロクロニウム

ロクロニウムは非脱分極性筋弛緩薬であり，水溶性でpKaは7.5，水溶液のpHは4で，静注時に強い血管痛を伴う。タンパク結合率は30％で，大部分は未変化体で肝から胆汁中に排泄される。

Matteoら[45)]は，神経遮断鎮痛法施行時の若年者と高齢者でロクロニウムをボーラス投与したときの薬物動態を比較した。中心コンパートメント容積（65.2 ml/kg vs. 57.6 ml/kg），定常時分布容積（553 ml/kg vs. 399 ml/kg），クリアランス（5.0 ml/kg/min vs. 3.7 ml/kg/min）で，いずれも高齢者で小さくなり，半減期は98 min vs. 82 minで，高齢者で延長した。

Yangら[46)]は，ロクロニウムをTCI（target-controlled infusion）投与したときの薬物動態を母集団法で解析した。その結果，中心コンパートメントとクリアランスは年齢に逆相関することが示された。このことは，高齢者では血中濃度が高くなりやすく，作用時間が延長しやすいことを意味している。

Matteoら[45)]は，50％ブロック時の血漿中ロクロニウム濃度が高齢者群で低いことも示していて，高齢者のほうが筋弛緩薬への感受性が高いことが示されている。

Adamusら[3)]は，TIVA時のロクロニウムについて，年齢および性別が作用発現に要する時間，作用時間に与える影響を調べた。ロクロニウム0.6 mg/kgの作用発現は，若年女性でもっとも早く（75 sec），高齢男性でもっとも遅かった（135 sec）。作用発現には分布容積の大きさだけでなく（女性は小さい），心拍出量が大きく影響しているためと考えられる[2)]。作用時間は若年男性でもっとも短く（30 min），高齢女性でもっとも長かった（85 min）。これは，高齢の女性では相対的に分布容積がもっとも小さいために，同じ投与量を投与した場合には血中濃度が高くなり，作用が遷延するためと考えられる。

b. スガマデクス

スガマデクスは，ロクロニウムと1：1で結合する非競合型阻害薬である。スガマデクスだけを投与して得られた薬物動態では，定常時分布容積が183 ml/kg，クリアランスが1.4 ml/kg/minであった[47)]。水溶性でpKa＝6.0，タンパクには結合しない。腎排泄の薬物であり，腎機能低下患者では作用が遷延するため，術後再挿管が必要な場合に

は残存効果を考慮する必要がある（筋弛緩薬の作用が減弱する）。

　スガマデクスの投与は"そのとき体内に存在するロクロニウムに対して十分な量を投与する"のが原則である。スガマデクスとロクロニウムは1：1結合であるから，計算上は0.6 mg/kgのロクロニウムに対しては，2 mg/kgのスガマデクスがほぼ等量となる。臨床的にはスガマデクスとロクロニウムの結合は急速に進むので，従来の3コンパートメントなどの薬物動態モデルでは適合しない（スガマデクス投与後の濃度低下は，両薬物とも代謝・排泄に依存するわけではなく，複合体の生成速度に依存する）。

　そのため，両薬物を同時に解析する複雑な薬物動態モデルを構築する必要がある。そのようなモデルを用いた解析もいくつか行われている[48)49)]。Kleijnら[48)]のモデルは，以前に発表された10の論文のデータを使用した母集団解析である。この論文では，スガマデクスのクリアランスは腎機能に依存して減少し，15歳以下では年齢に応じて減少するが（低年齢ほど少ない），15歳以上では変化しないことが示されている。McDonaghら[50)]の研究では，スガマデクス投与から四連刺激反応（TOF）値が0.9に回復する時間を年齢ごとに比較していて，65歳以下では2.3 minなのに対して，65〜75歳では2.7 min，75歳以上では3.7 minと，高齢者ほど遅くなっている。スガマデクスの作用発現も心拍出量に依存しているためかもしれない[4)]。

5 局所麻酔薬[51)〜53)]

　局所麻酔薬の作用の強さについては，まずは局所麻酔薬の作用発現はpH，作用の強さは脂溶性，作用の長さはタンパク結合率に依存する。また，投与した組織，投与の方法などの影響も大きい。

　高齢者で局所麻酔薬の作用が遷延したり，局所の神経毒性が強くなったりということはない。しかし，硬膜外麻酔や脊髄くも膜下ブロックでは，高齢者では循環血液量が減少し，心の予備能が低下していることから，区域麻酔実施時に高度な血圧低下あるいは徐脈を呈することは起こりうる。硬膜外麻酔の場合，年齢は薬物の広がりにも影響を与える。

　Sharrlock[54)]は，加齢が硬膜外麻酔時の麻酔域の広がりに与える影響を調べた。高齢者では，投与量に依存する傾向が若年者に比べて少なかった。逆に言うと，5〜10 mlの投与量では，高齢者では麻酔域がより広がった。また，ロピバカインを用いた腋窩神経ブロックでは，高齢者（平均77歳）では若年者（平均39歳）よりも作用時間が長かった（感覚遮断時間は390 min vs. 150 min）[55)]。

　投与した組織から血液中への移行は，高齢者では組織血流の低下から遅くなることが多い。しかし，現在臨床で使用されているアミド型の局所麻酔薬は肝臓で代謝されることから，血中に移行した場合には，加齢による分布容積およびクリアランスの減少により最高血中濃度が高くなり，中毒症状が出やすくなる。ロピバカイン0.75% 15 mlを硬膜外に投与したときの血中濃度を若年者と高齢者で比較すると，高齢者は1.37 µg/ml，若年者では0.81 µg/mlとなり，高齢者で高値となった[56)]。レボブピバカインを若年者と高齢者にそれぞれ0.25% 8 mlを静注したときの薬物動態は，分布容積は高齢者が小

さく（90 l vs. 74 l），クリアランスも高齢者で小さかった（530 ml/min vs. 380 ml/min），高齢者では血中濃度の最高値が高くなり，濃度低下が遷延することが示されている[57]。ブピバカインでも，硬膜外投与時の血中濃度から計算したクリアランスは，年齢依存性に低下している（80歳では，30歳の約1/2）[58]。

薬力学的変化に関しては，動物を用いて若年と高齢で致死量などを比較した研究は見当たらない（ヒトでは実施できない）。しかし，一般的に高齢者ほど薬物の毒性は強く出ることから，高齢者では局所麻酔薬中毒が発現しやすいと考えられるが，高齢であることを局所麻酔薬中毒の危険因子であると結論する研究は見つからなかった。

6 循環作動薬[59]

麻酔中に使用する循環作動薬はボーラス投与あるいは持続投与されるが，いずれも薬理作用・効果を見て投与量を調節されている。

ボーラス投与される薬物の場合は，初期濃度は分布容積により決まるが，高齢者では血液量が減少してくるため初期濃度が上昇し，薬理作用が強く出ることが考えられる（薬物動態学的作用増強）。一方で，カテコールアミンの受容体などは年齢とともに減少することが知られていて，このような受容体の減少は薬理作用の減弱につながる（薬力学的作用減弱）。どちらの作用が強く出るかについては各個人によって大きく異なることから予測することは困難であり，投与による効果を見ながらの調節になる（フィードバックによる投与量調節）。

持続投与する薬物では，作用発現までの時間は消失速度定数に，定常時の濃度に関してはクリアランスに依存することから，こちらも個体差は大きくなる。分布容積の大きな薬物については，薬理作用発現を早めるためにローディングが行われることもある。

a. エスモロール

エスモロールは超短時間作用性 β_1 遮断薬であり，クリアランスは 243 ml/kg/min，排泄半減期は 3.5 分である。定常時分布容積も 1.3 l/kg 前後であり，定常時状態に導くのも容易である。

エスモロールは赤血球膜エステラーゼにより加水分解されるため，肝・腎機能の影響を受けない。エスモロールの代謝には温度の影響が大きい。また，低体温となると動脈血と静脈血の濃度が大きくなる（動脈血の濃度は静脈血の数倍になる）[60]。モルヒネと併用したときには濃度が 46% 上昇する。ワルファリンやジゴキシンもエスモロールの濃度を上昇させるが，臨床的意義は大きくないと考えられる[61]。

b. ランジオロール

ランジオロールもエスモロール同様に超短時間作用性 β 遮断薬であるが，β_1/β_2 選択性がエスモロールよりさらに高く，喘息の患者でも使用できる。クリアランスは 41.8 ml/kg/min，分布容積は 242 ml/kg であり，半減期は約 4 分である。

ランジオロールは 1/2 が肝のカルボキシエステラーゼで分解され，1/2 は血漿中コ

リンエステラーゼで分解される。肝障害患者でも薬物動態は変化しない。高齢者でも薬物動態には大きな変化は見られないと考えられる。ランジオロール投与時の心拍数は濃度依存性に減少し，減少の割合は高齢者ほど大きい[59]。しかし，血圧の低下は濃度依存性が見られず，また年齢による影響も見られない。高齢者であっても比較的安全に使用することができるが，伝導障害などを持つ患者に対しては慎重な投与が必要である。

c. ミルリノン，オルプリノン

ミルリノン，オルプリノンはホスホジエステラーゼⅢ阻害薬であり，細胞内の環状アデノシン一リン酸（cAMP）濃度を上昇させることにより，心収縮力を増強し，末梢の血管を拡張する。ミルリノンとオルプリノンはどちらも腎排泄の薬物であり，クリアランスが腎機能に依存するため，高齢者への持続投与時には投与速度の調節が必要である[62]。

循環作動薬の場合は，加齢による影響よりも個々の患者の持つ合併症や，そのときの身体条件の影響のほうが大きい。投与にあたっては，その薬理作用が強く出た場合の副作用を考慮して投与する必要がある。半減期の長い薬物では過量投与の影響が長く続くので，投与を慎重に行う必要がある。

■参考文献

1) Szmuk P, Ezri T, Chelly JE, et al. The onset time of rocuronium is slowed by esmolol and accelerated by ephedrine. Anesth Analg 2000 ; 90 : 1217-9.
2) Kuipers JA, Boer F, Olofsen E, et al. Recirculatory pharmacokinetics and pharmacodynamics of rocuronium in patients : the influence of cardiac output. Anesthesiology 2001 ; 94 : 47-55.
3) Adamus M, Hrabalek L, Wanek T, et al. Influence of age and gender on the pharmacodynamic parameters of rocuronium during total intravenous anesthesia. Biomed Pap Med Fac Univ Palacky Olomouc Czech Repub 2011 ; 155 : 347-53.
4) Yoshida F, Suzuki T, Kashiwai A, et al. Correlation between cardiac output and reversibility of rocuronium-induced moderate neuromuscular block with sugammadex. Acta Anaesthesiol Scand 2012 ; 56 : 83-7.
5) Macdonald ET, Macdonald JB. Drug treatment in the elderly. Chichester : John Wiley and Sons ; 1983.
6) Ritschel WA, Hammer GV. Prediction of the volume of distribution from *in vitro* data and use for estimating the absolute extent of absorption. Int J Clin Pharmacol Ther Toxicol 1980 ; 18 : 298-316.
7) Ritschel WA. Pharmacokinetic approach to drug dosing in the aged. J Am Geriatr Soc 1976 ; 24 : 344-54.
8) Parkinson A, Mudra DR, Johnson C, et al. The effects of gender, age, ethnicity, and liver cirrhosis on cytochrome P450 enzyme activity in human liver microsomes and inducibility in cultured human hepatocytes. Toxicol Appl Pharmacol 2004 ; 199 : 193-209.
9) Veering BT, Burm AG, Souverijn JH, et al. The effect of age on serum concentrations of albumin and alpha 1-acid glycoprotein. Br J Clin Pharmacol 1990 ; 29 : 201-6.
10) Mapleson WW. Effect of age on MAC in humans : a meta-analysis. Br J Anaesth 1996 ; 76 : 179-85.

11) Nickalls RW, Mapleson WW. Age-related iso-MAC charts for isoflurane, sevoflurane and desflurane in man. Br J Anaesth 2003 ; 91 : 170-4.
12) Matsuura T, Oda Y, Tanaka K, et al. Advance of age decreases the minimum alveolar concentrations of isoflurane and sevoflurane for maintaining bispectral index below 50. Br J Anaesth 2009 ; 102 : 331-5.
13) Kat MG, Vreeswijk R, de Jonghe JF, et al. Long-term cognitive outcome of delirium in elderly hip surgery patients. A prospective matched controlled study over two and a half years. Dement Geriatr Cogn Disord 2008 ; 26 : 1-8.
14) Le Freche H, Brouillette J, Fernandez-Gomez FJ, et al. Tau phosphorylation and sevoflurane anesthesia : an association to postoperative cognitive impairment. Anesthesiology 2012 ; 116 : 779-87.
15) Schoen J, Husemann L, Tiemeyer C, et al. Cognitive function after sevoflurane- vs propofol-based anaesthesia for on-pump cardiac surgery : a randomized controlled trial. Br J Anaesth 2011 ; 106 : 840-50.
16) Rortgen D, Kloos J, Fries M, et al. Comparison of early cognitive function and recovery after desflurane or sevoflurane anaesthesia in the elderly : a double-blinded randomized controlled trial. Br J Anaesth 2010 ; 104 : 167-74.
17) Mazoit JX, Samii K. Binding of propofol to blood components : implications for pharmacokinetics and for pharmacodynamics. Br J Clin Pharmacol 1999 ; 47 : 35-42.
18) Schuttler J, Ihmsen H. Population pharmacokinetics of propofol : a multicenter study. Anesthesiology 2000 ; 92 : 727-38.
19) Schnider TW, Minto CF, Shafer SL, et al. The influence of age on propofol pharmacodynamics. Anesthesiology 1999 ; 90 : 1502-16.
20) Olmos M, Ballester JA, Vidarte MA, et al. The combined effect of age and premedication on the propofol requirements for induction by target-controlled infusion. Anesth Analg 2000 ; 90 : 1157-61.
21) Stanski DR, Maitre PO. Population pharmacokinetics and pharmacodynamics of thiopental : the effect of age revisited. Anesthesiology 1990 ; 72 : 412-22.
22) Avram MJ, Krejcie TC, Henthorn TK. The relationship of age to the pharmacokinetics of early drug distribution : the concurrent disposition of thiopental and indocyanine green. Anesthesiology 1990 ; 72 : 403-11.
23) Visser E, Schug SA. The role of ketamine in pain management. Biomed Pharmacother 2006 ; 60 : 341-8.
24) 櫛方哲也, 廣田和美. ケタミン. 小田　裕編著. 麻酔薬の薬物動態. 東京：真興交易医書出版部；2006.
25) Jevtovic-Todorovic V, Carter LB. The anesthetics nitrous oxide and ketamine are more neurotoxic to old than to young rat brain. Neurobiol Aging 2005 ; 26 : 947-56.
26) Hamaoka N, Oda Y, Hase I, et al. Propofol decreases the clearance of midazolam by inhibiting CYP3A4 : an *in vivo* and *in vitro* study. Clin Pharmacol Ther 1999 ; 66 : 110-7.
27) Ohmori J, Maeda S, Higuchi H, et al. Propofol increases the rate of albumin-unbound free midazolam in serum albumin solution. J Anesth 2011 ; 25 : 618-20.
28) Albrecht S, Ihmsen H, Hering W, et al. The effect of age on the pharmacokinetics and pharmacodynamics of midazolam. Clin Pharmacol Ther 1999 ; 65 : 630-9.
29) De Wolf AM, Fragen RJ, Avram MJ, et al. The pharmacokinetics of dexmedetomidine in volunteers with severe renal impairment. Anesth Analg 2001 ; 93 : 1205-9.
30) Lin L, Guo X, Zhang MZ, et al. Pharmacokinetics of dexmedetomidine in Chinese post-surgical intensive care unit patients. Acta Anaesthesiol Scand 2011 ; 55 : 359-67.

31) Iirola T, Ihmsen H, Laitio R, et al. Population pharmacokinetics of dexmedetomidine during long-term sedation in intensive care patients. Br J Anaesth 2012 ; 108 : 460-8.

32) Martin G, Glass PS, Breslin DS, et al. A study of anesthetic drug utilization in different age groups. J Clin Anesth 2003 ; 15 : 194-200.

33) Minto CF, Schnider TW, Egan TD, et al. Influence of age and gender on the pharmacokinetics and pharmacodynamics of remifentanil. I. Model development. Anesthesiology 1997 ; 86 : 10-23.

34) Minto CF, Schnider TW, Shafer SL. Pharmacokinetics and pharmacodynamics of remifentanil. II. Model application. Anesthesiology 1997 ; 86 : 24-33.

35) Egan TD, Kern SE, Muir KT, et al. Remifentanil by bolus injection : a safety, pharmacokinetic, pharmacodynamic, and age effect investigation in human volunteers. Br J Anaesth 2004 ; 92 : 335-43.

36) Bentley JB, Borel JD, Nenad RE, Jr, et al. Age and fentanyl pharmacokinetics. Anesth Analg 1982 ; 61 : 968-71.

37) Singleton MA, Rosen JI, Fisher DM. Pharmacokinetics of fentanyl in the elderly. Br J Anaesth 1988 ; 60 : 619-22.

38) Ariano RE, Duke PC, Sitar DS. Population pharmacokinetics of fentanyl in healthy volunteers. J Clin Pharmacol 2001 ; 41 : 757-63.

39) Scott JC, Stanski DR. Decreased fentanyl and alfentanil dose requirements with age. A simultaneous pharmacokinetic and pharmacodynamic evaluation. J Pharmacol Exp Ther 1987 ; 240 : 159-66.

40) Baillie SP, Bateman DN, Coates PE, et al. Age and the pharmacokinetics of morphine. Age Ageing 1989 ; 18 : 258-62.

41) McQuay HJ, Carroll D, Faura CC, et al. Oral morphine in cancer pain : influences on morphine and metabolite concentration. Clin Pharmacol Ther 1990 ; 48 : 236-44.

42) Aubrun F, Bunge D, Langeron O, et al. Postoperative morphine consumption in the elderly patient. Anesthesiology 2003 ; 99 : 160-5.

43) Aubrun F, Monsel S, Langeron O, et al. Postoperative titration of intravenous morphine in the elderly patient. Anesthesiology 2002 ; 96 : 17-23.

44) Daykin AP, Bowen DJ, Saunders DA, et al. Respiratory depression after morphine in the elderly. A comparison with younger subjects. Anaesthesia 1986 ; 41 : 910-4.

45) Matteo RS, Ornstein E, Schwartz AE, et al. Pharmacokinetics and pharmacodynamics of rocuronium (Org 9426) in elderly surgical patients. Anesth Analg 1993 ; 77 : 1193-7.

46) Yang L, Wang HL, Zhang LP, et al. Population pharmacokinetics of rocuronium delivered by target-controlled infusion in adult patients. Chin Med J (Engl) 2010 ; 123 : 2543-7.

47) Gijsenbergh F, Ramael S, Houwing N, et al. First human exposure of Org 25969, a novel agent to reverse the action of rocuronium bromide. Anesthesiology 2005 ; 103 : 695-703.

48) Kleijn HJ, Zollinger DP, van den Heuvel MW, et al. Population pharmacokinetic-pharmacodynamic analysis for sugammadex-mediated reversal of rocuronium-induced neuromuscular blockade. Br J Clin Pharmacol 2011 ; 72 : 415-33.

49) Ploeger BA, Smeets J, Strougo A, et al. Pharmacokinetic-pharmacodynamic model for the reversal of neuromuscular blockade by sugammadex. Anesthesiology 2009 ; 110 : 95-105.

50) McDonagh DL, Benedict PE, Kovac AL, et al. Efficacy, safety, and pharmacokinetics of sugammadex for the reversal of rocuronium-induced neuromuscular blockade in elderly patients. Anesthesiology 2011 ; 114 : 318-29.

51) Brown DL, Ransom DM, Hall JA, et al. Regional anesthesia and local anesthetic-induced systemic toxicity : seizure frequency and accompanying cardiovascular changes. Anesth

Analg 1995 ; 81 : 321-8.
52) Kiuchi MG, Zapata-Sudo G, Trachez MM, et al. The influence of age on bupivacaine cardiotoxicity. Anesth Analg 2011 ; 112 : 574-80.
53) Nouette-Gaulain K, Dadure C, Morau D, et al. Age-dependent bupivacaine-induced muscle toxicity during continuous peripheral nerve block in rats. Anesthesiology 2009 ; 111 : 1120-7.
54) Sharrock NE. Epidural anesthetic dose responses in patients 20 to 80 years old. Anesthesiology 1978 ; 49 : 425-8.
55) Paqueron X, Boccara G, Bendahou M, et al. Brachial plexus nerve block exhibits prolonged duration in the elderly. Anesthesiology 2002 ; 97 : 1245-9.
56) 藤森 貢, 浅田 章, 柴 紘次ほか. 塩酸ロピバカイン（NA-001）の臨床的研究 長時間作用性局所麻酔薬 塩酸ロピバカイン（NA-001）注射液の高齢者の硬膜外麻酔に対する臨床的検討 第II相試験. 臨床医薬 1999 ; 15 : 1155-74.
57) 丸石製薬社内資料. 薬物動態試験―高齢者における単回静脈内投与.
58) Veering BT. Pharmacological aspects of local anesthetics in the elderly. Acta Anaesthesiol Belg 1998 ; 49 : 117-22.
59) Mizuno J, Yoshiya I, Yokoyama T, et al. Age and sex-related differences in dose-dependent hemodynamic response to landiolol hydrochloride during general anesthesia. Eur J Clin Pharmacol 2007 ; 63 : 243-52.
60) Jacobs JR, Croughwell ND, Goodman DK, et al. Effect of hypothermia and sampling site on blood esmolol concentrations. J Clin Pharmacol 1993 ; 33 : 360-5.
61) Lowenthal DT, Porter RS, Saris SD, et al. Clinical pharmacology, pharmacodynamics and interactions with esmolol. Am J Cardiol 1985 ; 56 : 14F-8F.
62) 坪川恒久. 心血管作動薬ホスホジエステラーゼIII阻害薬. 土田英昭編. 心血管作動薬. 東京：克誠堂出版；2013. p.314-26.

（坪川　恒久）

III. 麻酔管理

2 高齢者の全身管理

A 気道管理

はじめに

　周術期の気道と換気にかかわるトラブルのうち，麻酔導入後にCVCI（cannot ventilate cannot intubate）となる確率は，約5,000件に1症例といわれている．一方で，高齢者の周術期における上気道管理に関しては，知見が十分とはいいがたい．加齢に伴い，上気道は形態が変化し，機能や予備能も低下する．これらの変化が麻酔により影響を受け，周術期に顕在化することを念頭に置いた管理が重要である．
　本項では，高齢者における嚥下機能を含めた上気道の周術期管理について述べる．

加齢に伴う上気道の変化

　上気道には，鼻腔，咽頭，喉頭が含まれる．麻酔導入に伴い上気道の緊張が減弱し，自発呼吸から陽圧換気に移行したときに閉塞しやすい部位は，軟口蓋部，舌根部，喉頭（喉頭蓋部・声門）である．加齢に伴う上気道の形態的および機能的変化として，軟口蓋低位，舌根後退，喉頭位置の低下，頸椎関節可動域の低下，咽頭収縮筋の収縮力減退などが挙げられる．

高齢者の嚥下機能と嚥下性肺炎

　上気道の末梢に位置し，気道と食道の分岐点にある喉頭には，気道（呼吸道），嚥下（下気道防御），発声の3つの機能がある．そのうち高齢者の周術期上気道管理で特に問題になるのは，加齢に伴う嚥下機能低下に起因する下気道防御機能の低下である．

1 嚥下障害，誤嚥と嚥下性肺炎

嚥下は，食物が認知され，口腔，咽頭，食道を経て胃に至るまでの過程を指す。嚥下障害とは，この一連の過程のうち，口腔期，咽頭期，食道期のいずれかに障害があることをいう。

誤嚥（aspiration）は，食塊，唾液，逆流した胃酸などが声門を越えて気道に入る病態である。一方で，喉頭内に食塊などが入るが，声門を越えない場合を喉頭侵入あるいは喉頭流入（penetration）という。

高齢者の主な直接死因である肺炎の約8割が嚥下性肺炎とされている[1]。高齢者の周術期上気道管理では，唾液あるいは逆流した胃酸の誤嚥による肺炎が問題になる。

2 嚥下機能の加齢変化

嚥下のメカニズムから見た加齢変化は，①嚥下に関連する筋力低下や構造の変化，②嚥下に関連する感覚神経や運動神経の機能低下，③嚥下運動を制御する中枢機能の低下，④身体機能や精神機能ならびに呼吸機能の低下に大別できる[2]。

加齢に伴う嚥下機能の変化は，咀嚼機能の低下や唾液分泌能の低下，口腔内での食塊形成能と保持能の低下，咽頭期嚥下の惹起遅延，安静時の喉頭位置の下降（図1），咽頭クリアランスの低下による咽頭残留（図2，図3），嚥下の予備能の低下，気道防御反射の低下による誤嚥などが挙げられる[3]。

加齢に伴う喉頭位置の下降は，喉頭挙上の遅延（咽頭期嚥下の惹起遅延）や不全を来し，誤嚥の大きなリスク因子になる。高齢男性に多く見られる上気道形態の加齢的変化であり，嚥下性肺炎が男性に多い理由の一つでもある。

加齢に伴う声帯の萎縮（図2）は，声門閉鎖不全を来す。この結果，発声障害のみならず喀痰排出能の低下，すなわち下気道防御機能の低下を来す。

嚥下機能の生理的加齢変化には個人差があり，高齢になっても嚥下障害を認めない患者もいる。大切なことは，嚥下障害を自覚しておらず，一見嚥下障害が見られない患者でも，嚥下の予備能が低下していることである。また，不顕性誤嚥（silent aspira-

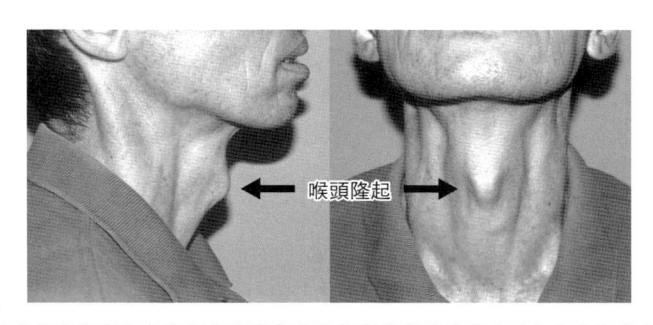

図1 喉頭の下垂（65歳，男性）

安静時の喉頭の位置が下降している。

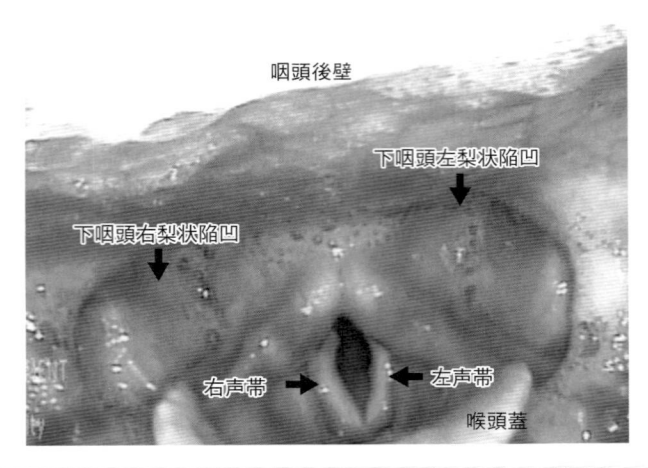

図2 喉頭・下咽頭内視鏡所見（82歳，男性，正常者）
下咽頭梨状陥凹を中心に唾液の貯留を認め，咽頭クリアランスの低下が示唆される。声帯には加齢に伴う萎縮があり，声門閉鎖不全が疑われる。

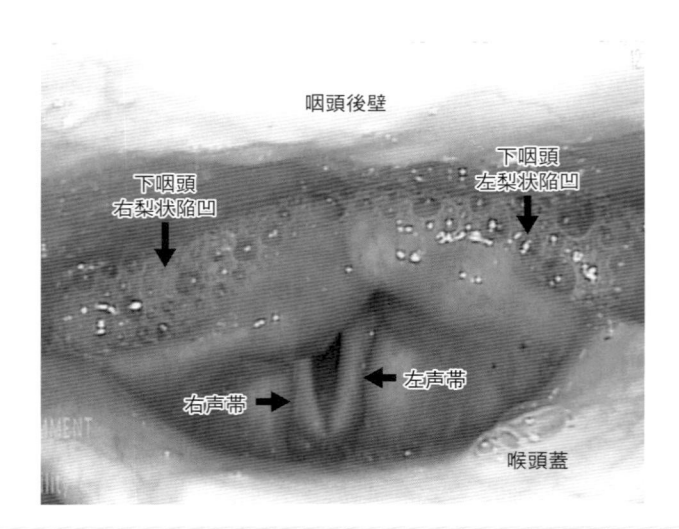

図3 喉頭・下咽頭内視鏡所見（66歳，男性，脳梗塞罹患患者）
多量の唾液貯留が下咽頭梨状陥凹や声門上に認められ，唾液を常に誤嚥している。

tion：無症候性誤嚥ともいう），すなわち，咳嗽，むせ，呼吸促迫などの明らかな臨床徴候を伴わない誤嚥を潜在的に認める高齢者も少なくないことである（図4）。したがって，高齢者では，麻酔薬や筋弛緩薬などの影響，あるいは半覚醒状態で周術期に嚥下障害や誤嚥が顕在化することも少なくない。

3 高齢者の嚥下障害と誤嚥

加齢に伴う嚥下機能の低下に加えて，嚥下障害の原因になる脳血管障害などの疾患，慢性呼吸不全や廃用症候群などの合併疾患，介護などの環境，認知症などの精神状態，

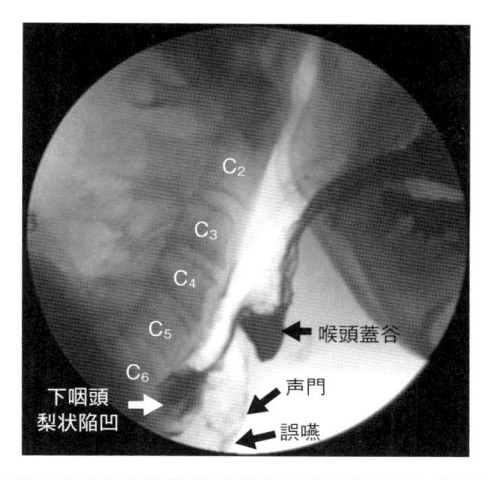

図4 高齢者の嚥下造影検査（82歳，男性）
喉頭下垂や嚥下時の喉頭挙上の遅延（咽頭期嚥下の惹起遅延）があり，造影剤が喉頭蓋谷や下咽頭梨状陥凹に貯留している。咽頭クリアランスの低下や誤嚥を認める。この例では不顕性誤嚥であった。

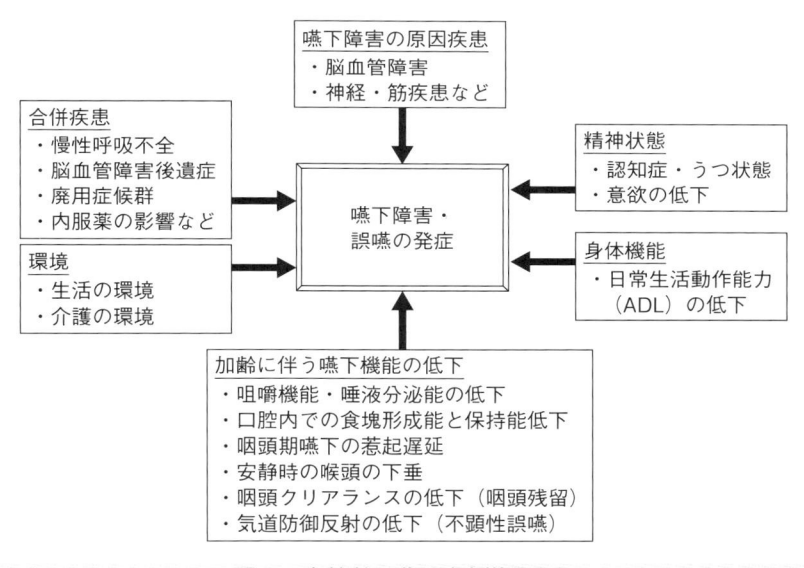

図5 高齢者の嚥下障害増悪因子
高齢者の嚥下機能の病態は複雑であり，一つの増悪因子が嚥下機能を急激に低下させる場合もある。また，潜在性の嚥下障害や誤嚥も少なくない。

日常生活動作能力（ADL）の低下などが影響して，高齢者に嚥下障害や誤嚥が発症する原因になっている（図5）。

このように高齢者の嚥下障害の病態は複雑であり，一つの増悪因子が嚥下機能を急激に低下させる場合もある。したがって，"高齢者を診たら潜在性の嚥下障害や誤嚥がありうる"ことを念頭に置き，周術期の上気道管理を行うべきである。

4 常用内服薬と嚥下機能

　高齢者では，さまざまな合併疾患に対する内服治療を受けている場合も多く，薬物による嚥下機能への影響も考慮すべきである。薬剤性嚥下障害の発生機序は，中枢神経への作用（覚醒賦活系の抑制，脳幹部嚥下中枢の抑制，ドパミン受容体の遮断作用によるパーキンソニズムなど）や，末梢神経・筋への作用（神経筋接合部遮断，ミオパチー，咽喉頭知覚の低下，唾液分泌低下など）によるものが考えられる[4]。以下の薬物に関しては注意が必要である。

- 抗精神病薬，精神安定薬，抗てんかん薬：中枢神経抑制作用で覚醒レベルが低下し，嚥下障害や誤嚥を誘発する。
- 利尿薬，三環系抗うつ薬，交感神経抑制薬，抗ヒスタミン薬，抗精神病薬：口腔乾燥による嚥下機能低下の可能性がある。
- 抗精神病薬，抗パーキンソン病薬：不随意運動による嚥下機能低下の可能性がある。
- 抗コリン薬，三環系抗うつ薬，カルシウム拮抗薬：咽喉頭筋の収縮力減弱による嚥下機能低下の可能性がある。
- カルシウム拮抗薬，硝酸薬，抗ヒスタミン薬，抗コリン薬，プロゲステロン：下部食道括約筋圧を低下させ，食道運動の低下や食物，唾液，逆流胃酸の停滞を招く。

睡眠中の嚥下と呼吸

　嚥下は生命維持に重要な機能の一つであり，嚥下による咽頭クリアランスは気道防御にとって重要である[5]。しかし，睡眠中，特に深睡眠では嚥下回数が減少し，長時間空嚥下（dry swallowing）が行われない[5]。

　高齢者の嚥下性肺炎は，口腔や咽頭の常在菌が唾液などの分泌物とともに気道に誤嚥（不顕性誤嚥）されて発症する[6]と考えられており，睡眠中の嚥下動態が関与している可能性がある[5)7)]。また，咽頭に停滞した逆流胃酸が夜間就寝中に誤嚥されれば，化学的炎症も引き起こされる[8)9)]。

　夜間就寝中の嚥下は空嚥下であり，空嚥下の誘発刺激は唾液である。睡眠中は唾液の分泌が低下し[10]，空嚥下の頻度が減少していることから，咽喉頭のクリアランスが低下している[5)6)]。また，唾液の嚥下による咽頭や食道内の酸の中和も，睡眠中は不十分となる。

　硫酸アトロピンによる唾液分泌抑制，麻酔による筋弛緩，術後の半覚醒状態など，周術期は睡眠中の嚥下動態と類似していることが予想され，気道防御にとっては好ましくない状況にあるといえる。

高齢者の周術期誤嚥

　周術期の嚥下性肺炎に関しては，フルストマックや緊急帝王切開患者など，麻酔導入時に胃酸逆流が予想される場合の迅速導入の際などに関心が払われている[11]。しかし，高齢者の周術期に潜む誤嚥の危険性にも注意が必要である。

　近年，非挿管下（鎮静下の脊髄くも膜下麻酔やラリンジアルマスクの使用など），すなわち気道を食道と分離することなく麻酔を行う症例が多くなってきた。この場合，気道の環境は自然睡眠時と類似していると考えられる。

　術後（抜管後）の半覚醒状態では，麻酔薬の影響も加わり，特に高齢者では嚥下機能や下気道防御機能の低下による誤嚥が危惧される。

術前診察時の簡便な嚥下機能評価[12]

1 問　診

　経口摂取の状況で，嚥下時，特に液体を嚥下した際にむせるかどうか（液体は誤嚥しやすい）を問診する。患者が"お茶を飲むとむせる"と答えれば，誤嚥をしている可能性が高い。

　嚥下後の症状では，食物残留感，喀痰増加，湿性嗄声（湿声）の有無を問う。これらがあれば，咽頭クリアランスの低下に伴う咽頭残留が疑われ，嚥下障害の可能性が高い。

　そのほか，食事時間が長く，食物摂取量が減少していれば嚥下障害を疑う。既往症，特に嚥下障害を来す疾患や認知症の有無（図5）なども問診する。嚥下機能を悪化させる薬物がないか，服薬内容を把握する。

2 精神・身体機能の評価

　意識レベル，認知機能，高次脳機能などを評価する。
　身体機能では，運動機能と呼吸機能に留意する。運動機能では，姿勢保持の安定性や上肢の関節の可動域および移動能力を評価する。呼吸機能の低下は誤嚥物の喀出力低下につながる。随意的な咳嗽を指示し，喀出力が十分かどうかを評価する。

3 口腔，咽頭，喉頭，頸部などの評価

　口腔内の衛生状態，歯の状態，舌運動，唾液分泌（口腔乾燥）などを評価する。咽頭や喉頭の評価は主に内視鏡を用いるので，必要に応じて耳鼻咽喉科に対診する。頸部の可動域，空嚥下時の喉頭挙上運動などを評価する。特に喉頭が下垂していたり嚥下時に

喉頭が十分に挙上しなかったりする場合は，嚥下障害や誤嚥の可能性が示唆される。

4 嚥下機能の評価

嚥下機能の評価には，嚥下内視鏡検査（VE）と嚥下造影検査（VF）が必須であるが，ベッドサイドで行う簡易検査の一つに，反復唾液飲みテスト（repetitive saliva swallowing test：RSST）がある。RSST は，まず口腔内を水で少し湿らせた後，空嚥下を指示して嚥下運動が可能かどうかを観察する。次に空嚥下を反復するように指示し，30 秒間に何回嚥下運動ができるかを数える。30 秒間に 2 回以下を異常と判定する。

上気道の加齢変化と睡眠呼吸障害

睡眠に関連して発病または増悪する呼吸・循環障害を総称して睡眠呼吸障害（sleep disordered breathing：SDB）と呼ぶ[13]。中高年期に発症する SDB は，咽頭や顎顔面の形態異常や肥満が原因で，周術期 CVCI の要因の一つである。一方，高齢者の SDB は，加齢に伴う呼吸機能低下による呼吸障害で病的意義は低いとされる[14]が，周術期気道管理のリスク因子になりうる。上気道の形態診断では咽頭や顎顔面形態に特記する異常はなく，肥満度も低いことが多い。

高齢者では，終夜睡眠ポリグラフ検査下の AHI（apnea hypopnea index）*は増大傾向にあり，軟口蓋低位，舌根沈下，舌背の高位，軟口蓋の低緊張などの所見が増加しているといわれる[15)16]。

高齢者では，咽頭収縮筋の活動性減弱により，上気道の開存能が低下している。高齢者における全身麻酔や鎮静では，これらの機能低下が顕性化する可能性があることを念頭に置いた気道確保が必要である。

＊AHI（無呼吸低呼吸指数）：換気の 50％以上の低下に，経皮的動脈血酸素飽和度（SpO_2）の 4％以上の低下を伴うものを低呼吸（hypopnea）と定義し，睡眠 1 時間あたりの無呼吸と低呼吸の回数の合計で評価した指数。［重症度分類］軽症：5(10)≦AHI＜15，中等症：15≦AHI＜30，重症：30≦AHI

マスク換気と喉頭展開

歯牙欠損や頸椎関節可動域の減少は，マスク換気や喉頭展開に影響を与える。

総義歯患者の全身麻酔では，義歯の破損や気道・食道異物になることを回避するために義歯を外して導入することが多いが，頰がこけ顔面の形状が変化してマスク換気が困難になることがある。この場合，両側の頰の内側に濡れたガーゼを挿入してマスクの密着度を高めたり，義歯を装着したりすることで改善されることも多い。また，特化したフェイスマスクとして Everseal™ マスクが推奨された時代もあったが，その後は商品

化されていない．

　関節の老化による頸部関節の可動域制限がある場合は，頭部後屈や顎先挙上法という気道確保が困難になる．下顎挙上で対応するとよい．

■参考文献

1) Teramoto S, Fukuchi Y, Sasaki H, et al. High incidence of aspiration pneumonia in community- and hospital-acquired pneumonia in hospitalized patients : a multicenter, prospective study in Japan. J Am Geriatr Soc 2008 ; 56 : 577-9.
2) Humbert IA, Robbins J. Dysphagia in the elderly. Phys Med Rehabil Clin N Am 2008 ; 19 : 517-24.
3) 大前由紀雄. 高齢者の嚥下障害の特徴. 音声言語医学 2013 ; 54 : 167-73.
4) 西窪加緒里, 兵頭政光. 向精神薬による薬剤性嚥下障害例の検討. 口咽科 2005 ; 17 : 399-405.
5) 佐藤公則, 梅野　博, 千年　俊ほか. 睡眠中の嚥下と呼吸. 音声言語医学 2011 ; 52 : 132-40.
6) 寺本信嗣. 誤嚥性肺炎：オーバービュー. 日胸 2009 ; 68 : 795-808.
7) Sato K, Umeno H, Chitose S, et al. Deglutition and respiratory pattern during sleep in younger adults. Acta Otolaryngol 2011 ; 131 : 190-6.
8) 佐藤公則. 胃食道逆流症（GERD）と咽喉頭逆流症（LPRD）. MB ENT 2011 ; 126 : 105-9.
9) 佐藤公則. 咽喉頭逆流症（LPRD）診療のピットフォール. 耳・鼻・のどのプライマリケア. 東京：中山書店；2014. p.206-16.
10) Schneyer LH, Pigman W, Hanahan L, et al. Rate of flow of human parotid, sublingual, and submaxillary secretions during sleep. J Dent Res 1956 ; 35 : 109-14.
11) Baraka A. "Crash induction" in patients with full stomach. Middle East J Anaesthesiol 1982 ; 6 : 531-7.
12) 日本耳鼻咽喉科学会. 嚥下機能評価のための簡易検査. 嚥下障害診療ガイドライン 2012 年版. 東京：金原出版；2012. p.17.
13) 日本睡眠学会認定委員会睡眠障害ガイド・ワーキンググループ：睡眠呼吸障害（SDB）. 睡眠障害診療ガイド. 東京：文光堂；2011. p.32-47.
14) Bixler EO, Vgontzas AN, Ten Have T, et al. Effects of age on sleep apnea in men : I. Prevalence and severity. Am J Respir Crit Care Med 1998 ; 157 : 144-8.
15) 菊池　淳, 池園圭子, 佐藤公則ほか. 高齢者における睡眠時呼吸障害の形態診断. 口咽科 2011 ; 24 : 141-9.
16) 菊池　淳, 池園圭子, 佐藤公則ほか. 高齢者における睡眠時呼吸障害の形態診断（第2報）：AHI による重症度別の比較検討. 口咽科 2012 ; 25 : 105-11.

〈原田　秀樹，佐藤　公則，牛島　一男〉

III. 麻酔管理

2 高齢者の全身管理

B 呼吸管理

はじめに

現在，世界中で毎年2億3,000万人以上の患者が，機械的人工呼吸下の全身麻酔を必要としている[1]。一方，機械的人工呼吸はそれ自体が炎症性反応を引き起こすなど[2]，術後肺合併症（postoperative pulmonary complications：PPCs）の原因となる。PPCsは周術期の罹病率や死亡率に大きく関わる[3〜6]が，全身麻酔下手術患者の20〜30％で中〜高リスクのPPCsが生じたという大規模コホート研究がある[3,7]。

また，ひとたび重度PPCsを発症し，再挿管や予期せぬ集中治療室入室を招くと，死亡率は90倍高くなるとの報告もある[8]。特に高齢者では，PPCsの発症が在院期間延長や周術期の死亡率上昇に関与している[9]。したがって，術中呼吸管理はPPCs回避を念頭に置いておく必要がある。加齢に伴い呼吸筋の筋力は低下し，呼吸仕事量を増加させ，安静時や運動時のガス交換は保たれるが，肺の予備力は落ちる。肺機能を含めた全身状態，手術侵襲の程度をよく見極めての呼吸管理が重要となる。

さて，重症の急性肺傷害（acute lung injury：ALI）/急性呼吸窮迫症候群（acute respiratory distress syndrome：ARDS）の患者[10]では，いわゆる"肺保護換気"の有効性が認められている。

本項では，高齢者のPPCs回避という観点から，肺保護換気を目標指向型の呼吸管理アプローチとして術中呼吸管理に取り入れた場合の優位性について，現時点でのエビデンスを中心に述べる。

術後肺合併症（PPCs）のリスク因子

高齢者では解剖学的・生理学的に胸壁，呼吸筋，肺実質，血管系および呼吸機能が変化し，それらすべてが術後呼吸不全のリスクとなりうる[11]。また，PPCsのリスクは年代に比例して高まり，60歳以下に比べると，60〜69歳の患者ではリスクが2倍，70〜

表1　PPCsに関連するリスク因子

麻酔因子	手術因子	患者因子
・麻酔起因性無気肺 ・輸液バランス過多 ・4単位以上の輸血（訳注：正確なデータはないが本邦での8〜10単位に相当すると考えられる） ・大きい1回換気量とプラトー圧の呼吸器設定 ・全身麻酔 vs. 硬膜外麻酔 ・経鼻胃管の使用 ・術後人工呼吸器サポートの必要 ・長時間作用性筋弛緩薬 ・術後の硬膜外麻酔 ・低体温 ・静脈麻酔 vs. 吸入麻酔薬# ・マスク vs. 気管チューブ#	・血管手術 ・胸部手術-片肺換気 ・上腹部手術 ・脳神経外科手術 ・口腔顔面，頸部手術 ・緊急手術 ・再手術 ・3時間以上の手術 ・開腹 vs. 腹腔鏡	・年齢　＞65歳，＜6歳 ・ASA 3以上 ・慢性閉塞性肺疾患 ・閉塞型睡眠時無呼吸 ・術前 Sp_{O_2} ・うっ血性心不全 ・1カ月以内の呼吸器感染# ・機能的依存性（原文は functional dependency） ・喫煙者 ・気管支喘息，アトピー，湿疹の家族歴# ・アルコール乱用 ・肺高血圧 ・体重減少＞10% ・アルブミン＜3.5 g/dl ・ヘモグロビン＜10 g/dl ・意識障害 ・胸部検査異常 ・BMI＞27 kg/m²

#：母集団が小児の場合の PPCs の危険因子
(Tusman G, Böhm SH, Warner DO, et al. Atelectasis and perioperative pulmonary complications in high-risk patients. Curr Opin Anaesthesiol 2012；25：1-10 より和訳引用)

79歳では3倍となる[12]。PPCsの主なものに，低酸素血症，肺炎，局所炎症反応，人工呼吸器関連肺損傷（ventilator-induced lung injury：VILI あるいは ventilator-associated lung injury：VALI）[13)〜15)] などがある。

　周術期管理は，PPCs のリスク因子（表1）[16)] を十分に把握・理解し，PPCs の回避を見据えた治療戦略が重要となる。手術や麻酔に際しては，リスクを的確に評価したうえで，手術の可否あるいは術式の決定，麻酔管理法の選択，インフォームドコンセントの実施が必要である。

1 麻酔因子

a. 麻酔起因性無気肺

　無気肺はもっとも一般的な周術期合併症の一つで，周期的な肺胞の開放と虚脱を起こし，PPCs の原因となる[17)〜20)]。無気肺は全身麻酔導入後数分以内から起こり，手術患者の90%に悪影響を及ぼすとされる。高齢者においても，全身麻酔中の人工呼吸を受けたほとんどが無気肺から肺内シャントを作ると報告されている[21)〜24)]。

b. 大きい1回換気量

　従来，大きい1回換気量（予測体重の 10 〜 15 ml/kg）が麻酔中の低酸素血症や無気肺を防止するために用いられてきた[17]。しかし，その後，機械的人工呼吸において，とりわけ大きい1回換気量が肺胞の overdistension（過伸展：volutrauma や barotrauma の原因）や無気肺の虚脱・再開通に基づく shear stress（ずり応力：atelectotrauma の原因）により VALI を引き起こし，さらにこのような侵襲的な人工呼吸を行うことで，肺から肺外臓器へ炎症性メディエータが放出され，結果的に臓器不全（biotrauma）を生ずることが分かってきた[25)26)]。

c. 全身麻酔 vs. 硬膜外麻酔

　腹部や胸部の PPCs に対して，硬膜外麻酔が保護的に働いたとするメタ解析など，全身麻酔単独に比べて区域麻酔を併用したほうが PPCs を減らすとの報告が多く見られる[27)〜29)]。

d. 筋弛緩薬

　筋弛緩薬は確実に拮抗することが重要である[30)31)]。また，最近のメタ解析で，長時間作用性に比較して短時間作用性筋弛緩薬のほうが PPCs の発生は少ないと報告されている[32)]。

2 手術因子

　手術部位は重要なリスク因子で，横隔膜からの距離と呼吸器合併症のリスクは逆相関の関係にあり[3)]，上腹部手術と胸部手術で，術後1週間以上も肺活量が減少する[33)]との報告もある。

3 患者因子

a. 年齢

　加齢に伴う臓器の諸変化により，高齢者はそのこと自体がリスク因子となる。

b. 慢性閉塞性肺疾患

　慢性閉塞性肺疾患（chronic obstructive pulmonary disease：COPD）の罹病率は 60 歳以上で 2 〜 3 倍になる[34)35)]。COPD 患者は無気肺が少なくシャントもほとんどないが，換気血流比はかなり悪化し[36)37)]，30 ％に肺高血圧症が見られる[38)]。COPD 患者の術中無気肺が防げるかについては不明である[39)]。術後早期の再挿管率や術後の罹病率・死亡率が高くなることとの関連が指摘されている[40)41)]。また，COPD と閉塞型睡眠時無呼吸が併存するオーバーラップ症候群患者では，死亡率がさらに高くなる[42)]。

COPD 患者の麻酔に関して，硬膜外麻酔単独で行うと術後肺炎のリスクが 50％減少するという報告[43]や，Ｓ状結腸切除術を非侵襲的陽圧換気法（non-invasive positive pressure ventilation：NPPV）と脊髄くも膜下硬膜外併用麻酔で問題なく施行できたという報告[44]がある。周術期の管理として，可能なかぎり気管挿管を避け，区域麻酔を使用し，機械的人工呼吸からの早期離脱と NPPV を行うことが重要である。

COPD 患者の人工呼吸管理では，動的な過度の膨張と内因性/外因性呼気終末陽圧（positive end-expiratory pressure：PEEP）を避けたほうがよいとする意見がある[45]〜[47]。もし内因性 PEEP に気づいたら，呼吸回数や１回換気量を減らし，呼気時間を十分に増やし（Ｉ：Ｅ比を小さく），気道内圧の上昇が折り合うところを見つけなければならない。呼気時間延長とカウンター PEEP は，おそらく過度の膨張を減少あるいは回避させる。症例にもよるが，覚醒時に過度の圧をかけたくない場合は，深麻酔下での抜管や，あるいは覚醒前に声門上器具などに交換し覚醒させるなどの工夫が必要となる。

亜酸化窒素は，ブラへ拡散して破裂させる可能性があるため，ブラを有する患者では投与しないほうが無難である。

c. 気管支喘息

気管支喘息は，よくコントロールされていれば PPCs のリスクとはならない[48]。コントロール不良患者は COPD と同様に扱う。コルチコステロイド使用患者ではその投与を計画する。コルチコステロイドは安全で術後創感染のリスクを上げないが，すべての定例手術患者にステロイドを使用すべきか否かについては十分なエビデンスがない。

術後肺合併症（PPCs）の回避を考慮した術中呼吸管理

全身麻酔を受ける高齢者で，PPCs を極力回避するための肺保護換気法の有益性について考える。術中での肺保護換気法が有用とする最近の研究について，MEDLINE で 2010 年から 2013 年まで検索した。キーワードは "open lung strategy" "lung protective (strategy)" "recruitment maneuver" "low tidal volume" "geriatric an(a)esthesia" "an(a)esthesia" "intraoperative period" などである。主なものを表 2[49]〜[52]に示す。

1 肺保護換気，オープンラングアプローチ，肺（肺胞）リクルートメント，リクルートメントマヌーバーとは？

一般的に肺保護換気とは，従来と比べ小さい１回換気量（肺胞の過伸展を防ぐため）と周期的無気肺を防ぐためのリクルートメントマヌーバー〔recruitment maneuvers：RMs（肺の周期的な加圧膨張の手技：後述）〕の有無を問わない高めの PEEP を使用した換気〔いわゆるオリジナルのオープンラングアプローチ（open lung approach：OLA）の方法[53]〕と理解され，重症 ARDS 患者の死亡率を減少させたことに由来する

表2 最近の術中肺保護換気に関する研究

著者，発表年[文献番号]，研究デザイン，対象	通常換気群 vs. 肺保護換気群	主な結果
Weingarten TNら，2010[49] 単施設研究。対象は待機腹部手術を受けた65歳以上の高齢者40名	通常換気群［リクルートメントなし＋1回換気量10 ml/kg（予測体重）＋ ZEEP (zero positive end-expiratory pressure)］vs. 肺保護換気群（リクルートメントあり＋1回換気量6 ml/kg（予測体重）＋12 cmH$_2$O PEEP）］	高齢者における肺保護戦略の忍容性は良好で，開腹術中酸素化と肺メカニクスは改善した
Sunder Sら，2011[50] 単施設RCT。対象は待機心臓外科手術を受けた患者149名	通常換気群［1回換気量10 ml/kg（予測体重）］vs. 肺保護換気群［1回換気量6 ml/kg（予測体重）］	両群で抜管までの時間に有意差はなかったが，肺保護換気群では術後の再挿管率が低かった
Severgnini Pら，2013[51] 前向き無作為化試験，オープンラベル。対象は待機開腹手術を受けた患者56名	通常換気群［1回換気量9 ml/kg（予測体重）＋ZEEP］vs. 肺保護換気群［1回換気量7 ml/kg（予測体重）＋10 cmH$_2$O PEEP＋リクルートメントマヌーバー］	肺保護換気群では，術後肺機能を改善し modified Clinical Pulmonary Infection Score (mCPIS) を軽減した
Futier Eら，2013[52] 多施設研究，二重盲検試験，パラレルグループトライアル。対象は腹部手術を受けた400名	通常換気群［1回換気量10〜12 ml/kg（予測体重）＋PEEPなし＋リクルートメントなし］vs. 肺保護換気［1回換気量6〜8 ml/kg（予測体重）＋PEEP 6〜8 cmH$_2$O＋挿管後の30分ごとのリクルートメントマヌーバー，リクルートメントは30秒，30 cmH$_2$Oでさらに両群ともプラトー圧は30 cmH$_2$Oを超えない	腹部大手術を受けた中〜高リスクの患者において肺保護換気群は臨床のアウトカムを改善させた（一次アウトカムは主要な肺と肺外の合併症が術後7日以内に起こったもの，二次アウトカムは30日以内の肺と肺外の合併症）

　治療戦略（肺保護戦略）である[54)55)]。これらが従来のガス交換のみを効率的に追求するものから，ガス交換の効率を追求しつつも肺傷害を最小限にするという機械的人工呼吸器設定のパラダイムシフトとなり，今日ではALI/ARDSに対して広く推奨されている[56)57)]。

　さらにRanieriら[2)58)]は，低1回換気量が気管支肺胞洗浄液と血中の炎症性メディエータを減少させることを報告した。端的にいうと，肺保護換気とは，機械的人工呼吸により正常肺が傷害され，さらなる肺傷害が進行しないように，負の連鎖を止めるという考え方である。一方，OLAとは，積極的に虚脱肺をリクルートメントし，再虚脱を防止することを狙った換気設定ならびに関連した処置を指す。なお，リクルートメントとは，虚脱して開通性の維持されない気道と肺胞を再開通させることでガス交換を改善させることを意味する。RMsは，一時的に高い気道内圧をかけて虚脱肺胞を開存させ，ずり応力を軽減し，再び肺胞が虚脱しないように高いPEEPを再設定する。それによっていったん膨らんだ肺が虚脱することを防ぐという一連の手技も意味する。

2 術中の肺保護戦略の有用性は？ また，術中の短時間の機械的人工呼吸管理で肺傷害が惹起されるのか？

　昨今では，人工呼吸療法を受けている重症患者には，肺保護換気が有用な方法であると考えられている。また，ARDSなどの肺傷害を伴わない患者の長期間[59)~62)]あるいは短期間[63)~65)]の人工呼吸管理においても，低1回換気量療法の有益性が示されている。

　VALIはALI/ARDSの患者から得られた知見であり，手術中の短時間の機械的人工呼吸がVALIを起こすかどうか[66)]，また術中の肺保護換気のPPCsへの関与[67)68)]も不明であった。しかし，最近，機械的人工呼吸管理後に短時間でVALIが生ずるとするランダム化比較試験（randomized controlled trial：RCT）や動物実験の報告が散見され[61)69)]，全身麻酔下の健常肺でも同様のメカニズムで肺傷害が起こっていることが報告されている[70)71)]。一方で，全身麻酔中の肺保護換気の有用性について疑問を抱く報告もあり[72)73)]，実際，全身麻酔中の呼吸管理は依然として大きい1回換気量とPEEPなしが日常化しており，肺保護換気の実施は20％以下である[74)75)]。

3 術中の適正な1回換気量は？

　高齢者の術中における適正な1回換気量について，特にPPCsとの関連で検証した研究はほとんどなく，適正な数値を示すことは難しい。表2からは，1回換気量6～8 ml/kg（予測体重）程度にPEEPやRMsを加えるのが一つの目安と考えられる。ただし，小さすぎる1回換気量は呼吸性アシドーシスを招く可能性があり（ある程度の高二酸化炭素血症は許容される：permissive hypercapnia），1回換気量を小さくということも大事だが，プラトー圧（後述）が関与するので，大きすぎないことが重要である。

4 術中の適正なプラトー圧は？

　プラトー圧（肺胞内圧）は，1回換気量とともに肺保護で重要な役割を担う因子である[76)]。

　吸気中の最大気道内圧（ピーク気道内圧）は正確な肺胞圧を示さず，気管チューブの抵抗，吸気フロー，肺の呼吸メカニクスにより影響を受ける。ピーク気道内圧と圧外傷の発生との関係性はあまりない。

　一方，吸気中の気流を静止することで得られるプラトー圧が35 cmH$_2$Oを超えると圧外傷の発生が増え[77)]，プラトー圧が高いほどARDSの予後が悪いとの報告がある[55)78)]。仮に気道内圧が高くても，換気量が制限されていればVILIは防げるとの報告[79)]もあり，1回換気圧［（プラトー圧）－（PEEP）］を小さくし，高二酸化炭素血症を許容することが有用であろう。術中もプラトー圧を考慮すべきで，麻酔器によっては従量式換気（volume controlled ventilation：VCV）でのプラトー圧を測定（吸気ポーズ）できる。従圧式換気（pressure controlled ventilation：PCV）については，回路内圧≒プラトー

圧と置き換えてもよい。

5 術中の適正な呼気終末陽圧（PEEP）とリクルートメントマヌーバー（RMs）の使用は？

　PEEPは機能的残気量（functional residval capacity：FRC）を増やし，血管外肺水分量を再分布させ，換気血流比を改善し，無気肺を回避することに寄与する。最近のメタ解析[80]で，高いPEEPは重症ARDS患者には有益かもしれないが，軽度から中等度のARDSには有害である可能性が示唆された。

　PEEPはsmall airwayを開通させるが，虚脱肺胞の再開通にはより大きな圧が必要となり，それを達成できるのがRMs手技である[81]。術中のPEEPに関して，健常肺においてPEEPを使用しない低1回換気量療法は無気肺を増やし[82]，またPEEPとRMsによる肺保護換気における肺拡張は肺傷害を軽減させ[83]，さらに術後のハイリスク患者が抜管後にNPPVを使用することによって再挿管や肺炎の発生，創感染や敗血症を軽減できた[84]との報告もある。

　現在，術中の高いPEEPとRMs（PEEP 12 cmH$_2$O＋RMs群とPEEP 2 cmH$_2$O以下でRMsなし群）がPPCsに与える影響について調べる大きなRCTが進行中で，その結果が待たれる（PROVHILO trial）[85]。

　一方，最近のコクランレビューでは，外科手術中の低いPEEPが酸素化を改善させ術後無気肺を減少させるものの，PEEPなしの呼吸管理を行ったものと比べて死亡率に差がなく，現時点では術中PEEPが術後死亡のリスクを下げるのか，PPCsを減らせるのかについてはエビデンスが不十分と結論づけている[86]。また，肺胞リクルートメントでの酸素化は，気管挿管されている間や高いPEEPをかけて呼吸管理している間は続くが，いったん抜管後にPEEPを中止すると，これらすべての有益性がなくなるとの報告[87)88)]もある。

　PEEPによる肺の過膨張は10～15 cmH$_2$O以上で起こり，それ以下では生じないとされる[89)90)]。COPD患者における経鼻持続気道陽圧（nasal continuous positive airway pressure：nasal CPAP）の影響をhigh resolution CTによる計測で検討した報告では，10 cmH$_2$O以上で気腫性の過膨張が増加し，一部の患者では5 cmH$_2$Oの使用は局所の肺虚脱と関連していた[91]。また，麻酔導入時に気管挿管に先駆けて5～6 cmH$_2$Oの陽圧を使用すると術中の無気肺を軽減でき，さらに死腔の増加なしに肺容量や酸素予備の増加によって酸素化を改善することが報告されている[89]。

　以上より，PEEPについては現在のところ明らかなエビデンスはないが，麻酔導入時から5～6 cmH$_2$O程度の陽圧をかけ，なるべく無気肺を予防するように努める。高齢者の場合のPEEP設定については，併存疾患としてCOPDも少なくなく，5～9 cmH$_2$O程度が適当と考える。ただし，内因性PEEP（後述）には注意を払わねばならない。

　術中の肺胞リクルートメントについては研究が少なく，現在のエビデンスは"エキスパートによる推奨"となっている[92]。麻酔中のRMsについて生理学的理論を示したの

はBendixenら[17] (40 cmH$_2$O, 15秒) が最初である。全身麻酔中のRMsの使用はガス交換に関してPEEPの効果をさらに改善するとの報告[93)~95)]や、腹腔鏡手術中のRMsとPEEPによるOLAが肺胞リクルートメントを促し、有意に胸壁と肺のエラスタンスおよびガス交換を改善したとの報告[96)]がある。また、胸部外科手術の片肺換気前後のRMsとPEEPによる有用性を見たRCT[97)]においても、肺胞死腔の減少だけではなく、酸素化や換気効率を改善させたとの報告がある。一方、全身麻酔中の6時間ごとのRMsは組織学的肺傷害を起こさない[98)]が、適切なPEEPのない繰り返しのRMsはかえって肺傷害を助長するという報告[99)]もある。さらに、全身麻酔中のRMsなしのPEEPは、肺機能や酸素化において効果がないとの報告[100)~102)]もある。以上より、現在のところ日常の麻酔におけるRMsの有効性を示す明確なエビデンスはない。

現在、RMsにはさまざまな手技、例えば3 breath method、気道内圧40 cmH$_2$Oで40秒かける方法（40/40法）などがあり、統一されたものはない。

肺胞圧は肺内外圧差と同じ[24)]とされている。気道内圧については、健常肺における虚脱肺を十分に膨張させるには40 cmH$_2$O以下では不十分である[103)104)]。つまり、RMsにはそれ以上の圧が必要となる。術中のRMsに関して、以下の方法が推奨されている[105)]。

- vital capacity maneuver：麻酔導入中、あるいは人工心肺後に気道内圧40 cmH$_2$O、15秒を行う方法。ただし、この方法は循環動態の不安定を来すことが報告されている。これらの有害作用を最小限にするために施行時間を7～8秒にして、同等の結果を得たとする報告[106)]もある。
- PCV中にstep-by-stepで2～3呼吸サイクルごとに吸気圧とPEEPを段階的に増やし、最大吸気圧が40 cmH$_2$OとPEEPが20 cmH$_2$Oに届くまで、差圧［（最大吸気圧）−（PEEP）］が20～25 cmH$_2$Oを維持できるようにする。約1分間維持する。

RMs施行時の注意点として、循環動態は肺胞圧に影響を受け[107)]、そのため実施中に一過性の低血圧が見られる[108)]。そのほか、圧外傷を起こす可能性もある。

6 術中の適正な吸入気酸素濃度は？

一般的に、麻酔導入時は100％酸素投与を行うが、高い酸素濃度が脱窒素を促し、数分で無気肺を作る[18)21)22)93)109)]。吸入気酸素濃度（F$_{IO_2}$）を最小限にすることで、麻酔中の無気肺を減少できるとされる[93)110)]。F$_{IO_2}$が80％であれば安全域のリスクを最小限にして吸収性無気肺を減らすことができ[111)]、80％以下であればPPCsを増加させないとの報告[112)]もある。また、術中から術後2時間までに30％酸素と80％酸素で術後の無気肺に差がなかったとする報告[113)]もある。

一方、周術期の高濃度酸素療法は手術部位感染（surgical site infection：SSI）防止に有用で[114)~117)]、術後悪心・嘔吐（postoperative nausea and vomiting：PONV）も軽減する[118)119)]ことが報告されている。最新のメタ解析[120)]で、術中の高いF$_{IO_2}$は予防的抗菌薬投与を受けた外科患者ではSSIのリスクを軽減させ、悪心については少し有効で、さらに術後の無気肺のリスクは上げないと報告された。

低い F_{IO_2} は安全域が狭まるので,気道確保困難,FRC の減少や予備酸素に限度のある患者,特に妊婦や肥満あるいは腹部膨満している患者では推奨されない[22]。

7 人工呼吸モード

麻酔中の人工呼吸モードに関しては,VCV か PCV の 2 つの間で特に大きな差はない。明らかに違うことは,VCV に比べ PCV は低い気道内圧を示す[121]ということである。しかし,VCV で圧外傷の発生頻度が高いということでもない[122]。高齢者の場合,呼吸器系の併存疾患を考えると PCV がコントロールしやすいかもしれない。

おわりに

現在の一般的な肺保護戦略を加味し,高齢者での機械的人工呼吸管理を中心とした術中呼吸管理は,大まかには以下のように考えることができる。

- F_{IO_2} は,リスクがなければ導入時は 80％でも可とする。ただし,100％に比べると急激な酸素低下までの時間が短いので注意する。また,覚醒時も 80％でも問題ないと思われる。
- 麻酔導入時は 5〜6 cmH$_2$O 程度の陽圧をかける。リスクがなければ RMs を行う。手術が長時間に及ぶ場合,6 時間ごとの施行を考慮してもよい(あるいは,もっと頻回でも可)。また,人工心肺使用患者は離脱時に RMs を考慮してもよい。
- 1 回換気量は 8〜9 ml/kg(予測体重)を目安にする。
- プラトー圧を可能なかぎり低く保つ(30 cmH$_2$O 以下)。
- 呼気終末の周期的な肺胞虚脱を防ぐために,PEEP(5〜9 cmH$_2$O)をかける。ただし,内因性 PEEP には常に注意する。
- 過量な輸液管理を避ける[123]。

現在,高齢者における適正な術中呼吸管理法は定まっていない。PPCs 回避を常に念頭に置いた術中呼吸管理(麻酔)を心がけることが重要である。また,呼吸管理においては患者の状況を観察しながら適宜治療戦略を練る必要があるが,肺保護換気は取り入れたほうがよさそうである。少なくとも 1 回換気量については多すぎないことが重要である。今後は,術中の短期人工呼吸管理の長期予後を検討する必要があろう。

■参考文献

1) Weiser TG, Regenbogen SE, Thompson KD, et al. An estimation of the global volume of surgery:a modelling strategy based on available data. Lancet 2008;372:139-44.
2) Ranieri VM, Suter DM, Tortorella C, et al. Effect of mechanical ventilation on inflammatory mediators in patients with acute respiratory distress syndrome:a randomized controlled trial. JAMA 1999;282:54-61.
3) Smetana GW, Lawrence VA, Cornell JE. Preoperative pulmonary risk stratification for noncardiothoracic surgery:systematic review for the American College of Physicians. Ann Intern Med 2006;144:581-95.

4) Arozullah AM, Daley J, Henderson WG, et al. Multifactorial risk index for predicting postoperative respiratory failure in men after major noncardiac surgery. The National Veterans Administration Surgical Quality Improvement Program. Ann Surg 2000 ; 232 : 242-53.

5) Johnson RG, Arozullah AM, Neumayer L, et al. Multivariable predictors of postoperative respiratory failure after general and vascular surgery : results from the patient safety in surgery study. J Am Coll Surg 2007 ; 204 : 1188-98.

6) Finks JF, Osborne NH, Birkmeyer JD. Trends in hospital volume and operative mortality for high-risk surgery. N Engl J Med 2011 ; 364 : 2128-37.

7) Arozullah AM, Khuri SF, Henderson WG, et al. Development and validation of a multifactorial risk index for predicting postoperative pneumonia after major noncardiac surgery. Ann Intern Med 2001 ; 135 : 847-57.

8) Grosse-Sundrup M, Henneman JP, Sandberg WS, et al. Intermediate acting non-depolarizing neuromuscular blocking agents and risk of postoperative respiratory complications : prospective propensity score matched cohort study. BMJ 2012 ; 345 : e6329.

9) Bentrem DJ, Cohen ME, Hynes DM, et al. Identification of specific quality improvement opportunities for elderly undergoing gastrointestinal surgery. Arch Surg 2009 ; 144 : 1013-20.

10) ARDS Definition Task Force, Ranieri VM, Rubenfeld GD, Thompson BT, et al. Acute respiratory distress syndrome : the Berlin Definition. JAMA 2012 ; 307 : 2526-33.

11) Johnson BD. Age associated changes in pulmonary reserve. In : Evans JG, Williams TF, Beattie BL, et al., editors. Oxford textbook of geriatric medicine. 2nd ed. New York : Oxford University Press ; 2000. p. 483-96.

12) Qaseem A, Snow V, Fitterman N, et al. Risk assessment for and strategies to reduce perioperative pulmonary complications for patients undergoing noncardiothoracic surgery : a guideline from the American College of Physicians. Ann Intern Med 2006 ; 144 : 575-80.

13) Dreyfuss D, Basset G, Soler P, et al. Intermittent positive-pressure hyperventilation with high inflation pressures produces pulmonary microvascular injury in rats. Am Rev Respir Dis 1985 ; 132 : 880-4.

14) Dreyfuss D, Saumon G. Ventilator-induced lung injury : lessons from experimental studies. Am J Respir Crit Care Med 1998 ; 157 : 294-323.

15) Tremblay LN, Slutsky AS. Ventilator-induced lung injury : from the bench to the bedside. Intensive Care Med 2006 ; 32 : 24-33.

16) Tusman G, Böhm SH, Warner DO, et al. Atelectasis and perioperative pulmonary complications in high-risk patients. Curr Opin Anaesthesiol 2012 ; 25 : 1-10.

17) Bendixen HH, Hedley-Whyte J, Laver MB. Impaired oxygenation in surgical patients during general anesthesia with controlled ventilation : a concept of atelectasis. N Engl J Med 1963 ; 269 : 991-6.

18) Duggan M, Kavanagh BP. Pulmonary atelectasis : a pathogenic perioperative entity. Anesthesiology 2005 ; 102 : 838-54.

19) Haitsma JJ, Uhlig S, Goggel R, et al. Ventilator-induced lung injury leads to loss of alveolar and systemic compartmentalization of tumor necrosis factor-alpha. Intensive Care Med 2000 ; 26 : 1515-22.

20) Uhlig U, Haitsma JJ, Goldmann T, et al. Ventilation-induced activation of the mitogen-activated protein kinase pathway. Eur Respir J 2002 ; 20 : 946-56.

21) Gunnarsson L, Tokics L, Gustavsson H, et al. Influence of age on atelectasis formation and gas exchange impairment during general anaesthesia. Br J Anaesth 1991 ; 66 : 423-

32.
22) Edmark L, Kostova-Aherdan K, Enlund M, et al. Optimal oxygen concentration during induction of general anesthesia. Anesthesiology 2003 ; 98 : 28-33.
23) Lindberg P, Gunnarsson L, Tokics L, et al. Atelectasis and lung function in the postoperative period. Acta Anaesthesiol Scand 1992 ; 36 : 546-53.
24) Cai H, Gong H, Zhang L, et al. Effect of low tidal volume ventilation on atelectasis in patients during general anesthesia : a computed tomographic scan. J Clin Anesth 2007 ; 19 : 125-9.
25) Imai Y, Parodo J, Kajikawa O, et al. Injurious mechanical ventilation and end-organ epithelial cell apoptosis and organ dysfunction in an experimental model of acute respiratory distress syndrome. JAMA 2003 ; 289 : 2104-12.
26) Lellouche F, Dionne S, Simard S, et al. High tidal volumes in mechanically ventilated patients increase organ dysfunction after cardiac surgery. Anesthesiology 2012 ; 116 : 1072-82.
27) Liu SS, Wu CL. Effect of postoperative analgesia on major postoperative complications : a systematic update of the evidence. Anesth Analg 2007 ; 104 : 689-702.
28) Pöpping DM, Elia N, Marret E, et al. Protective effects of epidural analgesia on pulmonary complications after abdominal and thoracic surgery : a meta-analysis. Arch Surg 2008 ; 143 : 990-9.
29) Rodgers A, Walker N, Schug S, et al. Reduction of postoperative mortality and morbidity with epidural or spinal anaesthesia : results from overview of randomized traials. BMJ 2000 ; 321 : 1493-504.
30) Beard K, Jick H, Walker AM. Adverse respiratory events occurring in the recovery room after general anesthesia. Anesthesiology 1986 ; 64 : 269-72.
31) Pietraszewski P, Gaszyński T. Residual neuromuscular block in elderly patients after surgical procedures under general anaesthesia with rocuronium. Anaesthesiol Intensive Ther 2013 ; 45 : 77-81.
32) Lawrence VA, Cornell JE, Smetana GW. Strategies to reduce postoperative pulmonary complications after noncardiothoracic surgery : systematic review for the American College of Physicians. Ann Intern Med 2006 ; 144 : 596-608.
33) Craig DB. Postoperative recovery of pulmonary function. Anesth Analg 1981 ; 60 : 46-52.
34) Buist AS, McBurnie MA, Vollmer WM, et al. International variation in the prevalence of COPD (the BOLD Study) : a population-based prevalence study. Lancet 2007 ; 370 : 741-50.
35) Fukuchi Y, Nishimura M, Ichinose M, et al. COPD in Japan : the Nippon COPD epidermiology study. Respirology 2004 ; 9 : 458-65.
36) Hendenstierna G, Tokics L, Strandberg A, et al. Correlation of gas exchange impairment to development of atelectasis during anaesthesia and muscle paralysis. Acta Anaesthesiol Scand 1986 ; 30 : 183-91.
37) Magnusson L, Spahn DR. New concepts of atelectasis during general anaesthesia. Br J Anaesth 2003 ; 91 : 61-72.
38) Cuttica MJ, Kalhan R, Shlobin OA, et al. Categorization and impact of pulmonary hypertension in patients with advanced COPD. Respir Med 2010 ; 104 : 1877-82.
39) Hedenstierna G. Invited editorial on "Kinetics of absorption atelectasis during anesthesia : a mathematical model". J Appl Physiol 1999 ; 86 : 1114-5.
40) Ramachandran SK, Nafiu OO, Ghaferi A, et al. Independent predictors and outcomes of unanticipated early postoperative tracheal intubation after nonemergent, noncardiac sur-

gery. Anesthesiology 2011 ; 115 : 44-53.

41) Greenblatt DY, Kelly KJ, Rajamanickam V, et al. Preoperative factors predict perioperative morbidity and mortality after pancreaticoduodenectomy. Ann Surg Oncol 2011 ; 18 : 2126-35.

42) Marin JM, Soriano JB, Carrizo SJ, et al. Outcomes in patients with chronic obstructive pulmonary disease and obstructive sleep apnea : the overlap syndrome. Am J Respir Crit Care Med 2010 ; 182 : 325-31.

43) van Lier F, van der Geest PJ, Hoeks SE, et al. Epidural analgesia is associated with improved health outcomes of surgical patients with chronic obstructive pulmonary disease. Anesthesiology 2011 ; 115 : 315-21.

44) Kapala M, Meterissian S, Schricker T. Neuraxial anesthesia and intraoperative bilevel positive airway pressure in a patient with severe chronic obstructive pulmonary disease and obstructive sleep apnea undergoing elective sigmoid resection. Reg Anesth Pain Med 2009 ; 34 : 69-71.

45) Edrich T, Sadovnikoff N. Anesthesia for patients with severe chnonic obstructive pulmonary disease. Curr Opin Anaesthesiol 2010 ; 23 : 18-24.

46) Spieth PM, Güldner A, Gama de Abreu M. Anesthesia in patients with chronic obstructive pulmonary diseases. Anaesthesist 2010 ; 59 : 89-97.

47) Cohen E. New developments in thoracic anesthesia. ASA. Refresher Courses in Anesthesiology 2010 ; 38 : 30.

48) Smenta GW. Postoperative pulmonary complications : an update on risk assessment and reduction. Cleve Clin J Med 2009 ; 76 supple 4 : s60-5.

49) Weingarten TN, Whalen FX, Warner DO, et al. Comparison of ventilatory strategies in elderly patients undergoing major abdominal surgery. Br J Anaesth 2010 ; 104 : 16-22.

50) Sunder S, Novack V, Jervis K, et al. Influence of low tidal volume ventilation on time to extubation in cardiac surgical patients. Anesthesiology 2011 ; 114 : 1102-10.

51) Severgnini P, Selmo G, Lanza C, et al. Protective mechanical ventilation during anesthesia for open abdominal surgery improves postoperative pulmonary function. Anesthesiology 2013 ; 118 : 1307-21.

52) Futier E, Constantin JM, Paugam-Burtz C, et al. A trial of intraoperative low-tidal-volume ventilation in abdominal surgery. N Engl J Med 2013 ; 369 : 428-37.

53) Amato MB, Barbas CS, Medeiros DM, et al. Beneficial effects of the "open lung approach" with low distending pressures in acute respiratory distress syndrome. A prospective randomized study on mechanical ventilation. Am J Respir Crit Care Med 1995 ; 152 : 1835-46.

54) Amato MB, Barbas CS, Medeiros DM, et al. Effect of protective-ventilation strategy on mortality in the acute respiratory distress syndrome. N Engl J Med 1998 ; 338 : 347-54.

55) The Acute Respiratory Distress Syndrome Network. Ventilation with lower tidal volumes as compared with traditional tidal volumes for acute lung injury and the acute respiratory distress syndrome. N Engl J Med 2000 ; 342 : 1301-8.

56) Rouby JJ, Constantin JM, Roberto De A Girardi C, et al. Mechanical ventilation in patients with acute respiratory distress syndrome. Anesthesiology 2004 ; 101 : 228-34.

57) Putensen C, Theuerkauf N, Zinserling J, et al. Meta-analysis : ventilation strategies and outcomes of the acute respiratory distress syndrome and acute lung injury. Ann Intern Med 2009 ; 151 : 566-76.

58) Ranieri VM, Giunta F, Suter PM et al. Mechanical ventilation as a mediator of multisystem organ failure in acute respiratory distress syndrome. JAMA 2000 ; 284 : 43-4.

59) Gajic O, Dara SI, Mendez JL, et al. Ventilator-associated lung injury in patients without acute lung injury at the onset of mechanical ventilation. Crit Care Med 2004 ; 32 : 1817-24.
60) Gajic O, Frutos-Vivar F, Esteban A, et al. Ventilator settings as a risk factor for acute respiratory distress syndrome in mechanically ventilated patients. Intensive Care Med 2005 ; 31 : 922-6.
61) Determann RM, Royakkers A, Woithuis EK, et al. Ventilation with lower tidal volumes as compared with conventional tidal volumes for patients without acute lung injury : a preventive randomized trial. Crit Care 2010 ; 14 : R1.
62) Serpa Neto A, Cardoso SO, Manetta JA, et al. Association between use of lung-protective ventilation with lower tidal volumes and clinical outcomes among patients without acute respiratory distress syndrome : a meta-analysis. JAMA 2012 ; 308 : 1651-9.
63) Choi G, Wolthuis EK, Bresser P, et al. Mechanical ventilation with lower tidal volumes and positive end-expiratory pressure prevents alveolar coagulation in patients without lung injury. Anesthesiology 2006 ; 105 : 689-95.
64) Wolthuis EK, Choi G, Dessing MC, et al. Mechanical ventilation with lower tidal volumes and positive end-expiratory pressure prevents pulmonary inflammation in patients without preexisting lung injury. Anesthesiology 2008 ; 108 : 46-54.
65) Reis Miranda D, Gommers D, Struijs A, et al. Ventilation according to the open lung concept attenuates pulmonary inflammatory response in cardiac surgery. Eur J Cardiothorac Surg 2005 ; 28 : 889-95.
66) Schultz MJ, Haitsma JJ, Slutsky AS, et al. What tidal volumes should be used in patients without acute lung injury? Anesthesiology 2007 ; 106 : 1226-31.
67) Wrigge H, Uhlig U, Zinserling J, et al. The effects of different ventilatory settings on pulmonary and systemic inflammatory responses during major surgery. Anesth Analg 2004 ; 98 : 775-81.
68) Wrigge H, Uhlig U, Baumgarten G, et al. Mechanical ventilation strategies and inflammatory responses to cardiac surgery : a prospective randomized clinical trial. Intensive Care Med 2005 ; 31 : 1379-87.
69) Wolthuis EK, Vlaar AP, Choi G, et al. Mechanical ventilation using non-injurious ventilation settings causes lung injury in the absence of pre-existing lung injury in healthy mice. Crit Care 2009 ; 13 : R1.
70) Muders T, Wrigge H. New insights into experimental evidence on atelectasis and causes of lung injury. Best Pract Res Clin Anaesthesiol 2010 ; 24 : 171-82.
71) Wrigge H, Pelosi P. Tidal volume in patients with normal lungs during general anesthesia : lower the better? Anesthesiology 2011 ; 114 : 1011-3.
72) Hong CM, Xu DZ, Lu Q, et al. Low tidal volume and high positive end-expiratory pressure mechanical ventilation results in increased inflammation and ventilator-associated lung injury in normal lungs. Anesth Analg 2010 ; 110 : 1652-60.
73) Treschan TA, Kaisers W, Schaefer MS, et al. Ventilation with low tidal volumes during upper abdominal surgery does not improve postoperative lung function. Br J Anaesth 2012 ; 109 : 263-71.
74) Jaber S, Coisei Y, Chanques G, et al. A multicentre observational study of intra-operative ventilator management during general anaesthesia : tidal volumes and relation to body weight. Anaesthesia 2012 ; 67 : 999-1008.
75) Hess DR, Kondili D, Burns E, et al. A 5-year observational study of lung protective ventilation in the operating room : a single-center experience. J Crit Care 2013 ; 28 : 533. e9-

15.
76) Checkley W, Brower R, Korpak A, et al. Effects of a clinical trial on mechanical ventilation practices in patients with acute lung injury. Am J Respir Crit Care Med 2008 ; 177 : 1215-22.
77) Boussarsar M, Thierry G, Jaber S, et al. Relationship between ventilatory settings and barotrauma in the acute respiratory distress syndrome. Intensive Care Med 2002 ; 28 : 406-13.
78) Hager DN, Krishnan JA, Hayden DL, et al. Tidal volume reduction in patients with acute lung injury when plateau pressures are not high. Am J Respir Crit Care Med 2005 ; 172 : 1241-5.
79) Dreyfuss D, Soler P, Basset G, et al. High inflation pressure pulmonary edema. Respective effects of high airway pressure, high tidal volume, and positive end-expiratory pressure. Am Rev Respir Dis 1988 ; 137 : 1159-64.
80) Briel M, Meade M, Mercat A, et al. Higher vs lower positive end-expiratory pressure in patients with acute lung injury and acute respiratory distress syndrome : systematic review and meta-analysis. JAMA 2010 ; 303 : 865-73.
81) Tusman G, Bohm SH, Suarez-Sipmann F, et al. Alveolar recruitment improves ventilator efficiency of the lungs during anesthesia. Can J Anaesth 2004 ; 51 : 723-7.
82) Malbouisson LM, Humberto F, Rodrigues RR, et al. Atelectasis during anesthesia : pathophysiology and treatment. Rev Bras Anestesiol 2008 ; 58 : 73-83.
83) Plataki M, Hubmayr RD. The physical basis of ventilator-induced lung injury. Expert Rev Respir Med 2010 ; 4 : 373-85.
84) Squadrone V, Coha M, Cerutti E, et al. Continuous positive airway pressure for treatment of postoperative hypoxemia : a randomized controlled trial. JAMA 2005 ; 293 : 589-95.
85) Hemmes SN, Severgnini P, Jaber S, et al. Rationale and study design of PROVHILO — a worldwide multicenter randomized controlled trial on protective ventilation during general anesthesia for open abdominal surgery. Trials 2011 ; 12 : 111.
86) Imberger G, McIlroy D, Pace NL, et al. Positive end-expiratory pressure (PEEP) during anaesthesia for the prevention of mortality and postoperative pulmonary complications. Cochrane Database Syst Rev 2010 ; 9 : CD007922.
87) Lumb AB, Greenhill SJ, Simpson MP, et al. Lung recruitment and positive airway pressure before extubation does not improve oxygenation in the post-anaesthesia care unit : a randomized clinical trial. Br J Anaesth 2010 ; 104 : 643-7.
88) Whalen FX, Gajic O, Thompson GB, et al. The effects of the alveolar recruitment maneuver and positive end-expiratory pressure on arterial oxygenation during laparoscopic bariatric surgery. Anesth Analg 2006 ; 102 : 298-305.
89) Rusca M, Proietti S, Schnyder P, et al. Prevention of atelectasis formation during induction of general anesthesia. Anesth Analg 2003 ; 97 : 1835-9.
90) Herriger A, Frascarolo P, Spahn DR, et al. The effect of positive airway pressure during pre-oxygenation and induction of anaesthesia upon duration of non-hypoxic apnoea. Anaesthesia. 2004 ; 59 : 243-7.
91) Holanda MA, Fortaleza SC, Alves-de-Almeida M, et al. Continuous positive airway pressure effects on regional lung aeration in patients with COPD : a high-resolution CT scan study. Chest 2010 ; 138 : 305-14.
92) Johnson D. Lung recruitment during general anesthesia. Can J Anaesth. 2004 ; 51 : 649-53.
93) Rothen HU, Sporre B, Engberg G, et al. Prevention of atelectasis during general anesthe-

sia. Lancet 1995 ; 345 : 1387-91.
94) Girgis K, Hamed H, Khater Y, et al. A decremental PEEP trial identifies the PEEP level that maintains oxygenation after lung recruitment. Respir Care 2006 ; 51 : 1132-9.
95) Maisch S, Reissmann H, Fuellekrug B, et al. Compliance and dead space fraction indicate an optimal level of positive end-expiratory pressure after recruitment in anesthetized patients. Anesth Analg 2008 ; 106 : 175-81.
96) Cinnella G, Grasso S, Spadaro S et al. Effects of recruitment maneuver and positive end-expiratory pressure on respiratory mehcanics and transpulmonary pressure during laparoscopic surgery. Anesthesiology 2013 ; 118 : 114-22.
97) Unzueta C, Tusman G, Suarez-Sipmann F, et al. Alveolar recruitment improves ventilation during thoracic surgery : a randomized controlled trial. Br J Anaesth 2012 ; 108 : 517-24.
98) Magnusson L, Tenling A, Lemoine R, et al. The safety of one, or repeated, vital capacity maneuvers during general anesthesia. Anesth Analg 2000 ; 91 : 702-7.
99) Ko Sc, Zhang H, Haitsma JJ, et al. Effects of PEEP levels following repeated recruitment maneuvers on ventilator-induced lung injury. Acta Anaesthesiol Scand 2008 ; 52 : 514-21.
100) Tusman G, Bohm SH, Vazquez de Anda GF, et al. 'Alveolar recruitment strategy' improves arterial oxygenation during general anaesthesia. Br J Anaesth 1999 ; 82 : 8-13.
101) Pelosi P, Ravagnan I, Giurati G, et al. Positive end-expiratory pressure improves respiratory function in obese but not in normal subjects during anesthesia and paralysis. Anesthesiology 1999 ; 91 : 1221-31.
102) Hedenstierna G. Contribution of multiple inert gas elimination technique to pulmonary medicine. 6. Ventilation-perfusion relationships during anaesthesia. Thorax 1995 ; 50 : 85-91.
103) Hedenstierna G, Rothen HU. Atelectasis formation during anesthesia : causes and measures to prevent it. J Clin Monit Comput 2000 ; 16 : 329-35.
104) Rothen HU, Sporre B, Engberg G, et al. Re-expansion of atelectasis during general anaesthesia : a computed tomography study. Br J Anaesth 1993 ; 71 : 788-95.
105) Rama-Maceiras P. Peri-operative atelectasis and alveolar recruitment manoeuvres. Arch Bronconeumol 2010 ; 46 : 317-24.
106) Albert SP, DiRocco J, Allen GB, et al. The role of time and pressure on alveolar recruitment. J Appl Physiol 2009 ; 106 : 757-65.
107) Lim SC, Adams AB, Simonson DA, et al. Transient hemodynamic effects of recruitment maneuvers in three experimental models of acute lung injury. Crit Care Med 2004 ; 32 : 2378-84.
108) Fan E, Wilcox ME, Brower RG, et al. Recruitment maneuvers for acute lung injury : a systematic review. Am J Respir Crit Care Med 2008 ; 178 : 1156-63.
109) Rothen HU, Sporre B, Engberg G, et al. Atelectasis and pulmonary shunting during induction of general anaesthesia — can they be avoided? Acta Anaesthesiol Scand 1996 ; 40 : 524-9.
110) Agarwal A, Singh PK, Dhiraj S, et al. Oxygen in air (FiO2 0.4) improves gas exchange in young healthy patients during general anesthesia. Can J Anaesth 2002 ; 49 : 1040-3.
111) Edmark L, Auner U, Enlund M, et al. Oxygen concentration and characteristics of progressive atelectasis formation during anaesthesia. Acta Anaesthesiol Scand 2011 ; 55 : 75-81.
112) Meyhoff CS, Wetterslev J, Jorgensen LN, et al. Effect of high perioperative oxygen frac-

tion on surgical site infection and pulmonary complications after abdominal surgery: the PROXI randomized clinical trial. JAMA 2009 ; 302 : 1543-50.
113) Akça O, Prodolsky A, Eisenhuber E, et al. Comparable postoperative pulmonary atelectasis in patients given 30% or 80% oxygen during and 2 hours after colon resection. Anesthesiology 1999 ; 91 : 991-8.
114) Greif R, Akça O, Horn EP, et al. Supplemental perioperative oxygen to reduce the incidence of surgical-wound infection. N Engl J Med 2000 ; 342 : 161-7.
115) Belda FJ, Aguilera L, García de la Asunción J, et al. Supplemental perioperative oxygen and the risk of surgical wound infection: a randomized controlled trial. JAMA 2005 ; 294 : 2035-42.
116) Al-Niaimi A, Safdar N. Supplemental perioperative oxygen for reducing surgical site infection: a meta-analysis. J Eval Clin Pract 2009 ; 15 : 360-5.
117) Qadan M, Akça O, Mahid SS, et al. Perioperative supplemental oxygen therapy and surgical site infection: a meta-analysis of randomized controlled trials. Arch Surg 2009 ; 144 : 359-66.
118) Greif R, Laciny S, Rapf B, et al. Supplemental oxygen reduces the incidence of postoperative nausea and vomiting. Anesthesiology 1999 ; 91 : 1246-52.
119) Goll V, Akça O, Greif R, et al. Ondansetron is no more effective than supplemental intraoperative oxygen for prevention of postoperative nausea and vomiting. Anesth Analg 2001 ; 92 : 112-7.
120) Hovaguimian F, Lysakowski C, Elia N, et al. Effect of intraoperative high inspired oxygen fraction on surgical site infection, postoperative nausea and vomiting, and pulmonary function: systematic review and meta-analysis of randomized controlled traials. Anesthesiology 2013 ; 119 : 303-16.
121) Aguilar G, Belda FJ, Badenes R, et al. Ventilatory pressure modes in anesthesia. Curr Anaesth Crit Care 2010 ; 21 : 255-61.
122) Esteban A, Alia I, Gordo F, et al. Prospective randomized trial comparing pressure-controlled ventilation and volume-controlled ventilation in ARDS. Chest 2000 ; 117 : 1690-6.
123) Parquin F, Marchal M, Mehiri S, et al. Post-pneumonectomy pulmonary edema: analysis and risk factors. Eur J Cardiothorac Surg 1996 ; 10 : 929-32.

(新山 修平, 牛島 一男)

III. 麻酔管理

2 高齢者の全身管理

C 循環管理

はじめに

加齢に伴い，高齢者はさまざまな共存症を有するようになるが，それらの中でも循環器疾患は特に合併頻度が高い。さらに，周術期に起きる循環器系の異常は患者予後を悪化させる。周術期の循環管理を適切に行うことは，高齢者の手術予後を改善するうえで，きわめて重要な事柄である。

高齢者における循環器疾患の特徴

若年成人に比べると，高齢者では個人間のばらつきが大きくなる。循環器系評価の基準値も，大部分は健康（そうに見える）人を対象とした横断的調査を元に得られたものであり，いくぶん過大評価された分散を含んでいる可能性がある[1]。

また，循環器疾患の病像・病態が加齢により修飾を受けやすいため，病状は非典型化し，自覚症状の強度が循環器疾患の重症度と一致しないことがよくある（無痛性の心筋梗塞など）。

ほかにも，一人で複数の共存症を有しているため，共存症同士が互いの病状に影響し合うこともよく見受けられる。

循環器疾患の変遷

この50年ほどで見ると，本邦では心血管疾患による死亡率は減少しており，特に脳血管疾患による死亡率が大きく減少した（図1）[2]。その一方で，心疾患による死亡率は徐々に上昇している。また，高齢者では循環器疾患通院者率も増加している[1]。

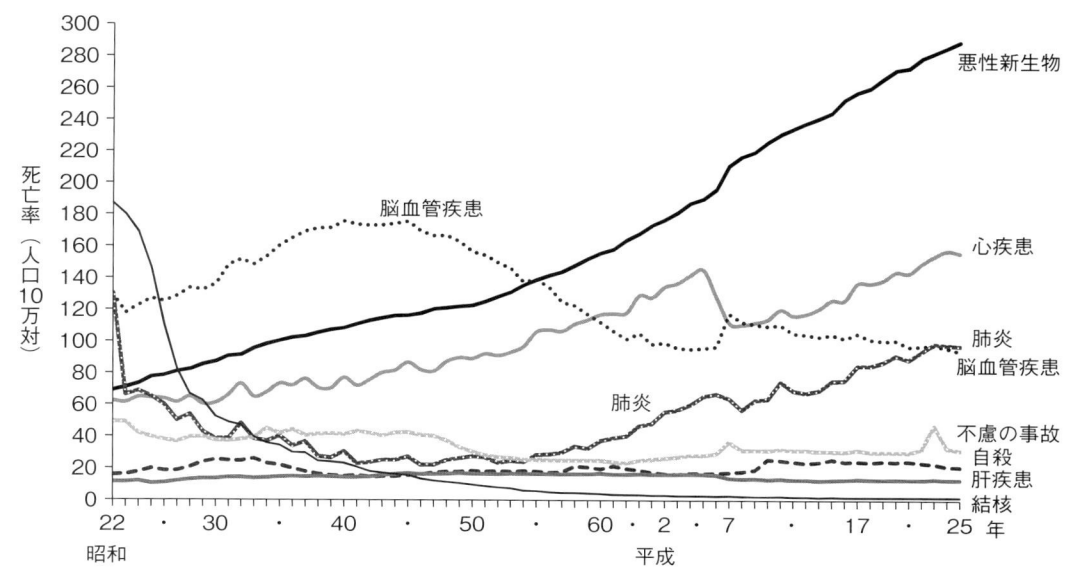

III. 麻酔管理

図1 主な死因別に見た死亡率の年次推移

注：1) 平成6・7年の心疾患の低下は，死亡診断書（死体検案書）（平成7年1月施行）において「死亡の原因欄には，疾患の終末期の状態としての心不全，呼吸不全等は書かないでください」という注意書きの施行前からの周知の影響によるものと考えられる。
2) 平成7年の脳血管疾患の上昇の主な要因は，ICD-10（平成7年1月適用）による原死因選択ルールの明確化によるものと考えられる。

（厚生労働省．平成25年人口動態統計月報年計（概数）の概況 http://www.mhlw.go.jp/toukei/saikin/hw/jinkou/geppo/nengai13/ より引用）

1 高血圧

血圧は加齢とともに上昇するが，その背景因子に動脈硬化の存在がある。本邦では65歳以上の高齢者の約60％が高血圧とされる。一般的に拡張期血圧は60歳ごろまで上昇し，その後はむしろ下降する。これに対し，収縮期血圧は加齢に伴って上昇し続ける。このため，脈圧は増大する。

2 虚血性心疾患

10年以上前のデータではあるが，世界保健機関（WHO）の死亡統計に基づいた比較[3]によると，本邦における虚血性心疾患による死亡率は先進国の中ではもっとも低く，東欧・北欧の1/10～1/8，西欧・北米の1/5程度である。しかし，最近の研究では，日本においても心筋梗塞の発症率が増加している[4]。

3 脳血管疾患

本邦における脳血管疾患による年齢調整死亡率は，昭和40年ごろをピークとして大

2. 高齢者の全身管理（C 循環管理）

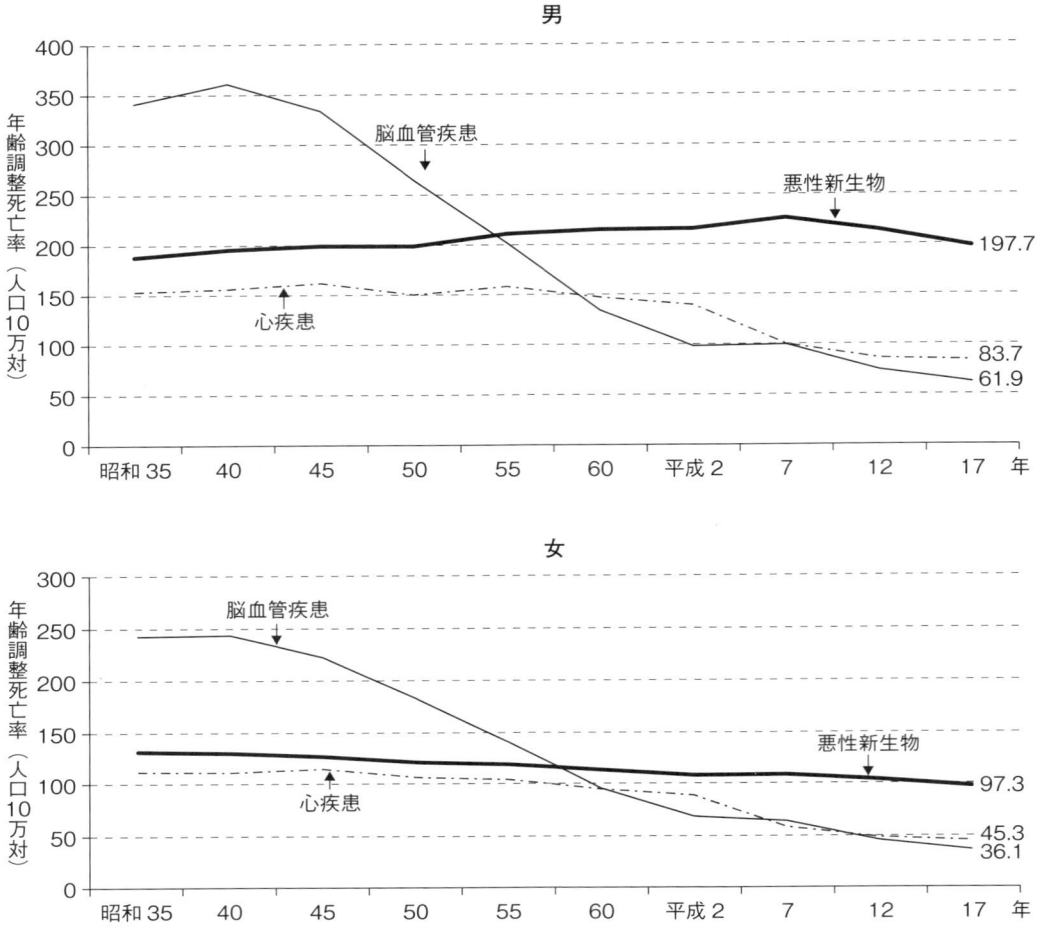

図2 三大死因の男女別年齢調整死亡率の年次推移
（厚生労働省．都道府県別にみた死亡の状況－平成17年都道府県別年齢調整死亡率－ http://www.mhlw.go.jp/toukei/saikin/hw/jinkou/other/05sibou/index.html より引用）

注：平成2年から7年にかけての心疾患の減少は，新しい死亡診断書（死体検案書）（平成7年1月1日施行）における「死亡の原因欄には，疾患の終末期の状態としての心不全，呼吸不全等は書かないでください」という注意書きの周知の影響によるものと考えられる．

きく減少した（図2）[5]．しかし，これは脳内出血による死亡率が減少しているためであり，脳梗塞による死亡率は逆に増加している[1]．

また，日本（久山町研究）と米国白人（Framingham研究）とで脳梗塞の発症率を比較すると，日本の脳梗塞発症率（対1,000人/年）は男性で10.8，女性で6.4であり，米国白人の2.5，1.9に比較して3～4倍多い[6]．すなわち，日本人は欧米人と比較して心筋梗塞のリスクが低い代わりに脳梗塞のリスクが高く，欧米白人とは異なる動脈硬化のパターンを呈していることが示唆される．

高齢者における循環機能の変化

　高齢者では周術期，さまざまな原因により循環変動が起こる。この原因としてまず考えなければならないのは，循環の3要素とされる心臓，血管，循環血液量の変化である。一見，健康そうな高齢者でも，若年成人と比較するとこれらの3要素に加齢による生理的な変動が起きている（"第Ⅰ章　3.加齢による生理機能の変化"参照）。これらの変化に麻酔と手術侵襲とが加わると，多くの場合，若年成人で観察される反応が増幅されて起こることとなる。

1 心　臓

　加齢に伴い，左室拡張能の低下と代償性心房収縮の亢進とが認められる。このため，心臓超音波検査で左室駆出能が正常であっても，心不全を起こすことがある。また，交感神経活動の亢進とβ受容体刺激に対する反応性の低下とが起きているため，ストレスに対する心拍数の反応が減弱する。心臓の弁は，石灰化変性により閉鎖不全症が起こりやすくなる。また，洞結節細胞数の減少や房室結節，ヒス束以下の刺激伝導系に変性・線維化などが起こるため，不整脈が発生しやすくなる。

2 血　管

　加齢とともに動脈硬化が進行するうえに，高血圧や糖尿病，脂質異常症などの共存症が存在すると，動脈硬化がさらに進展する。その結果，重要臓器に血栓塞栓症が発生しやすくなる。また，血管抵抗が増加すると脈波の伝播速度が増大し，末梢からの反射波が早期（大動脈弁の閉鎖前）に心臓へ到達するため，心負荷が増大する。

3 循環血液量

　加齢により体重あたりの水分量は減少するが，これは細胞数の減少や脂肪の増加による細胞内液の減少によるもので，通常，細胞外液量自体には大きな変化がないと考えられている。しかし，細胞外液量が減少したときの代償機能が低下しているほか，高血圧患者では循環血液量自体も減少している。

高齢者における周術期の循環変動とその対処

　手術ストレスは神経体液因子を亢進させるため，心筋収縮力や心拍数が増加し，末梢血管抵抗も上昇する。しかし，高齢者では交感神経β受容体を介する反応が減弱しているため，若年成人よりも心筋収縮力や心拍数の増加が起こりにくい。

一方，多くの麻酔薬は交感神経系の活動を抑制するほか，直接的な心筋や刺激伝導系の抑制作用，血管拡張作用も有している。血管拡張作用は相対的な循環血液量減少を起こし，心臓の前負荷が減少する。通常は，これらの麻酔作用が手術ストレスに拮抗し，そのバランスがうまく取れたときに安定した麻酔経過をたどることとなる。ただし，麻酔は手術ストレスが加わる前から施行するので，手術開始前には血圧が低下する。また，術後は麻酔から覚醒させなければならず，神経体液因子の亢進状態が顕性化することとなる。結果として周術期は，循環変動や不整脈の起こりやすい状況にある。

1 低血圧

高齢者では心拍数が低いが，左室拡張末期容積を増加させることにより，代償性に心拍出量を保っている。このため，高齢者が循環血液量の絶対的な不足状態に陥った場合，執刀直前には低血圧の発生が必至となる。日本人は脳梗塞発症のリスクが欧米白人よりも高く[6]，術中の血圧低下は患者予後を悪化させる因子でもあることから[7,8]，周術期に血圧低下を起こさないような管理をしなければならない。高齢者に収縮期血圧で100 mmHg未満とならないような管理をするには，どのようにすべきだろうか。

循環血液量不足の原因が相対的なもの（麻酔による影響）で，絶対量な不足がないと考えられる場合，第一選択は昇圧薬の投与である。この場合，エフェドリンの静注，もしくはフェニレフリンの持続静注が適用となる。このような患者に輸液負荷をすると，術後麻酔覚醒後に前負荷の上昇から肺水腫を起こすおそれがある。高齢者では麻酔導入時から執刀直前まで，0.2～0.3 μg/kg/min程度のフェニレフリンを持続静注してもよい。

循環血液量が絶対的に不足している場合には，不足の程度に合わせて輸液もしくは輸血をする。輸液でまかなう場合，敗血症性ショックや腎不全などといった禁忌がなければ，ヒドロキシエチルデンプン（HES）製剤の投与を考慮する。

2 高血圧

高齢者では周術期に高血圧も起こりやすい。交感神経α受容体を介する反応は加齢によって減弱しないと考えられており，もともと動脈硬化があるところに交感神経系の興奮が加わると，血圧は大きく上昇する。不適切な麻酔深度や鎮痛状態の下で強い手術ストレスが加わったときや，局所麻酔薬に混ぜたアドレナリンが血管内へ吸収されたときなどによく見られる。動脈硬化のある高齢者に異常高血圧が起こると，脈波の伝播速度が増していることから，大動脈弁が閉じる前に脈波の反射波が心臓まで到達し，左室の後負荷が大きく上昇して心不全を起こしやすくなる。

治療の第一は原因の除去である。術中は適切な麻酔深度と鎮痛，術後も十分な鎮痛対策を施す。特に最近は，超短時間作用性のオピオイドやアセトアミノフェンの静注製剤が使用可能となったことから，高齢者に対する術中・術後の疼痛対策は以前よりも容易になった。

しかし，高齢者では鎮痛処置による合併症も起こりやすいため，鎮痛対策を十分に取れないこともよくある。そのような場合には，血管拡張薬による対症療法により心不全や心筋虚血，脳内出血などの合併症を予防することも必要となる。比較的高頻度で用いられる血管拡張薬としては，カルシウム拮抗薬（ニカルジピン，ジルチアゼム）の静注や点滴静注，アルプロスタジルの点滴静注がある。ただし，ニカルジピンやアルプロスタジルでは反射性の交感神経刺激により，頻脈を増悪させることがある。このような場合には，短時間作用性のβ遮断薬（ランジオロール，エスモロール）の持続静注が適している。

3 頻脈性不整脈

高齢者では洞結節細胞数が減少するため，頻脈が起きる頻度は若年成人ほど高くはない。もちろん，高齢者でも強いストレスに曝露されたときには頻脈が起こり，最大心拍数（220－年齢）は加齢とともに徐々に減少していくことから，速い心拍数に対する予備能は低下している。すなわち，若年成人よりも心拍数を低くコントロールする必要がある。

また，本邦では，70歳以上の高齢者の3～4%（男性），1～2%（女性）に心房細動を合併するとされている[9]。高齢者では，心室充満の5～40%を心房収縮に依存しているため，頻脈性不整脈が起きて有効な心房収縮が得られないと，十分な心拍出量を作り出すことができなくなる。

頻脈性不整脈の治療として第一に行うべきことは，原因の除去である。周術期には痛みなどのストレス，循環血液量減少，低酸素血症や高二酸化炭素症など，さまざまな原因で頻脈性不整脈が起きるので，これらに対する治療をまず開始する。

と同時に，120/min以上の頻拍が続くときには薬物療法を考慮する。薬物療法としては，ランジオロールの低用量持続静注，ベラパミルやジルチアゼムなどのカルシウム拮抗薬の（持続）静注，ジギタリス製剤の静注などが一般的である。頻拍に低血圧が合併している場合には，フェニレフリンの（持続）静注も徐拍化させるうえで効果がある。突然起きた頻脈性の心房細動には，電気的除細動も有効である。

4 徐脈性不整脈

高齢者では刺激伝導系の細胞が減少するため，洞不全症候群や房室ブロック，脚ブロックのような不整脈が増加する。特に揮発性麻酔薬は洞結節を抑制するので，高濃度で投与すると上室性の不整脈が起こりやすくなる。心拍数が40/min以下となると脳血流量が減少し，意識障害が起こるため，ただちに治療が必要となる。

一般的にはアトロピンの静注で対処するが，再発する場合にはイソプロテレノールの持続静注を考慮する。揮発性麻酔薬を高濃度で用いている場合は，適切な濃度へ低下させる。また，洞不全症候群や高度房室ブロックの際は，体外式もしくは経静脈的心ペースメーカが適用となる。

5 急性心不全

急性心不全とは，"心臓に器質的機能的異常が生じて心ポンプ機能の代償機転が破綻し，心室拡張末期圧の上昇や主要臓器への灌流不全を来し，それに基づく症状や徴候が急性に出現，あるいは悪化した病態"と定義される[10]。急性心不全の原因は左室収縮機能不全によるものが過半数を占めており，具体的には慢性心不全の急性増悪や急性心筋梗塞などがある。いずれも，周術期に発生するさまざまなストレスにより誘発されるため，慢性心不全や虚血性心疾患を有する患者に対しては，十分な予防が必要である。

高齢者では，心筋収縮性は保たれている一方，心筋拡張機能が低下している患者が多い[11]。拡張障害の原因には，慢性的な圧負荷や神経体液因子の亢進により生じる心筋リモデリング，線維化，心内膜下虚血などがある。拡張機能障害のために心不全症状が出現する，いわゆる"拡張期心不全"は，高齢者の心不全の40％程度を占めるとされている。周術期は神経体液因子がさらに亢進するため，注意が必要である。

急性心不全の治療では，心臓を含めた重要臓器への血流の確保と，肺うっ血による呼吸不全に対する治療とを第一に考えなければならない。心臓の前負荷と後負荷，心拍数，心筋収縮力とを調整し，最大の心拍出量（臓器血流量）が得られるようにする必要がある。

患者の血行動態評価には，観血的動脈圧測定，肺動脈カテーテルや経食道心エコーが役に立つ。薬物で十分な効果の得られないときには，大動脈内バルーンパンピング（IABP）の挿入も考慮する。肺うっ血から低酸素血症を引き起こすため，必要に応じて人工呼吸も加える。

それらの一般的な治療と同時に，原因に対する治療も同時進行しなければならない。急性心筋梗塞であれば，経皮的冠動脈インターベンション（PCI）や冠動脈バイパス術（CABG）などにより，虚血に陥った心筋への血流をできるだけ早く再開させる。慢性心不全の急性増悪でも，血管内容量の過剰負荷など，急性増悪に至った原因を除去する。

共存症（基礎疾患）に対する注意点

高齢者においては，周術期に合併症が起きてから対処するのではなく，合併症を起こさない管理が重要である。

1 高血圧

高血圧患者では重要臓器血流の自己調節能が変化しているため（図3），低血圧にしない管理が必要となる。術中の低血圧は患者予後の悪化を招くことも知られている[7)8)]。麻酔中はさまざまな原因で低血圧が起こるため，必要に応じて昇圧薬を（持続）静注する。低血圧に対して過度の容量負荷をすると，高齢者では麻酔覚醒後に心不全を起こす

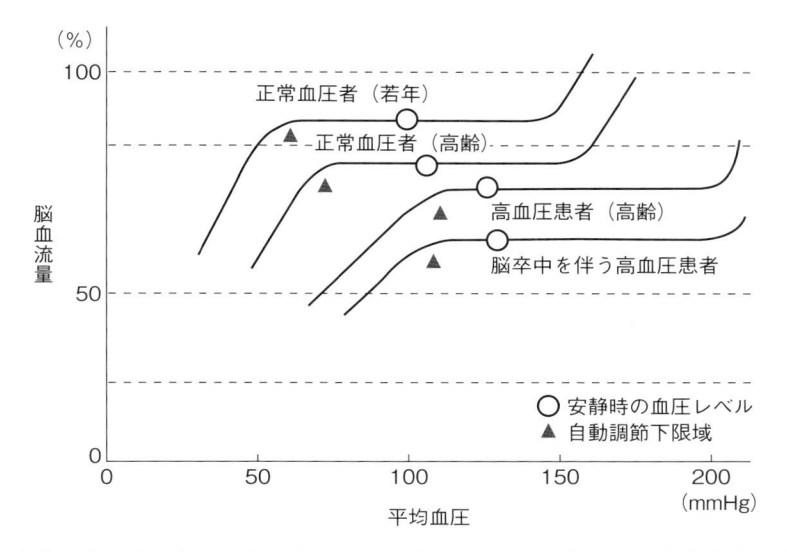

図3 正常血圧者（若年，高齢）と高齢高血圧患者とにおける脳血流量の自己調節能

ことがあるので，注意が必要である。

2 虚血性心疾患

　虚血性心疾患を有する患者に対し，周術期に心筋虚血を防ぐ最善の方法は，心仕事量のコントロールである。前負荷，後負荷，心拍数，心筋収縮力を適切に保つことで，周術期に心筋虚血を起こす可能性は減少する。術中麻酔には揮発性麻酔薬が推奨されている。それでも心筋虚血が起きたときには，原因を検索する。前負荷上昇による心仕事量増加に対しては，硝酸薬や利尿薬で前負荷を減少させる。手術ストレスにより交感神経が緊張し，後負荷，心拍数，心筋収縮力が上昇した場合には，ストレスの軽減策とともに，必要に応じて短時間作用性β遮断薬やカルシウム拮抗薬の持続投与を考慮する。

3 脳梗塞

　脳梗塞の既往のある患者では，高血圧患者と同様，血圧を低下させない周術期管理が重要である（図3）。また，術後覚醒の速い麻酔薬を使用し，麻酔後に意識状態のチェックを速やかに行うとともに，術後認知機能低下やせん妄の発生にも注意する。

4 心房細動

　高齢者では，左室充満に心房収縮の果たす役割が大きいため，心房細動があると十分な左室拡張末期容積が得られず，低血圧を起こすことが多い。また，左房内血栓のため，重要臓器の塞栓症を起こす危険性もある。周術期に心房細動を起こすと，入院期間が延長することも知られている。

術前は左房内血栓の有無を確かめ，可能であればリズムコントロールをしておく．周術期の心房細動の発症予防およびレートコントロールには，短時間作用性のβ遮断薬が有用である．

5 弁疾患

高齢者では，心臓弁の石灰化により，弁疾患の合併が多い．逆流性弁疾患と狭窄性弁疾患とでは，周術期の管理法が異なる．

逆流性弁疾患患者で末梢血管抵抗が上昇すると，逆流が増悪し，全身状態が悪化する．このため，逆流性弁疾患患者では末梢血管抵抗を低下させ，やや頻脈ぎみに維持する．一方，狭窄性弁疾患患者では心臓からの拍出量が制限されているため，末梢血管抵抗を下降させると過度の低血圧を招くおそれがある．このため，狭窄性弁疾患患者では末梢血管抵抗を維持しながら徐脈ぎみに維持し，狭窄部を通した血流を保つ．

6 心筋拡張機能低下

高齢者では，心筋収縮機能が維持されていても，拡張機能の低下があると，周術期のストレスにより心不全を起こすことがある．高齢者では心臓に過度の負荷がかからないよう，適正な前負荷，後負荷，心拍数，心筋収縮力を保つ管理をする．

■参考文献
1) 中橋　毅, 森本茂人. 老年病の疫学. 大内尉義, 秋山弘子, 折茂　肇編. 新老年学（第3版）. 東京：東京大学出版会；2009. p.347-82.
2) 厚生労働省. 平成25年人口動態統計月報年計（概数）の概況.
http://www.mhlw.go.jp/toukei/saikin/hw/jinkou/geppo/nengai13/
3) 循環器病の診断と治療に関するガイドライン（2011年度合同研究班報告）. 虚血性心疾患の一次予防ガイドライン（2012年改訂版）.
http://www.j-circ.or.jp/guideline/pdf/JCS2012_shimamoto_h.pdf
4) Kitamura A, Sato S, Kiyama M, et al. Trends in the incidence of coronary heart disease and stroke and their risk factors in Japan, 1964 to 2003. The Akita-Osaka study. J Am Coll Cardiol 2008；52：71-9.
5) 厚生労働省. 都道府県別にみた死亡の状況－平成17年都道府県別年齢調整死亡率－.
http://www.mhlw.go.jp/toukei/saikin/hw/jinkou/other/05sibou/index.html
6) 循環器病の診断と治療に関するガイドライン（2005年度合同研究班報告）. 虚血性心疾患の一次予防ガイドライン（2006年改訂版）.
http://www.j-circ.or.jp/guideline/pdf/JCS2006_kitabatake_h.pdf
7) Gawande AA, Kwaan MR, Regenbogen SE, et al. An Apgar score for surgery. J Am Coll Surg 2007；204：201-8.
8) Monk TG, Weldon BC, Garvan CW, et al. Predictors of cognitive dysfunction after major noncardiac surgery. Anesthesiology 2008；108：18-30.
9) 循環器病の診断と治療に関するガイドライン（2012年度合同研究班報告）. 心房細動治療（薬物）ガイドライン（2013年改訂版）.

http://www.j-circ.or.jp/guideline/pdf/JCS2013_inoue_h.pdf
10) JCS joint working group. Guidelines for treatment of acute heart failure (2011) ― digest version ― . Circ J 2013;77:2157-201.
11) 坂田泰史. 左室拡張機能. 心エコー 2010;11:962-75.

(土田　英昭)

III. 麻酔管理

2 高齢者の全身管理

D 体液・血糖管理

はじめに

　加齢により重要臓器の予備力は確実に失われていくが，その程度については個体差が非常に大きい．しかし，手術侵襲が引き起こす心機能や腎機能の低下などから容易に代償機構が破綻し，わずかな体液バランスの崩れからも重篤な術後合併症が発症しうる．われわれ麻酔科医は術中管理だけでなく，術後の速やかな日常生活への回復までを目標に掲げることが期待されている．

高齢者としての変化

1 体液組成と腎機能

　体内水分量は年齢とともに減少するが，成人では体重の約60%を占める．体液は細胞外液と細胞内液に大きく分類され，細胞外液はさらに，血管内に存在する血漿と細胞外に存在する細胞間液に分類される．脂肪組織に含まれる水分量は10%程度と少ないため，肥満のある人は体重あたりの水分量が少なくなる．脂肪組織は加齢によっても減少量が少ないため相対的な割合が高くなり，高齢者では体重あたりの水分量は少なくなる．

　体液組成で見ると，高齢者は実質臓器細胞数が減少するために細胞外液よりも細胞内液が減少する．例えば，腎臓では加齢により機能している糸球体の数が減少する．特に皮質において腎重量の減少が認められ，腎血流量やクレアチニンクリアランスは進行性に低下する．しかし，加齢により筋肉量も低下するため，見かけ上の血清クレアチニン（Cr）値はあまり上昇しないことが特徴である．腎機能の加齢変化としては，ナトリウムの増減に対する保持や排出といった電解質の調節だけでなく，生成される尿の希釈や

濃縮などの処理能力の低下がある。特に濃縮能の低下は高度であり，高齢者に脱水が起こりやすい要因となっている。

2 基礎疾患の存在

加齢に伴い合併する疾患は当然多くなるが，麻酔管理に直接影響する疾患もあるため十分に注意する必要がある。例えば，心血管疾患や糖尿病は非常に多く見られるが，これらは術後の心血管系合併症や急性腎障害（acute kidney injury：AKI）の危険因子として認識されている。特に耐糖能低下は加齢とともに増加し，原因として膵β細胞の機能低下とインスリン抵抗性の増大が挙げられている。

3 自律神経系の変化

加齢によるもっとも重要な自律神経系の変化として，交感神経系の活動亢進とβ受容体刺激に対する反応性低下が挙げられる。安静時の交感神経活動の亢進は体血管抵抗の維持に寄与しているため，術中に自律神経の緊張度が変化することは不安定な血行動態につながる。さらに，β受容体の反応性低下により心拍数や心収縮力が十分に増強されず，手術時における心拍出量増大の需要に対する代償機能が低下する可能性がある。

絶飲食とインスリン抵抗性

1 絶飲食ガイドライン

2012年，日本麻酔科学会より"術前絶飲食ガイドライン"が公開された。消化管狭窄や気道確保困難例，高リスク妊婦などを除き，清澄水が麻酔導入前2時間まで，母乳が4時間まで，牛乳・人工乳が6時間前まで安全である，と提唱されている。

このガイドラインでは年齢による規定はないが，一般的に高齢者では胃内容物の排出時間が延長することが知られている。アメリカ麻酔科学会のガイドラインでも適用に関して年齢を問わないと記されているが，前提条件となる生活自立度や嚥下機能の評価などを含めたリスクの層別化が必要である。

2 術後回復能力強化プログラム

北欧諸国を中心に結成されたグループにより，2001年に結腸手術の術後回復能力の強化を目的とした22項目から成る周術期管理の対策（early recovery after surgery：ERAS）が提唱された。このERASプログラムでは，術後の痛み，消化管機能不全，不動が術後回復を遅らせる三大因子と認識され，術前・術中・術後の各段階での対策を

組み合わせて実施することにより早期回復能力の強化を目指している[1]。絶飲食時間の短縮や腸管前処置による脱水の予防などが取り上げられ，術前からすでに体液管理は始まっている。高齢者では，手術の最終目標として術前の日常生活レベルに復帰できるかどうかが大きな課題であり，術後早期回復に向けた取り組みの必要性は非常に高い。

しかし，わが国と欧米では，術後の平均的な入院期間や合併症発生率が大きく異なっているのも事実である。日本外科代謝栄養学会からは，わが国の医療の実情に合わせて展開していくために，essential strategy for early normalization after surgery with patient's excellent satisfaction（ESSENSE）という名称で，同様の臨床的成果を目的としたプロジェクトが立ち上げられている。

3 インスリン抵抗性と術前炭水化物負荷の意義

インスリンは，骨格筋や脂肪組織などの細胞膜上にある受容体に結合して細胞内へのグルコースの取り込みを行う。手術侵襲により増加したストレスホルモンや炎症性サイトカインは，インスリン受容体より下流の細胞内情報伝達経路に作用してグルコースの取り込みを抑制し，高血糖をもたらす。こうしたインスリン作用の抑制によるグルコースの利用低下をインスリン抵抗性と呼ぶ。本来は飢餓や感染などに対して，エネルギー消費を節減するための合目的的手段として獲得してきたと考えられる。

しかし，過剰なインスリン抵抗性は，易感染性やタンパク異化の亢進などから周術期合併症や死亡率の増加を引き起こす。長時間の絶飲食はインスリン抵抗性を増強するが，術前の炭水化物負荷によりインスリン抵抗性の改善や異化亢進の抑制，さらに術後の悪心・嘔吐の軽減などの効果が報告されている[2]。一般に，胃内容物の排出時間はエネルギー含有量に比例して延長するが，術前に用いる炭水化物を含有した飲料水の検証から安全性については確立されている[3]。

周術期の栄養管理

1 内因性エネルギー供給

周術期におけるエネルギー需給の特徴として，筋肉のタンパク異化や脂肪組織からの脂肪酸放出に代表される内因性エネルギー供給の増大が挙げられる。周術期の内因性エネルギー供給は，飢餓に誘導される反応と手術侵襲に起因する反応とに区別することができる。外因性エネルギーの投与は飢餓に誘導されるエネルギー供給を抑制できるが，手術侵襲に起因するエネルギー供給を抑制することはできない。基礎代謝量に基づきエネルギー投与量を設定する場合に，この内因性エネルギー供給を認識しないとエネルギーの過剰投与が起こるため，高血糖に由来するさまざまな有害事象をもたらす。しかし，手術侵襲の極期ともいえる麻酔管理中の適正なエネルギー投与量は依然として不明

のままである。

　一方で，脳や赤血球や免疫担当細胞などエネルギー基質をグルコースに依存している組織の機能維持のため，最低限度のグルコース投与が必要である。安静時における脳のグルコース消費量は全身の約 20% に当たる 100 ～ 120 g/day，また赤血球では 40 ～ 50 g/day とされている。術中のグルコース負荷は必ずしも高血糖につながらず，また異化亢進を抑制することも明らかになりつつある[4]。こうした飢餓状態を回避するための外因性エネルギーの供給とともに，手術侵襲によるストレスホルモンやサイトカインの産生を抑制することも重要である。

2 ガイドラインの現状

　最近，栄養に関するガイドラインが注目を集めているが，多くはアメリカ静脈経腸栄養学会やヨーロッパ静脈経腸栄養学会など海外からの報告である[5)6)]。日本では，"急性呼吸不全による人工呼吸器患者の栄養管理ガイドライン"が作成されている[7]。いずれも集中治療領域における栄養管理であり，手術中の患者にそのまま当てはめられるわけではない。

3 血糖コントロール

a. インスリン強化療法に対する批判

　2001 年に発表された Leuven study[8]では，外科系集中治療室の患者において目標血糖値を 80 ～ 110 mg/dl という非常に厳密な範囲で管理するインスリン強化療法（intensive insulin therapy：IIT）が死亡率を低下させるという結果が大きな注目を浴びた。
　目標値を達成するには積極的なインスリン投与が必須となるが，単一施設からの報告であり心臓手術症例の割合が高いことや投与エネルギー量の設定などが批判の対象になった。以後，数多くの報告が行われたが，低血糖発生の危険性や 2009 年の NICE-SUGAR study の結果などから，現在では IIT はむしろ有害であると考えられている[9)10)]。

b. 目標とする血糖値

　厳密な血糖管理そのものが否定されたわけではなく，高血糖が細胞障害をもたらし合併症の発生につながることに異論はない。また，術前の高血糖が術後合併症や死亡率を増加させることもよく知られている。目標とすべき血糖値はその数値だけでなく，変動幅そのものを制御することが患者予後の改善につながる可能性がある。最近の研究結果から，目標血糖値としては 140 ～ 180 mg/dl が妥当と考えられている[3)11)12)]。糖尿病患者では目標血糖値の範囲をより高めに設定することが多いが，現段階で結論には至っていない。
　高齢は肥満や性別（男性）などと並んで術前高血糖の危険因子に挙げられている[13]。

糖尿病が見落とされている場合もあり，厳密なモニタリングにより血糖値と変動幅の両方を管理することが望ましい。

輸液管理の実際

1 グルコースの負荷

　侵襲下のエネルギー動態に関する検討は，主に術後の栄養管理として議論されることが多い。手術中にどの程度のグルコース負荷が適切であるかについて，術中の血中ケトン体や3-メチルヒスチジンの変動など，異化亢進の抑制から推測される。

　レミフェンタニルに代表される麻薬性鎮痛薬や硬膜外腔への局所麻酔薬の十分な投与は，ストレスホルモンや交感神経系に対して抑制的に働くことで血糖値の上昇を抑制する。全身麻酔中の輸液管理として，血糖値を適正に制御しながら0.1〜0.2 g/kg/hrのグルコース負荷を実施することは十分に可能である。しかし，麻酔薬が脳のグルコース代謝を低下させることも知られており，積極的なグルコース投与が患者予後の改善につながるかどうかは依然として不明のままである。

2 炎症性浮腫とサードスペース

　輸液療法の目的は，適切な循環血液量と心拍出量の維持により重要臓器血流を確保することであるが，過剰な輸液が患者予後を悪化させるという懸念は以前からあった。手術侵襲により手術部位には炎症が生じて血管透過性が亢進するため，細胞間質に大量の水が貯留することで炎症性浮腫を形成する。従来の輸液療法は，この炎症性浮腫による喪失分をサードスペースという概念で経験的に推測し，実際の輸液量に反映させていた。しかし，輸液量を増加すればするほど炎症性浮腫が増強されることが指摘されている。循環血液量の維持と炎症性浮腫の軽減のいずれをも満たすのが輸液量の最適化と考えられるが，侵襲の大きい長時間手術ではその安全域が非常に狭くなることが示されている[14]。

　最近，血管透過性の亢進について毛細血管内皮細胞の内腔側に存在するグリコカリックス（glycocalyx）が注目を集めている。血管内外の水や溶質の出入りには，実はアルブミンより大きな穴を有する毛細血管が関与していて，グリコカリックスは自身のブッシュ状構造とマイナス荷電により移動に対するフィルタの役割を果たしている[15]。侵襲時に見られる血管透過性の亢進は，グリコカリックスの脱落や消失による機能低下として考えることができる。

3 晶質液と膠質液

a. 晶質液

　従来の輸液療法では，投与された晶質液のうち約 20 〜 25％が血管内にとどまると説明されている。すなわち，晶質液は静水圧や膠質浸透圧勾配により血管内から細胞間質へ速やかに移動する。細胞間質は静水圧上昇を伴わず，スポンジのように水分を蓄える性質がある。時間経過や手術侵襲の程度によって，血管内にとどまる割合はさらに低下することになる。晶質液のナトリウム濃度としては 130 〜 140 mEq/l が一般的であり，広く細胞外スペース全体に対する補充液と考えることができる。基礎疾患を抱えた高齢者にとって，水分とともに過剰なナトリウム負荷が術後合併症につながる危険がある。

b. 膠質液

（1）膠質液

　膠質浸透圧を持った輸液一般を指すが，大きくアルブミン製剤と人工膠質液に分けられる。理論上は，晶質液に比べて長時間にわたり血管内にとどまる割合が高く，総輸液量・ナトリウム負荷量ともに減少させる。

　しかし，SAFE study によれば，生理食塩水と 4％アルブミンを比較すると，死亡リスクに対するアルブミン投与の有用性は認められなかった[16]。サブグループ解析で見ると，頭部外傷や熱傷では有害であり，重症敗血症では有益という傾向が示された。

（2）新しいヒドロキシエチルスターチ製剤に対する期待と懸念

　膠質液の代表がヒドロキシエチルスターチ（hydroxyethyl starch：HES）製剤であるが，特徴として，①分子量が一定でなく分散分布を示すために重量平均分子量として表すこと，②構造上でグルコース単位あたりのヒドロキシエチル化の割合を置換度として表すこと，などが挙げられる。分子量が大きいと毛細血管からの漏出や腎臓からの排出が少ないため，血漿増量効果がより長時間維持できる。また，置換度が大きいと血中の α アミラーゼによる分解を免れるため，より大きな分子量で血中に長く存在することができる。

　以前より，高分子・高置換度の HES 製剤は止血凝固能低下（第Ⅷ凝固因子やフォンウィルブランド因子の抑制）や腎機能障害などの弊害が指摘され，より安全な分子量や置換度を検討しながら開発が進められた経緯がある。血管内に水分を保持する膠質浸透圧を持った輸液製剤が，糸球体での濾過圧形成にとって不利に働くことは明らかである。現状では分子量 130 kDa と置換度 0.4 という組み合わせが，投与量も 50 ml/kg/day という大きな安全域を持ち，もっとも適切と結論づけられている。

　しかし，最近になって重症敗血症や敗血症性ショックの患者の初期輸液に HES 製剤を用いると，腎機能の悪化や死亡率の増加が起きることが複数の論文で報告された[17)18)]。CHEST study では，本邦にようやく登場する第三世代の HES 製剤を対象に，

同様の結論を導き出している。"Surviving Sepsis Campaign Guidelines 2010"も，初期輸液としては膠質液ではなく晶質液を推奨している[19]。

いずれも集中治療領域からの報告であり，手術中の急性出血や輸液療法について検証したものではない。また，手術中の輸液に限定した場合には，こうした合併症の発生に差はないという反論もある[20)21)]。晶質液と膠質液のどちらか一方のみで輸液管理を行うのは実際的ではなく，晶質液と膠質液をいかに組み合わせるかが今後の検討すべき課題として残されている。また，術後AKIの危険因子には高齢が含まれているため，高齢者の麻酔管理中にHES製剤を積極的に投与すべきかについて結論づけることはできない。

4 目標指向型輸液療法と動的パラメータ

輸液量の最適化を目指すには，中心静脈圧や尿量を中心とした従来の評価法では明らかな限界がある。より精度の高い循環管理を目指すにあたり，目標指向型輸液療法と輸液反応性の指標に対する認識が広がりを見せている[22)23)]。

麻酔中の輸液管理目標として統一されたものはないが，心拍出量係数（CI）や1回拍出量係数（stroke volume index：SVI），さらには酸素供給量（delivery O_2：DO_2）などを標的とした報告が多い。

本邦における心拍出量測定の主流は観血的動脈圧波形からの解析であり，同時に各種パラメータの呼吸周期による数値変動（動的パラメータ）が自動測定される。SVIやDO_2の目標値を達成するには循環血液量を最適化する必要があり，その指標として左室1回拍出量（stroke volume variation：SVV）や脈圧の呼吸性変動（pulse pressure variation：PPV）などの動的パラメータが頻用される。SVIやDO_2が設定した目標値に到達しない場合に，これらの動的パラメータの数値から急速な輸液負荷による改善度を高い精度で予測することができる。すなわち，SVVやPPVを輸液反応性の指標として用い，目標値に到達するために反応良好群ではさらなる輸液負荷を，反応不良群では強心薬の投与を選択することが目標指向型輸液療法という治療戦略になる。

心臓の拡張能障害は心不全の原因の約半数を占めるが，加齢変化による代表的な疾患の一つである。健常者にとって問題にならない輸液負荷であっても，拡張能障害を有する高齢者では左房圧の上昇や肺水腫を引き起こすことは容易に想像できる。輸液量を画一的に，例えば10 ml/kg/hrと決めるのではなく，また盲目的に制限するのでもなく，客観的な循環パラメータを繰り返し評価しながら輸液量の最適化を目指すことが重要である。体液の変動が大きい手術は心血管系合併症の高リスクと考えられており，年齢だけでなく術式や基礎疾患に応じて目標指向型という厳密な体液管理が有用となる。

血液製剤の使用指針

1 出血量と使用製剤

術中の出血に対しては，原則として厚生労働省"血液製剤の使用指針"に従い，循環血液量に対する出血量の割合と臨床所見に応じて対処する（図）。

循環血液量の 15 〜 20％の出血が起こった場合には，細胞外液量の補充のために細胞外液を出血量の 2 〜 3 倍投与する。循環血液量の 20 〜 50％の出血量に対しては，膠質浸透圧を維持するために人工膠質液を投与する。赤血球不足による組織への酸素供給不足が懸念される場合には，赤血球濃厚液を投与する。この程度までの出血では，等張アルブミン製剤（5％人血清アルブミンまたは人加熱血漿タンパク）の併用が必要となることは少ない。

循環血液量の 50 〜 100％の出血では，細胞外液，人工膠質液および赤血球濃厚液の投与だけでは血清アルブミン濃度の低下による肺水腫や乏尿が出現する危険性があるの

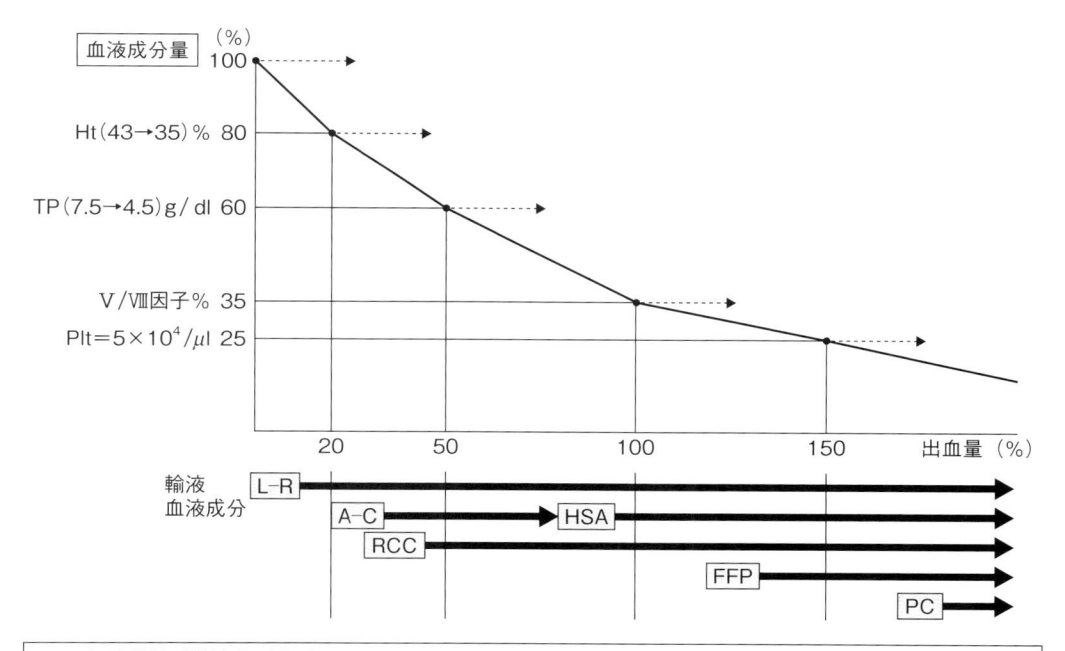

L-R：細胞外液系輸液薬（乳酸リンゲル液，酢酸リンゲル液など），RCC：赤血球濃厚液または MAP 加赤血球濃厚液，A-C：人工膠質液，HSA：等張アルブミン（5％人血清アルブミン，人加熱血漿タンパク），FFP：新鮮凍結血漿，PC：血小板濃厚液

〔Lundsgaard-Hansen P.（1980）の一部を改訂〕

図　出血患者における輸液・成分輸血療法の適用

〔厚生労働省．血液製剤の使用指針（改訂版）．http://www.mhlw.go.jp/new-info/kobetu/iyaku/kenketsugo/5tekisei3b02.html より引用〕

で，適宜，等張アルブミン製剤を投与する。なお，人工膠質液を 1,000 ml 以上必要とする場合にも，等張アルブミン製剤の使用を考慮する。さらに，循環血液量以上の大量出血時（24 時間以内に 100％以上）または 100 ml/min 以上の急速輸血をするような事態には，凝固因子や血小板数の低下による出血傾向（希釈性の凝固障害と血小板減少）が起こる可能性があるので，凝固系や血小板数の検査値および臨床的な出血傾向を参考にして，新鮮凍結血漿や血小板濃厚液の投与も考慮する。この間にも，血圧や脈拍数などのバイタルサインや尿量，心電図，血算，さらに血液ガスなどの所見を参考にして必要な血液成分を追加する。

周術期の貧血や低アルブミン血症は予後不良因子ではあるが，一方で輸血療法自体が予後を悪化させることもまたよく知られた事実である。輸血療法がもたらす免疫修飾作用は，輸血関連急性肺障害（TRALI）や感染性合併症の原因となるため，特に 55 歳未満や軽症例での安易な使用は控えるべきである[24]。

2 酸素供給量とヘモグロビン値

麻酔管理の目標として，重要臓器には血流量とともに十分な DO_2 を維持することが挙げられる。DO_2 は酸素含量と心拍出量の積として求められるが，ヘモグロビン（Hb）濃度や心拍出量などが規定因子であり，適切な輸液・輸血療法によって初めて目標を達成できる。

Hb 値 7 g/dl が輸血を行う一つの目安とされているが，貧血の進行度，罹患期間，日常生活や社会生活の活動状況，合併症の有無などにより異なり，Hb 値だけで一律に決めることは困難である[25)26)]。輸血療法により見かけ上の Hb 値が上昇しても，赤血球の変形能低下や血管内皮細胞との接着などにより末梢組織への DO_2 が増加しないという指摘もある。冠動脈疾患や脳血管障害のある患者では Hb 値を 10 g/dl 程度に維持することが推奨されるが，冠動脈危険因子を持つ高齢者を対象とした最近の研究では，術後 Hb 値が 8 g/dl を維持できれば予後に差はないと報告されている[27]。

3 脳内酸素飽和度と術後認知機能障害

近赤外線分光法を用いた脳内酸素飽和度測定は，非侵襲的なモニタリングとして心臓大血管手術を中心に使用されている。人工心肺を用いた手術では，脳内酸素飽和度の低下が術後認知機能障害（postoperative cognitive dysfunction：POCD）に影響を与えることが報告されている[28)29)]。高齢者では術後せん妄の予防も重要な課題であるが，発症機序には脳内の炎症性物質の増加とともに Hb 値の低下による酸素供給量の不足が関連している可能性がある。指標として絶対値と変化量のいずれを用いるか，また持続時間を含めた閾値の設定など課題も多い[30]。しかし，酸素需給バランスから見た適切な Hb 値を決定することができれば，今後 POCD の発生頻度が高い術式や高齢者などへの応用が期待される。

術後の急性腎障害（AKI）

1 定 義

　AKIは，血清Crの上昇または尿量の減少のいずれかで定義される。血清Crに関しては，48時間以内にわずか0.3 mg/dlの増加でAKIと診断され，院内死亡率の明らかな上昇につながることが報告されている[31]。AKIの定義と重症度分類は，risk, injury, failure, loss, end-stage renal disease（RIFLE分類）およびacute kidney injury network（AKIN基準）をもとに，国際腎臓病ガイドライン機構（Kidney Disease Improving Global Outcome：KDIGO）が検討のうえで決定されている[32]。

　高齢者では，慢性腎臓病（CKD）が存在しても見かけ上のCr値が正常なことも少なくない。しかし，術後の死亡原因に占めるAKIの割合は高いため，できるだけ早期に発見して管理や治療を実践することが求められる。

2 予防および治療

　周術期AKIに対する特異的な治療は存在せず，低用量ドパミンや利尿薬はもちろん，ヒト心房性ナトリウム利尿ペプチドについても，その効果は否定的である。危険因子と考えられる腎毒性を持つ薬物（アミノグリコシドや造影剤など）を回避し，体液量や心拍出量さらに平均動脈圧を適正に維持することがもっとも重要と考えられる。

　既存の腎機能低下はもちろん，動脈硬化性変化につながる高血圧や糖尿病なども危険因子に挙げられている。特に高齢者は，高齢自体が危険因子となることが多いため，明らかに高リスク群と考えるべきである。高齢者では過剰な体液量が心不全や呼吸不全につながりやすいため，必要なモニタリングを介して常に輸液量を制御する厳密な体液管理が重要になる[33)34)]。

　腎不全を回避するための過剰な輸液は，かえって予後を悪化させることも示唆されている。目標指向型の輸液管理はAKI予防にも有効であり，輸液だけでなく強心薬を併用することや，術中だけでなく術後早期にも継続すべきことなどが報告されている[35]。体液管理の治療として透析に代表される急性血液浄化法が挙げられるが，適切な導入時期についての結論は得られていない。血行動態が不安定な場合には，標準となる間欠的な血液浄化法ではなく持続的な血液浄化法が望ましいとされるが，高齢者の場合は当てはまることが多くなるかもしれない。

■参考文献

1) Lassen K, Soop M, Nygren J, et al. Consensus review of optimal perioperative care in colorectal surgery ; enhanced recovery after surgery（ERAS）group recommendations. Arch Surg 2009 ; 144 : 961-9.

2) Gustafsson UO, Scott MJ, Schwenk W, et al. Guidelines for perioperative care in elective colonic surgery：Enhanced Recovery After Surgery（ERAS）Society recommendations. Clin Nutr 2012；31：783-800.
3) 落合亮一，後藤隆久，谷口英喜ほか．麻酔科医にとって ERAS とは何か．LiSA 2011；18：288-98.
4) Schricker T, Meterissian S, Lattermann R, et al. Anticatabolic effects of avoiding preoperative fasting by intravenous hypocaloric nutrition：a randomized clinical trial. Ann Surg 2008；248：1051.
5) McClave SA, Martindale RG, Vanek VW, et al. Guidelines for the provision and assessment of nutrition support therapy in the adult critically ill patients：Society of Critical Care Medicine（SCCM）and American Society for Parenteral and Enteral Nutrition（A.S.P.E.N.）. J Parenter Enteral Nutr 2009；33：277-316.
6) Singer P, Berger MM, Van den Berghe G, et al. ESPEN guidelines on parenteral nutrition：intensive care. Clin Nutr 2009；28：387-400.
7) 氏家良人，海塚安郎，佐藤格夫ほか．急性呼吸不全による人工呼吸患者の栄養管理ガイドライン．人工呼吸 2012；29：75-120.
8) van den Berghe G, Wouters P, Weekers F, et al. Intensive insulin therapy in critically ill patients. N Engl J Med 2001；345：1359-67.
9) Brunkhorst FM, Engel C, Bloos F, et al. Intensive insulin therapy and pentastarch resuscitation in severe sepsis. N Engl J Med 2008；358：125-39.
10) NICE-SUGAR Study Investigators, Finfer S, Chittock DR, et al. Intensive versus conventional glucose control in critically ill patients. N Engl J Med 2009；360：1283-97.
11) 江木盛時．厳格な血糖管理 tight glycemic control の臨床．INTENSIVIST 2011；3：461-73.
12) Duncan AE, Abd-Elsayed A, Maheshwari A, et al. Role of intraoperative and postoperative blood glucose concentration in predicting outcomes after cardiac surgery. Anesthesiology 2010；112：860-71.
13) Hatzakorzian R, Bui H, Carvalho G, et al. Fasting blood glucose levels in patients presenting for elective surgery. Nutrition 2011；27：298-301.
14) 多田羅恒雄．輸液ルネサンス．臨床麻酔 2011；35：161-9.
15) Woodcock TE, Woodcock TM. Revised starling equation and the glycocalyx model of transvascular fluid exchange：an improved paradigm for prescribing intravenous fluid therapy. Br J Anaesth 2012；108：384-94.
16) SAFE Study Investigators, Finfer S, Bellomo R, et al. Effect of baseline serum albumin concentration on outcome of resuscitation with albumin or saline in patients in intensive care units：analysis of data from the saline versus albumin fluid evaluation（SAFE）study. BMJ 2006；333：1044.
17) Myburgh JA, Finfer S, Bellomo R, et al. Hydroxyethyl starch or saline for fluid resuscitation in intensive care. N Engl J Med 2012；367：1901-11.
18) Perner A, Haase N, Guttormsen AB, et al. Hydroxyethyl starch 130/0.42 versus Ringer's acetate in severe sepsis. N Engl J Med 2012；367：124-34.
19) Dellinger RP, Levy MM, Rhodes A, et al. Surviving sepsis campaign：international guidelines for management of severe sepsis and septic shock：2012. Crit Care Med 2013；41：580-637.
20) 宮尾秀樹．第 3 世代 HES ボルベン．臨床麻酔 2013；37：1191-200.
21) Van Der Linden P, James M, Mythen M, et al. Safety of modern starches used during surgery. Anesth Analg 2013；116：35-48.

22) Corcoran T, Rhodes JE, Clarke S, et al. Perioperative fluid management strategies in major surgery：a stratified meta-analysis. Anesth Analg 2012；114：640-51.
23) Hamilton MA, Cecconi M, Rhodes A. A systematic review and meta-analysis on the use of preemptive hemodynamic intervention to improve postoperative outcomes in moderate and high-risk surgical patients. Anesth Analg 2011；112：1392-402.
24) Hebert PC, Wells G, Blajchman MA, et al. A multicenter, randomized, controlled clinical trial of transfusion requirements in critical care. Transfusion requirements in critical care investigators, canadian critical care trials group. N Engl J Med 1999；340：409-17.
25) Bennett-Guerrero E, Zhao Y, O'Brien SM, et al. Variation in use of blood transfusion in coronary artery bypass graft surgery. JAMA 2010；304：1568-75.
26) Goodnough LT, Shander A. Patients blood management. Anesthesiology 2012；116：1367-76.
27) Carson JL, Terrin ML, Noveck H, et al. Liberal or restrictive transfusion in high-risk patients after hip surgery. N Engl J Med 2011；365：2453-62.
28) Behrends M, DePalma G, Sands L, et al. Association between intraoperative blood transfusions and early postoperative delirium in older adults. J Am Geriatr Soc 2013；61：365-70.
29) Tang L, Kazan R, Taddei R, et al. Reduced cerebral oxygen saturation during thoracic surgery predicts early postoperative cognitive dysfunction. Br J Anaesth 2012；108：623-9.
30) Ghosh A, Elwell C, Smith M. Review articles：cerebral near-infrared spectroscopy in adults：a work in progress. Anesth Analg 2012；115：1373-83.
31) Kheterpal S, Tremper KK, Heung M, et al. Development and validation of an acute kidney injury risk index for patients undergoing general surgery：results from a national data set. Anesthesiology 2009；110：505-15.
32) Kellum JA, Lameire N；for the KDIGO AKI guideline work group. Diagnosis, evaluation, and management of acute kidney injury：a KDIGO summary (part1). Crit Care 2013；17：204.
33) Futier E, Constantin JM, Petit A, et al. Conservative vs restrictive individualized goal-directed fluid replacement strategy in major abdominal surgery：a prospective randomized trial. Arch Surg 2010；145：1193-200.
34) Prowle JR, Chua HR, Bagshaw SM, et al. Clinical review：volume of fluid resuscitation and the incidence of acute kidney injury — a systematic review. Crit Care 2012；16：230.
35) Brienza N, Giglio MT, Marucci M, et al. Does perioperative hemodynamic optimization protect renal function in surgical patients? A meta-analytic study. Crit Care Med 2009；37：2079-90.

〔山本　拓巳，飯田　宏樹〕

III. 麻酔管理

2 高齢者の全身管理

E 体温管理

はじめに

麻酔管理者にとって，周術期の体温異常は日常的に見られる現象である。麻酔を施される患者は，全身麻酔，区域麻酔の区別なく，体温の変化を生じやすい状態にあるといえる。近年の研究成果の蓄積からは，体温異常と周術期合併症との関連が示唆されている。麻酔法が体温制御機構に与える影響と，実際の体温管理法，加齢が関与する機序についての理解がますます重要となっている。

正常時の体温調節

1 体温調節機構

恒温動物は生体の恒常性維持のために，ほぼ一定の体温を必要としている。体温が正常から逸脱しないように働く体温調節機構は，生物の基本的生体反応の一つであり，中枢温の変動が非常に狭い範囲内に収まるように調節されている。

外気温や被覆の程度，日内変動や摂食，運動，内分泌機能の変動，感染や薬物投与など，さまざまな要因で体温は変化する。体温調節機構によって，ヒトでの中枢温は約37.0 ± 0.2℃の範囲内に調節されている[1]。調節の方法には，能動的な活動による行動性調節と，自律神経を介する自律性調節がある。

行動性調節とは，着衣を変更する，体を動かす，肢位を変えるなど，ヒトの能動的自発的活動によって体温を調整しようとする機序のことである。

自律性調節には，体温上昇によって発動する発汗反応と血管拡張，体温低下によって発動する血管収縮とふるえによる熱産生（シバリング）があり，それぞれに中枢温の閾値が設定されている。発汗反応を生じる閾値温度と血管収縮反応を生じる閾値温度の差

（閾値間温度）は，通常では約 0.2℃であり[2]，中枢温はほぼ一定の温度に維持されているが，外部環境の影響が大きい場合や体内での感染に対する防御反応などにより異常値を示すこともある。生命を維持しうる中枢温の範囲としては，20℃台から 42℃の間と考えられている。著しく体温が低下した場合，心臓の伝導系が阻害されて致死性不整脈の出現や心停止が起こる。異常な高体温では細胞内タンパク質の不可逆的な変性が生じ，特に中枢神経細胞の障害が著しく脳の機能障害から死亡へと至る。

2 自律性体温調節

皮膚表面温や内臓温度の情報などは，温覚や冷覚を感知する神経細胞から脊髄視床路を上行して中枢に入力される。このほか，視索前野や視床下部にも温度感受性ニューロンが存在し，中枢温を感知している。これらの情報は視索前野で統合され，熱放散あるいは熱産生の反応を引き起こし，熱出納のバランスを調節して中枢温を一定に維持するように働いている。体温調節中枢は視床下部のほか延髄や脊髄にも存在し，上位中枢が下位からの情報を統合して多層的に体温管理を行っている。

温受容器からのインパルスが増加すると，血管拡張や発汗反応により熱の放出が促進される。冷受容器の刺激が増えると，初めに皮膚での血管収縮が生じて熱の放出を抑制する。さらに中枢温が低下するとシバリングが発生し，体温低下を制御しようとする。中枢温が正常範囲内に維持されているならば，視索前野は視床下部や延髄に対して抑制系シグナルを送って熱産生を抑えている。しかし，中枢温が低下したり，炎症反応で発熱物質の発生が増加したり，皮膚からの冷覚刺激が増大したりすると，この熱産生の抑制が解除されて末梢血管の収縮やシバリングなどの熱産生を増加する反応が引き起こされる[3]。

全身麻酔での体温調節

1 閾値温度の変化

全身麻酔中は，無動化によって患者自身の行動性体温調節がまったく機能しない状態となる。そのうえ，手術室温は通常 22 ～ 24℃程度に調整されており，被覆されていない皮膚表面や開放された手術創部からの熱喪失に対する有効な対策を取らないと，体内の総熱量は減少して低体温に陥る可能性が高い。

さらに，全身麻酔下では麻酔薬（吸入麻酔薬や静脈麻酔薬）の使用により中枢組織から末梢組織への熱量の再分布が生じて，短時間で急激な中枢温の低下が認められる。また，末梢血管収縮とシバリングの閾値温度は著明に低下するために，正常では約 0.2℃の閾値間温度が約 10 ～ 20 倍に拡大する。この拡大は，主として寒冷反応に対する自律性調節機構が阻害され，血管収縮やシバリングの閾値温度が低下することによって生

じている。これに対して，体温上昇によって発動する発汗反応の閾値温度の変化は小さい。

プロポフォールは血管収縮とシバリングの閾値温度を濃度依存性に直線的に低下させ，発汗の閾値温度をわずかに上昇させる[4]。それに対して，揮発性吸入麻酔薬であるイソフルランやデスフルランは血管収縮とシバリングの閾値温度を濃度依存性に非直線的に低下させ，発汗の閾値温度をわずかに上昇させる[5)6)]。この結果から，通常の麻酔深度を維持する程度の投与量では，揮発性麻酔薬はプロポフォールに比べて寒冷反応の閾値低下が大きい。いずれの薬物でも，典型的な臨床投与量では，血管収縮とシバリングの閾値温度は1℃以上の低下を示し，それぞれの閾値の温度差は約1℃程度に保たれる。

2 中枢温の変化

全身麻酔導入後の体温低下は，3相に及ぶ特徴的な進行を示す[7]。中枢温の低下は初期に急速に進行し，その後，緩序で直線的な低下となる。数時間後に中枢温は安定し，あまり変動しなくなる。各相での体温低下は異なる機序による。

最初の相での中枢温低下は，体内の熱量の再分布によって生じると理解されている。非麻酔時の体温は体の部位によって不均一であり，末梢の血管収縮のために四肢の温度は体幹のそれと比べて2～4℃低い状態で維持されている。しかし，麻酔薬の作用により生じた血管拡張は中枢の熱を末梢に移動させる。この熱量の再分布は末梢温を上昇させる代わりに中枢温の低下をもたらす。

初期の再分布性体温低下の後，中枢温は数時間の間，緩序で直線的に低下する。体内の熱喪失に対する自律性調節の閾値温度は麻酔薬の作用によって低下しているので，末梢の血管収縮反応は相当に中枢温が低下するまでは生じない。その結果，体から喪失する熱量が代謝によって産生される熱量を上回ることによって中枢温は持続的に低下することになる。その後，中枢温は平衡状態に達するが，末梢温は引き続き低下していく。血管収縮の閾値が低下した状況下で，熱喪失量と産生量の均衡状態が長時間保たれる理由は明らかにされていないが，代謝熱産生量を増やすなんらかの機序の存在が想定されている[8]。

区域麻酔での体温調節

1 閾値温度の変化

区域麻酔（硬膜外麻酔と脊髄くも膜下麻酔）でも自律性体温調節は抑制され，中枢温は低下する。区域麻酔下では，発汗反応の閾値温度は軽度上昇し，血管収縮反応との閾値間温度は0.6℃程度に拡大する[9)10)]。いずれの麻酔法でも，シバリングの閾値温度は

約0.6℃低下する。この変化は局所麻酔薬の投与量と投与経路が異なるにもかかわらず同程度に見られることから，麻酔薬による体温調節中枢への直接的な抑制作用は否定的である。ブロックされた脊髄神経の分節数に比例したシバリングの閾値温度低下が見られることから，体温調節中枢への寒冷刺激情報の減少が閾値温度の変動に関与していることが示唆される。

通常の手術室環境では，末梢皮膚からの求心性温度入力情報は温覚よりも冷覚が優位と考えられる。区域麻酔によりブロックされた領域からの温度情報が遮断されると，体温調節中枢は冷覚情報の減少をブロック領域の皮膚温の上昇だと誤って解釈し，その結果，寒冷刺激に対する調節反応の発動を抑制するのではないかと考えられている。区域麻酔下では，シバリングの閾値温度が低下するだけでなく，その強度も低下するので，体温調節性防御が働いても体温保持効果は十分ではなく，中枢温は容易に回復しない。

2 中枢温の変化

体温低下は，区域麻酔下でも全身麻酔と同じようによく観察される。中枢温は麻酔薬投与から急速に0.5～1.0℃低下するが，全身麻酔時と同様の機序で，体幹部の熱量が末梢に再分布する結果と考えられる。その後に続く体温低下は，喪失する熱量が代謝による産生量を上回る結果として生じる。しかし，全身麻酔下と異なり，中枢温は麻酔開始後数時間で必ずしもプラトーとはならず，持続的に低下する[11]。血管収縮の閾値温度の低下に加えて，ブロック領域の血管収縮反応も直接的に抑制されるためである。その結果，ブロック領域の皮膚では熱喪失の減少が生じないために，代謝性熱産生による熱量は中枢に保持されにくい状態となる。

こうした機序は，区域麻酔を併用した全身麻酔時に顕著に現れる。区域麻酔を併用した場合，血管収縮反応が作動する中枢温は，全身麻酔のみの場合よりもさらに約1℃低くなる。しかも，神経ブロックの作用によって効果範囲の血管収縮は直接的に阻害されるため，全身麻酔単独のときと比べて熱量の喪失はより多く，熱量バランスは平衡状態に達することができずに中枢温は低下し続ける[12]。区域麻酔を併用する全身麻酔患者では，深部温のモニタリングと体温管理が特に重要となる。

麻酔中の体温異常

1 低体温の影響

全身麻酔，区域麻酔を問わず，患者の中枢温は手術終了時までに低下しやすくなり，それに付随してさまざまな合併症や患者への不利益が発生する可能性が高まることが指摘されている[13]。

創部感染は術後患者にもっとも多く見られる合併症であり，低体温により増加するこ

とが知られている。前向きランダム化試験では，大腸手術を受ける患者では術中35℃以下の軽度低体温が術後の創部感染の頻度を3倍に増加させたことを示した。術中の低体温は，体温調節性血管収縮による創部の血流低下から生じる酸素供給量の減少と，低温による直接的な免疫機能抑制という2つの機序により，創部感染を助長する可能性がある。また，創部感染を生じなくとも，低体温が創部治癒期間を10%遷延し，入院期間を20%延長したことも明らかにされている[14]。

止血凝固機能は，軽度低体温下でも損なわれる。その機序の一つとして考えられるのが血小板機能の低下で，35℃以下の軽度低体温でも凝集能と粘着能がともに低下する。血小板機能は，中枢温ではなく局所の温度に関連しているが，創部の温度そのものは主に深部温に相関している。別の機序として，低体温が凝固系機能を直接阻害することが考えられている。低体温とそれに伴って生じるアシドーシスの作用で，トロンビンの産生量は低下し，フィブリノゲンの産生が抑制されて変性が亢進する。これらの機序により，術中の低体温は止血凝固機能を抑制し，術中出血量と必要輸血量を増加させる可能性がある。前向きランダム化試験では，股関節手術において軽度低体温が術中・術後の出血量を増加させたことを示している[15]。

薬物の代謝は術中の低体温で遷延する。ベクロニウムの作用時間は深部温の低下に伴って延長する。これは薬物動態学的変化の結果である。同様に，持続静注時のプロポフォール血中濃度は深部温の低下に伴って上昇する。薬力学的変化として，揮発性麻酔薬の最小肺胞濃度（MAC）は中枢温1℃あたり約5%減少することが知られている。

中枢温が低下すると，全身麻酔覚醒時にシバリングを生じる頻度が増す。麻酔後のシバリングは，術後の酸素需要の増大，頭蓋内圧の上昇，創部の緊張の増大による創部痛の悪化を来し，患者の不快感を増す。

シバリングには，体温調節性のものと非体温調節性のものとがある。体温調節性シバリングの原因は，麻酔覚醒時の中枢温が，覚醒に伴って正常化したシバリング閾値温度を下回る低体温であることにある。これに対して，非体温調節性シバリングの原因は，覚醒時のシバリング閾値温度の変化にあるようである。意識を回復した患者が感じる創部痛や不快感，手術操作に起因する炎症反応などが，シバリング閾値温度の上昇に関与していると考えられている。体温調節性のシバリングを防止するためには，術中や場合によっては術前から体温保持に努めることが有効である。正常体温でも発症する非体温調節性のシバリングの防止には，積極的な疼痛対策，皮膚表面の加温，ペチジン投与などが勧められる[1]。

2 高体温の影響

"高体温"とは中枢温が正常値を上回る状態を示す単純な用語であるのに対し，"発熱"とは体温調節機構によって制御された中枢温の上昇を意味する。麻酔中の体温変動として低体温の防止に多くの注意が割かれ，高体温が問題視されることは多くないが，同程度の体温変化ならば高体温は安全な状態とはいえず，麻酔経過中の体温上昇に対して治療的介入が必要な場合もある[1]。

全身麻酔中は体温上昇に対する体温調節機構は抑制されているので，積極的な加温の結果，過度の加温状態となり，高体温を呈することがしばしば観察される。発汗反応や血管拡張の閾値温度は上昇しているので，麻酔中は軽度の高体温状態に容易に陥る。

　悪性高熱は麻酔関連薬物によって誘発される麻酔合併症の一つで，内臓と骨格筋の両者における代謝熱の産生が著明に増加して異常な体温上昇と高体温状態を呈するものである。体温調節機構は保たれるが，熱喪失機序は高カテコールアミンによる末梢血管収縮作用によって障害されている。

　発熱は，内因性の発熱物質が体温調節の基準値を上昇させる結果として生じる。内因性発熱物質としてインターロイキン（IL）-1，腫瘍壊死因子（TNF），エンドセリン（ET）-1などが同定されている。全身麻酔下では体温低下が進行しやすい状態であるため，発熱反応が顕在化することは比較的まれである。発熱の原因としては感染がもっとも多く，ほかにも脳出血や輸血，なんらかのアレルギーでも発熱しうる。一般的に，発熱以外の原因による高体温では指尖部の血管は拡張しており，発熱による高体温では収縮している。

　高体温の治療方法は，その病因による。高体温の原因が明確であれば，その原因を除去することが第一選択となる。過度の加温による高体温では，加温操作を中止して被覆材を除去することで改善する。悪性高熱では，原因として疑わしい薬物の投与をすべて中止して，ダントロレンを投与する。炎症をベースとする発熱であれば，抗炎症薬（解熱薬）を投与することで改善が期待できる。積極的な冷却は，意識のある患者の不快感を著しく増す。また，体温調節機序を活性化して末梢血管の収縮とシバリングを誘発し，期待した冷却効果を得られない場合がある。

麻酔状態での体温管理

1 モニタリング

　手術中の体温管理において，特にモニタリングすべきものは中枢温であるが，測定部位により1℃程度の違いが生じる。主な測定部位として，鼓膜温，鼻咽頭温，食道温，肺動脈温が推奨されているが，膀胱温や直腸温が便宜的に使用されている場合も多い。

　鼓膜温は内頸動脈の血流支配下にあり，脳内温度との相関がよい。術中の鼓膜損傷の可能性を考えて，従来の接触式の鼓膜温度計は積極的な使用が控えられてきたが，近年は赤外放射式プローブが開発され，鼓膜損傷の危険性が減少した。鼻咽頭温は簡便に中枢温を測定する方法ではあるが，肺動脈温に比べて0.5℃程度の差異を生じる可能性があり，またプローブ位置が深いと測定値が口腔温を示すことになる。食道温は測定部位が心臓に近接するため，正確な中枢温評価に適している。しかし，開胸手術や上腹部の手術では測定誤差を生じる可能性がある。肺動脈温はほぼ大動脈温と等値なので，測定値はもっとも正確に中枢温を反映しているといえるが，肺動脈カテーテルの留置が必要

で侵襲的なモニタリングとなり，標準的な使用は控えられている。膀胱温や直腸温は従来からもっとも一般的に用いられてきた測定部位だが，腸管ガスや糞便，尿量，手術操作の影響を受けやすく，本来の中枢温より低値を示すことが多い。両者の比較では，膀胱温のほうが体温変化に対しては中枢温との相関がよいとされる[1]。

2 体温低下の予防・治療

　周術期の低体温を予防あるいは治療するために，さまざまな方法や装置が用いられている。代謝熱の約90％が皮膚表面から失われる。したがって，体表温の維持と皮膚への加温が簡便かつ主要な体温保持方法となる。

　患者からの熱喪失に影響するもっとも重要な因子は手術室温なので，皮膚表面を被覆することで熱喪失を減少できる。1層の被覆材で熱喪失は約30％減少し，材質による差異はない。皮膚への加温に広く用いられているのは，温風式加温装置と温水循環式加温装置である。温風式加温装置は，ブランケットを介して患者の体表周囲に温風を対流させて加温を行うシステムであり，ほかの方法と比べて低体温の予防効果が高いとされる。温水循環式加温装置は，温水を循環させたマットレスを用いて，患者の皮膚表面との接触面から熱を伝導する加温システムである。従来，患者の下面に敷く方法では加温効果が不十分とされてきたが，マットレスの形状を工夫して接触面積を増やすことにより，加温効率を大きく改善することが可能になった。注意点としては，いずれの方法でも加温媒体と患者皮膚との接触面積が加温効率に大きく影響するということと，加温部位の局所血流が減少する状態（患者の体重による皮膚の圧迫，種々の病態による末梢血流障害の合併など）では，40℃程度の設定温でも低温熱傷のリスクを上昇させるということが挙げられる。

　室温に保たれた輸液製剤や冷却保存されている血液製剤の投与は，熱喪失因子の一つである。室温の晶質液4 l や冷却された血液12単位を急速投与すると，体温は約1℃低下する。輸液加温装置は，これらの熱喪失を最小限にするために用いられる。体温と同程度に加温された輸液は通常，ヒーターから患者体内までの回路内で徐々に温度が低下するが，臨床的には重要な差は生じないと考えられている。高流量の投与では回路内での温度低下は軽度であり，低流量では輸液温度が低下していても時間あたりの投与量が少ないからである。

　人工呼吸によって気道表面から喪失する熱量が問題視されることがある。低温かつ乾燥した状態で供給される医療用ガスは，温度差や気化熱によって呼吸器系から熱を奪う。しかし，その熱量は代謝による産生量の10％未満で，気化熱はその2/3程度と考えられている。呼吸回路への人工鼻の装着と，供給ガスを減量する（低流量麻酔）ことで対応可能である。

高齢者の特性

1 体温調節の特性

　高齢者の体温調節機構は若年者に比べると効果が減弱している。寒冷刺激に対する血管収縮反応は若年者と比べて抑制され，骨格筋量の低下はシバリングによる熱産生量も減少させている。

　温度変化の認知については，一般的に若年者では1℃未満の皮膚温の変化を感知できるのに対して，高齢者では2℃程度変化しないと温度変化を感知することができないとされている[16]。

2 麻酔中の特性

　体温調節性血管収縮は，ヒトでは小児，成人，高齢者を問わず揮発性麻酔薬によって抑制される。この抑制作用は若年者に比べて高齢者で顕著となる。前向き臨床比較試験で，60％亜酸化窒素と0.75％のイソフルラン麻酔で，30～50歳の成人と比較して60～80歳の高齢者では末梢血管収縮の閾値温度が約1℃低いことが示された[17]。50％亜酸化窒素と1％のセボフルラン麻酔を用いた検討では，30～50歳の成人と比べて60～80歳の高齢者で閾値温度が0.8℃低いことが明らかにされた[18]。同様の体温調節反応の抑制は区域麻酔の前向き観察研究でも観察されており，脊髄くも膜下麻酔によりシバリング閾値温度が35.5℃以下にまで低下した患者のすべてが80歳以上の高齢者であったとする結果が報告されている[19]。

　これらの事実は，体温低下に対する調節性防御能が高齢者においては低下していることを明確に示しており，低体温を原因とする有害事象の合併リスクが若年者と比べて有意に高いことが示唆される。

■参考文献

1) Sessler DI. Temperature monitoring and perioperative thermoregulation. Anesthesiology 2008；109：318-38.
2) Lopez M, Sessler DI, Walter K, et al. Rate and gender dependence of the sweating, vasoconstriction, and shivering thresholds in humans. Anesthesiology 1994；80：780-8.
3) 岩下博宣，松川　隆．体温．麻酔 2012；61：42-6.
4) Matsukawa T, Kurz A, Sessler DI, et al. Propofol linearly reduces the vasoconstriction and shivering thresholds. Anesthesiology 1995；82：1169-80.
5) Xiong J, Kurz A, Sessler DI, et al. Isoflurane reduces marked and non-linear decreases in the vasoconstriction and shivering thresholds. Anesthesiology 1996；85：240-5.
6) Annadata RS, Sessler DI, Tayefeh F, et al. Desflurane slightly increases the sweating threshold, but produces marked, non-linear decreases in the vasoconstriction and shivering thresholds. Anesthesiology 1995；83：1205-11.

7) Sessler DI. Perioperative heat balance. Anesthesiology 2000；92：578-96.
8) Kurz A, Sessler DI, Christensen R. et al. Heat balance and distribution during the core-temperature plateau in anesthetized humans. Anesthesiology 1995；83：491-9.
9) Kurz A, Sessler DI, Schroeder M, et al. Thermoregulatory response thresholds during spinal anesthesia. Anesthesiology 1993；77：721-6.
10) Ozaki M, Kurz A, Sessler DI, et al. Thermoregulatory thresholds during epidural and spinal anesthesia. Anesthesiology 1994；81：282-8.
11) Matsukawa T, Sessler DI, Christensen R, et al. Heat flow and distribution during epidural anesthesia. Anesthesiology 1995；83：961-7.
12) Joris H, Ozaki M, Sessler DI, et al. Epidural anesthesia impairs both central and peripheral thermoregulatory control during general anesthesia. Anesthesiology 1994；80：268-77.
13) 尾﨑　眞．体温管理と合併症．麻酔 2011；60：303-6.
14) Kurz A, Sessler DI, Lenhardt R. Perioperative normothermia to reduce the incidence of surgical wound infection and shorten hospitalization. N Engl J Med 1996；334：1209-15.
15) Schmid H, Kurz A, Sessler DI, et al. Mild hypothermia increases blood loss and transfusion requirements during total hip arthroplasty. Lancet 1996；347：289-92.
16) 稲田英一．体温調節の変化．高齢者の麻酔—これからの時代に対応するために—．東京：真興交易医書出版部；1998．p.24-32.
17) Kurz A, Plattner O, Sessler DI, et al. The threshold for thermoregulatory vasoconstriction during nitrous oxide/isoflurane anesthesia is lower in elderly than younger patients. Anesthesiology 1993；79：465-9.
18) Ozaki M, Sessler DI, Matsukawa T, et al. The threshold for thermoregulatory vasoconstriction during nitrous oxide/sevoflurane anesthesia is reduced in the elderly. Anesth Analg 1997；84：1029-33.
19) Vassilieff N, Rosencher N, Sessler DI, et al. The shivering threshold during spinal anesthesia is reduced in the elderly. Anesthesiology 1995；83：1162-6.

〈熊澤　昌彦，飯田　宏樹〉

III. 麻酔管理

3 高齢者各科手術の麻酔

A 脳神経外科手術

はじめに

　加齢により，臓器機能の低下や術中に加わる侵襲に対する予備能力の低下などの生理的変化が起こる．つまり，暦年齢が予後不良因子となるのではなく，個々の患者の加齢による生理学的変化や合併症の重症度が，より密接に術後合併症や死亡に関係している．したがって，高齢者に特別な麻酔管理法があるわけではなく，個々の患者で加齢によって脳神経，心臓血管，呼吸器，体液組成などに起こる生理学的変化を術前に評価し，慎重に周術期管理を行う必要がある．

　本項では，脳神経外科手術での麻酔管理の基本概念を述べたうえで，脳神経外科手術の中でも特徴的な周術期管理を求められる手術を選んで疾患別に麻酔管理法を説明する．

脳神経外科の麻酔管理の問題点

　脳神経外科手術の合併症として，運動，感覚，視覚，聴覚，認知などの脳神経機能障害が起こりうる．高齢者では，術後のわずかな機能障害でも自立した生活が不能になってしまい，生命予後にも影響を及ぼす．脳神経合併症の発生を未然に予防すること，またはそれ以上悪化しないようにすることが重要である．

　麻酔管理における基本的な考え方は，適切な脳灌流圧を維持しながら頭蓋内圧をコントロールすることである．頭蓋内圧の上昇は，脳灌流圧の低下や脳ヘルニアを生じ，結果的に脳神経障害を来す．頭蓋内出血や脳腫瘍などの頭蓋内圧亢進疾患では，頭蓋内圧の上昇を予防する，またはすでに上昇した頭蓋内圧を低下させることが基本的な管理目標である．適切な脳灌流圧（＝平均動脈圧－頭蓋内圧）を維持しながら頭蓋内圧のコントロールを行う必要がある．頭蓋内圧をコントロールするうえで，麻酔科医が寄与することのできるもっとも重要な因子は脳血流である．脳血流増加に関与する因子として動

脈血二酸化炭素分圧（Pa_{CO_2}），血圧，麻酔薬などがある。

麻酔管理の基本 (表1)

1 呼吸の管理

　換気条件によって脳血流量の増大と減少に影響を与えることができる。手術開始前に脳神経外科医と相談し，換気条件の管理目標を明確にしておくべきである。また，頭蓋骨を外したときの硬膜の張り具合から頭蓋内圧の亢進状態を推測して，適宜換気条件の変更も考慮に入れる。頭蓋内圧亢進状態のまま硬膜を切開すると，切開部から脳が脱出して脳ヘルニアを生じてしまう。

　低換気による高二酸化炭素血症は，脳血管を拡張させ脳血流量を増大させるので，脳がさらに腫脹してしまう。一方，過換気による過度の低二酸化炭素血症は，脳血管収縮作用により脳血流を減少させ，脳障害を助長する可能性がある。最近では，人工呼吸管理は，軽度の過換気（$Pa_{CO_2} = 30 \sim 35$ mmHg）または正常換気（normocapnia）が推奨されている。

　さらに，高齢者は臨床所見では明らかになっていなくても心臓や脳などに虚血性の疾患を潜在的に持っている可能性が高いため，血管収縮により臓器虚血を助長させる誘因となる過換気は避けるべきである。

2 循環の管理

　脳神経外科手術での循環管理の基本的な考え方も，脳灌流を維持しながら脳を腫脹させないことである。低血圧では脳虚血のリスク，高血圧では脳血流が増加して脳腫脹やそれに伴う二次的な脳損傷のリスクが発生するため，正常血圧を維持する必要がある。個々の患者によって目標平均血圧が異なるので，術前情報として患者ごとの平均血圧を知っておく必要がある。

　頭部外傷やくも膜下出血などの急性の神経学的損傷後に脳の一部領域で脳血流が危機的に低下することが多いという認識が広まったことで，急性の中枢神経障害後や頭蓋内脳神経外科手術では，脳灌流圧を正常またはやや高めに維持することの裏付けとなっている。正常では，脳血管自己調節能により，平均血圧が 70 〜 150 mmHg 程度の血圧変化なら脳血管拡張（または収縮）により脳血流量が維持される。しかし，頭蓋内病変が

表1　脳神経外科手術における呼吸循環管理の基本

- 二酸化炭素正常状態：normocapnia（mild hypocapnia）
- 正常血圧：normotension
- 正常血液量：normovolemia

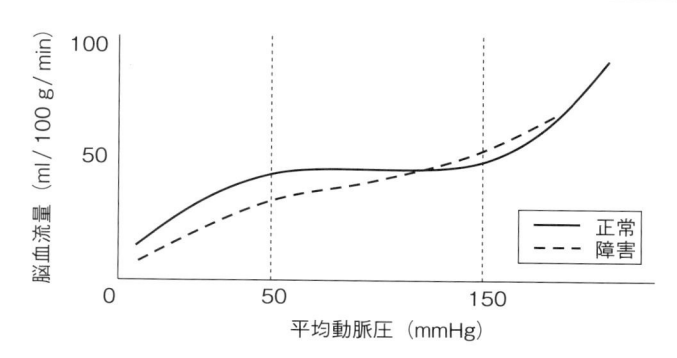

図　脳血管自己調節能が障害された場合の平均血圧と脳血流量の関係
平均血圧 70〜150mmHg 程度の範囲では，脳血流量は一定に保たれる。自己調節能が障害された場合，わずかな低血圧から脳虚血を生じる可能性がある。

ある場合などでは，血圧低下に対する自己調節能が障害されていることがあるので，術前血圧の±10 mmHg の範囲で管理することが望ましい（図）。

　高齢者では，循環血液量が相対的に減少していること，器質的な心血管病変を有することが多くなること，動脈壁の伸展性の低下，交感神経機能の低下などから，血行動態の変動が大きくなりやすい。麻酔導入では，血圧の反応を見ながら慎重に少量ずつ麻酔薬の投与を行う。術中は，低血圧を避けるために積極的に輸液，昇圧薬を使用する。

3 全身麻酔薬

　頭蓋内圧亢進状態の患者や，脳血管自己調節能が障害された患者では，麻酔薬の選択も重要な因子になってくる。各麻酔薬の脳循環代謝，頭蓋内圧への影響を表2に示す。脳腫脹を増悪させる可能性のある麻酔薬には，亜酸化窒素，高濃度イソフルラン，ケタミンなどがある。これらは脳血管拡張作用を持ち，脳血流に対する影響が比較的大きいため，脳神経外科手術での麻酔管理には使用しない。

　脳腫脹を軽減する可能性のある麻酔薬として，バルビツレート（チオペンタール）とプロポフォールがある。しかし，バルビツレートは投与量が多くなると覚醒に影響するので，早期覚醒が求められる脳神経外科手術では使用しにくい。プロポフォールは脳血管収縮作用が大きいので，過換気を併用すると脳虚血を生じる可能性があるため注意を要する。

　臨床的にはセボフルランとプロポフォール麻酔での脳血流量の変化に大きな違いはないので，麻薬との併用でいずれの麻酔薬も安全に使用できる。だたし，術中脳機能モニタリングとして運動誘発電位や視覚誘発電位モニタリングを使用する場合は，麻酔維持をプロポフォールで行う必要がある。

　デスフルランは，きわめて小さい血液/ガス分配係数のために速やかな覚醒を得ることができる。そのため，手術直後に脳神経機能評価を行う必要がある脳神経外科手術ではよい適用であると思われる。ただし，デスフルランはセボフルランよりも頭蓋内圧増

表2 各麻酔薬の脳循環への影響

	脳血流	脳酸素消費量	頭蓋内圧
吸入麻酔薬			
亜酸化窒素	↑	↑	↑
イソフルラン	→↑	↓	→↑
セボフルラン	→	↓	→↑
デスフルラン	→↑	↓	→↑
静脈麻酔薬			
チオペンタール	↓	↓	↓
プロポフォール	↓↓	↓	↓
フェンタニル	→	→	→
レミフェンタニル	→	→	→
ケタミン	↑	↑	↑

表3 各種誘発電位モニタリング時の推奨麻酔法

	MEP	SEP	VEP	ABR
麻酔法	プロポフォール 麻薬	プロポフォール 麻薬 筋弛緩薬	プロポフォール 麻薬 筋弛緩薬	制限なし

MEP：運動誘発電位，SEP：体性感覚誘発電位，VEP：視覚誘発電位，ABR：聴性脳幹反応

加作用が強いので，頭蓋内圧亢進症状のある患者では注意が必要である．

4 神経機能モニタリング

　手術により運動，感覚，視覚，聴覚などの機能が障害される可能性がある場合，術中に誘発電位モニタリングを行うことで機能障害を回避または最小限の障害にとどめることができ，患者の機能予後の改善を期待できる．それぞれの誘発電位モニタリングによって刺激方法，記録方法，評価方法が異なり，使用できる麻酔薬に制限がある．誘発電位の抑制効果が少なく，速やかな覚醒を得られる麻酔薬を選択する（表3）．

a. 運動誘発電位

　運動野近傍に脳腫瘍がある場合に運動野と腫瘍の位置関係を確認したり，腫瘍切除中に運動機能をモニタリングしたりする必要がある場合に，運動誘発電位（motor evoked potential：MEP）モニタリングが使用される．

　また，皮質脊髄路は前脈絡叢動脈，レンズ核線条体動脈，中大脳動脈皮質枝などにより支配されているが，これらの血流を障害する可能性のある動脈瘤クリッピング術でMEPモニタリングを行うことで，術後の運動障害発生を予防できる．

　MEPは運動経路のモニタリングで最終的に末梢筋を収縮させるので，筋弛緩薬の使用を控える必要がある．基本的に麻酔導入時に使用するだけで，その後はレミフェンタ

ニルを使用することで筋弛緩薬の使用を控えることが可能である。術中に筋弛緩薬を使用するとしても，筋弛緩モニター使用下でコントロールする必要がある。吸入麻酔薬もMEPを抑制するので，プロポフォールによる全静脈麻酔（total intravenous anesthesia：TIVA）で管理する必要がある。また，プロポフォールでも高用量になると電位を抑制するので注意しなければならない。

b. 体性感覚誘発電位

体性感覚誘発電位（somatosensory evoked potential：SEP）は，上肢または下肢の末梢の感覚神経に電気刺激を与えることによって誘発される電位で，頭皮上から記録される。上肢の領域は中大脳動脈によって支配され，下肢の領域は前大脳動脈によって支配されているので，血流不全の評価として使用される。また，中心溝同定のためにも使用される。

吸入麻酔薬で濃度依存性に抑制されるため，プロポフォールを使用する。

c. 視覚誘発電位

眼瞼上に置かれた光刺激パッドにより網膜が刺激され，信号が視神経→視交叉→視索→外側膝状体→視放線→後頭葉に至る視経路を伝わる。最終的に後頭部に刺入された針電極から脳波を導出する。これが視覚誘発電位（visual evoked potential：VEP）である。視経路のどこかで障害が発生すれば，導出される電位が変化する。VEPで得られる電位の振幅は微弱なため，電位加算を必要とする。

吸入麻酔薬で容易に電位が抑制されるため，プロポフォールを使ったTIVAを行う。

5 術後鎮痛

脳神経外科手術後では痛みが強くても訴えることが困難な場合もあり，また鎮痛薬の使用が意識レベルに影響して術後神経合併症発生の発見を困難にすることを敬遠して，術後の鎮痛対策は十分になされていないことがある。開頭術後の中等度から高度の急性痛は60～80％と高頻度に認められる。開頭術後の痛みは，高血圧，シバリング，嘔吐，興奮などの原因となり，頭蓋内圧上昇や出血のリスクとなるので効果的な鎮痛が必要である。

特に高齢者では，術後痛に関連した中枢神経，循環器・呼吸器の合併症が問題になる。術後の強い安静時痛がせん妄の発症と関連があることや，入院中に一度でもせん妄を発症した患者で予後が悪いという報告がある[1)2)]。冠動脈疾患などの心臓血管病変や閉塞性肺疾患を持つ患者が多く，強い術後痛により呼吸・循環系合併症が発生する可能性がある。

高齢者での鎮痛法は，医療側が積極的に痛みを評価し，薬物代謝に関わる肝臓や腎臓を含めた臓器予備能を考量して慎重に鎮痛薬を投与する必要がある。腎障害を生じやすいので非ステロイド性抗炎症薬（NSAIDs）の使用は避けたほうがよい。

特殊疾患の麻酔

1 高齢者の頸動脈内膜剥離術

高齢であるほど脳卒中や脳卒中による死亡の発生率が増加する[3]。脳卒中の原因として，頸動脈疾患が約10～20％とされている。頸動脈狭窄や閉塞を有する高齢患者に対する頸動脈内膜剥離術は，塞栓子の遊離や低灌流による脳卒中を予防するためには効果的である。その一方で，頸動脈内膜剥離術後の脳卒中，心筋梗塞，死亡は重大な問題であり，その発生率は5.6％と報告されている[4]。

高齢者では，動脈硬化性変化など解剖学的な問題や，生理学的変化により，予備能が低下している。高齢者における頸動脈内膜剥離術では，術後合併症の発症のリスク（脳卒中，心筋梗塞など）や死亡率が高くなることが報告されている[5,6]。Rothwellら[7]は，頸動脈内膜剥離術を行うことで，75歳以上の高齢者でより恩恵が受けられることを示した。

a. 術前評価

頸動脈内膜剥離術を受ける患者は複数の合併症を持った高齢者であることが多く，術前の病態を把握しておくことで術中管理の問題点を明確にできる。アテローム性動脈硬化の進行，特に冠動脈疾患の評価は重要である。冠動脈疾患は頸動脈内膜剥離術を受ける患者に高率に合併し，術後死亡の主な原因となる。死亡原因の50％以上を占める心筋梗塞のリスク評価を行うことは，術後予後の改善に貢献する。術前の心機能や虚血の可能性を注意深く評価する必要がある。術前に負荷心電図や心エコー検査は全症例で行うべきである。

新たな試みとして，バイオマーカによるリスク分類としてのホモシステインの有用性が検討されている。高齢であるという因子のみでリスク分類を行うよりも，高齢者集団における心血管イベントの予測因子としてホモシステインがリスク分類に利用できるかもしれない[8]。

術前から把握しておくべき頸動脈病変の情報として，頸動脈狭窄の程度とプラークの性状，頸動脈狭窄は片側か両側か，頸動脈狭窄は症候性か無症候性か，脳梗塞の既往，脳梗塞は頸動脈病変と同側かどうか，ウイリス動脈輪の性状，側副血行路の有無なども知っておきたい。

術前からの高血糖（200 mg/dl以上）は，術後の死亡，脳卒中，心筋梗塞のリスクを増加させるため，術前から周術期にわたる血糖管理も行われるべきである[9]。

術前の血圧や心拍数を記録しておくと，術中の管理目標として参考になる。前投薬は，心臓病に関する薬物は内服してもらい，アスピリンの内服も周術期を通して行う。

b. 術中管理

　本邦では，病変が高位であることが多いため全身麻酔が選択されている。また，全身麻酔では，患者ストレスがない，脳が低灌流に陥った場合に血行動態コントロールが容易などの利点もある。

　基本的に高齢者では臓器機能が生理的に低下しているが，頸動脈狭窄により制限された血流によって灌流されている脳の機能はさらに著しく低下している。また，手術中の血行動態や痛み刺激などへの適応能力も低下しているため予備能力が低くなっている。脳卒中の主たる原因が塞栓であっても，術中および術後の低血圧，低灌流が脳虚血を増悪させる可能性がある。周術期管理の主な目的は脳と心臓を虚血障害から守ることであり，慎重な周術期管理が予後改善につながる。

　全身麻酔管理で大切なのは，①安定した循環（脳と心臓を低循環にしない），②脳神経モニタリングを含めた脳保護，③術後の速やかな覚醒（脳神経機能を評価するため）である。

　本手術の特徴は，頸動脈を遮断するという操作があることである。頸動脈遮断中は，脳が虚血にならないように厳重にモニタリングされなければならない。頸動脈洞の操作による圧受容体への刺激で反射性に徐脈や低血圧が起こるが，操作を中止するとすぐに回復する。

　気管挿管は，経口挿管または病変部がより高位で下顎挙上が必要なら，経鼻挿管が必要なこともある。麻酔薬は，セボフルランでもプロポフォールでもよい。亜酸化窒素は使用しない。術操作による痛みは強くないが，血行動態の変動がよく起こる。鎮痛薬は，術後早期に脳機能評価を行えるように代謝の速いレミフェンタニルを中心に使用する。頸動脈内膜剥離術中の呼吸管理では，正常血中二酸化炭素濃度または若干低値に保つことが推奨される。

　頸動脈狭窄の患者では，気管挿管時の血圧上昇を予想するのは難しく，血圧の変動が大きいときは速やかにコントロールしなければならない。麻酔導入から頸動脈遮断までは術前の血圧を維持し，頸動脈遮断中は術前の血圧より 20 mmHg 程度高く維持する。血行再開後は，急激な脳血流増加を予防するために，血圧はやや低めに保つ必要がある。

c. 術後管理

　神経脱落症状の約半数は，術後 4 時間以上経過してから出現する。特に，術前に血圧コントロールが不良であった患者や，術中に局所脳酸素飽和度が低下した症例では注意が必要である。血糖管理も大切である。

　術後に 10％程度の症例で過度の脳血流増加が起こるが，ほとんど神経脱落症状を来すことはない。しかし，数％で頭痛や痙攣などの過灌流症候群を発症することがある。高度の頸動脈狭窄を持つ患者では，術後に過灌流症候群が起こりやすいことが知られている。慢性的な脳虚血状態では，脳血流量を確保するため末梢脳血管床が最大限まで拡張しているので，術後の急激な脳血流増加に脳血管が反応できず，脳浮腫や脳出血などの過灌流症候群が起こるためである。

2 高齢者の脳動脈瘤クリッピング術

　本邦におけるくも膜下出血の発生頻度は，人口10万人あたりおよそ20人/年で，年齢に比例して発生率が高くなる．くも膜下出血は生命予後に関わる重大な問題であり，来院時の意識レベルなどの神経学的状態，年齢，CTで認められる出血量がもっとも予後に関連する．特に，来院時の意識レベルがもっとも予後に関係することから，Glasgow coma scale（GCS）に基づいた prognosis on admission of aneurysmal subarachnoid haemorrhage（PAASH）や World Federation of Neurological Surgeons（WFNS）などのスケールが使われる．

　くも膜下出血の危険因子には，喫煙，過度のアルコール摂取，高血圧などがある．高齢になるほど動脈硬化や高血圧などの血行動態ストレスが進行し，これらの要因が動脈壁を変性させ動脈瘤を形成する．また，更年期以降の女性の動脈瘤破裂の病因には閉経後のホルモン変化も関連している可能性もある．

　高齢者が脳動脈瘤破裂によるくも膜下出血で血管内手術や脳動脈瘤クリッピング術を受ける機会が増加している．年齢が高くなるにつれ，水頭症を合併した場合には1年後の予後が不良であるとの報告もある[10]．

a. 術前管理

　2013年，脳動脈瘤によるくも膜下出血の管理についてのガイドラインが公表された[11]．術前の管理は，頭蓋内圧を上昇させる誘因を避けることが重要である．患者はベッド上で安静にさせ，頭蓋内圧亢進症状に対して必要であれば鎮痛薬や制吐薬を使用する．周術期の高血糖や高体温は予後不良因子として知られており，血糖値180 mg/dl以上なら治療するべきである．

　なお，クリッピング術での軽度低体温（33℃）は，臨床的なエビデンスがない．患者が術前に内服していた降圧薬は中止しておき，過度の高血圧になった場合は再出血のリスクを減らすために年齢，発症前の血圧，心臓病歴などの個々の因子を考慮して治療する．

b. 術中管理

　麻酔管理の基本的な目的は，動脈瘤再破裂のリスクを減らすための血行動態管理と脳虚血による障害を防ぐことである．低血圧による動脈瘤破裂を防ぐ試みがあったが，低血圧では早期および遅発性神経脱落徴候出現のリスクが上昇する．くも膜下出血の管理では，発作後に低脳血流状態を生じることが知られており，一般的に過換気が避けられている．

　脳動脈瘤手術中の高血糖は長期の認知機能や神経機能の低下を招くので，積極的に治療する．破裂動脈瘤の開頭手術において低体温の効果が検討されたが，比較的安全であるものの，臨床グレードの良い症例では死亡率や転機には影響がなかった．

　皮質脊髄路は前脈絡叢動脈，レンズ核線条体動脈，中大脳動脈皮質枝などにより支配

されているが，これらの血流を障害する可能性のある動脈瘤クリッピング術で，MEPモニタリングを行うことにより術後の運動障害発生を予防できる。

■参考文献

1) Lynch EP, Lazor MA, Gellis JE, et al. The impact of postoperative pain on the development of postoperative delirium. Anesth Analg 1998；86：781-5.
2) Witlox J, Eurelings LS, de Jonghe JF, et al. Delirium in elderly patients and the risk of postdischarge mortality, institutionalization, and dementia：a meta-analysis. JAMA 2010；304：443-51.
3) Hankey GJ, Jamrozik K, Broadhurst RJ, et al. Long-term risk of first recurrent stroke in the Perth Community Stroke Study. Stroke 1998；29：2491-500.
4) Halliday AW, Thomas D, Mansfield A. The asymptomatic carotid surgery trial (ACST). Rationale and design. Steering Committee. Eur J Vasc Surg 1994；8：703-10.
5) Wennberg DE, Lucas FL, Birkmeyer JD, et al. Variation in carotid endarterectomy mortality in the medicare population：trial hospitals, volume, and patient characteristics. JAMA 1998；279：1278-81.
6) Bond R, Rerkasem K, Cuffe R, et al. A systematic review of the associations between age and sex and the operative risks of carotid endarterectomy. Cerebrovasc Dis 2005；20：69-77.
7) Rothwell PM, Eliasziw M, Gutnikov SA, et al. Endarterectomy for symptomatic carotid stenosis in relation to clinical subgroups and timing of surgery. Lancet 2004；363：915-24.
8) Duschek N, Ghai S, Sejkic F, et al. Homocysteine improves risk stratification in patients undergoing endarterectomy for asymptomatic internal carotid artery stenosis. Stroke 2013；44：2311-4.
9) McGirt MJ, Woodworth GF, Brooke BS, et al. Hyperglycemia independently increases the risk of perioperative stroke, myocardial infarction, and death after carotid endarterectomy. Neurosurgery 2006；58：1066-73.
10) Degos V, Gourraud PA, Tursis VT, et al. Elderly age as a prognostic marker of 1-year poor outcome for subarachnoid hemorrhage patients through its interaction with admission hydrocephalus. Anestheisiology 2012；117：1289-99.
11) Steiner T, Juvela S, Unterberg A, et al. European stroke organization guidelines for the management of intracranial aneurysms and subarachnoid haemorrhage. Cerebrovasc Dis 2013；35：93-112.

（林　　浩伸，川口　昌彦）

III. 麻酔管理

3 高齢者各科手術の麻酔

B 心臓血管外科手術

はじめに

　心血管以外の手術であれば，適切な深度の麻酔や十分な神経ブロックなどによってストレスをなくし，生体の生理的反応を最小限に抑えればよいが，心血管手術では侵襲が循環系に直接加わるので，麻酔科医は各種の外乱に対して循環を調節する方法を修得していなければならない。高齢者では，その調節に対する反応に及ぼす加齢の影響も大きく，麻酔科医には高い診断能力と生体機能調節技術が要求される。

　一般に，心血管手術後，循環動態は改善している場合が多い。例えば，冠動脈バイパス術（coronary artery bypass grafting：CABG）では心筋虚血が解除され，弁狭窄症術後では後負荷が軽減され，弁逆流症術後では前負荷が軽減される。しかし，加齢による生理機能の変化は，その内容も程度も症例により異なり，疾患の罹患期間や障害の程度に加えて，術後の回復状況も一律でないため，人工心肺からの離脱を含め，術後の循環管理には的確な状況判断と臨機応変の対処が求められる。想定外に回復が遅い場合も多く，症状やモニタの値に一対一で対処するような，マニュアルやアルゴリズムによる定型的な対応では，トライアンドエラーを重ねることとなる。羅列的多肢選択的に知識を暗記して蓄積するのではなく，系統的に因果関係を理解して知識を整理し，経験のない事態にも対処できる問題解決力を修得しておくべきである。

　術前に，以下に述べるような諸点に注意して全身状態を評価し，日進月歩の手術手技や手術器具を用いた手術の手順を十分理解し，想像力を働かせて，予測される危機的状況や合併症に対し十分準備してから麻酔を始めたい。心や脳，肝，腎など主要臓器への酸素供給のため血液灌流の維持に努めるが，消化管や脊髄への血流維持も忘れてはいけない。まずは体血圧の維持に努めるが，5極誘導心電図や混合静脈血酸素飽和度（$S\bar{v}_{O_2}$），尿量，脊髄活動電位など，それぞれの臓器で特有のモニターも活用する。

心血管麻酔に影響の大きい高齢者の生理機能の低下

　高齢者は，加齢により生理機能の予備力が低下し[1]，心血管手術など高侵襲手術を受ける場合，若年者と比べて合併症の発生率や死亡率が高い。高齢者により良い麻酔をし，日常生活動作能力（activities of daily living：ADL）を改善し生活の質（quality of life：QOL）を保つには，加齢による各臓器の生理機能の変化に精通する必要がある。

1 心血管系

　心機能は，機械的ポンプ機能と電気的伝導機能の両者の予備能が減少し，うっ血性心不全や不整脈のリスクが上昇する[2]。加齢に伴い心筋の最大酸素消費量は減少し，有酸素活動は年に1％の割合で減少する[3]。また，動脈硬化およびそれに続く動脈コンプライアンスの低下により左室の後負荷が上昇して左室肥大を来し，心室のコンプライアンスが低下するため拡張能が低下する。心駆出率は平常時には若年者とほぼ同様であるが，侵襲下ではその増加は鈍い[4]。さらに，高血圧や冠動脈疾患や弁膜症などの原疾患による影響を受けるため，容易に心不全に陥る。一方，カテコールアミンに対する反応性が低下するため，侵襲下での最大心拍数も低下する[5]。また，加齢とともに刺激伝導系に線維化や石灰化が生じ，洞不全症候群や房室ブロックなどの伝導障害が生じ，ペースメーカ装着患者が増える[6]。

2 呼吸器系

　呼吸機能の予備能が低下することにより，術後入院日数に大きな影響を与える[7]。呼吸機能の変化は，喫煙，大気汚染，心不全，亀背や側彎などの骨格系変化など，さまざまな因子に影響されるが，加齢の影響も大きい[8]。麻酔科学的に重要な変化は，胸壁の弾性反跳（elastic recoil）の減少による胸郭コンプライアンスの低下である[9]。呼吸予備能や肺胞のガス交換面積が減少し，換気力学や呼吸機能に大きな影響を与える。高齢者では，化学的刺激に対する中枢の感受性が低下するため，高二酸化炭素血症や低酸素血症に対する生理学的反応も鈍る。また，免疫能の低下や粘膜線毛輸送系の機能低下により，気道クリアランスが低下する。その結果，高齢患者では気道感染のリスクが高い[10]。Filsoufiら[11][12]は，心臓手術後の呼吸不全のリスク因子として"70歳以上の高齢"のオッズ比は1.6と報告した。

　以上のように，高齢者には，手術中の人工心肺からの離脱や覚醒後の抜管および術後の呼吸機能の回復の評価などに繊細な配慮が必要である。

3 腎・泌尿器系

　加齢により腎皮質領域の減少や血管系の変化など，さまざまな形態的・組織的な変化

が生じ，腎機能が低下し，術後に人工透析など腎代替療法が必要になるような腎機能障害を発生させる可能性が増大する[13]。心臓手術後の腎機能障害は，特に長時間の人工心肺や，さまざまな血液製剤の使用によって発生しやすい[14]。術後腎不全の高リスク群として，腎動脈瘤の存在，術前の血清クレアチニン（Cr）値の高値，うっ血性心不全の合併がある[15]。

4 消化器系

動脈硬化のため，消化管への血流が低下したり，粘膜障害が発生した際のプロスタグランジン産生が低下したりすることにより，消化管機能が低下し，粘膜障害のリスクが増大する[16]。心臓手術を受ける高齢患者は，もともと粥状硬化病変が広範に存在するため，腹部臓器への血流が低灌流となり，血栓塞栓のリスクが高い。

消化管出血も大きな問題の一つで，Zacharias ら[17]は，心臓手術後は2％の頻度で発生すると報告した。Filsoufi ら[18]は，心臓手術後の消化器系合併症は1.1％の頻度で発生し，そのうち腸管虚血が59％，消化管出血が41％であったと報告した。そして，"65歳以上の高齢"が消化器系合併症の独立危険因子としてオッズ比2.1であることを明らかにした。術中，腹腔動脈や上下腸間膜動脈の血流に配慮する。

5 神経系

せん妄は入院期間を延長させ，そのほかの合併症の発生率を増大させる。Rudolphら[19]は，心臓手術後のせん妄の発生に関し，脳卒中の既往，簡易知能検査結果，血漿アルブミン（Alb）値，高齢者用うつ尺度の4つが危険因子であることを明らかにした。高齢者において特に心臓大血管手術後にせん妄が多いというわけではなく，一般的な術後と同様に，ICU在室期間を短くするか，在室中からリハビリテーションを開始するなどして，早期離床を促進することが重要である。

6 筋骨格系

高齢者では，骨格筋量や脂肪組織が減少し，体重が減少する。食欲不振があることが多く，がんや慢性閉塞性肺疾患（COPD），心不全，腎機能障害を合併していることも多いので，若年者よりも悪液質になりやすい。Anker ら[20][21]は，慢性心不全患者において，悪液質が死亡率の独立危険因子であることを明らかにした。

7 内分泌・代謝系

高血圧，脂質異常症，肥満，耐糖能異常，糖尿病といった心血管系のリスク因子は，心臓手術に至る疾患の割合を増大させるだけでなく，周術期合併症の発生に大きく関与する[22][23]。特に糖尿病は，心臓手術を受ける高齢患者の合併症の発生に大きく影響を与

える。実際には糖尿病であることよりも"周術期に高血糖状態が続くこと"が問題で，高血糖により生化学的・生理学的な機能に影響し，手術成績に影響を与える[24]。

Furnary ら[25]は，Portland protocol と呼ばれるインスリン投与法で血糖管理を行うことによって，術後の死亡率を 5.3% から 2.5% に低下させることに成功した。

周術期管理の要点

1 術前評価

高齢者は全身状態が変化しやすい。術前検査時点では大きな問題がなかったとしても，その後，手術までの間に容易に脱水や発熱，認知機能障害などを急激に発生することもあるので，こまめな経時的評価が必要である[26]。

2 術中管理

麻酔は各施設で慣れた方法で行うのがよいが，薬物使用に関していくつか留意点がある。

レミフェンタニルは短時間作用性で調節性が良く使用しやすいが，van Gulik ら[27]は，心臓手術中のレミフェンタニルの使用量が増えると術後に創部の慢性痛の頻度が上昇することを示した。適切な使用量および投与方法に関して今後の検討が待たれる。

De Hert ら[28]は，高齢のハイリスク患者における冠動脈手術で，術後心機能の回復の違いを術中使用した麻酔薬（プロポフォール，セボフルラン，デスフルラン）で比較した。セボフルランとデスフルランでは心筋障害はほとんどなく左室機能を維持したが，プロポフォールでは低下した。

麻酔薬の多くは，心機能を規定する前負荷，後負荷，収縮力それぞれに対して陰性の作用をもたらす。そのため，麻酔導入時はバイタルサインが変動しやすく，時には循環虚脱に陥る。高齢の心疾患・大血管疾患患者の場合は，麻酔導入前に動脈ラインを確保し，持続的に動脈圧を測定することも考慮する。気管挿管や麻酔維持では，年齢や全身状態に応じた薬力学的・薬物動態学的な生体の反応を考慮し，慎重に行うべきである。高齢者は血清 Alb 値が低いことが多く，全静脈麻酔（TIVA）の場合，薬理作用を示す薬物はアルブミン非結合型であるから，若年者と体格が同じでも若年者と同様の投与法を取ると過度に薬理効果が出るため，より慎重に適定投与（タイトレーション）する。

近年，心臓手術麻酔では超音波診断装置の使用頻度が高くなっている。経食道心エコー（transesophageal echocardiography：TEE）では，3D エコー法も含めてさまざまな方法で，心臓や大血管の解剖学的情報や血流に関する情報，心室壁の動きからその機能的情報を得ることができる[29]。さらに，術野から直接上行大動脈にエコープローブを当てる方法（epiaortic echo）を用いることによって，上行大動脈への操作やカニュレーショ

ン前に粥状硬化病変や大動脈の内膜肥厚を診断することができ，アテローム塞栓の発生を減らせる．

　肺動脈カテーテルは，TEE の登場により使用しない施設もあるが，中心静脈圧や肺動脈楔入圧，肺動脈圧，心拍出量などの多くの情報が得られ，術後管理においても有用であるため，症例に応じて適切に使用する．

　心臓手術後の高次脳機能障害は大きな問題となる．Mohandas ら[30]は，人工心肺中の脳局所酸素飽和度（rSO_2）モニタリングによって認知機能低下を抑えることができると報告した．人工心肺は生体の正常な生理学的環境に多くの変化をもたらすが，高齢者における人工心肺時の最適な動脈圧，灌流量，灌流方法（拍動もしくは非拍動），pH や CO_2 管理，体温，ヘマトクリット（Hct）は明らかになっていない．しかし，Mathew ら[31]は，高齢患者での人工心肺中の血液希釈が術後の認知機能に与える影響を調べ，Hct 15 〜 18％の高度希釈では有意に認知機能の低下が認められたことを報告した．また，pH 管理に関しても，α-stat と pH-stat のどちらが良いのかは明らかではないが，脳血流の自動調節能の維持を考慮すると，高齢患者では α-stat のほうが良いと考える．

3 術後管理

　高齢者が心臓大血管手術を受ける目的は，ADL を改善し QOL を保つことである．麻酔器具や薬物，手術手技，人工心肺装置の改善により高齢者でも安全に手術を受けられるようになってきたが，特に生理学的予備能の低い高齢者の場合，いったん合併症が発生すると不幸な転機をもたらすことが多いので，周術期を管理する麻酔科医は，安全に麻酔するだけでなく，合併症の発生を少なくする配慮が必要である．

a. 心血管系合併症

　心房細動は，心臓手術後の高齢患者のうち 30％に発生する不整脈であり，いったん発生すると術後管理に難渋するので，術後心房細動の発生を抑えるとされる β 遮断薬とスタチン系脂質異常症治療薬は術前休薬せずに服用させる．また，高齢者の末梢血管は石灰化が強く，血管壁の伸展性が乏しいので，カニュレーションや人工心肺の開始に伴う動脈解離や塞栓症の発生リスクが高まり，大動脈内バルーンパンピング（intra-aortic balloon pumping：IABP）運転時にも関連した合併症が生じやすいので，より厳密に適用を検討し，より慎重に装着して注意深く運転する．

b. 神経系合併症

　神経系合併症は，長期入院や ICU 滞在日数の延長の原因となり，手術後に脳卒中や低酸素脳症，一過性脳虚血発作（TIA），興奮，錯乱，失見当識，記憶障害，知能低下，痙攣発作，昏迷，昏睡などの合併症が生じ，死亡にもつながる．年齢とともに，そのリスクは上昇する．

　Roach ら[32]は，CABG 後の神経系合併症の発生率は，70 歳未満では 1.8％だが 70 歳以上では 6％にまで上昇することを示した．発生原因として，脳全体の低灌流や，脳血

管系の局所的な閉塞，復温時の熱障害があるが，塞栓症がもっとも大きな原因である。Hakim ら[33]は，高齢患者の心臓手術後に発生した亜症候群型のせん妄に対して，リスペリドンを早期から投与することにより術後せん妄を減らすことができると報告した。リスペリドンには，錐体外路症状やアカシジアに加え，QT 延長に続く torsades de pointes など致死的副作用もあり，その徴候を見逃さないように十分注意して使用する。

c. 腎泌尿器系合併症

心臓手術後の腎不全の発生頻度は 2 ～ 15％とされており，術前の腎機能障害の程度や手術手技に関連している[34]。腎不全が発生すると死亡率は高い。高齢者はもともと糸球体濾過量（GFR）が低く，高血圧を既往に持つことが多いため，腎血流の自動調節能カーブが高血圧側にシフトする。また，糖尿病を合併することも多いため，若年者に比較して腎不全になるリスクは高い。高齢者の人工心肺後の腎機能障害の予防についてはまだ大規模な調査は行われていないが，腎機能の回復には心機能の改善が影響する。

各心臓大血管手術の麻酔の留意点

1 冠動脈バイパス術（CABG）

虚血性心疾患は，心疾患が原因となる死亡に関してもっとも多い原因疾患であり，人口の高齢化に伴い高齢者に対する CABG 症例も増加の一途をたどっている。1980 年代には CABG 症例の死亡率は 10％以上であった[35,36]が，最近では 80 歳代患者の死亡率は 5 ～ 10％と低下している[37,38]。しかし，高齢者は高血圧や糖尿病，脳血管疾患や末梢血管疾患など全身疾患を合併していることが多いので，慎重な全身管理を要する。

Bridges ら[39]は，CABG を受けた 90 歳以上の高齢者を調査し，女性，緊急手術，左主幹部（LMT）病変の合併，不安定狭心症，術前腎不全合併，NYHA（New York Heart Association）class Ⅳなどが多いという特徴を明らかにした。死亡率を上昇させる原因（括弧内はオッズ比）は，緊急手術（2.26），術前の IABP の使用（2.79），周術期腎不全〔血清 Cr 値 > 2.0 mg/dl かつベースの数値より 2 倍以上の値，もしくは新規に透析が必要になった症例（2.08）〕，末梢もしくは脳血管障害の合併（1.39），僧帽弁疾患の合併（1.50）であった。

off-pump 手術は本邦で急速に普及しており，2010 年の日本胸部外科学会年次調査では，全 CABG 手術の 60％以上が off-pump 手術であった。日本循環器学会のガイドラインでは，80 歳以上の高齢患者では off-pump 手術は手術リスクを軽減する[40]。また，海外でも off-pump 手術の有用性はリスクの高い症例ほど顕著である[41]。

一方，Diegeler ら[42]の 2013 年の報告によると，75 歳以上の高齢患者における CABG 単独手術で，人工心肺あり（on-pump）となし（off-pump）とで，手術後 30 日と 12 カ月時点での死亡および合併症〔心筋梗塞，脳卒中，透析が必要な急性腎不全，CABG

再手術もしくは経皮的冠動脈形成術（PCI）による再血管形成術〕の発生率は両者に有意な差はなかった。

このように，高齢者には人工心肺を使用しない傾向であるが，循環動態が不安定であることや，冠動脈の高度石灰化や目標血管の露出困難などにより，急遽 off-pump より on-pump に変更することがありうる。一方，上行大動脈の強い石灰化により送血管挿入や大動脈クロスクランプができないため on-pump より off-pump への変更もあり，突然の方針転換にも慌てず対応できる体制を整えておく必要がある。

2 弁膜症

加齢により弁尖や弁輪部へのカルシウム沈着や石灰化などが生じ，大動脈弁の硬化は高齢者の30％に生じていると考えられている。弁閉鎖不全や逆流は，虚血性心疾患や高血圧に伴うことが多く，僧帽弁に生じることが多い。このため，高齢化とともに弁膜症疾患の患者が増加する。

a. 大動脈弁

大動脈弁の石灰化は，65歳以上の21〜26％に認められる。そのうち大動脈弁狭窄症となる患者の重症度は，2％が severe，5％が moderate，9％が mild である[43]。大動脈弁狭窄症は，その原因によらず，病変が進行すると結果として左室肥大が生じ，左室コンプライアンスが低下し，1回拍出量が低下する。

大動脈閉鎖不全症もまた，高齢化とともにその数は増加する。Aronow ら[44]は，80歳以上の大動脈閉鎖不全症患者のうち，13％が mild で，16％が moderate〜severe と報告した。大動脈閉鎖不全症により心不全や肺うっ血が出現している患者では，死亡率は50〜80％にもなる。

大動脈弁置換術（aortic valve replacement：AVR）を受ける高齢者の死亡率と合併症の発生率に関する研究は，そのほとんどが小規模な単独施設のものである。併存疾患の程度にもよるが，これまでのところ死亡率は5〜10％である。Jamieson ら[45]は，AVR を受けた患者は高齢であるほど死亡率が上昇し，そのリスクは60歳以上では10歳年齢が上がるごとにほぼ2倍になることを示した。また，年齢以外のリスク因子（括弧内はオッズ比）は，術前に蘇生を要した症例（7.12），周術期の腎不全（4.32），緊急症例（3.46），再手術（2.27），心原性ショック（1.67），NYHA class Ⅳ（1.56），脳血管疾患の既往（1.44），陳旧性心筋梗塞（1.36），女性（1.25），糖尿病（1.23）と報告した。

Chiappini ら[46]は，AVR 単独もしくは CABG と同時手術を受けた高齢患者を調査し，両群間で死亡率は院内も院外も差はなく，術前の低い駆出率，周術期心不全，置換された弁の種類が，術後長期死亡率の予測因子であることを示した。

b. 僧帽弁

先進国では，僧帽弁閉鎖不全症は高齢者において2番目に多い弁疾患である。症状のない僧帽弁閉鎖不全症に対する適切な手術時期に関しては議論が多いが，重症僧帽弁閉

III. 麻酔管理

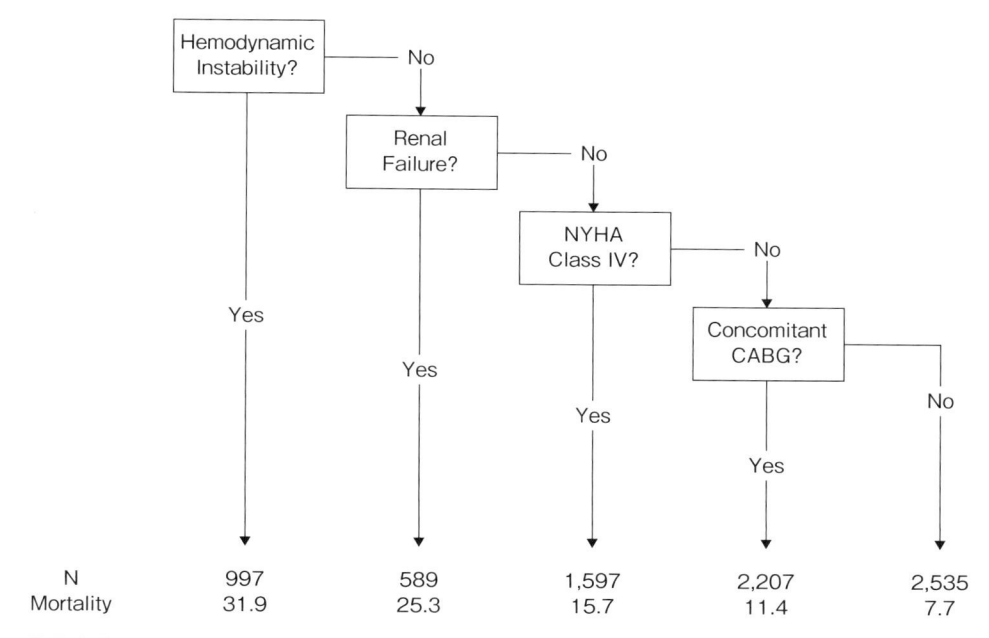

```
Hemodynamic
Instability? ──No──→ Renal
                     Failure? ──No──→ NYHA
                                      Class IV? ──No──→ Concomitant
                                                        CABG? ──No──→
     │                    │                   │                │
     Yes                  Yes                 Yes              Yes
     ↓                    ↓                   ↓                ↓              ↓
N    997                  589                 1,597            2,207          2,535
Mortality 31.9            25.3                15.7             11.4           7.7
```

図 僧帽弁置換術を受ける 75 歳以上高齢患者の手術関連死亡率のリスク分類

循環動態の不安定な患者では死亡率がもっとも高い（31.9％）。循環動態が安定している場合，腎不全があると 25.3％，NYHA class Ⅳでは 15.7％，CABG 同時手術では 11.4％と続く。これら 4 つのリスク因子がない場合の死亡率は 7.7％である。

鎖不全症に対してはアメリカ心臓病学会およびアメリカ心臓協会（ACC／AHA）ガイドラインは外科的治療を推薦している。心エコー検査で左室収縮末期径（LVDs）が 40 mm 以上の場合は手術後の左室機能が正常に復帰しない可能性があるので，これを手術時期の決定に用いる[40]。

僧帽弁弁膜症に伴う全身の変化は，大動脈弁の場合と同様である。経過とともに左室拡張能や体循環の血管コンプライアンス，そして神経内分泌系や自律神経系の機能が低下し，僧帽弁修復術を受けた患者の術後合併症に影響する。

Mehta ら[47]は，心臓手術の中でも僧帽弁置換術（mitral valve replacement：MVR）は，特に 70 歳以上の高齢者で多いことを示した。また，60 歳以上では，60 歳以下と比較して緊急手術の割合や CABG 同時手術の割合，そして IABP を必要とする割合が高かった。一方，人工心肺時間と大動脈クロスクランプの時間は，いずれの年代も差がなかった。入院中に発生した脳卒中や長期間の人工呼吸，出血に対する再手術，腎不全，心房細動，死亡などの術後合併症は，年齢とともに増加した。図に，MVR を受ける 75 歳以上の高齢患者における死亡率のリスクを分類したものを示した。

3 そのほかの心臓手術

特に高齢者に多いわけではないが，ドール手術やバチスタ手術など新しい手技が開発・評価されてきた。手術手技のみが注目されやすいが，その周術期は教科書やマニュ

アルのない臨床となる。麻酔科医は，心臓という単一臓器をケアするのではなく，全体システムの一つのパーツとしての心臓の機能を評価してバランス良く生体を維持させる。例えば，高齢者では，貧血のとき，輸血を控えて頻脈に耐えさせるより，躊躇せずに輸血して血液の酸素供給量を確保するほうが回復が早い。経験のない場面にも対応できるためには，簡潔かつ応用可能な循環モデルと，想像力豊かでかつ科学的なシミュレーションの力が必要である。

4 大動脈疾患

a. 腹部大動脈瘤

腹部大動脈瘤は，大動脈の老化やアテローム性動脈硬化に随伴して生じる多因子疾患である[48]。男性の罹患率は女性の3〜5倍であるが，破裂頻度は女性が男性より3倍高い。3 cm以上の腹部大動脈瘤の有病率は65歳以上の男性の約5%で，加齢とともに増加し，喫煙者に多い[49]。つまり，この疾患で手術を考慮する患者の多くは高齢者である。破裂した場合の死亡率は高いため，直径が男性で5.5 cm，女性で5 cmを超えるものは手術適用である。また，6カ月間で0.5 cm以上増大した場合や，腹痛や腰痛などの症状のある場合も手術を考慮する[50]。

開腹による人工血管置換術は侵襲が大きく，30日手術死亡率は約2%で[51]，手術合併症として心筋梗塞や肺炎，腎機能障害などがあり，回復までに数週間から数カ月を要する。一方で，一度手術を乗り切れば長期成績が良いというメリットがある。これに対して，近年では，手術死亡率が低く，より低侵襲な血管内手術（endovascular aneurysm repair：EVAR）が目覚ましい進歩を遂げている[52]。

EVARと開腹手術を比較したメタアナリシスによれば，EVAR群では30日死亡率や心・肺・腎合併症が少なく，入院期間も短い。しかし，3カ月を超えた後のQOLや，2年を超えた後の生存率に差はなく，長期にわたるフォローアップや再手術のために実質的なコストがかかる。また，開腹手術に耐えられない症例でEVARを行った場合と何もしない場合を比較すると，EVAR群では術後4年までは大動脈瘤関連死亡率においては有意に有効であったが，すべての原因の死亡率において有意差はなかった[53]。これらの結果から，高齢者においてEVARを選択することは理にかなっているが，一方で周術期のリスクが高い症例では，低侵襲のEVARであっても慎重に適用を判断する。

麻酔方法に決められたものはない[54,55]。麻酔薬や麻酔方法の選択よりも，周術期の血行動態を安定させて重要臓器の血液灌流を保ち，機能を維持することが重要である。また，術中の低体温はICU在室時間を延長させるとの報告があり[56]，上半身を中心に積極的な加温を行い，頭部も保温できれば大きな効果が期待できる。

開腹手術で術中の問題となるのは，大動脈遮断と解除に伴う血行動態の変化である。通常，腎動脈下の遮断では循環動態の変化は小さいが，心筋収縮力の障害や冠動脈予備能の低下があると，遮断に伴う左室の後負荷増大による左室機能の急性増悪や心筋虚血の可能性がある。心電図やTEEで評価するとともに，血管拡張薬を使用して後負荷を

軽減し，輸液量を減らす。逆に，遮断解除の際は，事前に血管拡張薬を減量して輸液量を増量するなど，術者とコミュニケーションを取って血圧低下を最小限にする。

EVARの麻酔は全身麻酔が主流であるが，脊髄くも膜下麻酔や硬膜外麻酔のほか，局所麻酔下に行った症例も報告されている[57]。手術と患者の諸因子を評価して麻酔方法を選択する。また，術中の穿破や破裂，ステント留置不備などによる全身麻酔下開腹術への変更に備えて，その準備も必ずしておく。

b. 胸腹部大動脈瘤

胸部および胸腹部大動脈瘤の頻度は腹部に比べて低いが，死亡率や合併症発生率は今日でも高い。open surgeryでは侵襲も大きく，循環停止，脳分離循環などの補助循環，分離肺換気，低体温，脊髄保護，輸血など多岐にわたる知識が必要である。

Okitaら[58]によれば，胸部大動脈瘤の手術において70歳以上の患者では70歳未満の患者と比較して手術死亡率は高く，脳梗塞や一過性の脳機能障害，呼吸障害などの合併症も多かった。

この分野でも胸部血管内手術（thoracic endovascular aortic repair：TEVAR）が進歩し，近年では血管造影室と同等の設備を備えた手術室におけるハイブリッド手術も導入されて[59]，複雑な動脈瘤に対してもより低侵襲な手術が行われる。Kpodonuら[60]は，TEVARを行った249人のうち80歳以上の患者と80歳未満の患者を比較し，30日，12カ月，24カ月死亡率に有意差がないことを示した。また，下行大動脈瘤5,888症例におけるTEVARとopen surgeryを比較したメタアナリシスでは，TEVAR群で30日以内の死亡率は減少したが，1年を超えた後の死亡率に差はなかった。術後の対麻痺や腎機能障害，輸血量，術後出血，肺炎などの合併症はTEVAR群で減少し，入院期間も短かったが，脳卒中，心筋梗塞，再治療に差はなかった[61]。

下行大動脈瘤のTEVARでは，特に脊髄虚血に注意する。危険因子として，グラフトにカバーされる下行大動脈の領域（T6〜12レベル），低血圧，腹部大動脈瘤手術の既往，胸部大動脈の高度の動脈硬化，外腸骨動脈損傷がある[62]。術中は脊髄灌流圧を保つために，平均動脈圧の低下や脳脊髄液圧の上昇を避ける。血圧低下時にはその原因を検討し，輸液や昇圧薬を使用して平均動脈圧を保つとともに，脊髄ドレナージを行って脳脊髄液圧を10 mmHg以下にする。また，体性感覚誘発電位（SEP）や運動誘発電位（MEP）で脊髄機能のモニタリングを行い，脊髄虚血の早期発見に努める。

まとめと展望

人口の高齢化が進み，高齢者が心臓大血管手術を受ける頻度も上昇している。手術の目的はADLを改善してQOLを保つことであり，そのためには高齢者の生理機能の特徴を理解して合併症を防ぐ麻酔を行う必要がある。また，人工心肺時間や心停止時間を最小限に短縮すること，人工心肺を用いないこと，胸骨正中切開や大きな開胸・開腹を行わずに手術創を小さくすることなど，より侵襲の少ない術式の開発もアウトカムの改善に重要である。

今後注目される術式として，小開胸アプローチによる minimally invasive cardiac surgery（MICS）やロボット支援心臓手術が挙げられる。適応が広く，高齢者においては僧帽弁疾患や大動脈弁疾患，冠動脈疾患が対象となる[63)～65)]。創が小さく術後の回復が速いが，現在は特定の施設でのみ行われている術式で，高い技術と経験が必要とされる。また，新しい手技なのでデータが少なく，長期成績については今後の研究が待たれる。

■参考文献

1) David JC, Rooke GA. Priorities in perioperative geriatrics. Anesth Analg 2003；96：1823-36.
2) Bernard D, Laufer G. The aging cardiomyocyte：a mini-review. Gerontology 2008；54：24-31.
3) Abozguia K, Phan TT, Shvu GN, et al. Reducud in vivo skeletal muscle oxygen consumption in patient with chronic heart failure — a study using near infrared spectrophotometry (NIRS). Eur J Heart Fail 2008；10：652-7.
4) Martinez-Sellés M, Garcia Robles JA, Prieto L. Heart failure in the elderly：age-related differences in clinical profile and mortality. Int J Cardiol 2005；102：55-60.
5) Deschenes MR, Connell AM, Jackson EM. A comparison of physiological variables in aged and young women during and following submaximal exercise. Am J Hum Biol 2009；21：836-43.
6) Bharati S, Lev M, Lawn O, et al. The pathologic changes in the conduction system beyond the age of ninety. Am Heart J 1992；124：486-96.
7) Smetana GW. Preoperative pulmonary assessment of the older adult. Clin Geriatr Med 2003；19：35-55.
8) Rossi A, Ganassini A, Tantucci C, et al. Aging and the respiratory system. Aging Clin Exp Res 1996；8：143-61.
9) Buchman AS, Boyle PA, Wilson RS, et al. Pulmonary function, muscle strength and mortality in old age. Mech Ageing Dev 2008；129：625-31.
10) Karrasch S, Holz O, Jörres RA. Aging and induced senescence as factors in the pathogenesis of lung emphysema. Resp Med 2008；102：1215-30.
11) Filsoufi F, Rahmanian PB, Castillo JG, et al. Predictors and early and late outcome of respiratory failure in contemporary cardiac surgery. Chest 2008；133：713-21.
12) Filsoufi F, Rahmanian PB, Castillo JG, et al. Logistic risk model predictiong postoperative respiratory failure in patients undergoing valve surgery. Eur J Cardiothorac Surg 2008；34：953-59.
13) Sladen RN. Anesthetic considerations for the patient with renal failure. Anesthesiol Clin North America 2000；18：863-82.
14) Ranucci M, Menicanti L, Frigola A. Acute renal injury and lowest hematocrit during cardiopulmonary bypass：not only a matter of cellular hypoxemia. Ann Thorac Surg 2004；78：1880-1.
15) Filsoufi F, Rahmanian P, Castillo JG, et al. Predictors and early and late outcome of dialysis-dependent patients in contemporary cardiac surgery. J Cardiothorac Vasc Anesth 2008；22：522-9.
16) Saltsman JR, Russell RM. The aging gut nutritional issues. Gastroenterol Clin North Am 1998；27：309-24.
17) Zacharias A, Schwann TA, Riordan CJ, et al. Predictors of gastrointestinal complications

in cardiac surgery. Tex Heart Inst J 2000 ; 27 : 93-9.
18) Filsoufi F, Rahmanian P, Castillo JG, et al. Predictors and outcome of gastrointestinal complications in patients undergoing cardiac surgery. Ann Surg 2007 ; 246 : 323-9.
19) Rudolph JL, Johnes RN, Levcoff SE, et al. Derivation and validation of a preoperative prediction rule for delirium after cardiac surgery. Circulation 2009 ; 119 : 229-36.
20) Anker SD, Negassa A, Coats AJ, et al. Prognostic importance of weight loss in chronic failure and the effect of treatment with angiotensin-converting-enzyme inhibitors : an observational study. Lancet 2003 ; 361 : 1077-83.
21) Kennedy LM, Dickstein K, Anker SD, et al. The prognostic importance of body mass index after complicated myocardial infarction. J Am Coll Cardiol 2005 ; 45 : 156-8.
22) Malik S, Wong ND. Metabolic syndrome, cardiovascular risk and screening for subclinical atherosclerosis. Expert Rev Cardiovasc Ther 2009 ; 7 : 273-80.
23) Malik S, Wong ND, Franklin SS, et al. Impact of the metabolic syndrome on mortality from coronary heart disease, cardiovascular disease, and all causes in United States adults. Circulation 2004 ; 110 : 1245-50.
24) Furnary AP, Gao G, Grunkemeier GL, et al. Continuous insulin infusion reduces mortality in patients with diabetes undergoing coronary artery bypass grafting. J Thorac Cardiovas Surg 2003 ; 125 : 1007-21.
25) Furnary AP, Wu YX. Eliminating the diabetic disadvantage : The Portland diabetic project. Semin Thorac Cardiovasc Surg 2006 ; 18 : 302-8.
26) Davies SJ, Wilson RJT. Preoperative optimization of the high-risk surgical patient. Br J Anaesth 2004 ; 93 : 121-8.
27) van Gulik L, Ahlers SJ, van de Garde MG, et al. Remifentanil during cardiac surgery is associated with chronic thoracic pain 1 yr after sternotomy. Br J Anaesth 2012 ; 109 : 616-22.
28) De Hert SG, Cromheeche S, Broecke PW, et al. Effects of propofol, desflurane, and sevoflurane on recovery of myocardial function after coronary surgery in elderly high-risk patients. Anesthesiology 2003 ; 99 : 314-23.
29) Mathew JP, Glas K, Troianos CA, et al. ASE/SCA recommendations and guidelines ofr continuous quality improvement in perioperative echocardiography. Anesth Analg 2006 ; 103 : 1416-25.
30) Mohandas BS, Jagadeesh AM, VIkramSB. Impact of monitoring cerebral oxygen saturation on the utcome of patients undergoing open heart surgery. Ann Card Anaesth 2013 ; 16 : 102-6.
31) Mathew JP, Mackensen GB, Phillips-Bute B, et al. Effects of extreme hemodilution during cardiac surgery on cognitive function in the elderly. Anesthesiology 2007 ; 107 : 577-84.
32) Roach GW, Kanchuger M, Mangano CM, et al. Adverse cerebral outcomes after coronary bypass surgery. N Engl J Med 1996 ; 335 : 1857-63.
33) Hakim SM, Othman AI, Naoum DO. Early treatment with risperidone for subsyndromal delirium after on-pump cardiac surgery in the elderly. Anesthesiology 2012 ; 116 : 987-97.
34) Mehta RH, Eagle KA, Coombs LP, et al. Influence of age on outcomes in patients undergoing mitral valve replacement. Ann Thorac Surg 2002 ; 74 : 1459-67.
35) Mullany CJ, Darlng GE, Pluth JR, et al. Early and late results after isolated coronary artery bypass surgery in 159 patients aged 80 years and older. Circulation 1990 ; 82 : IV229-36.
36) Weintraub WS, Clements SD, Ware J, et al. Coronary artery surgery in octogenarians. Am J Cardiol 1991 ; 68 : 1530-4.

37) Alexander KP, Anstrom KJ, Muhlbaier LH, et al. Outcomes of cardiac surgery in patients age ≧80 years：results from the national cardiovascular network. J Am Coll Cardiol 2000；35：731-8.
38) Akins CW, Daggett WM, Vlahakes GJ, et al. Cardiac operations in patients 80 years old and older. Ann Thorac Surg 1997；64：606-15.
39) Bridges CR, Edwards FH, Peterson ED, et al. Cardiac surgery in nonagenarians and centenarians. J Am Coll Surg 2003：197：347-56.
40) 循環器病の診断と治療に関するガイドライン（2010年度合同研究班報告）．虚血性心疾患に対するバイパスグラフトと手術術式の選択ガイドライン（2011年改訂版）．
41) Puskas JD, Thourani VH, Kilgo P, et al. Off-pump coronary artery bypass disproportionately benefits high-risk patients. Ann Thorac Surg 2009；88：1142-7.
42) Diegeler A, Börgermann J, Kappert U, et al. Off-pump versus on-pump coronary-artery bypass grafting in elderly patients. N Engl J Med 2013；368：1189-98.
43) Otto CM, Lind BK, Kitzman DW, et al. Association of aortic-valve sclerosis with cardiovascular mortality and morbidity in the elderly. N Engl J Med 1999；341：142-7.
44) Aronow WS, Ahn C, Kronson I. Comparison of echocardiographic abnormalities in African-American, Hispanic, and white men and women aged ＞60 years. Am J Cardiol 2001；87：1131-3.
45) Jamieson WR, Edwars FH, Schwartz, et al. Risk stratification for cardiac valve replacement. National cardiac surgery database. Ann Thorac Surg 1999；67：943-51.
46) Chiappini B, Camurri N, Loforte A, et al. Outcome after aortic valve replacement in octogenarians. Ann Thorac Surg 2004；78：85-9.
47) Mehta RH, Eagle KA, Coombs LP, et al. Influence of age on outcomes in patients undergoing mitral valve replacement. Ann Thorac Surg 2002；74：1459-67.
48) Anidjar S, Kieffer E. Pathogenesis of acquired aneurysms of the abdominal aorta. Ann Vasc Surg 1992；6：298-305.
49) Brown LC, Powell JT, Thompson SG, et al. The UK endovascular aneurysm repair（EVAR）trials：randomized trials of EVAR versus standard therapy. Health Technol Assess 2012；16：1-218.
50) 循環器病の診断と治療に関するガイドライン（2010年度合同研究班報告）．大動脈瘤・大動脈解離診療ガイドライン（2011年改訂版）．
51) 日本血管外科学会．日本における血管外科手術例数調査．
52) Park BD, Azefor NM, Huang CC, et al. Elective endovascular aneurysm repair in the elderly：trends and outcome from the nationwide inpatient sample. Ann Vasc Surg 2014；28：798-807.
53) Wilt TJ, Lederle FA, Macdonald R, et al. Comparison of endovascular and open surgical repairs for abdominal aortic aneurysm. Evid Rep Technol Assess 2006；144：1-113.
54) Lindholm EE, Aune E, Norën CB, et al. The anesthesia in abdominal aortic surgery（ABSENT）study：a prospective, randomized, controlled trial comparing troponin T release with fentanyl-sevoflurane and propofol-remifentanil anesthesia in major vascular surgery. Anesthesiology 2013；119：802-12.
55) Kim M, Brady JE, Li G. Anesthetic technique and acute kidney injury in endovascular abdominal aortic aneurysm repair. J Cardiothorac Vasc Anesth 2014；28：572-8.
56) Jeyadoss J, Thiruvenkatarajan V, Watts RW, et al. Intraoperative hypothermia is associated with an increased intensive care unit length-of stay in patients undergoing elective open abdominal aortic aneurysm surgery：a retrospective cohort study. Anaesth Intensive Care 2013；41：759-64.

57) Syed A, Zainal AA, Hanif H, et al. Endovascular aneurysm repair (EVAR) for infra-renal abdominal aortic aneurysm (AAA) under local anesthesia — initial experience in hospital Kuala Lumpur. Med J Malaysia 2012；67：610-2.
58) Okita Y, Ando M, Minatoya K, et al. Early and long-term results of surgery for aneurysms of the thoracic aorta in septuagenarians and octogenarians. Eur J Cardiothorac Surg 1999；16：317-23.
59) Yamaguchi D, Jordan WD Jr. Hybrid thoracoabdominal aortic aneurysm repair：current perspectives. Semin Vasc Surg 2012；25：203-7.
60) Kpodonu J, Preventza O, Ramaiah VG, et al. Endovascular repair of the thoracic aorta in octogenarians. Eur J Cardiothorac Surg 2008；34：630-4.
61) Cheng D, Martin J, Shennib H, et al. Endovascular aortic repair versus open surgical repair for descending thoracic aortic disease. J Am Coll Cardiol 2010；55：986-1001.
62) Cheung AT, Pochettino A, McGarvey ML, et al. Strategies to manage paraplegia risk after endovascular stent repair of descending thoracic aortic aneurysms. Ann Thorac Surg 2005；80：1280-9.
63) Sharony R, Grossi EA, Saunders PC, et al. Minimally invasive aortic valve surgery in the elderly：a case-control study. Circulation 2013；108 suppl Ⅱ：43-7.
64) 古市結富子, 清水 淳, 田端 実. 当院における右小開胸アプローチによるMinimally Invasive Cardiac Surgery (MICS) に対する麻酔管理について. 日臨麻会誌2012；32：402-7.
65) Modi P, Rodriguez E, Chitwood WR Jr. Robot-assisted cardiac surgery. Interact Cardiovasc Thorac Surg 2009；9：500-5.

〈三田　建一郎, 小畑　友里江, 重見　研司〉

III. 麻酔管理

3 高齢者各科手術の麻酔

C 呼吸器外科手術

はじめに

　日本の呼吸器外科手術は2008年に年間6万件を超え，その45％あまりが肺がん手術である．さらに肺がん手術のうち，80歳以上の症例は8％を超える．
　日本人の部位別がん死亡率は，肺がんがもっとも多く，さらに増加を続けている．したがって麻酔科医としては，今後も高齢者の呼吸器外科の麻酔に関わる頻度が増えると予想される．

加齢による呼吸器系の生理学的変化

　加齢とともに，肺の容積・重量の減少と弾性収縮力の低下が見られる．組織学的には，呼吸細気管支，肺胞道，肺胞囊の拡張，肺胞の総表面積の減少が認められる．
　呼吸調節は，高二酸化炭素換気応答および低酸素換気応答がともに加齢に伴って低下する．また，睡眠中の無呼吸発作の頻度が増加する．
　呼吸筋力の低下，胸壁の硬化および肺弾性収縮力の低下に伴い，肺活量，1秒量および1秒率は低下し，残気量とクロージングボリュームは増加する．
　ガス交換においては，肺胞表面積の減少に伴う拡散能の低下，換気血流比不均等による肺胞気動脈血酸素分圧較差（$A-aDo_2$）の開大が見られる．血液ガス分析では，加齢により動脈血酸素分圧（Pa_{O_2}）は低下するが，pH，動脈血二酸化炭素分圧（Pa_{CO_2}）は保たれる．
　加齢により咳反射の低下が起こり，誤嚥性肺炎の危険因子となる．

高齢者呼吸器外科手術の術前評価

1 臨床症状，身体所見など

　咳，喀痰，呼吸困難，喘鳴の有無，喫煙歴（喫煙本数，喫煙年数）を確認する．食事，歩行，入浴，軽労作など日常の動作により呼吸困難を起こさないかを聴取する．心肺機能の予備力の評価にはヒュー・ジョーンズ分類（表1）が役立つ．Ⅲ度以上で術後肺合併症の頻度が高くなる．喫煙は肺がん，虚血性心疾患，および術後肺合併症の危険因子となる．

2 呼吸器系の評価

- 胸部X線撮影：気管の偏位や屈曲・狭窄，縦隔拡大，胸水貯留，心拡大，無気肺，肺水腫の有無を確認する．
- 胸部CT：腫瘍の部位，大血管との位置関係，縦隔リンパ節の評価を行う．
- 肺機能検査：術前の肺機能検査により呼吸器疾患の重症度の評価を行う．スパイロメトリーでの努力肺活量，1秒量，1秒率がよい指標となる．さらに，慢性閉塞性肺疾患（chronic obstructive pulmonary disease：COPD）などではフローボリューム曲線

表1　呼吸困難のヒュー・ジョーンズ分類

Ⅰ度	同年齢の健康者と同様の労作ができ，歩行，階段の昇降も健康者並みにできる
Ⅱ度	同年齢の健康者と同様に歩行できるが，坂，階段の昇降は健康者並みにできない
Ⅲ度	平地でさえ健康者並みに歩けないが，自分のペースなら1.6 km以上歩ける
Ⅳ度	休みながらでなければ50 m以上歩けない
Ⅴ度	会話，着物の着脱にも息切れがする．息切れのため外出できない

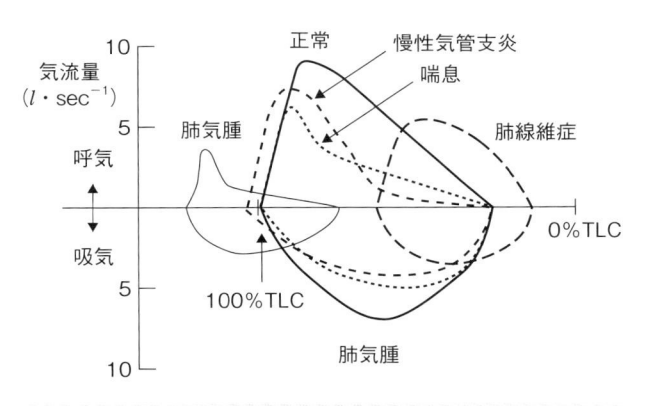

図　フローボリューム曲線と肺疾患
TLC：total lung capacity
（五藤恵次．肺・縦隔と麻酔．小川節郎，新宮　興，武田純三ほか編．麻酔科学スタンダードⅡ　臨床各論．東京：克誠堂出版；2003．p.85より改変引用）

（図）が重要な情報を提供する。

　術前肺機能評価と肺手術後の死亡率や合併症の関連について，単一かつ普遍的な指標はない。手術適用については，術後予測1秒量≧1000 ml[1]，予測残存肺活量≧40％[2]などの指標が参考値として各施設で用いられている。術後予測1秒量は以下のように求める[1]。

全肺を18区域の単位として考え，切除予定区域数をNとした場合
術後予測1秒量＝術前1秒量×（1−N/18）

さらに，内視鏡や画像から機能を喪失している区域数（M）を考慮して補正する場合は，以下のようになる。

術後予測1秒量＝術前1秒量×[1−N/(18−M)]

3 循環器系の評価

　COPDでは右心負荷による肺性心に注意する。心電図上の肺性P波，右室肥大所見（V_1誘導でR波増高など）に注意する。右心負荷の評価に心エコー所見（下大静脈拡大，三尖弁逆流など）も有用である。右心負荷が強い症例では輸液管理に注意し，ドライサイドで管理するようにする。

術中モニタリング

　心電図，観血的動脈圧，パルスオキシメータ，および呼気終末二酸化炭素ガス分圧（Et_{CO_2}）は必須のモニターである。さらに体温，BIS（bispectral index），尿量，出血量を監視する。術中に，血液ガス，血中ヘモグロビン値，血清電解質，乳酸値，アニオンギャップ，血糖値を適宜測定する。ルーチンな使用機会は少ないと思われるが，中心静脈カテーテル，スワン・ガンツカテーテルを心機能低下あるいは肺高血圧症例で挿入し，中心静脈圧，肺動脈圧，肺動脈楔入圧，混合静脈血酸素飽和度（Sv_{O_2}）を監視する。

高齢者呼吸器外科手術の臨床麻酔

1 全身麻酔導入

　麻酔導入薬としては静脈麻酔薬，吸入麻酔薬のいずれも使用できる。麻酔導入には気

管支拡張作用を有するケタミンがよいが，分泌を増加させるのが欠点である。一方，プロポフォールは気道反射を抑制するため，麻酔導入と維持に適している。麻酔維持薬としては気管拡張作用を有する揮発性吸入麻酔薬（セボフルラン，デスフルラン）が適している。亜酸化窒素はブラへ拡散して破裂させる可能性があるので，ブラを持つ患者では投与を控える。気管挿管の刺激による気管支収縮を防止するため，挿管前に十分深い麻酔状態を得るようにする。反射性気管支収縮を防止するため，挿管前にリドカインを1～1.5 mg/kg 静注するのが有効である。筋弛緩薬はロクロニウムを使用する。

2 硬膜外麻酔

胸椎の穿刺部位を定める目標として，両肩甲骨下端を結ぶ直線が第7胸椎を通るとされるが，これは個人差が大きい。一般的には，頸椎でもっとも突出している第7頸椎棘突起を目安にする。胸椎の棘突起は長く，互いに重なり合い，いわゆる屋根瓦状となっている。特にT4～10では，正中法より傍正中法が容易である。高齢者は脊椎の退行変性が強く，脊柱の変形が強い場合もある。目標とする棘間の尾側の棘突起を確認し，十分に浸潤麻酔を行い，棘突起の外側1～1.5 cm 外側を刺入点とし，穿刺針のベベルを頭側に向け，矢状方向に進める。椎弓に当たったら刺入方向を頭側に振り，脊柱管の中心に向けて進めていく。抵抗消失法または水滴法で，硬膜外腔に到達したかを確認する。確認ができたらカテーテルを進め，留置する。

高齢者では1分節ブロックするのに必要な薬液が若年者の70％程度であることを念頭に置く[3]。高濃度の局所麻酔薬を大量に使用すると血圧が低下するので，頻回に血圧測定を行う。術後鎮痛のために，低濃度の局所麻酔薬にオピオイドを混じて持続投与する。

一側肺換気

1 適　用

肺・縦隔手術では，円滑な手術操作のために，一側肺換気（one lung ventilation：OLV）による手術側肺の虚脱を人為的に行う。OLVは絶対的適用と相対的適用に分けて考えられる。呼吸器外科における良好な視野を得るためのOLVは相対的適用であり，近年増加している胸腔鏡下手術（video-assisted thoracic surgery：VATS）も含め，肺・縦隔手術の大部分で行われている。

2 肺分離の方法

肺分離の方法として，①二腔気管支チューブ，②気管支ブロッカー，③気管支挿管が

挙げられる。

　二腔気管支チューブは標準的な方法であるが，チューブが太く挿管しにくいことが短所で，さらに右気管支用では位置調整が難しいことに注意する。利点として，両側の気管支ともに内視鏡で観察でき，両側の分泌物を吸引できることが挙げられる。

　気管支ブロッカーは，通常のチューブを利用して肺分離が行える利点があるが，手術操作でチューブの位置がずれやすい，非換気側を内視鏡で観察できず吸引ができない，虚脱が遅いなどの欠点を持つ。

　気管支挿管は，肺・気道からの出血に対応して，半ば緊急避難的な目的で行われる。

3 分離肺換気における低酸素症

　OLV中の低酸素症の要因として，チューブの位置異常，分泌物の存在，換気側の無気肺が挙げられ，これらの要因を速やかに取り除くようにする。

　シャントは，非換気側の肺容量，体位，低酸素性肺血管収縮（hypoxic pulmonary vasoconstriction：HPV），手術による肺血管床の圧排や肺血管の結紮処理に影響を受ける。体位による影響は重力によるものであり，仰臥位よりも側臥位のほうがシャントは少ない。肺容量の違いから，左肺手術は右に比べてシャントが少ない。HPVを促進する因子として，肺胞や混合静脈血レベルでの低酸素血症，肺動脈血レベルでの高二酸化炭素血症[4]が挙げられる。HPVが十分に働くと，その領域の血流は50％に減少する。HPVを抑制する因子として，揮発性吸入麻酔薬と血管拡張薬がある。吸入麻酔薬の弊害が懸念される場合は，全静脈麻酔（TIVA）に切り替える。ただし，1 MAC（最小肺胞濃度）程度の揮発性吸入麻酔薬であれば，臨床上明らかな問題は，おそらく生じないと考えられている。胸部硬膜外麻酔もHPVに影響しない[5]が，加齢がHPVに与える影響はほとんど調べられていない。

　低酸素の対処に難渋する場合は，シャント血の酸素化を念頭に置く。すなわち，非換気側に持続的あるいは間欠的な気道内陽圧を行う。このとき，肺が拡張しすぎると手術操作に影響するので，注意しながら行う。

肺切除術の麻酔

1 一般的事項

　肺がんの手術は，根治性と侵襲のバランスを考えて計画される。近年，開胸手術とともにVATSが多くの施設で採用されている。VATSには，完全に胸腔鏡視下で行われるものと，小開胸を行って術野の直視を併用する，いわゆるハイブリッドVATSがある。

　VATSと開胸手術を比較した報告[6]によると，死亡率に差はないものの，術後不整脈，再気管挿管，輸血，在院日数，ドレナージ期間などに影響する術後合併症発生率は，開

胸手術群に比べて VATS 群で有意に少ない。

2 麻酔管理

　原則的に，麻酔は胸部硬膜外麻酔を併用した全身麻酔で行う。全身麻酔は前項で述べたように導入し，分離肺換気を行う。胸壁合併切除を予定している症例では特に術後疼痛が強くなるので，硬膜外麻酔を確実に行う。完全胸腔鏡下で行う VATS 手術の術後疼痛は軽度であり，硬膜外麻酔は併用しなくてもよいことが多い。

　呼吸器外科手術において，開胸操作によるサードスペース形成と皮膚や呼気からの不感蒸泄は，消化管手術より少ない。手術による出血量は，肺と胸膜の癒着や大血管損傷による出血を伴わないかぎり，一般に少ない。高齢者の肺手術では，輸液が過剰になると動脈血酸素分圧（Pa_{O_2}）の低下を来す可能性があることを念頭に置く。酸素化の面からは，開腹術に比べて 50% 程度の輸液量とするドライサイドの管理が要求される。一般的に成人では，晶質液（酢酸リンゲル液あるいは重炭酸リンゲル液）5 ml/kg/hr 程度，高齢者ではさらに晶質液輸液を少なくする。出血に対しては，人工膠質液を適宜輸液することで対処する。一般的な肺がん患者（60 歳代，身長 170 cm，体重 70 kg）の一側肺換気による開胸手術（手術時間約 200 分，出血量約 250 ml）で，約 1,100 ± 500 ml の輸液を行っている報告[7]があり，この程度の輸液量が標準的と考えられる。

　肺全摘術を行う肺がん患者はハイリスクと考えられ，輸液に関してさらに注意が必要である。輸液過剰に伴う術後肺水腫は時に致命的になる。肺全摘術患者 107 名を検討した報告[8]によると，29% に手術後の合併症を認め，10.3% が死亡した。この中で 4,000 ml を超える輸液過剰バランスは，術後肺合併症と病院内死亡を増加させる因子であった。

縦隔腫瘍の麻酔

1 巨大縦隔腫瘍

a. 一般的事項

　巨大縦隔腫瘍は気道狭窄を来し，麻酔導入が困難であった症例[9]や死亡に至った症例[10]は若年者で多い。しかし，高齢者においても巨大縦隔腫瘍の報告[11]があり，さらに甲状腺腫瘍が巨大になった場合，気管を圧迫しながら縦隔に進展する。このような気道狭窄患者の麻酔管理は難渋することが多い。

　巨大縦隔腫瘍では，術前診察で呼吸困難の程度を把握する。さらに，体位変換により呼吸困難が改善するか確認する。画像診断（CT，MRI など）で気道狭窄の程度を把握し，腫瘍と重要な大血管（上大静脈，肺動脈）の位置関係を確認する。

b. 麻酔管理

麻酔導入時は自発呼吸が消失したときにマスクによる用手換気ができる保証がないので，自発呼吸を温存したまま導入する．プロポフォールあるいはデクスメデトミジンを使い，自発呼吸を残しつつゆっくりと鎮静する．舌根沈下に対してはエアウェイで対処する．

自発呼吸に合わせてマスクで用手換気ができる場合は，筋弛緩薬を少量投与し，気管挿管操作を行う．筋弛緩薬の使用を躊躇するとき（すなわち，自発呼吸を気管挿管時に残したい場合）は，フェンタニルの少量投与あるいは局所麻酔薬の気管内投与により咳反射を軽減させたうえで，気管支鏡をガイドとして気管挿管を行う．気管のみならず気管分岐部あるいは気管支まで狭窄している症例では，気管挿管後の陽圧換気が保証されない．このようなハイリスク症例では，心臓血管外科，臨床工学技師と協力したうえで，経皮的心肺補助（PCPS）など補助循環を準備すべきである．

2 重症筋無力症

a. 一般的事項

近年，高齢で発症する重症筋無力症患者は増加している[12]．高齢発症の眼筋型重症筋無力症では，自然寛解の可能性があるため，発症初期には胸腺摘除術は行わない．少なくとも1年間は抗コリンエステラーゼ薬や副腎皮質ステロイド薬で内科的に治療し，眼症状の再燃・難治症例や全身型へ移行した症例で胸腺摘除術の適用を検討する．

高齢発症の全身型重症筋無力症において，副腎皮質ステロイド薬と免疫抑制薬で十分に治療できるのであれば，胸腺摘除術は第一選択にはならない．しかし，全身型のうち画像検査で胸腺異常（脂肪のみではなく，胸腺組織があると疑われる）があり，抗アセチルコリン受容体抗体陽性，進行の速い症例などで胸腺摘除術が推奨されている[12]．

b. 麻酔管理

術前評価として病期分類を確認する．阿部らの報告したスコア（表2）[13]より，術後人工呼吸の必要性が予測できる．抗コリンエステラーゼ薬は，周術期に治療域と中毒域が変化する可能性があるので，手術当日の投与を控える．ステロイド内服患者ではステロイドカバーを行う．前投薬として鎮静薬は呼吸抑制が懸念されるので，原則として投与しない．

静脈麻酔薬で就眠させ，揮発性吸入麻酔薬で麻酔深度を適切にした後，局所麻酔薬を気管に噴霧し，気管挿管する．咳反射が強く，挿管が難しいときは，少量の非脱分極性筋弛緩薬を用いてもよい．術中には筋弛緩モニタリング下に慎重に筋弛緩薬を追加するが，できるかぎり総投与量を少なくする．通常，術後鎮痛として硬膜外麻酔を安全に施行できる．ただし，呼吸筋力に対する影響を常に監視しなくてはならない．ロクロニウムはスガマデクスで安全に拮抗できる[14]．

表2 重症筋無力症患者の術後呼吸管理予測スコア

項目		点
%肺活量	＞80%	0
	60〜79%	2
	＜59%	5
球麻痺	無	0
	有	3
胸腺腫	無	0
	有	2
	胸膜, 肺へ浸潤	5
合併症	無	0
	呼吸器疾患	3
	その他	2
クリーゼの既往	無	0
	有	2
フィゾスチグミン投与量	＜300 mg/day	0
	≧300 mg/day	1
合計		最大19点

合計6点以上で術後人工呼吸管理を要する可能性が高い。
(阿部修治, 天羽敬祐, 松澤吉保ほか. 重症筋無力症患者の術後呼吸管理に関する府中病院スコアの有用性. 臨床麻酔 1998；22：1401-4 より改変引用)

肺膿瘍手術の麻酔

1 一般的事項

　肺化膿症は，細菌性化膿性炎症により肺実質が壊死を起こす原発性と，肺がんなどに合併する続発性に分類される。糖尿病，誤嚥，アルコール多飲，免疫能の低下などが危険因子とされ，高齢化により，これから患者の増加が予想される。
　肺化膿症では強い化膿性炎症が生じていることから，原因菌の分離・同定を待たず，早急に化学療法を開始すべきとされている。また，体位ドレナージなど理学療法による排膿の促進を加えて行うことで，さらに効果が高くなる可能性も示唆されている。
　手術適用となるのは，喀血，膿胸や気管支胸膜瘻を併発した場合，肺がんの合併が疑われる場合，8週間以上の保存的治療を行っても6 cm以上の膿瘍が残った場合とされる[15]。

2 麻酔管理

　麻酔管理は，前述した肺切除の麻酔に準じる。気道管理を二腔式気管支チューブで行い，左右の気道を完全に分離する。術中患側の気管分泌が多い場合は，吸痰を念入りに

行い，健側への流入を防止する．高齢者では，気管支軟骨が硬く，気管支の組織が脆弱であり，術後の気管支断端瘻が懸念されるため，術中のリーク試験を丁寧に行う．硬膜外麻酔も可能なかぎり併用する．

肺容量減量手術の麻酔

1 一般的事項

　厚生労働省の統計によると，2012年のCOPDによる死亡者数は1万6,000人あまりで，全体としては増加傾向にある．COPDは20年以上の喫煙歴を経て発症し，日本でも20年前の喫煙率上昇の影響がCOPDの死亡率を高めている．いまだ喫煙率が高い日本では，今後さらに患者数が増加すると考えられる．喫煙はCOPDの最大の危険因子であるが，喫煙者の一部で発症するため，喫煙に対する感受性の高い喫煙者が発症しやすいと考えられている．

　COPDの病期分類を表3に示す．視診上，口すぼめ呼吸，ビア樽状の胸郭（barrel chest）と形容される胸郭前後径の増大が見られる．進行すると体重減少や食欲不振が現れ，予後不良の因子となる．右心不全の進行により呼吸困難がさらに増悪し，全身の浮腫や夜間の頻尿などが観察される．肺性心を伴う患者で体重が増加する場合は，右心不全の悪化を考える．

　薬物療法の中心は気管支拡張薬（抗コリン薬，β_2刺激薬，メチルキサンチン）であり，

表3　COPDの病期分類

病期	特徴
0期：COPDリスク群	スパイロメトリーは正常 慢性症状（咳嗽，喀痰）
I期：軽症COPD（mild COPD）	$FEV_{1.0}/FVC < 70\%$ $FEV_{1.0} \geq 80\%$ predicted 慢性症状（咳嗽，喀痰）の有無を問わない
II期：中等症COPD（moderate COPD）	$FEV_{1.0}/FVC < 70\%$ $50\% \leq FEV_{1.0} < 80\%$ predicted 慢性症状（咳嗽，喀痰）の有無を問わない
III期：重症COPD（severe COPD）	$FEV_{1.0}/FVC < 70\%$ $30\% \leq FEV_{1.0} < 50\%$ predicted 慢性症状（咳嗽，喀痰）の有無を問わない
IV期：最重症COPD（very severe COPD）	$FEV_{1.0}/FVC < 70\%$ $FEV_{1.0} < 30\%$ predicted あるいは $FEV_{1.0} < 50\%$ predicted かつ慢性呼吸不全あるいは 右心不全合併

患者の重症度に応じた段階的投与が推奨される。さらに重症になると，持続的な吸入ステロイド療法が行われる。さらに，呼吸リハビリテーション，運動療法，酸素療法，栄養管理を治療に加えていく。

外科治療としては，①肺容量減量手術（lung volume reduction surgery：LVRS），②肺移植が挙げられる。LVRS の適用としては，①肺気腫の確診が得られ，②内科的な治療に抵抗し，③ヒュー・ジョーンズ分類Ⅲ度以上，④胸部 CT ならびに換気・血流シンチグラフィーで不均等な病変分布（気腫性変化）を認めることが絶対的条件である。

手術は，過膨張した肺を切除することで呼出障害を減少させ，それによる活動度と運動能の向上を期待して行われる。肺上葉優位に病変があり運動耐容能力の低い患者では，外科療法により生存率と生活の質（QOL）が改善する[16]。一般に，LVRS 術後 3 年までの肺機能は術前より良好である。

2 麻酔管理

術前の気管支拡張薬は当日まで継続する。術後の陽圧換気を避けるため，早期に抜管することを目標にした全身麻酔を行う。術中は適正な換気を目標とするが，高二酸化炭素血症に難渋することも多く，その許容限界は明らかでない。

全身麻酔は静脈麻酔，吸入麻酔いずれでも可能である。ブラを持つ患者では亜酸化窒素の投与を控える。術後鎮痛を図るため硬膜外麻酔の併用が望ましい。硬膜外麻酔に局所麻酔薬を単回投与し，血圧低下に対して循環血液量の補充を行うと，水分バランスが過剰になることがあるので注意を要する。また，体温の保持に努め，覚醒遅延を起こさないようにする。

■参考文献

1) Wenley JA, DeMeester TR, Kirchner PT, et al. Clinical value of quantitative ventilation-perfusion lung scans in the surgical management of bronchogenic carcinoma. J Thorac Cardiovasc Surg 1980；80：535-43.
2) 萩平　哲．低肺機能患者の全身麻酔と適応　術前呼吸機能からみた全身麻酔の可否（肺の手術と肺以外の手術について）．呼吸器内科 2011；19：411-7.
3) Bromage PR. Ageing and epidural dose requirements：segmental spread and predictability of epidural analgesia in youth and extreme age. Br J Anaesth 1969；41：1016-22.
4) Benumof JL. One-lung ventilation and hypoxic pulmonary vasoconstriction：implications for anesthetic management. Anesth Analg 1985；64：821-33.
5) Ishibe Y, Shiokawa Y, Umeda T, et al. The effect of thoracic epidural anesthesia on hypoxic pulmonary vasoconstriction in dogs：an analysis of the pressure-flow curve. Anesth Analg 1996；82：1049-55.
6) Paul S, Altorki NA, Sheng S, et al. Thoracoscopic lobectomy is associated with lower morbidity than open lobectomy：a propensity-matched analysis from the STS database. J Thorac Cardiovasc Surg 2010；139：366-78.
7) Mascotto G, Bizzarri M, Messina M, et al. Prospective, randomized, controlled evaluation of the preventive effects of positive end-expiratory pressure on patient oxygenation during one-lung ventilation. Eur J Anaesthesiol 2003；20：704-10.

8) Moller AM, Pedersen T, Svendsen PE, et al. Perioperative risk factors in elective pneumonectomy : the impact of excess fluid balance. Eur J Anaesthesiol 2002 ; 19 : 57-62.
9) Neuman GG, Weingarten AE, Abramowitz RM, et al. The anesthetic management of the patient with an anterior mediastinal mass. Anesthesiology 1984 ; 60 : 144-7.
10) Keon TP. Death on induction of anesthesia for cervical node biopsy. Anesthesiology 1981 ; 55 : 471-2.
11) Hsu AL. Critical airway obstruction by mediastinal masses in the intensive care unit. Anaesth Intensive Care 2013 ; 41 : 543-8.
12) 木村政勝. 高齢発症重症筋無力症の標準的神経治療. 臨床神経学 2011 ; 51 : 576-82.
13) 阿部修治, 天羽敬祐, 松澤吉保ほか. 重症筋無力症患者の術後呼吸管理に関する府中病院スコアの有用性. 臨床麻酔 1998 ; 22 : 1401-4.
14) Ulke ZS, Yavru A, Camci E, et al. Rocuronium and sugammadex in patients with myasthenia gravis undergoing thymectomy. Acta Anaesthesiol Scand 2013 ; 57 : 745-8.
15) Miller JI. Bacterial infections of the lungs and bronchial compressive disorders. In : Shields TW, Locicero J III, Ponn RB, et al., editors. General thoracic surgery. 6th ed. Philadelphia : Lippincott Williams & Wilkins ; 2005. p. 1219-24.
16) Criner GJ, Cordova F, Sternberg AL, et al. The National emphysema treatment trial (NETT) part II : lessons learned about lung volume reduction surgery. Am J Respir Crit Care Med 2011 ; 184 : 881-93.

〔長崎　剛, 西川　俊昭〕

III. 麻酔管理

3 高齢者各科手術の麻酔

D 消化器外科手術

はじめに

　日本では急速に少子高齢化が進み，高齢者医療のあり方について世界から注目されている。人口動態の統計によると，平成22年に2,948万人であった高齢者（65歳以上）人口は，平成54年には3,878万人とピークを迎え，その後は減少に転ずると予測されている。したがって，これから30年近く高齢者の消化器外科手術は増加の一途をたどると予想される。

高齢者消化器外科手術の術前評価

　術前評価の目的として，患者に特別なリスクがないかを確認し，全身状態を改善できる場合は対策を取ること，患者の状態と術式に見合った麻酔法を計画すること，最終的に患者からインフォームドコンセントを取ることが挙げられる。患者に理解力がない場合や認知症が認められるときは，責任ある保護者から同意書を取得する。
　術前評価の際，高齢者ではすべての臓器機能が進行性に低下していくが，その程度には個人差が認められることに留意する。

1 神経系の術前評価

　加齢による脳萎縮（脳容積の減少，脳室拡大，脳回の狭小化）が認められる。脳萎縮は神経細胞の消失と神経細胞サイズの縮小が原因と考えられている。80歳の高齢者では20歳に比べて，脳酸素消費量は36％，脳血流量は30％減少する[1]。加齢に伴い無症候性脳梗塞の頻度が上昇する。機能的に高齢者では生理的な物忘れが起こりやすい。また，認知症を発症している場合もある。さらに，高齢者では術後せん妄が起こりやすい。

2 心血管系の術前評価

　加齢とともに動脈硬化が進展し，収縮期血圧上昇や脈圧開大を引き起こす。圧受容器反射の障害が起こり，さらにレニン・アンギオテンシン系などの体液性血圧調整機能の低下により臓器血流の自動調節能が障害され，重要臓器に必要な血圧の閾値が上昇している。したがって，過度な降圧による腎機能低下や脳虚血に注意する必要がある。
　術前評価では，虚血性心疾患，心筋梗塞，弁膜症，不整脈などの既往と治療歴を確認する。

3 呼吸器系の術前評価

　加齢とともに気管の内腔が広くなる。胸郭や横隔膜のコンプライアンスは低下する。肺自体は弾性線維の減少により気腫状となり，残気量が増加する。肺活量，1秒量，1秒率の減少が認められる。呼吸筋力と咳嗽反射の低下から，高齢者では誤嚥を起こしやすい。
　術前評価では，患者の喫煙歴，慢性閉塞性肺疾患（COPD）などの病歴と日常生活の制限，呼吸機能検査での努力肺活量，1秒量，1秒率の確認を行う。肺機能検査で異常が見られた場合，術前から呼吸療法を行うことで術後の肺合併症がある程度予防できる[2]。

4 血液系の術前評価

　加齢とともに赤血球数（RBC），ヘモグロビン（Hb）値が低下する。白血球数（WBC），血小板数（Plt）は加齢の影響はほとんど見られない。しかし，加齢による胸腺の萎縮により末梢血リンパ球の比率は低下する。
　術前評価では，貧血の有無を確認し，出血が予想されるときは輸血の準備をする。抗凝固療法が行われているときは血液凝固能検査を確認し，区域麻酔の可否を決定する。

5 消化器系の術前評価

a. 歯牙

　歯牙の欠損がよく見られる。義歯患者はマスク保持が困難なことがある。マスクを強く当てて下顎挙上するだけで動揺歯牙が脱落し，気道異物になることがあるので，術前によく確認する。

b. 口腔，嚥下機能

　嚥下機能の障害により，術前に誤嚥していることがある。唾液腺の萎縮により，唾液

が減少して，口内乾燥症が起こりやすい。

c. 胃・食道

食道では粘膜，粘膜筋板，固有筋層が萎縮し，運動機能や内圧の異常を来し，逆流性食道炎や食道痙攣を発症することがある。食道壁内神経叢の機能低下により食塊を胃内へ送り出す蠕動波が十分に形成されず，食物や胃酸の排泄能が障害される。横隔膜食道靱帯の強度低下により食道裂孔ヘルニアを生じ，逆流性食道炎の誘因となる。

胃粘膜萎縮があると壁細胞数が減少し，酸分泌能は低下する。しかし，胃粘膜萎縮のない高齢者では酸分泌能は保たれている。

d. 大腸・小腸

小腸では，粘膜下層の線維化と筋層の萎縮により運動能が低下し，消化吸収能も軽度に低下している。

大腸では，粘膜萎縮，結合織変性，粥状硬化，神経変性などの加齢変化が見られる。結合織変性は憩室，巨大結腸，腸管軸捻転などの原因となる。

6 肝機能の術前評価

加齢とともに肝細胞数は減少し，肝臓のサイズは小さくなる。肝血流が減少し，麻酔薬の代謝・排泄機能は低下している。高齢者の急性肝炎は，肝再生能の低下により遷延化・劇症化しやすく致命率が高い。加齢により薬物使用頻度が高くなり，薬物性肝障害が多くなる。また近年，高齢者のアルコール性肝障害が増加している。

術前評価では，肝酵素（AST，ALT，γ-GTP），血清ビリルビン値（T-Bil，D-Bil），血清アルブミン（Alb）値，血清コリンエステラーゼ（ChE）値，プロトロンビン時間（PT）に注意する。重症の肝硬変では腹水の有無，脳症の既往を評価し，Child分類を確認する。

7 腎機能の術前評価

高齢者では腎臓は萎縮し，機能している糸球体の数が減少している。腎血流量や糸球体濾過量（GFR）は低下し，腎排泄性薬物の作用は遷延する。

腎機能を評価するために，血液尿素窒素（BUN），クレアチニン（Cr）値を参考とし，必要があればクレアチニンクリアランス（CCr）を測定する。高齢者では全身の筋肉量が減少し，クレアチニンの産生量が低下し，腎機能低下があっても，Crが正常のことがある。

8 糖尿病の術前評価

糖尿病は，冠動脈疾患，無症候性心筋虚血，脳血管疾患，腎疾患を引き起こし，高齢者の健康に重大な影響を及ぼしている。心筋梗塞も起こしやすく，その死亡率も高い。

末梢の動脈閉塞から下腿壊死に陥り，切断が必要になることがある．糖尿病患者では糸球体障害が起こり，腎症の発生率が高い．末梢神経障害から，感覚異常や運動障害が起こる．自律神経の障害が起こると，心血管系の反応低下や消化管運動障害などが見られる．

糖尿病患者の術前評価では，罹病期間，術前の薬物（経口血糖降下薬，インスリン）療法，血糖値の推移，HbA_{1c}，尿糖の有無を確認し，術中管理の参考にする．

高齢者の麻酔薬理学

高齢者消化器外科手術の麻酔に必要な注意事項を以下にまとめる．

1 吸入麻酔薬

最小肺胞濃度（minimum alveolar concentration：MAC）は，10歳の加齢に伴い，約6％ずつ減少していく[3]．高齢者における機能的残気量（functional residual capacity：FRC）の増加は吸入麻酔薬の取り込みを遅くするが，心拍出量の減少は取り込みを速くする．総じて加齢は吸入麻酔の取り込みにはあまり影響しない．

2 静脈麻酔薬

薬物の初期分布容量が減少するため，就眠に必要なチオペンタールの投与量は加齢により減少する[4]．高齢者ではプロポフォールの感受性が30〜50％増加し，クリアランスは低下する[5]．

3 筋弛緩薬

a. 薬力学的過程

一般に，加齢は筋弛緩薬の薬力学にほとんど影響しない．

b. 薬物動態学的過程

非脱分極性筋弛緩薬は，加齢により肝機能または腎機能が低下している場合，作用時間が延長する．高齢者における脱分極性筋弛緩薬の作用時間はほとんど延長しない．

4 オピオイド

高齢者では鎮痛に必要なフェンタニルの量が減少する．フェンタニルの呼吸抑制作用は，鎮痛の持続時間よりも長時間持続する[5]．

加齢により，レミフェンタニルの感受性は増大する．80歳の高齢者において20歳と同等の効果を得るためには，単回投与で1/2，持続投与で1/3の用量で十分である[6]．

高齢者消化器外科手術の臨床麻酔

1 絶飲食と前投薬

消化器外科の手術では，合併症の多くが誤嚥性肺炎と関連する．胃内容，pH，粒子の有無が誤嚥性肺炎の重症度を決める．25 ml以上，pH＜2.5の胃内容で重症の肺炎になると考えられている．

予防としてヒスタミンH_2受容体拮抗薬を投与する．8時間程度の絶食時間を設け，飲水は手術室入室2時間前に中止する．不安軽減のためのベンゾジアゼピン系前投薬は，高齢者では慎重に投与する．患者確認のため手術室入室時に患者自身に名前を確認する施設も増えてきているため，前投薬としての鎮静薬を使用しない施設もある．不安軽減のためには何よりも術前の丁寧な説明が必要である．

2 麻酔導入

麻酔導入に，吸入麻酔薬と静脈麻酔薬のいずれも使用が可能である．高齢者では若年者より導入時に血圧が低下しやすく，気管挿管時に血圧が上昇しやすい．

3 麻酔維持

セボフルランやデスフルランのMACは加齢とともに低下していることに留意する．プロポフォールの感受性は高齢者で高いので減量する．麻酔深度を調節するためにBIS (bispectral index) モニターを装着することが望ましい．術中は少量の出血でも血圧が低下しやすい．脳梗塞，虚血性心疾患を有する患者では血圧低下を避け，速やかに貧血の補正を行う．筋弛緩薬の効果は高齢者で遷延することがあるので，筋弛緩モニタリングを行う．

4 低体温に対する注意

高齢者の開腹手術では低体温を来しやすい．全身麻酔導入後，末梢血管が拡張し，体温が中枢から末梢へ再分布することから核心温が低下する．さらに，開腹による熱の放散のため体温低下が進行する．

低体温は薬物代謝を遅らせ，覚醒遅延を引き起こす．また，低体温は血液凝固機能を障害し，出血量を増加させ，さらに免疫系の抑制による術後創部感染のリスクを増大す

る．覚醒時にはシバリングを誘発し，酸素消費量が急激に増大する．さらに，心筋虚血や不整脈を引き起こす．体温低下を防止するため，温風式ブランケットで加温し，輸液は加温したものを使う．いったんシバリングが起こったら，メペリジンを慎重に投与する．

5 硬膜外麻酔

　高齢者では硬膜外投与する薬液を減量する．抗凝固薬や抗血小板薬を内服している患者の硬膜外麻酔は，休薬状況を確認して慎重に行わなければならない．

　多くの高齢者の開腹手術で，硬膜外麻酔を併用した全身麻酔が行われる．併用により全身麻酔薬の使用量を減じ，覚醒を早めることができる．さらに，術後鎮痛に用いることで，鎮痛薬の全身投与による呼吸抑制のリスクを低下させる．

　硬膜外麻酔は脊髄くも膜下麻酔に比べて麻酔発現が緩徐で，カテーテルを用いて持続投与が可能なので，高齢者に適している．高齢者では硬膜外腔の狭小化により1分節を麻酔するのに必要な薬液が若年者より少ない．年齢と1脊髄分節あたりに必要な局所麻酔薬の量との関係を調べた報告[7]によると，硬膜外ブロックに必要な量は4歳以降増加するが，18〜22歳ごろで1分節あたり約1.5 mlまで増加したのち減少に転じて，60歳ごろには1分節あたり約1 ml，80歳で1分節あたり約0.75 mlにまで減少する．

　大腸がん患者において術後硬膜外鎮痛を行うと，がんの再発が抑制されたという報告がある[8]．硬膜外麻酔とがん再発を含めた患者予後との関連については，今後の研究を待たなければならない．

6 脊髄くも膜下麻酔

　高齢者では，脊髄くも膜下麻酔の麻酔レベルが予想外に高位に及ぶ可能性を念頭に置く．また，交感神経ブロックによる徐脈，低血圧を起こしやすいため，局所麻酔薬の投与量を減じる．高比重液を使用した高齢者の脊髄くも膜下麻酔では，若年者よりも麻酔範囲は広く，作用発現は速く，作用持続時間が長くなる傾向が見られる[9]．等比重液では，高齢者と若年者で最大麻酔レベルはほとんど変わらないという報告が多い[10]．

7 そのほかの神経ブロック

　出血凝固系に異常があり，硬膜外麻酔が施行できない高齢者症例では，今後さらに超音波ガイド下で行う腹横筋膜面ブロック，腹直筋鞘ブロックなどの腹部末梢神経ブロックが増えることが予想される．これらは体性痛のみに効果がある．高齢者では局所麻酔薬中毒に十分注意する．

腹腔鏡による手術の麻酔

　開腹手術より侵襲が少なく，術後の回復と離床の早さから高齢者でも腹腔鏡による手術が選択されるようになってきた。皮膚の小切開部からトロカールを挿入し，気腹により術野を確保する。視野を改善するためにトレンデレンブルグ位（胃，大腸手術），または逆トレンデレンブルグ位（胆嚢手術）を取る。気腹圧を 10 mmHg 前後にすることで種々の生理的変化が生じる。

1 呼吸器系への影響

　気腹を行うと，肺胸郭コンプライアンスが 30 〜 50％低下し，従量式換気（VCV）では気道内圧が上昇する。したがって，気腹前後の気道内圧あるいは 1 回換気量を確認する必要がある。腹腔内圧の上昇に伴う横隔膜の挙上から FRC が減少し，低酸素血症を来すことがある。

　気腹に使われる二酸化炭素ガスが腹膜から吸収されると，血液に溶解して動脈血二酸化炭素分圧（Pa_{CO_2}）は上昇する。二酸化炭素ガスの血中への移行は 15 〜 30 分間続き，平衡に達する[11]。したがって，呼気終末二酸化炭素分圧（$P_{ET_{CO_2}}$）が気腹直後に正常であっても，その後徐々に上昇してくるので注意が必要である。Pa_{CO_2} を正常にするため，有効肺胞換気量を 10 〜 25％程度増加させる必要がある。

2 循環器系への影響

　腹腔内圧上昇は，下大静脈圧迫，下肢の血流停滞を引き起こし，前負荷減少から心拍出量を低下させる[11]。一方，高二酸化炭素血症による交感神経系の刺激から血中カテコールアミン濃度が上昇し，さらにバソプレシン分泌，レニン・アンギオテンシン系の活性化により後負荷が増大し，血圧を上昇させることもある。

3 合併症

a. 皮下気腫

　皮下気腫は，送気された二酸化炭素が皮下あるいは筋層内を上下に広がることで発生する。腹部から送られたガスは胸部，頸部，顔面あるいは下腹部，陰嚢へと予想外に広範に広がることがある。一度平衡に達した $P_{ET_{CO_2}}$ が再び上昇するときは，皮下気腫を疑わなければならない。頸部に皮下気腫があるとき，気管チューブ抜去後の気道閉塞のリスクが高くなる。皮下気腫は気腹をやめると徐々に改善していく。

b. 気管支挿管

気腹による横隔膜挙上・頭低位により気管支挿管が起こる。

c. ガス塞栓

送気した二酸化炭素が大量に大静脈に入り込み，下大静脈や右房でガスロックが起こり，循環虚脱を引き起こす。卵円孔を介した全身性のガス塞栓も起こりうる。純酸素による換気を行い，頭低位を保ち，可能なかぎり左下側臥位とする。

d. 気胸

まれな合併症として，送気されたガスが気胸や縦隔気腫，心囊気腫を引き起こすことがある。呼吸・循環への影響が大きく，重篤な状態となりうる。手術中に原因不明の気道内圧上昇や血圧低下が認められたら，これらを念頭に置く。腹膜と同じく胸膜から二酸化炭素は吸収されるため，気胸が二酸化炭素によるものであれば，P_{ETCO_2} は上昇したままである。仮に P_{ETCO_2} が低下していれば，緊張性気胸を疑わなければいけない。

高齢者の胃手術

1 一般的事項

胃がんの手術は，切除範囲の大きい順に以下のものがある。すなわち，①胃全摘術，②幽門側胃切除術，③幽門保存胃切除術（PPG；胃上部1/3と幽門前庭部3〜4cm程度を温存する），④噴門側胃切除術，⑤胃分節切除術，⑥胃局所切除術，⑦非切除手術（吻合術，胃瘻・腸瘻造設術）である。

このうち，定型手術においては，幽門側胃切除術か胃全摘術の選択となる。幽門側胃切除術は近位側切離断端距離を確保できる腫瘍が適用となり，胃全摘術はこの確保が難しい腫瘍が適用となる。近位側切離断端が確保できる病変でも，膵浸潤のために膵脾合併切除が行われる場合は，必然的に胃全摘術となる。80歳以上の高齢者が胃がん手術を受けると，60歳以下と比較して術後30日以内の死亡率は有意に高くなるが，5年生存率に統計学的有意差はないと報告されている[12]。

2 麻酔管理

高齢の胃がん患者では，術前の低栄養・脱水・貧血に注意する。嘔吐が続いている場合は低クロール性代謝性アルカローシスが見られる。幽門狭窄ではフルストマックとして扱う。

一般的に，麻酔は硬膜外麻酔を併用した全身麻酔で行い，麻酔導入と維持は前項に準

じて行う．腹腔鏡手術の場合，創部が小さいため全身麻酔だけで行うという考えもあるが，覚醒時に創部痛や腹壁痛を訴える患者もいるため，硬膜外麻酔あるいは腹部末梢神経ブロック（体性痛のみに有効）を併用することに利点はあると考えられる．通常，幽門側胃切除術では，出血量が少なく術中輸血はまれである．胃全摘術で出血量が多くなった場合，輸血を考慮する．

高齢者の食道手術

1 食道がん手術

a. 一般的事項

高齢者の食道がん患者では，栄養状態が悪く体重が減少していることが多い．術前の化学療法や放射線療法で，さらに予備能は低下している．

食道がんの発症に関与する因子として飲酒と喫煙が挙げられる．両者は発がんのリスクとなると同時に，肝機能と呼吸機能を低下させ，周術期合併症発生率を高める．術後合併症の筆頭となる呼吸器合併症は，開胸操作に起因すると同時に，喫煙による肺気腫や慢性気管支炎の影響も大きい．飲酒は肝機能を低下させるとともに，アルコール離脱に伴う精神症状が周術期管理を困難にする．

b. 麻酔管理

高齢者の食道がん手術の麻酔は，通常は硬膜外麻酔を併用し，全身麻酔を行う．開胸操作では一側肺換気を必要とし，二腔気管支チューブ（ブロンコキャス®）を使用する．食道剝離などの手術操作を良好にするために，らせん入り気管チューブと気管支ブロッカー（クーデック®気管支ブロッカーチューブ）を併用する施設もある．ただし，近年施行されてきている，縦隔操作を腹臥位で行う鏡視下手術では，人工気胸により胸腔内視野を確保するため，一側肺換気の必要はなくなる．

麻酔薬は，慎重に投与するのであれば，いずれの麻酔薬も使用が可能である．術中の胸腔内操作で，心臓を圧迫して不整脈や低血圧を起こすことがあるので十分注意する．輸液に関しては，ドライサイドでの管理を要する開胸手術と，サードスペースに体液が移動し，相当量の輸液を必要とする開腹手術が同時に行われるため，管理が複雑になる．術中の晶質液輸液に加えて人工膠質液（1,000〜1,500 ml）を用いることで，過剰な水分バランスを防止する．特に高齢者では，硬膜外腔に高濃度局所麻酔薬を単回投与すると血圧が低下しやすく，対処として輸液速度を速めると輸液過剰になるおそれがある．このような場合，昇圧薬を適宜使って対処する．術後鎮痛として，オピオイドを加えた低濃度局所麻酔薬を硬膜外から持続投与する．

2 食道裂孔ヘルニア手術

食道裂孔ヘルニアはかつて滑脱型と傍食道型に大別された。最近の食道裂孔ヘルニアの分類は以下の4型が用いられる。Ⅱ～Ⅳ型が広義の傍食道型となる。

- Ⅰ型（滑脱型）：食道胃接合部が横隔膜より頭側に偏位する。
- Ⅱ型（傍食道型）：胃，特に穹窿部の一部が食道裂孔に入り込む。
- Ⅲ型（混合型）：胃のかなりの部分が食道裂孔に入り込む。
- Ⅳ型（複合型）：縦隔内へほかの臓器（大網，結腸，小腸，肝臓，脾臓）が入り込む。

これらのうち，Ⅱ～Ⅳ型では薬物治療の効果は期待できず，手術療法が標準的な治療となる。Ⅲ・Ⅳ型は高齢者に多く，特にⅣ型は胃軸捻転の危険性があり，緊急手術となる。

食道裂孔ヘルニアの患者は逆流性食道炎を高頻度に合併し，誤嚥性肺炎のリスクが高くなる。特に緊急手術ではフルストマックと見なし，誤嚥防止のための輪状軟骨圧迫（cricoid pressure, Sellick法）を行いながら，麻酔導入を行う。

腹部緊急手術

1 一般的事項

高齢者腹部緊急手術の原因疾患を表1[13)]に示す。術前診察では既往歴をできるかぎり把握すると同時に，バイタルサイン，ショックの程度，最終飲食時間（フルストマックか否か），上部消化管出血の有無を確認する。

2 麻酔管理

腹痛が軽度で全身状態良好で時間的余裕があれば硬膜外麻酔を行うが，多くの場合は状態不良であり，緊急開腹を迫られるため全身麻酔のみで行う。フルストマックまたは上部消化管出血の症例では，麻酔導入時に誤嚥防止のため輪状軟骨圧迫を行う。甲状軟骨に対するBURP（backward, upward, rightward, pressure）法は，誤嚥を防止できないので行わない。ショック状態あるいは広範な体液移行が予想される手術では，観血的動脈圧をモニタリングし，静脈ラインを複数留置し，全身状態に応じて中心静脈カテーテルを挿入する。

表1 某施設の6年間における高齢者腹部緊急手術の原因疾患

疾患名	症例数
良性疾患：133症例（重複あり）	
腸閉塞	32
胆嚢炎，胆管炎	28
そのほかの腹膜炎	28
ヘルニア嵌頓	25
消化管穿孔	14
虫垂炎	6
腹部外傷	6
消化管出血	3
悪性腫瘍合併：32症例	
腸閉塞	18
消化管穿孔	10
そのほかの腹膜炎	4

（猪狩公宏，八木雅幸，増田大機ほか．POSSUM score を用いた80歳以上高齢者に対する腹部緊急手術症例の検討．日本腹部救急医学会雑誌 2010；30：869-74 より改変引用）

高齢者消化器外科手術の術中輸液管理

　従来，晶質液の使用量に関して，開腹手術ではサードスペース（非機能的細胞外液）の出現と不感蒸泄を考慮して 8 ～ 10 ml / kg / hr 程度での晶質液輸液が推奨されてきた．さらに，出血に対して出血量の 3 ～ 4 倍の晶質液を投与することが適切と考えられている．

　しかし，このような方針で輸液管理を行っていると，長時間手術では水分バランスが過剰に傾いていく．一方，消化管大手術では生体への侵襲が大きいほど炎症反応が亢進し，血管透過性亢進による間質浮腫が増大する．これに加えて，バランス過剰に傾いた輸液自体が間質浮腫を促進すると考えられている．この間質浮腫による組織の機能低下が，患者の予後を悪化させる可能性がある．

　近年，手術中の輸液量を従来よりも制限することで，術後のさまざまな合併症の発生を減少させるという研究結果が示されてきている．Brandstrup ら[14]は，141名の大腸手術患者を対象とした研究において，輸液制限により呼吸・循環器系あるいは消化管吻合部に関連する術後合併症の発生率が低下した（表2）と報告している．さらに Nisanevich ら[15]は，同様の研究で，輸液制限により入院期間が短縮したと報告している．これらの研究は主に高齢者を対象としているため，注目に値する．しかしながら，高齢者の術中サードスペース形成が若年者とどのように異なるか，十分な研究は行われていない．

　いまだに十分なエビデンスの蓄積がなされていないが，輸液を制限することで良好な予後につながるという報告がほかにも散見される．このことは，高齢者の消化器外科手術の麻酔を行う際に念頭に置くべきである．

表2 周術期合併症の発生率

	制限輸液療法（n = 69）	標準輸液療法（n = 72）
大合併症		
消化管縫合不全	1	4
直腸縫合不全	2	2
腹膜炎	1	0
敗血症	0	4
人工肛門壊死	1	0
創部離開	1	1
小腸閉塞	2	2
出血	1	5
脳卒中	0	2
肺塞栓	0	1
肺水腫	0	4
心筋梗塞	0	0
心室性不整脈	0	2
徐脈	0	4
腎不全	0	1
尿路損傷	1	1
小合併症		
創部感染	9	18
麻痺性イレウス	1	0
肺うっ血	2	8
肺炎	3	9
気胸	3	9
不整脈	0	7
膀胱炎	1	5
脊髄くも膜下麻酔後頭痛	0	1
精神疾患	0	1
合計	29	91
合併症発生患者1人あたりの合併症数	1.2	2.1#

#：制限輸液療法に対して $P < 0.05$.

(Brandstrup B, Tonnensen H, Beier-Holgersen R, et al. Effects of intravenous fluid restriction on postoperative complications：comparison of two perioperative fluid regimens：a randomized assessor-blinded multicenter trial. Ann Surg 2003；238：641-8 より改変引用)

■参考文献

1) Kety SS. Human cerebral blood flow and oxygen consumption as related to aging. J Chron Dis 1956；3：478.
2) Stein M, Cassara EL. Preoperative pulmonary evaluation and therapy for surgery patients. JAMA 1970；211：787-90.
3) Eger E. Age, minimum alveolar anesthetic concentration, and minimum alveolar anesthetic concentration-awake. Anesth Analg 2001；93：947-53.
4) Homer TD, Stanski DR. The effect of increasing age on thiopental disposition and anesthetic requirement. Anesthesiology 1985；62：714-24.
5) Shafer S. The pharmacology of anesthetic drugs in elderly patients. Anesthesiol Clin North

America 2000；18：1-29.
6) Minto CF, Schnider TW, Shafer SL. Pharmacokinetics and pharmacodynamics of remifentanil. II. Model application. Anesthesiology 1997；86：24-33.
7) Bromage PR. Ageing and epidural dose requirements：Segmental spread and predictability of epidural analgesia in youth and extreme age. Br J Anaesth 1969；41：1016-22.
8) Gottschalk A, Ford JG, Regelin C, et al. Association between epidural analgesia and cancer recurrence after colorectal cancer surgery. Anesthesiology 2010；113：27-34.
9) Racle JP, Benkhadra A, Poy JY, et al. Spinal analgesia with hyperbaric bupivacaine：influence of age. Br J Anaesth 1988；60：508-14.
10) 平林由広, 清水禮壽, 斎藤和彦ほか. 等比重0.5％ブピバカインによる脊椎麻酔の広がり. 麻酔 1993；41：1628-34.
11) Joris JL. Anesthesia for laparoscopic surgery. In：Miller RD, editor. Anesthesia. Vol 2. 5th ed. Philadelphia：Churchill Livingstone；2000. p.2003-23.
12) Gretschel S, Estevez-Schwarz L, Hunerbein M, et al. Gastric cancer surgery in elderly patients. World J Surg 2006；30：1468-74.
13) 猪狩公宏, 八木雅幸, 増田大機ほか. POSSUM score を用いた80歳以上高齢者に対する腹部緊急手術症例の検討. 日本腹部救急医学会雑誌 2010；30：869-74.
14) Brandstrup B, Tonnensen H, Beier-Holgersen R, et al. Effects of intravenous fluid restriction on postoperative complications：comparison of two perioperative fluid regimens：a randomized assessor-blinded multicenter trial. Ann Surg 2003；238：641-8.
15) Nisanevich V, Felsenstein I, Almogy G, et al. Effect of intraoperative fluid management on outcome after intraabdominal surgery. Anesthesiology 2005；103：25-32.

（長崎　剛, 西川　俊昭）

III. 麻酔管理

3 高齢者各科手術の麻酔

E 整形外科手術

はじめに

　高齢者は骨折や骨変形・変性により，整形外科手術を受ける機会が多い。加齢は術後死亡，冠動脈疾患，深部静脈血栓症（deep vein thrombosis：DVT），肺血栓塞栓症（pulmonary embolism：PTE），せん妄などの危険因子となる。周術期管理の目標として，早期離床・早期回復，多様式鎮痛法（multimodal approach analgesia）などによりリスクの最小化を図ることが大切である。

高齢者の特徴と整形外科手術の適用

　高齢者は骨折しやすく，整形外科手術を受ける機会が多い。中でも大腿骨頸部骨折は加齢とともに発生率が上昇し，80歳以上で指数関数的に増加する[1]。平成10〜13年の調査によると，経年的に受傷者の高齢化が進み，患者の平均年齢は男性73.2歳，女性80.3歳であった[1]。アメリカでは，60歳以上の人口の50人に1人が股関節骨折を受傷し，60歳以上が患者全体の80％を占める[2]。高齢者が骨折しやすい理由は，骨量の低下，筋力や運動機能の低下，認知機能障害に伴い転倒の機会が増加することが挙げられる[3]。

　骨粗鬆症には閉経と加齢が関係する。Type I 骨粗鬆症は閉経が関与し，閉経後10〜15年でエストロゲン減少に伴い急速に骨量が減少する（3〜5%/year）。このタイプに伴う骨折は，椎骨，骨盤，橈骨遠位部，大腿骨近位部など海綿状骨が多い。Type II 骨粗鬆症は両性に見られ，Type I と比べ骨量低下が緩やかであるが，加齢とともに進行する（0.5〜3%/year）。Type II 骨粗鬆症では，股関節の骨折がもっとも多い[3]。

　また，加齢とともに骨変形・変性が進み，運動機能の低下，痛み，神経症状をもたらす。人工股関節置換術（total hip arthroplasty：THA），人工膝関節置換術（total knee arthroplasty：TKA），頸髄症・腰部脊柱管狭窄症に対する除圧術，手根管症候群に対

する開放術，肩の腱板手術など，痛みや神経症状を緩和して運動機能を高め，生活の質を向上させるための手段として手術が選択される。したがって，不適切な周術期管理によって身体・精神機能の低下をもたらすことのないよう配慮することが重要である。

周術期死亡・合併症

　一般的に，加齢は周術期の死亡や合併症発生の主要な危険因子と考えられている。高齢者では臓器予備能が低下し，原疾患以外に内科的合併症を併発する割合が高い。暦年齢だけでなく，疾患の重症度，手術術式，術前合併症の重症度などのすべてが予後を規定すると考えるのが妥当である。整形外科手術患者の高齢化が進んでいる中で，加齢因子はどれほどのリスクになっているのであろうか。

　わが国の診断群分類包括評価（DPC）データベースをもとに，2007〜2010年の間に整形外科手術を施行された50歳以上の患者について，院内死亡と合併症に影響する因子を解析した研究がある[4]。対象患者は10万7,104人（男性4万5,044人，女性6万2,060人），年齢70.1±10.7歳，このうち80歳以上が16.2%であった。術式は頸椎椎弓形成術1万6,020人，腰椎除圧術3万1,605人，腰椎関節固定術1万8,419人，初回TKA4万1,060人であった。対象患者のうち121人（0.11%）が術後に院内で死亡し，4,448人（4.2%）が少なくとも1つ以上の合併症を発症した。もっとも多い合併症は創感染で，次に多かったのは心イベントと呼吸器合併症であった。男性は女性に比べて，有意に死亡率と合併症発生率が高かった。80歳以上の高齢者は80歳未満に比べて，死亡および合併症のオッズ比がそれぞれ5.88，1.51であった。また，Charlson comorbidity index（CCI）≧3の術前合併症があると，死亡および合併症のオッズ比はそれぞれ16.5，5.06であった。さらに，腰椎関節固定術と頸椎椎弓形成術の院内死亡リスクはTKAの2倍であった。以上より，加齢は確かに院内死亡と合併症の危険因子となることが示された。

　整形外科患者は高齢者が多く，冠動脈疾患を合併している割合も高い。抗血小板薬の服用患者では，術前投与を中止するか継続するかにより，周術期の心合併症と出血性合併症のリスクのバランスが変わる。股関節，膝関節，脊椎手術を受ける3,082人の成人（年齢60.8±3.3歳，59%が女性，冠動脈疾患の既往が11%）について後方視的に調査したところ，心筋壊死（トロポニン値の上昇で定義），心筋梗塞，大出血（術後1日以内に2l以上の濃厚赤血球輸血実施），出血，脳卒中の発生率はそれぞれ5.8%，0.7%，5.4%，0.8%，0.1%であった。心筋壊死の独立した予測因子として，高齢，冠動脈疾患の既往，悪性疾患，慢性腎障害が挙げられた[5]。整形外科手術において高齢は，冠動脈血栓性合併症のリスクになるといえる。

せん妄

　高齢者では，術前から認知症を合併していることが多い。認知症患者では，転倒による大腿骨骨折を発症しやすい。また，骨折患者では，臥床時間が長くなることで，せん妄を合併しやすくなる。せん妄の出現は，それ自体，入院期間の延長や死亡のリスクとなる。したがって，高齢の骨折患者では，術前からせん妄の評価と周術期予防策が重要な課題となる。

　股関節骨折修復術後のせん妄の素因に関する前向きコホート研究がある[6]。股関節骨折患者425人（年齢80.2±6.8歳，女性73.2%，認知症の疑いあり33.1%）をフォローしたところ，せん妄の発生率は術前認知症のない群（26%）より術前認知症のある群（56%）のほうが有意に高かった（オッズ比＝3.35；95% CI＝2.19-5.12, P＜0.001）。認知症のない群（N＝284）について術後せん妄の発生に独立して影響する因子として，年齢（1.07；1.02-1.13），男性（2.81；1.40-5.64），BMI（0.92；0.86-0.99），内科的合併症を有する数（1.15；1.01-1.32），2時間以上の手術時間（2.53；1.20-4.88）が挙げられた。認知症のある群（N＝141）では，救急外来に到着してから手術開始までの時間が36時間以上（2.83；1.24-6.38）のみが術後せん妄発症の独立因子として挙げられた[6]。したがって，術前に認知症があるかどうかを評価することが重要である。術前に認知症がなくても，高齢の骨折患者では手術までの待機時間や手術時間をなるべく短くする工夫が必要である。

　また，264人の65歳以上の股関節骨折患者を対象とした前向きコホート研究によると，せん妄は術前に21.1%，術後に36.4%で認められた[7]。多変量解析の結果，術前せん妄の発生に関連するものとして，認知機能障害（補正オッズ比＝4.7；95% CI＝1.9-11.3），屋内の受傷（3.6；1.1-12.2），発熱（3.4；1.5-7.7），術前の待機時間（1.05；1.0-1.1 per hour）の4つの因子が挙げられた。術後せん妄の発生に関連するものとしては，認知機能障害（2.9；1.4-6.2），屋内の受傷（2.9；1.1-6.3），BMI＜20.0（2.9；1.3-6.7）が独立因子として挙げられた。

　認知症などにより患者の理解力の欠如や意思疎通の困難さがあると，手術の説明と同意を得て治療方針を決めるうえで障害となることがある。患者の選択・意思決定を尊重したうえで，なんらかのルール作りが必要である[3]。

深部静脈血栓症（DVT），肺血栓塞栓症（PTE）

　高齢患者では，周術期にDVTおよびPTEを発症しやすい。静脈血栓の形成には，静脈の内皮障害，血液の凝固亢進，静脈の血流停滞の3つの成因があるが，加齢とともにこれらの要因が増多するものと考えられる[8]。

　また，整形外科患者ではDVT，PTEを発症しやすい。THA，TKA，股関節骨折でDVTが発症しやすいのは，周術期に凝固系が活性化されること，大腿部や腸骨の静脈

表1 整形外科手術の静脈血栓塞栓症のリスクの階層化

リスクレベル	術式
低リスク	上肢の手術
中リスク	腸骨からの採骨や下肢からの神経や皮膚の採取を伴う上肢手術 脊椎手術 脊椎・脊髄損傷 下肢手術 大腿骨遠位部以下の単独外傷
高リスク	人工股関節置換術 人工膝関節置換術 股関節骨折手術（大腿骨骨幹部を含む） 骨盤骨切り術（キアリ骨盤骨切り術や寛骨臼回転骨切り術など） 下肢手術に静脈血栓塞栓症の付加的な危険因子が合併する場合 下肢悪性腫瘍手術 重度外傷（多発外傷）・骨盤骨折
最高リスク	「高リスク」の手術を受ける患者に静脈血栓塞栓症の既往あるいは血栓性素因の存在がある場合

〔循環器病の診断と治療に関するガイドライン（2008年度合同研究班報告）．肺血栓塞栓症および深部静脈血栓症の診断，治療，予防に関するガイドライン（2009年改訂版） http://www.j-circ.or.jp/guideline/pdf/JCS2009_andoh_h.pdf より引用〕

が傷つけられやすいこと，臥床期間が長くなりがちなことが理由として考えられる。わが国の"肺血栓塞栓症および深部静脈血栓症の診断，治療，予防に関するガイドライン（2009年改訂版）"によると，整形外科手術におけるDVT発生のリスクは表1のように階層化されている[8]。表2に挙げたように，高齢や長期臥床では中等度の危険因子の強度が付加される。

イタリア・ロンバルジー地方の疫学調査によると，股関節・膝関節手術を2005～2008年に受けた患者6万9,770人を3カ月間フォローしたところ，2,393人（3.4%）がDVTを発症した[9]。危険因子は，男性（補正オッズ比＝1.11；95% CI＝1.01-1.21），60歳以上（1.30；1.00-1.68），膝関節手術（1.47；1.35-1.61），DVTの既往（1.96；1.20-3.19），PTEの既往（3.25；1.84-5.75），悪性疾患（1.21；1.00-1.46）であった。整形外科患者でも高齢者ほどDVTが発生しやすいといえる。何も予防策を講じなければ主要な整形外科手術患者の約50%でDVTを発症し，このうち0.1～7.5%で致死的なPTEを発症する[10]。

したがって，高齢の整形外科患者では，術前からDVT，PTEのリスク評価と予防策をしっかりと実施する必要がある。股関節骨折患者の場合，早期手術がリスクを低減化する。一般的には，術後の早期離床と積極的な運動開始に加え，未分画ヘパリンの周術期投与と弾性ストッキングあるいは間欠的空気圧迫法による理学療法をリスクに応じて選択する。弾性ストッキング装着や間欠的空気圧迫法が困難な下腿骨折で早期手術ができない場合には，術前からの抗凝固療法が推奨されている。高リスクの脊椎手術においては出血リスクもあるため，抗凝固療法適用の是非は不明とされている[8]。

表2 静脈血栓塞栓症の付加的な危険因子の強度

危険因子の強度	危険因子
弱 い	肥満 エストロゲン治療 下肢静脈瘤
中等度	高齢 長期臥床 うっ血性心不全 呼吸不全 悪性疾患 中心静脈カテーテル留置 がん化学療法 重症感染症
強 い	静脈血栓塞栓症の既往 血栓性素因 下肢麻痺 ギプスによる下肢固定

〔循環器病の診断と治療に関するガイドライン（2008年度合同研究班報告）．肺血栓塞栓症および深部静脈血栓症の診断，治療，予防に関するガイドライン（2009年改訂版） http://www.j-circ.or.jp/guideline/pdf/JCS2009_andoh_h.pdf より引用〕

麻酔法

　手術部位や術式に応じて麻酔法が選択されるが，全身麻酔，脊髄くも膜下麻酔，硬膜外麻酔，末梢神経ブロックおよびこれらの組み合わせが可能である．全身麻酔は一般に，臓器予備能の低下した重症患者や高齢者では麻酔中の全身管理の調節が難しいことに加え，局所麻酔に比べて免疫修飾作用が強く，術後の感染や合併症の発生リスクが高いといわれている．したがって，高齢者に対する全身麻酔薬の使用量は必要最小限に抑えることが必要である．局所麻酔は侵害性の求心性刺激を遮断し，外科的ストレスを軽減するので，高齢者でも推奨されている．

　全身麻酔と局所麻酔の優劣は一概に比較できないが，両者の予後を比較検討したレビューやメタアナリシスによると，局所麻酔のほうが術中出血量や術後の痛み，モルヒネ消費量，悪心・嘔吐が少なく，術後DVT・PTEの発生が有意に少なく，手術時間が有意に短かった[11)12)]．近年は抗凝固療法が多用されていることもあり，術後にカテーテルを留置して行う鎮痛も硬膜外から末梢神経ブロックにシフトする傾向がある．また，調節性に優れた全身麻酔薬や鎮痛薬も登場してきて周術期管理が多様化している．麻酔法の種類による利益とリスクのバランスを考慮し，患者に適した麻酔法を選択するのがよい．

　脊髄くも膜下麻酔は，手術時間が一定の下肢手術に対してはよい適用である．硬膜外麻酔と比較して効果発現時間が短く，手術室を効率的に運用できる．手技は硬膜外麻酔

よりも容易で，大部分の患者に施行可能であるが，高齢者や関節リウマチ患者などでまれに穿刺困難で，断念せねばならないこともある。長時間作用性の局所麻酔薬を使用した場合，術後しばらくの間，運動神経がブロックされてしまうのは欠点である。

硬膜外麻酔の長所は，分節麻酔の調節性に優れ，術前に硬膜外カテーテルを留置しておけば手術時間の長短にかかわらず麻酔を維持でき，さらに術後硬膜外鎮痛を実施できることにある。術後鎮痛の場合は低濃度の局所麻酔薬を用い，運動神経をブロックせず知覚神経のみブロックできるようにする。

脊髄くも膜下麻酔と硬膜外麻酔を併用する麻酔では，両者の利点を生かすことができる。短時間で麻酔効果が得られ，たとえ手術時間が延長した場合でも麻酔を維持でき，さらに術後鎮痛の手段として使える。

また，持続脊髄くも膜下麻酔を整形外科手術患者に用い，良好な管理ができたとする報告がある[13)14)]。くも膜下に留置したカテーテルを通して局所麻酔薬を間欠的に追加投与しながら麻酔域を調節でき，術後鎮痛にも用いることができる。結果的に，比較的少量の局所麻酔薬により循環の変動を小さくして麻酔することが可能なので，循環予備能の低下した高リスク患者には好都合である。

止血凝固能が低下している患者では硬膜外血腫形成のリスクが高く，脊髄くも膜下麻酔，硬膜外麻酔は禁忌である。また，術後に抗凝固薬を投与する場合の管理には注意を要する。末梢神経ブロックを術中・術後に用いることが，その代替手段として最近普及している。

術後管理の目標と手段

高齢者の術後管理の目標として，寝たきりにせず，早期に離床，運動開始を図ることが大切である。骨折に伴い，たとえ短期間でも動かないでいることがPTEや術後せん妄のリスクになる。術前の臥床期間を短くし，術後は早期にリハビリテーションを開始することが大事である。術後痛，せん妄などの中枢神経系障害，疲労，鎮痛薬・鎮静薬の過量投与，経口摂取開始の遅れなどが早期離床・早期回復を遅らせる原因となるので，過鎮静にしない，痛みを除去して疲労や睡眠障害を最小限にする，そして筋肉の異化による減少をなるべく少なくすることが必要である。

一般に，良好な術後鎮痛は患者の満足度を高めるだけではなく，術後合併症を減少させる[15)]。積極的で集学的なアプローチによる鎮痛法は，リハビリテーションを促進し術後長期の鎮痛効果を高める[16)]。股関節骨折，THA・TKA術後の249人を対象に，介入群（毎日，看護師や理学療法士が痛みを評価し，標準的な痛み治療プロトコールを実施し，医療スタッフ間で日々検討）と，従来の鎮痛法を行う対照群を比較したところ，介入群のほうが有意に安静時と理学療法時の痛みが弱く，理学療法の進行が速く，入院期間が短かった。6カ月後，歩行時の痛みの強い患者の割合が少なく，鎮痛薬の使用量が少なかった[16)]。

多様式鎮痛法が整形外科患者にも推奨される[17)]。単独の方法で鎮痛効果を得ようとす

ると，それに伴う副作用も大きくなる．副作用を最小化しつつ，複数の方法による相加・相乗作用で目的とする鎮痛を図ることは，予備能の低下している高齢者において特に合理的である．局所麻酔薬や非ステロイド性抗炎症薬（NSAIDs），アセトアミノフェンなどを併用し，オピオイドは過量にならないよう調節投与する．高齢者では，オピオイドの薬物動態・力学が若年者と異なり必要量が減少する．オピオイドは，消化管運動を抑制することで術後の経口摂取開始を遅らせることも欠点である．

持続硬膜外麻酔は，下肢手術後の主たる鎮痛法として広く用いられてきた．最近は末梢神経ブロックによる術後鎮痛が急速に普及してきている．持続腰神経叢ブロックは，硬膜外麻酔と同程度の術後鎮痛をもたらす一方，硬膜外に比べて低血圧や尿閉，悪心・嘔吐などの合併症の頻度が低いという報告がある[18]．また，局所麻酔薬の創部浸潤が一定の鎮痛効果をもたらすことも確かめられている[19]．整形外科領域における有効な鎮痛法については，今後もエビデンスをもとに検討する必要がある．

周術期の総合的治療戦略の重要性

高齢者の多い整形外科患者では，術前評価に基づくリスク判定とリスク回避，患者に適した手術と麻酔法の選択，早期離床・早期回復により合併症の最小化を図る周術期の総合的な治療戦略が求められる．

Pedersenら[20]は，2003年1月～2004年3月に股関節骨折のために入院した40歳以上の535人の患者を対象に，fast-track treatment and care programを実施して予後を調査した．介入の内容は，全身のオピオイド投与から大腿神経ブロックへのシフト，麻酔科医が救急外来で早期に輸液療法や血液検査を計画する，放射線科医がX線写真を読影し，骨折と判断したらただちに専門医へ送る，手術前後に股関節骨折専門の病棟で治療する，水分やレモネード，炭水化物入り飲料を術前2時間前まで摂取してよいとする，すべての患者が入院時に栄養状態の評価を受ける，可能なら栄養管理を開始する，すべての患者が高タンパクか12.5％の炭水化物入り飲料を摂取する，最初の4日間の夜は酸素療法（2 l/min）を実施，尿閉が生じた場合のみ尿道カテーテルで採尿し，尿閉が続く場合は1～2日間尿道カテーテルを留置する，というものであった．

その結果，介入群では対照群と比べて術後合併症が33％から20％に減少し（オッズ比＝0.61，95％ CI＝0.4-0.9，P＝0.002），錯乱，肺炎，尿路感染症の発生率が低く，入院期間は9.7日（対照群15.8日）短かった．

■参考文献

1) 萩野　浩．大腿骨頚部骨折の発生頻度および受傷状況に関する全国調査．厚生労働科学研究費補助金（長寿科学総合研究事業）研究報告書．2003.
2) Borgeat A, Ekatodramis G. Orthopaedic surgery in the elderly. Best Pract Res Clin Anaesthesiol 2003；17：235-44.

3) Potter JF. The older orthopaedic patient：General considerations. Clin Orthop 2004；425：44-9.
4) Chikuda H, Yasunaga H, Horiguchi H, et al. Impact of age and comorbidity burden on mortality and major complications in older adults undergoing orthopaedic surgery：an analysis using the Japanese diagnosis procedure combination database. BMC Musculoskeletal Disorders 2013；14：173.
5) Oberweis BS, Nukala S, Rosenberg A, et al. Thrombotic and bleeding complications after orthopedic surgery. Am Heart J 2013；165：427-33.
6) Lee HB, Mears SC, Rosenberg PB, et al. Predisposing Factors for Postoperative Delirium After Hip Fracture Repair in Individuals with and without Dementia. J Am Geriatr Soc 2011；59：2306-13.
7) Julieb V, Bjøro K, Krogseth M, et al. Risk Factors for Preoperative and Postoperative Delirium in Elderly Patients with Hip Fracture. J Am Geriatr Soc 2009；57：1354-61.
8) 循環器病の診断と治療に関するガイドライン（2008年度合同研究班報告）．肺血栓塞栓症および深部静脈血栓症の診断，治療，予防に関するガイドライン（2009年改訂版）
http://www.j-circ.or.jp/guideline/pdf/JCS2009_andoh_h.pdf
9) Imberti D, Bianchi C, Zambon A, et al. Venous thromboembolism after major orthopaedic surgery：a population-based cohort study. Intern Emerg Med 2012；7：243-9.
10) Geerts WH, Bergqvist D, Pineo GF, et al. American College of Chest Physicians. Prevention of venous thromboembolism：American College of Chest Physicians evidence-based clinical practice guidelines（8th edition）. Chest 2008；133：381S-453S.
11) Macfarlane AJ, Prasad GA, Chan VW, et al. Does regional anaesthesia improve outcome after total hip arthroplasty? A systematic review. Br J Anaesth 2009；103：335-45.
12) Mauermann WJ, Shilling AM, Zuo Z. A comparison of neuraxial block versus general anesthesia for elective total hip replacement：a meta-analysis. Anesth Analg 2006；103：1018-25.
13) Imbelloni LE, Gouveia MA, Cordeiro JA. Continuous spinal anesthesia versus combined spinal epidural block for major orthopedic surgery：prospective randomized study. Sao Paulo Med J 2009；127：7-11.
14) Sell A, Olkkola KT, Jalonen J, et al. Minimum effective local anaesthetic dose of isobaric levobupivacaine and ropivacaine administered via a spinal catheter for hip replacement surgery. Br J Anaesth 2005；94：239-42.
15) Fischer HB, Simanski CJ. A procedure-specific systematic review and consensus recommendations for analgesia after total hip replacement. Anaesthesia 2005；60：1189-202.
16) Morrison RS, Flanagan S, Fischberg D, et al. A novel interdisciplinary analgesic program reduces pain and improves function in older adults after orthopedic surgery. J Am Geriatr Soc 2009；57：1-10.
17) Peters CL, Shirley B, Erickson J. The effect of a new multimodal perioperative anesthetic regimen on postoperative pain, side effects, rehabilitation, and length of hospital stay after total joint arthroplasty. J Arthroplasty 2006；21：132-8.
18) Türker G, Uçkunkaya N, Yavaşcaoğlu B, et al. Comparison of the catheter-technique psoas compartment block and the epidural block for analgesia in partial hip replacement surgery. Acta Anaesthesiol Scand 2003；47：30-6.
19) McCarthy D, Iohom G. Local infiltration analgesia for postoperative pain control following total hip arthroplasty：a systematic review. Anesthesiol Res Pract 2012（2012）709531 [doi:10.1155/2012/709531. Epub 2012 Jul 5]
20) Pedersen SJ, Borgbjerg FM, Schousboe B, et al. Hip Fracture group of Bispebjerg Hospi-

tal. A comprehensive hip fracture program reduces complication rates and mortality. J Am Geriatr Soc 2008 ; 56 : 1831-8.

〔坂口　嘉郎〕

III. 麻酔管理

3 高齢者各科手術の麻酔

F 泌尿器科手術

はじめに

　前立腺肥大症，前立腺・膀胱・腎・尿路系の悪性腫瘍など，泌尿器科の手術では高齢患者を対象とする割合が高い。加齢により手術後の死亡率や合併症発生率が増加する。認知機能障害，深部静脈血栓症（deep vein thrombosis：DVT）は術前リスク評価に応じた予防策を取る。ロボット支援根治的前立腺摘除術（robot-assisted radical prostatectomy：RARP）では，頭低位・気腹の影響を十分に考慮して管理する。

高齢者に多い泌尿器科疾患

1 尿路感染症

　尿路感染症は周術期合併症の一つであり，高齢者では特に発症しやすい。T細胞の反応性やB細胞の抗体産生能が低下するなど感染防御機構が脆弱化すること，膀胱内に尿が停滞し細菌が繁殖しやすくなることが原因である。後者の理由として，排尿筋収縮力の低下，男性では前立腺肥大症による下部尿路通過障害，さらに神経因性膀胱などの病態を伴う場合が影響する。非心臓手術患者59万4,911人の前向きコホート研究によると，尿路系感染症の発生率は80歳以上（5.6％）が80歳未満（2.2％）に比べて有意に高かった[1]。

2 前立腺肥大症

　前立腺肥大症は高齢の男性に多い。食生活の向上・欧米化により増加傾向にある。現在では40歳後半から出現し，50歳代の男性で5割，60歳代で6割，70歳代で7割，

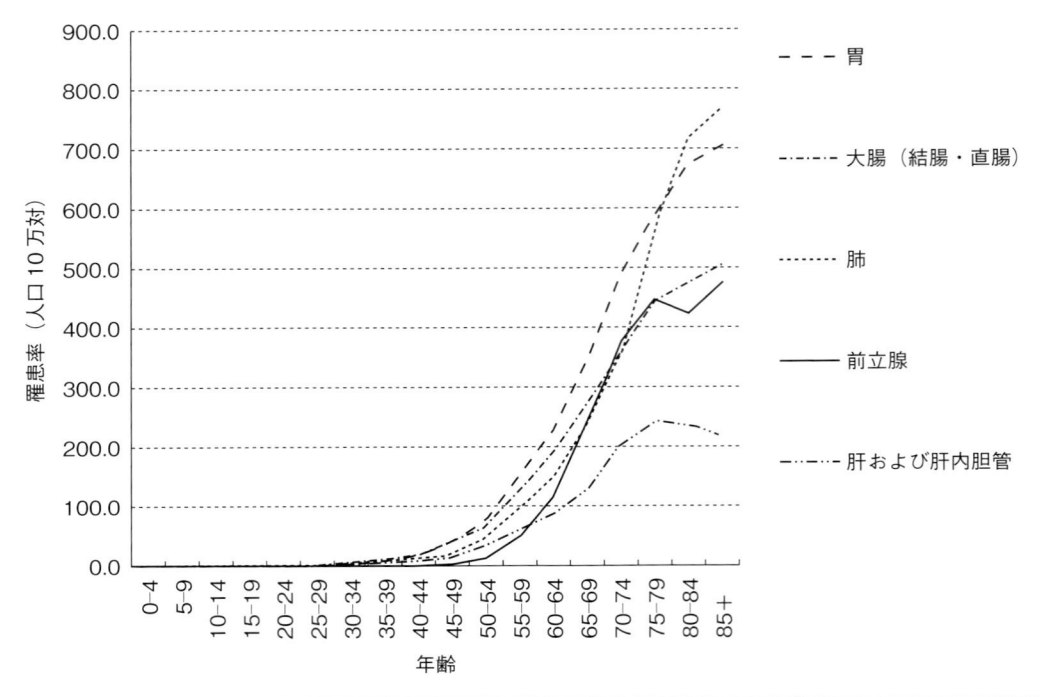

図　日本人男性の年齢層別悪性腫瘍罹患率

（国立がん研究センターがん対策情報センター．全国がん罹患モニタリング集計 2008 年罹患数・率報告．2013 年 3 月　http://ganjoho.jp/public/index.html より引用）

80 歳までに 8 割が前立腺肥大症になるといわれている。

3 前立腺がん

　1975 年以降，前立腺特異抗原（PSA）による診断方法の普及により，早期の前立腺がんが発見されるようになった。2008 年の部位別がん罹患率によると，男性は人口 10 万対 46.1 人であり，胃，大腸，肺に次いで 4 番目であった（図）[2]。50 歳代より加齢とともに急増する。前立腺がん罹患率は世界の中での地域差が大きく，一般的に先進国の罹患率は発展途上国に比べ 3 倍以上高い。生活の欧米化とともに，わが国の罹患率は上昇している。

4 膀胱および腎・尿路系の悪性腫瘍

　膀胱および腎・尿路系の悪性腫瘍の年齢層別推定罹患率（2008 年）によると，それぞれ男性 22.4％，20.5％，女性 6.7％，9.2％であった[2]。いずれも加齢とともに増加し，高齢担がん患者を手術する機会が増えている。

年齢と手術リスク

　一般的に高齢者は手術後の死亡率や合併症発生率が高いといわれているが，泌尿器科領域の手術においても同様の傾向がある。高齢というだけで手術適用から除外すべきではないが，高齢者に手術する場合は，より慎重な術前評価と周術期管理が求められるのは当然である。

　非心臓手術患者（80歳以上2万6,648人，80歳未満56万8,263人）について，術後30日以内の死亡と合併症を調査した，アメリカの前向きコホート研究がある[1]。30日死亡率は80歳以上（8.2％）では80歳未満（2.8％）に比べて有意に高く，泌尿器科手術に限っても，それぞれ1.9％，0.7％と高齢者のほうが有意に高かった。手術の種類により死亡率は大きく異なり，80歳以上の死亡率を比較すると，胸部外科13.5％，一般外科11.4％，血管外科9.4％，耳鼻咽喉科8.8％，脳外科8.6％，整形外科8.3％に対し，泌尿器科では1.9％ともっとも低かった。合併症発生率においても80歳以上（20.0％）は80歳未満（12.1％）に比べて有意に高かった[1]。

　また，イスラエルの1施設で泌尿器科手術を受けた80歳代の患者（47人）と80歳未満の患者（80人，平均年齢59歳）の比較研究によると，80歳代は80歳未満に比べてASA（American Society of Anesthesiologists）重症度分類が有意に高く，虚血性心疾患や高血圧の術前の合併症保有率が有意に高かった。術中合併症の発生率は80歳代のほうが有意に高かったが，術直後や退院後の合併症については両群間に有意差はなかった[3]。

　2002～2008年に出版された膀胱全摘後の短期予後（死亡，合併症）と年齢との関係を検討した42の文献のレビューによると，高齢者において合併症発生率や死亡率が高いという研究結果もある一方，年齢の影響がないとするものもあった[4]。加齢と術前合併症は密接な関連があり，年齢因子自体でリスクを論じることはできないと思われる。ただし，排尿機能の術後回復率を見ると，総じて高齢者ほど低い傾向が認められた。高齢者における術後合併症は研究により発生率に幅があり，イレウス（2～32％），感染症（主に腎盂腎炎，5～39％），尿路変更に伴う合併症（33％以下）が膀胱全摘術を受けた高齢者の主な合併症であった。高齢者の手術死亡率は，0～22％と幅が大きかった[4]。

　一方で，腎臓手術では，年齢よりも手術時間のほうが危険度の高い因子であったとする研究もある[5]。開腹による腎臓摘出術あるいは部分切除術を受けた2,196人について所要した麻酔時間で群間比較すると，麻酔時間が4時間未満の群に比べて4～6時間の群は合併症発症のオッズ比が1.91（P＝0.004）であり，麻酔時間が6時間以上では4.84（P＜0.001）であった。術前の健康状態や腫瘍の進展度を合わせても有意差が認められた。術後死亡率は麻酔6時間以上で2.3％，6時間未満では0.4％であった。

せん妄

　一般に，認知機能の低下した患者の割合は加齢とともに高くなり，高齢者では術後せん妄の出現率が高い。泌尿器科手術を受けた90人の高齢患者（男性81人，女性9人，平均年齢74.3 ± 0.40歳）について観察した研究によると，Confusion Assessment Method（CAM）による評価で2人の女性，6人の男性に術後せん妄が認められ，平均3.0 ± 0.8日間続いた。せん妄の出現には，高齢，認知機能，せん妄の既往，術中の低血圧エピソードが影響していた[6]。

　また，膀胱全摘術を施行した65歳以上の患者59人を対象とした前向き研究によると，CAMによる術後せん妄の発生率は29％で，1～5日間続いた[7]。多変量解析では年齢のみが術後せん妄と関連した（オッズ比＝1.52, 95％ CI＝1.04-2.22, P＝0.03）。術後せん妄を起こした患者では再入院・再手術率が高かったが，90日死亡率や1年死亡率に有意差はなかった。

　高齢者では，術前の認知機能評価と術後せん妄の予防策が重要である。

深部静脈血栓症（DVT），肺血栓塞栓症（PTE）予防

　高齢者では，周術期にDVTや肺血栓塞栓症（PTE）の発生リスクが高い。年齢，手術の大きさ，既往歴などからリスクレベルを判定し，リスクに応じた予防策を講じる必要がある。泌尿器科手術では，原則として一般外科手術のリスク分類および予防法に準じる。

　わが国の"肺血栓塞栓症および深部静脈血栓症の診断，治療，予防に関するガイドライン（2009年改訂版）"によると，経尿道的手術は低リスク，がん以外の疾患に対する骨盤手術は中リスク，前立腺全摘術や膀胱全摘術は高リスクと見なされる（表）[8]。腎手術などの腹部泌尿器科手術では，骨盤泌尿器科手術に準じた予防法を選択する。大手術

表　泌尿器科手術の静脈血栓塞栓症のリスクの階層化

リスクレベル	術式
低リスク	60歳未満の非大手術 40歳未満の大手術
中リスク	60歳以上，あるいは危険因子のある非大手術 40歳以上，あるいは危険因子のある大手術
高リスク	40歳以上のがんの大手術
最高リスク	静脈血栓塞栓症の既往あるいは血栓性素因のある大手術

〔循環器病の診断と治療に関するガイドライン（2008年度合同研究班報告）．肺血栓塞栓症および深部静脈血栓症の診断，治療，予防に関するガイドライン（2009年改訂版）　http://www.j-circ.or.jp/guideline/pdf/JCS2009_andoh_h.pdf より引用〕

とは，一般外科手術と同様に，すべての腹部・骨盤部の手術，あるいは 45 分以上の腹部以外（陰嚢，陰茎など）の手術（経尿道的手術を含む）を基準として，麻酔法，出血量，輸血量，手術時間などを参考として総合的に評価する[8]。

前立腺肥大症の手術

1 術式の種類

手術療法の適用は，尿閉，腎機能障害，尿路感染，膀胱結石，反復性血尿などである。術式は経尿道的前立腺切除術（trans-urethral resection of the prostate：TURP）と開腹による前立腺被膜下摘除術，レーザーを用いた切除術などがあるが，TURP が根治的治療法の主流である。開放性前立腺被膜下摘除術は通常，前立腺が極度に肥大した患者に施行されるが，TURP に比して合併症の発現頻度が高く，回復に要する期間も長い。

2 経尿道的前立腺切除術（TURP）

TURP を実施した 436 症例（48 〜 92 歳，平均 69.8 ± 7.4 歳）を，69 歳以下（196 症例），70 歳代（208 症例），80 歳以上（32 症例）の 3 群に分けて術後の比較をしたところ，70 歳代および 80 歳以上における最大尿流率・平均尿流率が 69 歳以下に比べ有意に低値であり，排尿状態は劣っていると評価されたものの，自覚症状では同等の満足度が得られていた[9]。高齢者でも手術リスクを十分に検討すれば TURP により治療効果が期待できる。

TURP の合併症として，出血，TURP 症候群，低体温，膀胱穿孔，凝固障害，敗血症が挙げられる。また，砕石位に伴い腓骨神経や伏在神経の圧迫による神経障害が起きる可能性がある。

TURP 症候群は，グリシンなどを含む灌流液の血管内吸収が原因である。希釈性低ナトリウム血症，容量負荷に伴い，悪心・嘔吐，視覚障害，意識レベルの低下，興奮，昏迷，昏睡，痙攣，筋攣縮，衰弱，ミオクローヌス，肺水腫，心不全などの症状が起きる。発生の予防には，できるだけ膀胱内圧を低く，手術時間を短くすることである。治療としては，ループ利尿薬による自由水の排泄促進とともに，ナトリウム濃度の補正を 0.6 〜 1 mmol/l/hr の速度で緩やかに行う。高張食塩液は，重篤な低ナトリウム血症にのみ使用する。

TURP 症候群の精神症状を早期に発見するために，禁忌がなければ局所麻酔が望ましい。脊髄くも膜下麻酔が好まれる。T10 以下の知覚遮断があれば十分で，これ以上の麻酔域は膀胱穿孔に伴う腹膜刺激症状をマスクしてしまうおそれがある。

3 レーザーによる前立腺手術

　最近，TURP に代わるものとして，以下に示すようなレーザーを用いて前立腺を切除・核出する方法が行われるようになってきた。TURP に比べて出血や合併症が少なく，入院期間が短いことが報告されている。TURP に比べて灌流液の消費量が少なく，膀胱内圧が低く，破綻血管の露出が少ないので灌流液の血管内吸収が少ない。また，生理食塩液などの等張性電解質液を用いることも可能なので TURP 症候群の発生リスクが減少する点が，麻酔管理上，最大の利点である。TURP 症候群は血管内容量負荷を伴うので，心肺機能の低下した高齢者にとってはリスクが大きい。TURP 症候群の対策が不要であれば，麻酔法は局所麻酔にこだわらずに，患者にとって最適な方法を選択することができる[10]。

　本法では出血が少なく，抗凝固薬投与を継続した患者でも安全に使用できたとする報告がある[11,12]。高齢化とともに血栓性合併症を生じて抗凝固療法・抗血小板療法中の患者が増えているので，本法はより低侵襲な手術として期待される。しかしながら，現時点では手術時間が TURP に比べて長く，手技の習得に時間がかかるという欠点もある。

a. ホルミウムレーザー前立腺切除術

　ホルミウムレーザー前立腺切除術（HoLEP）では，内視鏡からレーザーファイバーを前立腺の内側（内腺）と外側（外腺）の境目に挿入し，ホルミウムヤグレーザーを照射し，肥大した腺腫を外腺から核出する。尿道を広げた後，膀胱内へ移動した腺腫を細切・吸引しながら摘出する。

b. 光選択的前立腺蒸散術

　光選択的前立腺蒸散術（photoselective vaporization of the prostate：PVP）では，尿道から挿入した内視鏡下に高出力の PTP（potassiumu-titayl-phosphate）レーザーを照射して，肥大した内腺を蒸散させながら切除する。このレーザーは酸素化ヘモグロビンによく吸収されるので，血流豊富な血管組織に強く作用して凝固させ，ほとんど出血せずに前立腺を蒸散することが可能である[10]。また，水にほとんど吸収されず，周囲組織へ与えるエネルギーが少ない。手術後の患部の腫れがほとんどないため，手術翌日からの排尿が可能で，痛みも少ない[10]。しかし，本法は組織を蒸散させてしまうため，組織診断のための組織採取ができないという欠点がある。

　70〜100 ml の比較的大きい前立腺肥大の手術においては，TURP より優れた術式とはいえないとする研究もある[13]。TURP 群（N＝37），PVP 群（N＝39）に無作為に振り分け比較したところ，手術時間は TURP 群のほうが有意に短く，尿道カテーテルの留置期間と入院期間は PVP 群のほうが有意に短かった。術後の国際前立腺症状スコア，最大尿流率，排尿後残尿量，切除容量，再手術は TURP 群のほうが有意に優れていた。

前立腺がんの手術

　前立腺がんに対する摘除術は従来,恥骨後アプローチによる開腹術が行われていたが,近年は低侵襲性を追求する腹腔鏡手術が普及し,さらにRARPが行われるようになった。

　RARPの特徴は,内視鏡画面が三次元的に拡大表現され,鉗子の動きが細密で自由度が高く,手先の震えを遮断できるため,従来の腹腔鏡鉗子よりもきめ細かな作業性・視認性と深部到達性の高さが得られる点にある[14]。アメリカでは現在,根治的前立腺摘除術のほとんどはRARPで行われている。わが国においても2009年に厚生労働省の薬事承認が得られ,全国で導入が進んでいる。

　従来の腹腔鏡手術や開腹術とRARPを比較した研究のシステマティックレビューによると,RARPは出血量が少なく,入院期間が短く,再手術や術後合併症が少なかった[15)16)]。また,従来の腹腔鏡下前立腺摘除術(laparoscopic radical prostatectomy：LRP)(N = 60)とRARP(N = 60)を比較したランダム化比較試験(RCT)によると,3カ月後の排泄機能の回復度はRARP群(80％)がLRP群(61.6％)より有意に高く,12カ月後の勃起機能の回復はRARP群(80％)がLRP群(54.2％)より有意に高かった[17]。

ロボット支援根治的前立腺摘除術(RARP)の麻酔管理の問題点

　RARPの麻酔管理における課題は,術式の導入期においては手術時間・気腹時間が長くなる傾向があること,ロボットのアームが体の上にあることで気道や点滴ルートにアクセスしにくいこと,蘇生時にはCPRを実施できる態勢を整えるのに時間がかかることが挙げられる。そして,最大の問題点は,長時間,急峻な頭低位(25～45度)にして気腹が加わるということであり,臓器予備能の低下した高齢者に対する影響は十分考慮しなければならない[14]。

1 中枢神経系への影響

　頭低位と気腹により頭蓋内圧は亢進し,脳灌流圧が低下する。脳血流障害がある患者では,平均動脈圧の低下を厳密に避ける。肺コンプライアンスの低下により換気量が低下しやすくなるが,動脈血二酸化炭素分圧(Pa_{CO_2})を正常に維持するよう換気条件を調節し,適当な脳血流量を保つようにする必要がある。

　Kalmarら[18]はASA Ⅰ・ⅡのRARPを受ける患者において,40度の頭低位と気腹により,脳灌流圧(平均動脈圧と中心静脈圧の差から計算)が77 mmHgから71 mmHgへとわずかに低下し,近赤外線分光光度計による脳組織酸素飽和度は70％から73％へ変化し,呼気終末二酸化炭素分圧($P_{ET_{CO_2}}$)は4.12 kPaから4.79 kPaへ変化したが,復位後3分以内に元のレベルに戻ったと報告している。しかしながら,高齢者で長時間手

術後に急性昏迷症状を来した報告があり[19]，低灌流および脳浮腫が影響している可能性を否定できない。

　頭低位と気腹圧の両方が加わることにより，脳血流の自動調節能が障害される。23人のRARP施行患者で調べたところ，autoregulation index（Mx）が低下し，体位を戻すと回復した[20]。自動調節能が低下すると，血圧に応じて脳血流量が変化しやすくなる。手術中は血圧を厳密に管理し，頭低位の時間をなるべく短くすることが重要である。

2 視機能障害

　62歳の男性でRARP後に下方視野欠損，および64歳の男性でLRP後に失明を生じた症例報告がある[21]。術中，低血圧や貧血の程度は大きくはなく，虚血性視神経炎（IOH）の原因として，手術時間がそれぞれ6時間35分，9時間と長いことが影響したと考えられた。

　頭低位と気腹により，眼圧は上昇し，眼組織の灌流圧が低下する。RARPを施行する33人の患者（平均年齢61.5歳，平均BMI 28）で術中に簡易眼圧計を用いて眼圧を測定した研究がある[22]。25度の頭低位とし，二酸化炭素の気腹圧は15 mmHgとした。手術時間は平均142.5分（105〜210分），頭低位の時間は平均68分（31〜115分），出血量は平均80 ml（45〜155 ml）であった。頭低位最終時の眼圧は，麻酔導入前より13 mmHg高かった。頭低位時の眼圧上昇に有意に影響する因子は，手術時間とP_{ETCO_2}であった[22]。

　高齢者では，緑内障の有無など，術前の視機能の評価が必要である。眼圧の上昇を抑制するためには，長時間手術と二酸化炭素の貯留を避けるのがよい。

3 循環への影響

　45度という極端な頭低位と気腹（11〜12 mmHg）でRARPを施行したASA I・IIの患者16人についての研究では，中心静脈圧が3倍，肺動脈圧が2倍に増加し，平均動脈圧が35％上昇した一方，心拍数，1回拍出量，心拍出量，混合静脈血酸素飽和度（S_{vO_2}）は変化しなかった。体血管抵抗は気腹によって上昇するが，頭低位を加えることによって元のレベルに戻った[23]。循環予備能の低下した高齢者では十分代償できない可能性があるので，血行動態のモニタリングに基づく厳密な循環管理が求められる。

4 呼吸への影響

　1,500人のRARP患者の研究によると，頭低位と気腹により，横隔膜が頭部方向に移動し，機能的残気量（FRC）が低下し，肺コンプライアンスが低下，気道内プラトー圧は50％上昇した[24]。慢性閉塞性肺疾患（COPD）やブラなどを有する呼吸器疾患患者では負荷に耐えられない可能性もあり，術式の適応を厳密に評価する必要がある。術後，気道系の浮腫を来す例があるので，気管チューブの抜管時の気道狭窄を評価するこ

とも重要である[14]。

■参考文献

1) Hamel MB, Henderson WG, Khuri SF, et al. Surgical outcomes for patients aged 80 and older：morbidity and mortality from major noncardiac surgery. J Am Geriatr Soc 2005；53：424-9.
2) 国立がん研究センターがん対策情報センター．全国がん罹患モニタリング集計2008年罹患数・率報告．2013年3月．http://ganjoho.jp/public/index.html
3) Halachmi S, Katz Y, Meretyk S, et al. Perioperative morbidity and mortality in 80 years and older undergoing elective urology surgery ― a prospective study. Aging Male 2008；11：162-6.
4) Froehner M, Brausi MA, Herr HW, et al. Complications following radical cystectomy for bladder cancer in the elderly. Eur Urol 2009；56：443-54.
5) Routh JC, Bacon DR, Leibovich BC, et al. How long is too long? The effect of the duration of anaesthesia on the incidence of non-urological complications after surgery. BJU Int 2008；102：301-4.
6) Carmignani G, Odetti P. Preoperative risk factors for postoperative delirium (POD) after urological surgery in the elderly. Arch Gerontol Geriatr 2011；52：e166-9.
7) Large MC, Reichard C, Williams JT, et al. Incidence, risk factors, and complications of postoperative delirium in elderly patients undergoing radical cystectomy. Urology 2013；81：123-9.
8) 循環器病の診断と治療に関するガイドライン（2008年度合同研究班報告）．肺血栓塞栓症および深部静脈血栓症の診断，治療，予防に関するガイドライン（2009年改訂版）http://www.j-circ.or.jp/guideline/pdf/JCS2009_andoh_h.pdf
9) 小島宗門，早川隆啓，斎藤俊彦ほか．経尿道的前立腺切除術の年齢層別治療効果の検討．日本泌尿器科学会雑誌 2001；92：513-9.
10) Hanson RA, Zornow MH, Conlin MJ, et al. Laser resection of the prostate：implications for anesthesia. Anesth Analg 2007；105：475-9.
11) Shao IH, Hou CP, Chen SM, et al. The safety and efficacy of aspirin intake in photoselective vaporization laser treatment of benign prostate hyperplasia. Clin Interv Aging 2013；8：265-9.
12) 平山貴博，設楽敏也，藤田哲夫ほか．抗凝固薬継続下に施行したHoLEP（Holmium Laser Enucleation of the Prostate）の経験．日本泌尿器科学会雑誌 2010；101：754-7.
13) Horasanli K, Silay MS, Altay B, et al. Photoselective potassium titanyl phosphate (KTP) laser vaporization versus transurethral resection of the prostate for prostates larger than 70 mL：a short-term prospective randomized trial. Urology 2008；71：247-51.
14) Paranjape S, Chhabra A. Anaesthesia for robotic surgery. Trends in Anaesthesia and Critical Care 2014；4：25-31.
15) Trinh QD, Sammon J, Sun M, et al. Perioperative outcomes of robot-assisted radical prostatectomy compared with open radical prostatectomy：results from the nationwide inpatient sample. Eur Urol 2012；61：679-85.
16) Tewari A, Sooriakumaran P, Bloch DA, et al. Positive surgical margin and perioperative complication rates of primary surgical treatments for prostate cancer：a systematic review and meta-analysis comparing retropubic, laparoscopic, and robotic prostatectomy. Eur Urol 2012；62：1-15.
17) Porpiglia F, Morra I, Lucci Chiarissi M, et al. Randomised controlled trial comparing lapa-

roscopic and robot-assisted radical prostatectomy. Eur Urol 2013 ; 63 : 606-14.
18) Kalmar AF, Foubert L, Hendrickx JFA, et al. Influence of steep Trendelenburg position and CO_2 pneumoperitoneum on cardiovascular, cerebrovascular, and respiratory homeostasis during robotic prostatectomy. Br J Anaesth 2010 ; 104 : 433-9.
19) George A. Steep Trendelenburg position, intracranial pressure, and dexamethasone. Br J Anaesth 2010 ; 105 : 548-9.
20) Schramm P, Treiber AH, Berres M, et al. Time course of cerebrovascular autoregulation during extreme Trendelenburg position for robotic-assisted prostatic surgery. Anaesthesia 2014 ; 69 : 58-63.
21) Weber ED, Colyer MH, Lesser RL, et al. Posterior ischemic optic neuropathy after minimally invasive prostatectomy. J Neuroophthalmol 2007 ; 27 : 285-7.
22) Awad H, Santilli S, Ohr M, et al. The effects of steep trendelenburg positioning on intraocular pressure during robotic radical prostatectomy. Anesth Analg 2009 ; 109 : 473-8.
23) Melinda L, Lars G, Lars L, et al. Hemodynamic perturbations during robot-assisted laparoscopic radical prostatectomy in 45° Trendelenburg Position. Anesth Analg 2011 ; 113 : 1069-75.
24) Danic MJ, Chow M, Alexander G, et al. Anesthesia considerations for robotic-assisted laparoscopic prostatectomy : a review of 1,500 cases. Journal of Robotic Surgery 2007 ; 1 : 119-23.

〔坂口　嘉郎〕

IV

術後管理と術後合併症

IV. 術後管理と術後合併症

1 高齢者の術後管理の特徴

はじめに

　高齢者は，加齢による生理学的変化が生じているうえに併存疾患を有していることが多い．そのため，周術期麻酔管理上の問題点を術前から十分に把握して術後合併症の予防と対策を立てる必要がある．そして合併症の発生を最小限にするためには，きめ細やかな看視が大切である．

高齢者の術後管理の特徴

1 老年症候群

　世界保健機関（WHO）は65歳以上を高齢者と定義したが，医学的な介入と配慮が必要とされる年齢は，現代の日本では70歳以上であろう．そして，年齢を重ねるに従って老年症候群が伴ってくる．老年症候群とは"おとしよりに多くみられ，原因は様々であり，治療と同時に介護・ケアが重要な一連の症状・所見を指す"もしくは"高齢者に特有もしくは高頻度に見られる症候で包括的な対処を要するもの"と定義されている[1]．
　高齢者は，さまざまな症状を同時に呈するが，原因は多岐にわたり，慢性的な経過をたどり，自立を著しく阻害され，簡単には治療や対処法が見出せないなどの特徴を持つ．一方，近年欧米の老年学会で注目されているfrailtyという概念がある．frailtyは，加齢による心身の衰えに伴う症候群であり，疾患ではない．frailtyの医学生理学的側面についてこれまでに明らかにされているところでは，酸化ストレス，ミトコンドリア異常，テロメアの短縮やデオキシリボ核酸（DNA）の損傷，細胞の老化などの分子生物学的レベルにおける異常が，炎症や神経内分泌性機能不全を原因として，炎症性疾患と関連しながら食欲不振，筋肉減弱，骨減少の原因となり，免疫機能，認知機能，糖代謝などに影響を及ぼす．臨床的には，緩慢な動作，筋力低下，体重減少，活動性低下，疲労となって現れるといわれている[2]．今後，分子生物学的レベルでさらに詳細が解明されることにより，さまざまな加齢に伴う病態が理解され，高齢者の持つ問題点の理解が

深まることで，周術期麻酔管理のさらなる向上が期待できる．

2 高齢者と手術

現在，日本においては人口の高齢化が進んでいるが，内視鏡を用いた低侵襲手術の適用拡大や麻酔管理を含めた周術期管理の進歩によって，高齢者が手術を受ける機会は急増している．

手術手技に関しては，腹腔鏡下手術と開腹のランダム化比較試験（RCT）で70歳以上と70歳未満との比較がなされている．術後の合併症率・在院日数はともに腹腔鏡下手術で有意に低く，高齢者ほどその傾向は顕著となることが示されている．高齢者こそ腹腔鏡下手術の利点が大きいとされ，今後も腹腔鏡下手術の割合が増加することも予想される[3]．

しかし，高齢者は年齢による生理学的変化が生じているため老年症候群を併発していることも多く，術後の罹患率・死亡率は年齢とともに増加し，年齢因子は創傷，腎機能，心血管，呼吸器において関連性が認められている．緊急手術も危険因子である[4]．高齢者の麻酔管理には，周術期麻酔管理の問題点を術前から十分に把握して術後合併症の予防と対策を立て，合併症の発生を最小限にすることが求められる．

3 術後管理の留意点

高齢者の術後管理では，加齢により全身の臓器予備能が低下していることや術前から併存疾患を有していることが多いため，術後合併症が生じるとほかの合併症を引き起こしやすく，若年成人に比して多臓器不全に陥りやすいので注意が必要である[5]．

高齢者は，合併症が生じても自覚症状に乏しく（例：胸痛のない心筋虚血など），身体所見もはっきりしないこともあるため，術後は呼吸・循環器系モニタリング，尿量，ドレーンの排液量・性状，熱型，意識状態，血糖値，電解質などをきめ細やかに看視することが大切である．対応の遅れは，合併症の発生あるいは多臓器障害へとつながる可能性がある．

4 高齢者の生理学的変化

高齢者では，加齢に伴って脳神経系，呼吸器系，循環器系，肝臓，腎臓，内分泌・代謝系，身体組成，末梢組織などさまざまな生理機能が変化し低下しているため，それぞれに周術期の問題点が現れる（表1）．

5 高齢者における薬物動態・薬力学 （表2）

高齢者は，薬物代謝に関連する腎機能・肝機能の低下に加えて体内水分量の減少，脂肪の増加，さらに血清中アルブミン濃度の低下や血清中 α_1 酸性糖タンパク質の増加な

IV. 術後管理と術後合併症

表1 加齢による変化

	加齢に伴う生理学的変化	周術期の問題点
脳神経系	・脳実質の萎縮 ・神経原線維変化の増加 ・老人斑の増加 ・脳血流の低下 ・脳血管障害 ・アセチルコリン・ドパミン受容体の減少	・記憶力の低下 ・認知症 ・麻酔薬に対する感受性の増大 ・術後せん妄や認知機能低下 ・脳予備能の低下 ・術後脳梗塞の危険性
呼吸器系	・胸郭の硬化 ・絨毛の機能障害 ・肺実質の変化（弾性低下，肺コンプライアンス増大，死腔増加，クロージングボリューム増加，拡散能低下） ・低酸素性肺血管収縮の減弱 ・動脈血酸素飽和度の低下 ・呼吸中枢の機能低下	・喀痰排出困難 ・閉塞性障害 ・安静時の酸素化能低下 ・換気血流比不均衡 ・術後低酸素血症，高二酸化炭素血症 ・麻薬や鎮静薬による呼吸抑制
循環器系	・心筋壁の硬化と肥厚 ・コンプライアンス低下 ・β受容体の感受性低下 ・自律神経機能の低下 ・刺激伝導系の変性 ・動脈硬化 ・末梢血管抵抗の増加 ・脈拍速度の減少 ・弁膜症・冠動脈疾患の合併	・拡張機能障害 ・心拍数が増えにくい ・不整脈 ・起立性低血圧 ・低血圧時の臓器血流低下 ・心筋虚血 ・弁膜症
肝臓	・肝重量と肝細胞の減少 ・肝血流の低下 ・シトクロムP450の減少	・薬物クリアランスの低下による作用遷延・増強
腎臓	・腎血流量の減少 ・糸球体濾過量の減少 ・尿細管分泌の減少 ・尿濃縮能低下	・薬物クリアランスの低下による作用遷延 ・溢水・脱水に陥りやすい
内分泌・代謝系	・糖代謝・脂質代謝の低下	・無治療の糖尿病
身体組成	・体液水分量の低下 ・筋肉量の低下 ・体内脂肪量の増加 ・血清中アルブミン濃度の低下 ・血清中α_1酸性糖タンパク質の増加	・薬物代謝の変化 ・薬物の分布容積の変化 ・筋力低下
末梢組織	・局所血流量の低下 ・皮膚水分量の減少	・褥瘡ができやすい ・低体温

ど，加齢とともに身体が変化している。

体内水分量が減少すると分布容積が減少することになり，静脈内投与直後の血中濃度が若年者に比べて高くなる。そのため，高齢者では，より少ない投与量で目的とした血

表2 高齢者に対する薬物の調整

薬　物	調　整
吸入麻酔薬	・吸入濃度の減量
静脈麻酔薬	・初期投与量減量 ・維持量減量
オピオイド	・筋硬直の出現頻度の増加 ・作用時間の延長 ・呼吸抑制の発生頻度上昇
局所麻酔薬	・必要量の低下 ・作用時間の延長
ベンゾジアゼピン系	・初期投与量減量 ・効果時間の延長
アトロピン	・必要量の増量 ・central anticholinergic syndrome の出現
イソプロテレノール	・必要量の増量

中濃度が得られる。脂肪の増加は，脂溶性の薬物（チオペンタール，ジアゼパムなど）の分布容積を増す。また，脂肪組織では血流速度が遅いため，脂溶性薬物は脂肪組織から血液中への分布に時間を要する。アミノグリコシド系抗菌薬など水溶性薬物では，分布容積が減少しているため，血中濃度は上昇する。さらに，加齢により心拍出量は低下してくる。そのため，組織血流量は減少し，コンパートメント間の移行が少なくなるため，薬物の分布に要する時間が延長する。結果として血液中に薬物がとどまる時間が長くなり，血中濃度が高くなりやすくなる。高齢者では，このような薬物動態の変化が起きている。

次に，薬学的効果の発現には，血漿タンパク質（血清アルブミン，リポタンパク，糖タンパク，グロブリン）と薬物の結合が影響する。血漿タンパク質と結合していない薬物（非結合型）が標的組織に移行し，薬学的効果を発揮する。非結合型薬物は，肝臓で代謝され尿中へ排泄される。高齢者では酸性薬物（チオペンタール，ジアゼパムなど）の主結合タンパクであるアルブミンの血清中濃度が低下しているため，酸性薬物のタンパク結合率が低下する。その結果，非結合型の薬物が多くなって標的組織に移行しやすくなり，薬学的効果が増強されることになる。一方，加齢に伴って α_1 酸性糖タンパク質濃度が増加してくる。これと結合しやすい塩基性薬物（リドカイン，クロルプロマジン，プロプラノロールなど）はタンパク結合率が増加し，その結果として非結合型薬物が低下するため薬学的効果が減弱する。

また，高齢者では肝臓の容積が若年成人と比較して20〜30％減少し，肝血流量も心拍出量の低下に伴って20〜50％低下し，代表的な薬物代謝酵素であるシトクロムP450の含量が低下する。そのため，代謝される薬物の排泄が低下し，薬物の維持量は少なくなる。しかし，投与された薬物の代謝に関わるシトクロム分子種は，加齢に伴う影響がそれぞれで異なることも分かってきている。

薬物や代謝物は，尿中や胆汁中などに排泄される．腎臓においても，加齢により腎血流量や糸球体濾過量（glomerular filtration rate：GFR）の低下などが生じている．非結合型薬物は，糸球体濾過や尿細管での分泌に関与している．未変化体として尿中に排泄される薬物は糸球体で濾過されるため，高齢者では排泄に時間がかかり，結果として半減期は延長する．

代表的な静脈麻酔薬であるプロポフォールの必要量に関しては，Shafer[6]がPK/PDモデルから，プロポフォールの必要投与量は約80％という結果を示している．吸入麻酔薬の最小肺胞濃度（minimum alveolar concentration：MAC）は，20歳以降10年で約6％ずつ減少すると報告されている[7]．イソフルラン，セボフルランのMACおよびMAC-awakeは年齢とともに低下し，80歳では20歳と比較すると約半分になる[8]．

ベンゾジアゼピン系薬物は抗不安作用と鎮静作用を持ち，ミダゾラムは前投薬として頻用される．しかし，高齢者，特に肥満患者では，効果作用時間の延長とγアミノ酪酸（GABA）受容体の変化に伴い効果が増強される危険性があるため，減量の必要性がある．また，区域麻酔時の鎮静では呼吸停止が生じやすい．一方，作用時間の長いベンゾジアゼピン系薬物のジアゼパムは，高齢者ではせん妄の発生に関連するため使用は推奨されない．

高齢者では薬物の吸収・分布・代謝・排泄などに多くの変化が生じるため，薬物有害作用が生じやすい．そのため，有害作用の頻度，安全性，代替薬の有無などから"高齢者に対して特に慎重な投与を要する薬物のリスト"が日本老年医学会から発表されている[9]．

6 高齢者に多い術後合併症

高齢者に多い術後合併症（表3）と基本的な対策が，さまざまな面から検討されている[10]．

a. 脳神経系

麻酔薬の影響として，生後18カ月のラットに1.2％のイソフルラン麻酔で2週間後も空間記憶能力が低下することが報告されている[11]．イソフルランにはアミロイドβタンパクの重合化を促進する作用があるが，臨床使用量のプロポフォールではそのような作用はない[12]．また，高齢者では術後せん妄が生じやすいことが知られている[13]．そのため，せん妄の予防策として以下のようなことが挙げられる[14]．

・病棟内の移動や転棟はなるべく避ける．
・入院24時間以内にリスクの評価を行う．
・時刻・日付を見えやすいところに設置する．
・脱水などを起こさないようにする．
・酸素化を評価する．
・十分な鎮痛を図り，積極的に体を動かす．

表3 高齢者に多い合併症

脳神経系	・覚醒遅延 ・せん妄 ・認知機能障害 ・脳梗塞
呼吸器系	・無気肺 ・誤嚥性肺炎 ・呼吸抑制
循環器系	・心筋虚血 ・心不全 ・不整脈 ・高血圧 ・低血圧
腎臓	・急性腎不全
そのほか	・低体温 ・深部静脈血栓症 ・褥瘡 ・低栄養

・家族の面会を増やし，会話をさせる。
・不必要なカテーテルを挿入しない。
・必要であれば栄養管理を行う。

b. 呼吸器系

　高齢者は，若年成人に比較して麻酔薬に対する感受性が高いうえ，代謝・排泄能が低下しているため，術中使用した麻薬性鎮痛薬・鎮静薬の残存にも注意を払う必要がある。呼吸数のチェックは欠かせない。また，硬膜外鎮痛でモルヒネを使用した場合には，遅発性の呼吸抑制に注意する必要がある。過量投与を抑制するためにも，患者自己調節鎮痛（patient-controlled analgesia：PCA）が望ましい。
　肺合併症を予防するためには，以下のことに注意する。

・長時間作用型筋弛緩薬は使うべきでない。
・術後鎮痛は重要で，腹部血管手術や胸部手術では硬膜外鎮痛は有用である。
・誤嚥の危険性が高いため，慎重なケアが必要である。

c. 循環器系

　血圧は加齢性変化を示し，年齢とともに収縮期血圧は高くなる。高血圧症に伴い脳血管疾患や腎疾患など他疾病の合併に関連するが，軽度の高血圧症と心リスクの間には明らかな関連性は認められていない。しかし，術中の低血圧は，術後心筋梗塞や死亡率に関連する[15]。循環器系合併症の発症の独立した危険因子として，虚血性心疾患，うっ血性心不全，脳血管障害，高リスク手術，術前のインスリン使用，高齢が挙げられ

る[16)〜18)]。

d. 肝臓

　加齢によりアミノ酸やアルブミンなどのタンパク合成能は低下し，凝固因子も高齢者では低値になる。ミトコンドリアは減少し，肝ミクロソーム機能も低下，胆汁酸分泌の減少や排泄遅延も生じる。そのため，血液検査上明らかな肝機能低下が認められない場合でも，潜在的な肝機能の低下が加齢とともに生じる。そのため，薬物の代謝が低下する可能性が生じる[19)]。

e. 腎臓

　加齢とともに腎血流やGFRは減少する[20)]。具体的には，腎血流は10歳ごとに10％減少する。日本人一般人口では，70〜79歳の30％，80歳以上では45％程度に慢性腎臓病（chronic kidney disease：CKD）が認められる[21)]。

　高齢者では，潜在的に腎機能低下症例が多い。周術期の腎血流・循環動態の変化によって影響を受け，術後腎不全を起こすリスクがある。抗利尿ホルモン反応性の低下，ナトリウムの保持能の低下，尿濃縮力の低下などによって，術前から電解質異常や脱水を認める場合がある。腎機能低下は心血管疾患の危険因子であるため，腎機能の保護は重要である。しかし，明らかな腎保護作用を持つ薬物は知られていない。血清クレアチニン値は，筋肉量やタンパク摂取量に左右されるため，その評価には注意が必要であり，高齢者で増加してくる腎硬化症や薬物による腎障害では尿所見を認めないこともありGFRによる評価が必須である[22)]。腎機能低下症例においては，日本腎臓学会のガイドラインに腎機能低下時の薬物投与量が記載されている[22)]。

　血圧などが低下した場合に腎機能障害が生じやすくなるが，それ以外に，血圧が正常に維持されてもGFRが低下する正常血圧性虚血性急性腎不全（NT-AKI）という病態がある。この原因として，動脈硬化，高血圧症，CKD，非ステロイド性抗炎症薬（non-steroidal anti-inflammatory drugs：NSAIDs），敗血症，高カルシウム血症，肝腎症候群，カルシニューリン阻害薬などの薬物が挙げられる[23)]。術後の急性腎障害（AKI）のうちもっとも多い原因は，出血，脱水，敗血症，播種性血管内凝固症候群（DIC），薬剤性腎毒性である。

f. 内分泌系（糖尿病）

　加齢により耐糖能の低下が認められるが，これは①加齢に伴う体組成変化，②運動量の低下，③糖質過剰の食事内容，④インスリン初期分泌の遅延・低下，⑤ミトコンドリア機能の低下によるものと考えられている[23)]。高齢者の耐糖能低下は耐糖能異常（IGT）や軽症糖尿病と類似しており，食前血糖はあまり変化しないが食後血糖は上昇するのが特徴である。一方，高齢者では術後せん妄などにより低血糖症状を適切に自覚できないことも少なくないため，インスリン使用時には低血糖にも十分留意する必要がある[24)]。

　最近の研究によると，がん手術後の死亡率は，糖尿病の合併により約50％高まることが報告されている[25)]。その原因として，高血糖による易感染や創傷治癒遅延，細小血

管症の関与，心血管イベントの発生などが推定されている．糖尿病の病状を悪化させないためにも周術期の血糖コントロールが重要であるが，現在では周術期の目標血糖値は 180 mg/dl 以下がよいとされている[26]．術後は手術侵襲によりストレスホルモンの分泌が増加し，肝臓におけるグリコーゲン分解と糖新生が促進されるとともに，末梢組織のインスリン感受性低下により血糖値が上昇する．手術侵襲による影響は，術後3～7日程度の間で大きく変化するため，開腹や開胸を伴う大手術の場合，インスリン強化療法できめ細かい調節が必要になる．

高齢者の代謝や体組成の変化と栄養管理

　加齢に伴う代謝の変化やその特性を考えると，栄養管理とリハビリテーションは重要である．加齢とともに，身体活動度の低下に伴う基礎エネルギー量の低下，炭水化物中心の食事への変化，脂肪酸代謝能の低下，ホルモン分泌の変化が，高齢者の代謝や体組成の変化に影響を及ぼす．体組成において全身骨格筋は減少し，脂肪の割合は加齢に伴って増加する．体重あたりの皮下脂肪の割合と年齢の間には関連がないが，内臓脂肪の割合と年齢の間には正の相関がある[27]．この変化が薬物の分布容積や薬物動態の変化につながる．高齢者では，体組成の変化によって体型指数（BMI）がそれほど高くなくても内臓脂肪が蓄積している例が多い．さらに，個々の体組成分布もばらつきが多いうえ，サルコペニアと呼ばれる病態に陥りやすい．

　サルコペニアとは，加齢や悪液質，廃用症候群などの原因による筋肉量と筋力の低下状態を指し，診断のためのアルゴリズムがある[28]．高齢者の低栄養スクリーニングが必要であり，その低栄養リスクのアセスメントには，mini nutritional assessment の short form（MNA-SF）が用いられている[29]．

　高齢者に対する周術期栄養管理として，ヨーロッパ静脈経腸栄養学会（ESPEN）のガイドラインでは，高度侵襲手術において高齢者も通常の成人に対する栄養管理でよいとされている．しかし，高齢者では若年者より栄養不良のリスクが高いため，予防的栄養サポートを考慮しなければならないとされている[30)31]．術後早期より経口から栄養を投与することの有用性は高い[32]．

　特に高齢の手術患者に対して，術前から術後にわたるリハビリテーションが欠かせない．入院生活で高齢者は日常生活動作能力（ADL）の低下や骨格筋量の減少が容易に生じやすいうえ，いったんこれらが低下すると回復にも時間と労力を要する．不要な安静は筋力低下を招くため，できるだけ早期離床を図り，筋力の低下を避ける．そのためにも，術後鎮痛は重要である．

術後疼痛管理における高齢者の特性

　高齢者では併存疾患が多く存在し，さらには若年者に比べて生理学的予備力が減少し

ている。これらの変化によって薬物のクリアランスは減少し，薬物タンパク結合も減少する[33)34)]。年齢は薬物動態・薬力学に大きな影響を与える。さらに高齢者では，麻薬に対する中枢神経系の感受性が亢進している。そのため，高齢者では痛み知覚の低下などから疼痛管理は若年者とは異なる。また，高齢になると認知機能の障害を伴う機会も増え，痛みの程度を的確に評価することも困難な場合がある。このような場合には疼痛管理が困難になりやすい[35)]。

一般成人に対する痛みの程度の評価にはvisual analogue scale（VAS）が有用であるが，高齢者では困難である。代わる評価方法としてnumeric rating scale（NRS），verbal rating scale（VRS）などがあり，高齢者には適しているかもしれない[36)]。しかし，どの評価方法を用いても認知機能低下を認める痛みの評価は困難になる。

術後の強い痛みは数日間であり，時間とともにその程度は減弱していくと考えられる。鎮痛薬の選択としては，麻薬系鎮痛薬単独の鎮痛より，NSAIDsと麻薬系鎮痛薬の併用によって鎮痛の質向上と副作用の軽減が期待できることから併用が推奨される。また，硬膜外PCAの併用など複数の鎮痛法を組み合わせることにより鎮痛効果が高く，若年者と同等以上の鎮痛効果が得られる[37)]。また，区域ブロックと薬物の併用は有用な鎮痛法である。最近はエコー装置を用いることによって末梢神経ブロックが以前より安全で確実に行えるようになってきている。さまざまな末梢神経ブロックを併用することによって良好な鎮痛が得られる[38)39)]。鎮痛だけではなく，大腿骨頸部骨折などの周術期に腸骨筋膜ブロックを併用するとせん妄発症を減少させたり，股関節置換術で持続腰神経叢ブロックとPCAを併用するとPCA単独による鎮痛よりせん妄発症率を抑制したりするなど，末梢神経ブロックの併用の有用性が報告されている[38)40)]。

そのほか

1 低体温

手術中は麻酔薬による体温調節機構（血管収縮とシバリング）の抑制と熱の放射・蒸散により，容易に低体温に陥りやすい。中枢性の体温調節機能の低下，シバリング閾値温度の低下，血管収縮能の低下，代謝の低下などにより，高齢者では容易に低体温に陥りやすい。周術期低体温は，創傷治癒遅延，感染増加，シバリング，不快感，心血管ストレスの増加につながる[41)42)]。いったん低体温に陥ってしまった場合，温かい輸液や空気加温装置で積極的に加温する必要がある[43)]。また，メペリジンなどの薬物の投与によりシバリングを回避することが可能である。

2 褥瘡予防

褥瘡は，外力によって骨と皮膚表層の間の軟部組織の血流が低下するための不可逆的

な阻血状態である．好発部位は仙骨，踵骨，尾骨，大転子部である．危険因子として長時間手術，低栄養，やせ，年齢，皮膚の菲薄化などがあり，特に高齢者では褥瘡が発生しやすい．身体の観察と体位を考慮した除圧などが重要である．

■参考文献

1) 鳥羽健二．老年症候群と総合的機能評価．日本内科学会雑誌 2009；98：589-94.
2) Walston J, Hadley EC, Ferrucci L, et al. Research agenda for frailty in older adults : toward a better understanding of physiology and etiology : summary from the American Geriatrics Society/National Institute on Aging Research Conference on frailty in older adults. J Am Geriatr Soc 2006；54：991-1001.
3) Frasson M, Braga M, Vignali A, et al. Benefits of laparoscopic colorectal resection are more pronounced in elderly patients. Dis Colon Rectum 2008；51：296-300.
4) Turrentine FE, Wang H, Simpson VB, et al. Surgical risk factors, morbidity, and mortality in elderly patients. J Am Coll Surg 2006；203. 865-77.
5) Suzuki Y, Akishita M, Arai H, et al. Multiple consultations and polypharmacy of patients attending geriatric outpatient units of university hospitals. Geriatr Gerontol Int 2006；6：244-7.
6) Shafer SL. Pharmacokinetics and pharmacodynamics of elderly. In : McLeskey CH, editor. Geriatric anesthesiology. Baltimore : Williams & Wilkins ; 1997. p.126-42.
7) Nickalls RW, Mapleson WW. Age-related iso-MAC charts for isoflurane, sevoflurane and desflurane in man. Br J Anaesth 2003；91：170-4.
8) Katoh T, Suguro Y, Ikeda T, et al. Blood concentrations of sevoflurane and isoflurane on recovery from anaesthesia. Br J Anaesth 1992；69：259-62.
9) 日本老年医学会編．高齢者の安全な薬物療法ガイドライン．東京：メジカルビュー社；2005.
10) Sieber FE, Barnett SR. Preventing postoperative complications in the elderly. Anesthesiol Clin 2011；29：83-97.
11) Culley DJ, Baxter MG, Crossby CA, et al. Impaired acquisition of spatial memory 2 weeks after isoflurane and isoflurane nitrous oxide anesthesia in aged rats. Anesth Analg 2004；99：1393-7.
12) Eckenhoff RG, Johansosn JS, Wei H, et al. Inhaled anesthetic enhancement of amyloid-beta oligomerization and cytotoxixity. Anesthesiology 2004；101：703-9.
13) 赤澤千春，稲本 俊．術後せん妄の発症状況とその誘因．ICU と CCU 2005；29：425-31.
14) O'Mahony R, Murthy L, Akunne A, et al. Guideline Development Group : Synopsis of the National Institute for Health and Clinical Excellence guideline for prevention of delirium. Ann Intern Med 2011；154：746-51.
15) Bijker JB, van Klei WA, Vergouwe Y, et al. Intraoperative hypotension and 1-year mortality after noncardiac surgery. Anesthesiology 2009；111：1217-26.
16) Hoeks SE, op Reimer WJ, van Gestel YR, et al. Preoperative cardiac risk index predicts long-term mortality and health status. Am J Med 2009；122：559-65.
17) Poldermans D, Hoeks SE, Feringa HH. Pre-operative risk assessment and risk reduction before surgery. J Am Coll Cardiol 2008；51：1913-24.
18) American College of Cardiology Foundation/American Heart Association Task Force on Practice Guidelines, American Society of Echocardiography, American Society of Nuclear Cardiology, et al. 2009 ACCF/AHA focused update on perioperative beta blockade. J Am Coll Cardiol 2009；54：2102-28.

19) 灘井雅行，加藤美紀．高齢者の薬物動態の変化．日本臨牀 2013；71：999-1003.
20) Novis BK, Roizen MF, Aronson S, et al. Association of preoperative risk factors with postoperative acute renal failure. Anesth Analg 1994；78：143-9.
21) Imai E, Horio M, Watanabe T, et al. Prevalence of chronic kidney disease in the Japanese general population. Clin Exp Nephrol 2009：13；621-30.
22) 日本腎臓学会編．CKD 診療ガイド 2009．東京：東京医学社；2009.
23) Wahl PW, Savage PJ, Psaty BM, et al：Diabetes in older adults：comparison of 1997 American Diabetes Association classification of diabetes mellitus with 1985 WHO classification. Lancet 1998；52：1012-5.
24) 日本糖尿病学会編．特殊な病態における糖尿病治療：1 外科手術時．糖尿病専門医研修ガイドブック．東京：診断と治療社；2003．p.243-7.
25) Barone BB, Yeh HC, Snyder CF, et al. Postoperative mortality in cancer patients with preexisting diabetes：systematic review and meta-analysis. Diabetes Care 2013；33：931-9.
26) NICE-SUGAR Study Investigators. Intensive versus conventional glucose control in critically ill patients. N Engl J Med 2009；360：1283-97.
27) Cefalu WT, Wang ZQ, Werbel S, et al. Contribution of visceral fat mass to the insulin resistance of aging. Metabolism 1995；44：954-9.
28) Cruz Jentoft AJ, Baeyens JP, Bauer JM, et al. Sarcopenia：European consensus on definition and diagnosis：report of the european working group on sarukopenia in older people. Age Aging 2010；39：412-23.
29) Nestlé Nutrition Institute. Mini nutritional assessment-short form. http://www.mna-elderly.com/forms/mini/mna_mini_japanese.pdf
30) Volkert D, Berner YN, Berry E, et al. ESPEN guideline on enteral nutrition：geriatrics. Clin Nutr 2006；25：330-60.
31) Sobotka L, Schneider SM, Berner YN, et al. ESPEN guidelines on parenteral nutrition：geriatrics. Clin Nutr 2009；28：461-6.
32) Weimann A, Braga M, Harsanyi L, et al. ESPEN guildlines on enteral nutrition：surgery including organ transplantation. Clin Nutr 2006；25：224-44.
33) Owen JA, Sitar DS, Berger L, et al. Age-related morphine kinetics. Clin Pharmacol Ther 1983；34：364-8.
34) Mangoni AA, Jackson SH. Age-related changes in pharmacokinetics and pharmacodynamics：basic principles and practical applications. Br J Clin Pharmacol 2004；57：6-14.
35) van Herk R, van Dijk M, Baar FP, et al. Obsevation scales for pain assessment in older adults with cognitive impairments of communication difficulties. Nurs Res 2007；56：34-43.
36) Hadjistavropouls T, Herr K, Turk Dc, et al. An interdisciplinary consensus statement on assessment of pain in older persons. Clin J Pain 2007；23：S1-S43.
37) Ishiyama T, Iijima T, Sugawara T, et al. The use of patient-controlled epidural fentanyl in elderly patients. Anaesthesia 2007；62：1246-50.
38) Mouzopoulos G, Vasiliadis G, Kaminaris M, et al. Fascia iliaca block prophylaxis for hip fracture patients at risk for delirium：a ramdomized placebo-contorolled study. J Orthop Traumatol 2009；10：127-33.
39) 森本康宏，柴田康之．超音波ガイド下末梢神経ブロック実践 24 症例．東京：メディカル・サイエンス・インターナショナル；2013.
40) Mario J, Russo J, Kenny M, et al. Continuous lumar plexus block for postoperative pain control after total hip arthroplasty. A Ramdomized controlled trial. J Bone Joint Surg Am

2009 ; 91 : 29-37.
41) Rajagopalan S, Mascha E, Na J, et al. The effect of mild perioperative hypothermia on blood loss and transfusion requirement. Anesthesiology 2008 ; 108 : 71-7.
42) Kurz A, Sessler DI, Lenhardt R. Perioperative normothermia to reduce the incidence of surgical wound infection and shorten hospitalization : study of wound infection and temperature group. N Engl J Med 1996 ; 334 : 1209-15.
43) Taguchi A, Ratnaraj J, Kabon B, et al. Effects of a circulating-water garment and forced-air warming on body heat content and core temperature. Anesthesiology 2004 ; 100 : 1058-64.

(奥山　克巳, 松川　隆)

IV. 術後管理と術後合併症

2 ICUにおける高齢者の鎮静

はじめに

ICU（intensive care unit）での診療や看護を円滑に進め，良好な治療効果を得るためには，適切な鎮静と鎮痛が不可欠である．近年，ICUにおける鎮静は，鎮痛を主体とした浅い鎮静（analgosedation）に移行している．特に"加齢"によって生体機能と認知機能が変化している高齢者の鎮静では，予後に影響するせん妄の発症を防止することを主眼とした包括的で多面的な鎮静・鎮痛戦略が求められる．

高齢者の特徴

加齢によって，体脂肪率の増加や骨格筋の減少，細胞内水分量の減少が生じる．これらの身体構成の変化は，麻酔薬の体内分布や排泄に大きく影響する．体脂肪率の増加は脂溶性薬物（バルビツレート，フェンタニル，ジアゼパムなど）の貯留の原因となり，薬物作用時間が延長する．骨格筋の減少は熱産生を減少させるが，筋弛緩薬に対する感受性は変化させない．高齢者では，ICUでの鎮静に用いるミダゾラムやプロポフォール，デクスメデトミジンの必要量は減少し，効果持続時間は延長する．その理由として，肝血流量と肝組織量の減少による肝クリアランス（薬物代謝）の低下と，腎血流量と腎組織量の減少による腎クリアランス（薬物排泄）の低下が挙げられる．肝クリアランスの低下は，初回肝臓通過で代謝される薬物の血中濃度を増加させて臨床的効果を増強する．腎クリアランスの低下は，代謝産物の排泄を遅延させるため，臨床的効果を遷延させる．ICUで高齢者に用いる頻度の高い薬物の加齢による臨床薬理学的変化を表1[1]に示す．

神経系も同様に加齢の影響を受け，頭蓋骨容量に対する脳容量の比率は減少し，脳血流量も10〜20％減少する[2]．しかし，脳血流の自動調節能や二酸化炭素応答，低酸素応答は，正常に維持される．加齢により術後長期間にわたり認知機能が進行性に低下することや，術中の深麻酔状態の長い高齢者では1年生存率が悪化することが知られている．術後認知機能障害（postoperative cognitive dysfunction：POCD）の形成には，術後せん妄が大きく関与している[3]．ICUにおける高齢者の鎮静は，過鎮静を回避しながら長期認知機能障害を誘導するせん妄を惹起しないように，使用する鎮静薬の加齢によ

表1 加齢による鎮静薬と鎮痛薬の臨床薬理学的変化

麻酔薬	脳の感受性	Pharmacokinetics	必要量
吸入麻酔薬	↑		↓
チオペンタール	—	初期分布容量減少	↓
プロポフォール	↑	クリアランス減少	↓
ミダゾラム	↑	クリアランス減少	↓
モルヒネ	↑	クリアランス減少	↓
フェンタニル	↑		
レミフェンタニル	↑	クリアランス減少	↓
		V_1 compartment 容量減少	↓
パンクロニウム		クリアランス減少	↓
ベクロニウム		クリアランス減少	↓

(稲垣喜三. 高齢者の麻酔術前評価. 並木昭義監, 山蔭道明編. 日常診療に役立つ高齢者の周術期管理. 東京:真興交易医書出版部;2007. p.16-31 より引用)

る薬理学的変化を考慮しながら,軽鎮静(light sedation)あるいは意識下鎮静(conscious sedation)の状態を維持することが肝要である.

ICUにおける鎮静と鎮痛のガイドライン

2013年にアメリカ集中治療医学会(SCCM)は,"成人ICU患者の疼痛,不穏,およびせん妄の管理に関する臨床ガイドライン"を策定した.その要約を表2[4]に示す.ICUに収容されている重症患者では,定期的に疼痛評価と鎮静の深度と質の評価,せん妄の評価を実施することの重要性を強調している.このガイドラインに準拠した鎮静・鎮痛処置の実行は,人工呼吸期間やICU滞在日数を減少させ,ICUにおける重症患者の予後を改善することが期待される.

鎮静レベルの評価

高齢者のICUでのせん妄や認知機能障害の発生頻度を低下させるためには,適切な鎮静が不可欠である.鎮静のレベル評価するために,observer's assessment of agitation/sedation scale (OAA/S scale)やRichmond agitation-sedation scale (RASS), sedation-agitation scale (SAS), Ramsay sedation score (RAS)が使用されることが多い.適正な鎮静レベルとされる意識下鎮静は,OAA/S scaleやRAS, SASでは3〜4のレベル,RASSでは−1〜−2のレベルである.これらの鎮静評価スコアのうち,SASとRASS(表3)の信頼性が高いとされている[4].

表2　ICUおける鎮静と鎮痛のガイドライン（要約）

PADガイドラインの要約

疼痛と鎮痛

1. ICU患者は，安静時もICUケアにおいても日常的に疼痛を感じている（B）。心臓血管外科術後の患者，特に女性患者における疼痛は十分に治療されていない（B）。ICU患者では，一般的に処置に伴う疼痛が認められる（B）。
2. すべての患者に対して，定期的に疼痛の評価を行う（1B）。自己申告は不能であるが，運動機能が障害されていない患者では，疼痛の評価にバイタルサインではなく行動学的疼痛スケールを用いることを提案する（2C）。BPSおよびCPOTが最も妥当かつ信頼性のある行動学的疼痛スケールである（B）。バイタルサインは，さらに詳細な疼痛評価を開始すべきかどうかを判断する目的でのみ用いる（2C）。
3. 非神経障害性疼痛に対しては，第一選択薬としてオピオイドを静脈内投与する（1C）。オピオイドの副作用を抑制するために，非オピオイド性鎮痛薬を使用する（1C）。神経障害性疼痛に対しては，オピオイドの静脈内投与に加えてガバペンチンまたはカルバマゼピンを使用する（1A）。
4. 特に胸腔チューブを抜去する場合（1C），処置に伴う疼痛に対して先行して治療を行うことを提案する（2C）。
5. 腹部大動脈手術を施行した患者では胸部硬膜外鎮痛を用いる（1B）。外傷性肋骨折患者でも胸部硬膜外鎮痛を用いることを提案する（2B）。腹部大動脈瘤の手術を施行した患者における腰椎硬膜外鎮痛の使用に関して（OA），また，胸腔内手術または非血管系腹部手術を施行した患者における胸部硬膜外鎮痛の使用に関して（OB），エビデンスがないため指針を示すことができない。内科のICU患者において，局所鎮痛と全身性鎮痛のどちらを使用すべきかに関して，エビデンスがないため指針を示すことができない（O）。

不穏と鎮静

1. ICU患者では，浅い鎮静レベルを維持すると臨床的アウトカムが改善する（B）。これらの患者では鎮静レベルを浅く維持すべきである（1B）。
2. RASSおよびSASは，鎮静の質および深度を評価するうえでもっとも妥当かつ信頼性のあるツールである（B）。
3. 麻痺が認められない患者では，脳機能に関する指標は，主観的なスコア化された鎮静評価の補助的にのみ用いるべきであるが（1B），筋弛緩薬を使用している患者では，鎮静深度の第一モニタリング手法として用いることを提案する（2B）。
4. 発作リスクのあるICU患者で非痙攣性発作の活動性のモニタリングを行う場合，あるいは頭蓋内圧上昇が認められるICU患者にburst suppressionに達する薬物の用量調節を行う場合は，EEG測定法を用いる（1A）。
5. 鎮静を毎日中断するか，浅い鎮静レベルを維持するように鎮静薬の用量調節を行う（1B）。鎮痛優先の鎮静（analgesia-first sedation）を行うことを提案する（2B）。鎮静にはベンゾジアゼピン系薬よりも非ベンゾジアゼピン系薬を使用することを提案する（2B）。ICU患者における疼痛，鎮静およびせん妄の管理を統合し，促進するために，鎮静プロトコールおよび毎日のチェックリストを用いる（1B）。

せん妄

1. せん妄は死亡率の増加（A），ICU在室期間および入院期間の延長（A），ICU退室後の認知機能障害の発生（B）に関連する。
2. せん妄の危険因子として以下の因子が挙げられる：既存の認知症，高血圧，アルコール依存症の既往歴，および入院時点で重症度の高い疾患（B），昏睡（B），ベンゾジアゼピン系薬の使用（B）。せん妄の発現リスクがある人工呼吸中の成人ICU患者に鎮静薬を使用する場合は，ベンゾジアゼピン系薬よりもデクスメデトミジンを使用したほうがせん妄の発現率が低い（B）。
3. ICU患者のせん妄について定期的にモニタリングを行う（1B）。この目的では，CAM-ICUおよびICDSCがもっとも妥当かつ信頼性のある評価ツールである（A）。
4. せん妄の発現抑制と期間短縮のために，患者の早期モビライゼーションを促す（1B）。
5. せん妄予防の目的でのハロペリドールまたは非定型抗精神病薬の予防的投与は提案しない（2C）。
6. 成人ICU患者に対して，光・音をコントロールするための方策を取る，患者ケアを一括して行う，睡眠サイクルを障害しないように夜間の刺激を減らすなど環境を最適に整えることにより，睡眠を促す（1C）。
7. ICU患者において，せん妄期間の短縮の目的ではリバスチグミンを投与しない（1C）。
8. ベースライン時にQT間隔延長が認められる患者，トルサード・ド・ポアンツ（torsades de pointes）の既往歴がある患者，QT間隔延長を起こすことが知られている薬物を投与中の患者では，抗精神病薬を使用することを提案しない（2C）。
9. せん妄を呈するICU患者に鎮静薬の使用が必要な場合は，アルコールまたはベンゾジアゼピン系薬の離脱症状とは無関係のせん妄に対して，ベンゾジアゼピン系薬よりもデクスメデトミジンを使用することを提案する（2B）。

各項目における推奨事項と声明に対するエビデンス（根拠）の質を，(A) 高い，(B) 中等度，(C) 低い/非常に低い，で格付けしている。推奨事項に対する推奨度を，(1) 強い，(2) 弱い，で格付けしている。根拠に乏しいか，合意形成に至らなかった事項については，(0) 推奨しない，で示している。

(Barr J, Fraser GL, Puntillo K, et al. Clinical practice guidelines for the management of pain, agitation, and delirium in adult patients in the intensive care unit. Crit Care Med 2013；41：263-306 より改変引用)

表3 RASSとSAS

a. Richmond agitation-sedation scale（RASS）
ステップ1：30秒間患者を観察する。これ（視診のみ）によりスコア0〜＋4を判定する。
ステップ2：
1) 大声で名前を呼ぶか，開眼するように言う。
2) 10秒以上アイ・コンタクトができなければ繰り返す。以上2項目（呼びかけ刺激）によりスコア−1〜−3を判定する。
3) 動きが見られなければ，肩を揺するか，胸骨を摩擦する。これ（身体刺激）によりスコア−4，−5を判定する。

スコア	用語	説明	
＋4	好戦的な	明らかに好戦的な，暴力的な，スタッフに対する差し迫った危険	
＋3	非常に興奮した	チューブ類またはカテーテル類を自己抜去；攻撃的な	
＋2	興奮した	頻繁な非意図的な運動，人工呼吸器ファイティング	
＋1	落ち着きのない	不安で絶えずそわそわしている，しかし動きは攻撃的でも活発でもない	
0	意識清明な落ち着いている		
−1	傾眠状態	完全に清明ではないが，呼びかけに10秒以上の開眼およびアイ・コンタクトで応答する	呼びかけ刺激
−2	軽い鎮静状態	呼びかけに10秒未満のアイ・コンタクトで応答	呼びかけ刺激
−3	中等度鎮静	呼びかけに動きまたは開眼で応答するがアイ・コンタクトなし	呼びかけ刺激
−4	深い鎮静状態	呼びかけに無反応，しかし，身体刺激で動きまたは開眼	身体刺激
−5	昏睡	呼びかけにも身体刺激にも無反応	身体刺激

（Sessler CN, Gosnell M, Grap MJ, et al. The Richmond agitation-sedataion scale: validity and reliability in adult intensive care patients. Am J Respir Crit Care Med 2002；166：1338-44 より改変引用）

b. sedation-agitation scale（SAS）

スコア	状態	症候
7	危険なほどの興奮	気管チューブを引っ張る，カテーテル類を自己抜去しようとする，ベッド柵を乗り越えようとする，医療スタッフに暴力を振るう，ベッドの端から端まで転がる
6	過度の興奮	拘束や頻回の声かけによる制限の注意喚起が必要，気管チューブを噛む
5	興奮	不安や身体的多動（興奮）はあるが，言葉による注意や指導で静穏になる
4	静穏で協力的	静穏で，容易に目覚め，従命可能
3	鎮静	容易には覚醒しないが，言葉の刺激や軽い身体の揺さぶりで目覚める。簡単な指示には従うが再現できない
2	深い鎮静	強い身体刺激で目覚めるが，意思疎通や従命ができない。自発的な体動ができる
1	覚醒不能	疼痛刺激に対して最小限の反応を示すか，あるいは無反応であり，意思の疎通が図れず，指示にも従えない

（Riker RR, Picard JT, Fraser GL. Prospective evaluation of the sedation-agitation scale for adult critically ill patients. Crit Care Med 1999；27：1325-29 より改変引用）

ICUにおける高齢者の鎮静の実際

1 鎮痛薬とその効果

　SCCMの"ICUの疼痛と不穏，せん妄（pain, agitation and delirium：PAD）の管理に関するガイドライン"（以下，PADガイドライン）でも強調されているが，良質の鎮静の獲得と効果的なせん妄予防には適切な鎮痛が不可欠である。表4に，ICUで使用される鎮痛薬を示す。

　良質な鎮痛を提供するためには，定期的な疼痛評価が重要である。定期的な疼痛評価は，鎮痛薬の必要量の減少やICU滞在期間の短縮，人工呼吸器装着期間の短縮[5]などの臨床的効果をもたらす。自己申告が不可能な成人重症患者の疼痛の評価ツールとして，Behavioral Pain Scale（BPS）[6]やCritical-care Pain Observation（CPOT）（表5～6）[7]

表4　ICUでの鎮静に用いられる鎮痛薬

鎮痛薬	作用発現	消失半減期（T1/2β）	CSHT	間欠投与法	持続投与法	経口投与法
フェンタニル（静注）	1～3分	2～4時間	6時間：200分 12時間：300分	0.35～0.5 μg/kg：0.5～1時間ごと	0.7～10 μg/kg/hr	
モルヒネ（静注）	5～10分	3～4時間		2～4 mg：1～2時間ごと	2～30 mg/hr	
レミフェンタニル（静注）	1～3分	3～10分	3～4分		0.5～15 μg/kg/hr	
ケタミン（静注）	30～40秒	2～3時間	3時間：60分 6時間：75分	0.1～0.5 mg/kg	0.05～0.4 mg/kg/hr	
アセトアミノフェン（静注）	5～10分	2時間		650 mg：4時間ごと 1,000 mg：6時間ごと		
アセトアミノフェン（経口）	30～60分	2～4時間				325～1,000 mg：4～6時間ごと
ガバペンチン（経口）	不明	5～7時間				開始：100 mg×3 維持：900～3,600 mg分3

　CHTS：context-sensitive half-time；持続静脈内投与されていた薬物の投与中止後に，その薬物の血中濃度が50％に低下するのに要する時間

表5 Behavioral Pain Scale

痛み行動	A なし	B 軽度	C 中等度	D 重度
安静度	静穏	少ない体動	やや多い体動	常に体動
筋緊張	弛緩状態	弱い緊張	やや強い緊張	強い緊張
表情（しかめと歪み）	正常	わずかにしかめる（歪む）	やや強くしかめる（歪む）	常にしかめる（歪む）
声の調子	正常の調子で話し，うめかない	ため息をつく 不満気な声 わずかにうめく	不満の声 強くうめく	叫ぶ すすり泣く

評価方法：10分間患者を観察し，各痛み行動を4段階で評価する．各項目ごとに観察されたもっとも高いスコアを記載する．
(Gelinas C, Fillion L, Puntillo KA, et al. Ventilation of the Critical-Care Pain Observation Tool in adult patients. Am J Crit Care 2006；15：420-7 より改変引用)

表6 Critical-Care Pain Observation Tool

指標	評価方法	スコア	
顔の表情	表情筋に緊張がない	静穏，自然体	0
	しかめ，眉がさがり，眼窩が窪み，頬筋の収縮	緊張	1
	上記に加えて目を固く閉じている	ゆがみ	2
体動	まったく動かない（痛みがないという意味ではない）	無動	0
	ゆっくりとした注意深い動きで，疼痛部位を触れ，なでる．動きに注意を払う	防御的行動	1
	チューブを引き抜き，座ろうとし，四肢を動かし，のたうち回る，ベッドの柵を乗り越えようとし，スタッフに暴力を振るう	不穏	2
筋緊張（上肢の受動的屈曲と伸展で評価）	受動的運動に抵抗なし	弛緩	0
	受動的運動に抵抗あり	緊張・固縮	1
	受動的運動に強い抵抗，完全に不動	強い緊張・固縮	2
人工呼吸器との同調性（挿管患者）	アラームは作動せず，安らかな換気	呼吸器や運動を忍容	0
	アラームは自然に停止する	咳嗽はあるが忍容	1
	非同調：換気の中断，頻回のアラーム作動	呼吸器と非同調	2
あるいは			
声の調子（抜管患者）	通常の調子で話し，うめきはない		0
	ため息とうめき		1
	叫びとすすり泣き		2

(Gelinas C, Fillion L, Puntillo KA, et al. Ventilation of the Critical-Care Pain Observation Tool in adult patients. Am J Crit Care 2006；15：420-7 より改変引用)

は，もっとも信頼性のある行動学的疼痛評価が可能である．疼痛評価としてのバイタルサインは不安定な評価指標であるが，詳細な疼痛評価を開始する判断材料となる．
　鎮痛を実施するにあたっては，重症患者の非神経障害性疼痛では，モルヒネやフェンタニルのようなオピオイドの静脈内投与が第一選択となる．さらに，アセトアミノフェ

表7 ICUで使用される鎮静薬

鎮痛薬	作用発現（分）	血中排泄半減期（T1/2 β）（時間）	活性代謝物	初期投与量	維持投与量	副作用
ジアゼパム	2〜5	20〜120	あり	5〜10 mg	0.03〜0.1 mg/kg 0.5〜6時間ごと（必要に応じて）	呼吸抑制 低血圧 静脈炎
ミダゾラム	2〜5	3〜11	あり	0.01〜0.05 mg/kg 緩徐に	0.02〜0.1 mg/kg/hr	呼吸抑制 低血圧
プロポフォール	1〜2	短期投与 3〜12 長期投与 30〜70	なし	5 μg/kg/min for 5 min	5〜50 μg/kg/hr	注入時痛 呼吸抑制 低血圧 PRIS 高トリグリセリド血症
デクスメデトミジン	5〜10	1.8〜3.1	なし	1 μg/kg for 10 min	0.2〜0.7 μg/kg/hr（MAX：1.5）	徐脈，低血圧 初期負荷時に高血圧

PRIS：プロポフォール注入症候群

ンやケタミンの静脈内投与，非ステロイド性抗炎症薬（NSAIDs）の静脈内あるいは経口投与も，併用することが勧められる。これらの薬物の併用は，鎮痛に必要なオピオイドの投与量を減少し，オピオイド投与に伴う副作用の発現率や重症度を低下させることも期待される。神経障害性疼痛を有すると考えられる症例では，オピオイドの静脈内投与に加えてガバペンチンやプレガバリンあるいはカルバマゼピンなどの抗痙攣薬の経口投与が推奨される。

ICUにおける硬膜外鎮痛は有用である。PADガイドラインでは，腹部大動脈瘤術後の胸部硬膜外麻酔による鎮痛は推奨しているが，硬膜外腔へのオピオイド投与は全身投与を凌ぐ効果はないとして推奨していない。しかし，低濃度の局所麻酔薬と少量のオピオイドを併用した硬膜外鎮痛は，局所麻酔薬単独よりもストレス反応の抑制に優れていることが知られている[8]ので，硬膜外腔への少量オピオイド併用投与も適用の対象となるかもしれない。硬膜外鎮痛では，副作用としての感染症や徐脈，低血圧に注意しなければならない。

2 鎮静薬とその効果

重症患者では，不安と不穏は高頻度に発現し，有害な臨床的効果をもたらす。そのため，ICUでは，不安と不穏による臨床的効果の悪化を防止する目的で鎮静薬が使用さ

れる．ICU で使用される鎮静薬を表7に示す．

　鎮静薬を使用する前には，患者の快適性の維持や十分な鎮痛薬の投与，頻回の見当識の回復，正常睡眠パターンの確立などの患者環境を整えることが重要である．成人のICU 患者では，浅い鎮静レベルの維持のほうが，深い鎮静レベルの維持よりも臨床的効果が高いとされている．浅い鎮静レベルとは，容易に覚醒可能で単純な指示に意識的に従うことができる状態を指す．このような鎮静レベルの維持は，鎮静スケールの使用や鎮静薬使用削減を目的とした鎮静プロトコール，非ベンゾジアゼピン系薬物の使用で達成され，人工呼吸器装着期間および ICU 滞在期間の短縮や入院期間の短縮，せん妄や長期認知機能障害の発現率の低下に貢献している．

　従来の ICU における鎮静薬の主流は，ジアゼパムやミダゾラムに代表されるベンゾジアゼピン系薬物であった．ベンゾジアゼピン系薬物は，脳内のγアミノ酪酸 A（$GABA_A$）ニューロン受容体を活性化して，抗不安，健忘，鎮静，催眠，鎮痙の作用を発現させるが，鎮痛作用を有しない[9]．高齢者は，ベンゾジアゼピンの鎮静作用に対する感受性が高いので[10]，容易に呼吸抑制や低血圧を引き起こす．ベンゾジアゼピン系薬物は肝代謝を受けるため，そのクリアランスは肝機能障害や肝疾患を有する患者で低下するとともに，加齢による低下も加味されることで高齢者でも低下する[11]．それゆえ，ベンゾジアゼピン系薬物による鎮静からの覚醒は，長期投与や高齢者，肝あるいは腎機能障害患者で遅延する[10]．

　プロポフォールは，鎮静，催眠，抗不安，健忘，制吐，鎮痙の多様な作用を有するが，鎮痛作用は有していない．プロポフォールは脂溶性が高く，容易に血液脳関門を通過するため，鎮静効果が短時間で発現する．また，プロポフォールは，末梢への再分布が速やかで，肝や肝外クリアランスが高いために，短期投与では投与後の作用消失も速く，鎮静作用持続時間が短い．そのため，プロポフォールは神経学的評価のための覚醒を頻繁に行う症例には有用で，毎日の鎮静中断も実施しやすい薬物である．しかし，長期投与では末梢組織での飽和が生じて，覚醒が遅延することがある．プロポフォールは，用量依存的に呼吸抑制と血管拡張による低血圧を引き起こす．特に高齢者では，これらの作用が顕著に発現することがあるので，投与開始早期には十分な監視が必要である．また，呼吸抑制や低血圧は，ほかの鎮静薬やオピオイドと併用したときに強く現れることがある．さらに，プロポフォールは，卵レシチンと大豆油を含有する脂肪乳濁液で溶解されているため，これらの食物にアレルギー既往のある患者にアナフィラキシーを惹起する可能性がある．プロポフォールの長期投与では，まれにプロポフォール注入症候群（propofol-related infusion syndrome：PRIS）を引き起こすことがある．PRIS の発現率は約1％である[12]が，死亡率は高く33％に達することもある[13]．PRIS の典型的な症状としては，経時的に増悪する代謝性アシドーシス，不整脈，低血圧，横紋筋融解症，高トリグリセリド血症が挙げられる．PRIS が疑われる場合には，ただちにプロポフォールの投与を中止し，対症的に治療を継続する．

　デクスメデトミジンは選択的 α_2 受容体作動薬であり，鎮静，交感神経遮断，鎮痛薬やオピオイド必要量削減などの作用を有するが，鎮痙作用はない．デクスメデトミジンによる鎮静では，覚醒や患者との対話や協力が比較的容易に達成される．投与開始後

15分程度で鎮静効果が発現し，1時間以内に目的とする鎮静状態が得られる。しかし，投与初期には徐脈や低血圧，急速投与では一過性の高血圧が生じ，重症患者では不安定な血行動態を呈する可能性が高い。同様に，高齢者でも，投与開始早期に不安定な血行動態に陥ることがある。デクスメデトミジンは肝で代謝されるため，肝機能障害や加齢で肝クリアランスが低下している症例では覚醒が遅延する可能性があり，投与量を減量する必要がある。デクスメデトミジンの副作用は，徐脈と低血圧である。ほかの鎮静薬とは異なり，デクスメデトミジンによる呼吸抑制の発現は軽微である。

3 鎮静と鎮痛の実際

　適切な鎮静と鎮痛を達成するためには，定期的な評価とそれに基づくプログラムされた治療を実施することが重要である。鎮静では，8時間に少なくとも4回は定期的に不穏と鎮静の程度を，RASSやSASなどの鎮静スケールを使用して評価する。そして，目的とする鎮静レベルを得るために疼痛の有無を確認後に，鎮静薬投与や毎日の鎮静中断（DSI）を考慮する。鎮静薬には，非ベンゾジアゼピン系薬物を使用する。さらに，人工呼吸管理中の患者では，自発呼吸トライアル（SBT）とリハビリテーションによる早期関節稼働と運動を検討し，不穏の程度を減弱させることが重要である。

　鎮痛も，8時間以内に少なくとも4回以上評価すべきである。疼痛の程度を自己申告可能な患者では0（無痛）～10（最悪の痛み）に区別したnumerical rating scale（NRS）を用いて評価し，気管挿管されているなどで自己申告不能の患者ではBPSやCPOTを用いて評価する。治療にはリラクセーションと鎮痛薬投与があり，評価後30分以内に実施して再評価する。疼痛予防には，痛みを生じる処置前の鎮痛薬の投与が有効である。鎮静と鎮痛の手順を表8[4)]に示した。

せん妄

　せん妄は，日内変動を有する意識や認知力の急激な障害と定義され，幻覚や妄想，興奮，失見当識を伴う過活動型と，抑うつや混乱，鎮静を伴う低活動型，および混合型に分類される。低活動型せん妄は，一見すると安静や鎮静が保持されているような状態であるため，識別することが困難である。せん妄の主症状は，①意識レベルの低下（周囲環境の認識の低下），②注意力の集中と持続の低下，③移動能力の低下，④認知の変化（記憶欠損，失見当識，言語障害），⑤知覚障害（幻覚，妄想）である。そのほかの症状として，睡眠障害や情緒障害（恐怖，不安，怒り，無感情，うつ，多幸感），精神運動異常が挙げられる。せん妄の継続は，図[3)]に示すように長期にわたる認知機能障害の原因となる。

　せん妄は，原疾患に由来する臓器機能障害などによる疾患誘発性の症候群であるため，せん妄の発現と重症度を抑制し，せん妄期間を短縮するためには，原疾患への迅速な対応が重要である。同時に，医原性因子（鎮静薬やオピオイドの使用）や環境因子（長時

表8 目標とする鎮静と鎮痛の達成のための方策

	疼痛	不穏	せん妄
評価	1シフトあたり4回以上および必要に応じて、疼痛の評価を行う。 優先的に使用すべき疼痛評価ツール： ・自己申告が可能な患者→NRS（0〜10） ・自己申告が不能な患者→BPS（3〜12）またはCPOT（0〜8） NRS≧4，BPS＞5，CPOT≧3の場合，患者は著明な疼痛を感じている。	1シフトあたり4回以上および必要に応じて、不穏/鎮静の評価を行う。 優先的に使用すべき鎮静評価ツール： ・RASS（-5〜+4）またはSAS（1〜7） ・NMB→脳機能モニタリングの使用が提案される。 不穏/鎮静の深度の定義： ・不穏：RASS＝+1〜+4，またはSAS＝5〜7 ・覚醒して落ち着いている：RASS＝0，またはSAS＝4 ・浅い鎮静：RASS＝-1〜-2，またはSAS＝3 ・深い鎮静：RASS＝-3〜-5，またはSAS＝1〜2	シフトごとおよび必要に応じて、せん妄の評価を行う。 優先的に使用すべきせん妄評価ツール： ・CAM-ICU（陽性または陰性） ・ICDSC（0〜8） せん妄状態の定義： ・CAM-ICU 陽性 ・ICDSC≧4
治療	30分以内に疼痛の治療を行い、その後に再評価する。 ・非薬物療法：リラクセーション療法 ・薬物療法： 　・非神経障害性疼痛→Ⅳオピオイド±非オピオイド性鎮痛薬 　・神経障害性疼痛→ガバペンチンまたはカルバマゼピン＋Ⅳオピオイド 　・AAA 修復術後，肋骨骨折→胸部硬膜外	目標鎮静深度またはDSI（目標：患者が、不穏がなく意識的に指示に従う）： RASS＝-2〜0，SAS＝3〜4 ・不十分な鎮静（RASS＞0，SAS＞4）の場合、疼痛の評価/治療を行う→必要に応じて鎮静薬を投与する（ETOHまたはベンゾジアゼピン系薬の離脱症状が疑われる場合を除き、非ベンゾジアゼピン系薬を優先的に使用）。 ・過剰鎮静（RASS＜-2，SAS＜3）の場合、鎮静薬の投与を中断し、目標鎮静レベルに達したら、中断前の50%の用量で再開する。	・必要に応じて疼痛の治療を行う。 ・見当識を回復させる、周囲環境に慣れさせる、必要に応じて患者の眼鏡や補聴器を使用させる。 ・せん妄に対する薬物療法 　・ETOHまたはベンゾジアゼピン系薬の離脱症状が疑われる場合を除き、ベンゾジアゼピン系薬を使用しない。 　・リバスチグミンを使用しない。 　・トルサード・ド・ポアンツ（torsades de pointes）のリスクが高い場合、抗精神病薬を使用しない。
予防	・処置前に鎮痛薬の投与および/または非薬物療法（リラクセーション療法など）を行う。 ・疼痛治療を優先し、その後、鎮静を行う。	・目標の鎮静レベルが達成されている患者では、禁忌でないかぎり、毎日のSBT、早期のモビライゼーションと運動を検討する。 ・以下の場合、EEG測定法を用いる。 　・発作のリスクがある場合 　・頭蓋内圧上昇のため、burst suppressionに達するための治療が必要な場合	・せん妄の危険因子を特定する：認知症、高血圧、ETOH依存、重症度の高い疾患、昏睡、ベンゾジアゼピン系薬の使用。 ・せん妄のリスクが高い患者ではベンゾジアゼピン系薬を使用しない。 ・早期のモビライゼーションと運動を促す。 ・睡眠を促す（光と音をコントロールする、患者ケアを一括して行う、夜間の刺激を減らす）。 ・適応であれば、ベースライン時の抗精神病薬の投与を再開する。

(Barr J, Fraser GL, Puntillo K, et al. Clinical practice guidelines for the management of pain, agitation, and delirium in adult patients in the intensive care unit. Crit Care Med 2013；41：263-306 より改変引用)

IV. 術後管理と術後合併症

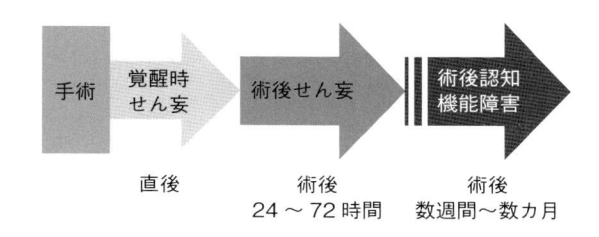

図 術後の認知機能の経時的推移
(Silverstein JH, Timberger M, Reich DL, et al. Central nervous system dysfunction after noncardiac surgery and anesthesia in the elderly. Anesthesiology 2007；106：622-8 より改変引用)

表9 術後のせん妄や認知機能障害を引き起こす危険因子

術前因子		術後因子
せん妄	認知機能障害	せん妄
認知症	高齢者	急性痛
うつ病	体力低下	身体拘束器具の使用
年齢＞70歳	せん妄	貧血，低栄養
麻薬やベンゾジアゼピン系薬物，抗コリン性薬物の使用	入院による認知機能低下	24〜48時間以内に3種類以上の鎮静薬の追加投与
アルコールやたばこの常習		膀胱留置カテーテルの使用
せん妄の既往		体水分量と電解質の異常
視覚・聴覚障害		術中の大量輸液や大量輸血
重篤な疾病や合併症（ASA PS ≧ Ⅲ）		
BUN/Cr比＞18		
血管外科手術やハイリスク手術		
軽うつ徴候		
注意力散漫あるいは欠如		
不眠や不動化，身体機能低下		
低アルブミン血症や電解質・血糖値異常，脱水		

間の身体拘束や不動）も，せん妄発症に寄与する。せん妄を引き起こす要因を表9に示す。ICUにおけるせん妄の発症は，死亡率の増加，ICU在室期間や入院期間の延長，ICU退室後の認知機能障害をもたらす。そのため，せん妄の予防と早期発見，治療は，高齢者のICUにおける臨床的効果の改善とICU退室後のQOLやADLを向上させることにつながる。

1 せん妄の予防

ICUの成人患者では，早期のモビライゼーション（身体稼動）を促進することが推

表10 CAM-ICU と ICDSC

a. CAM-ICU
　ステップ1：RASS による評価
　　RASS が－4または－5の場合，評価を中止し，後で再評価しなさい。
　　RASS が－4より上（－3～＋4）の場合，以下のステップ2に進みなさい。
　ステップ2：せん妄評価
　　所見1＋所見2＋所見3（または所見4）がそろえば，せん妄と診断。
　　所見1：精神状態変化の急性発症または変動性の経過
　　　　＋
　　所見2：注意力欠如　　　　　　　　　　　　　　　　　＝せん妄
　　　　＋
　　所見3：無秩序な思考　または　所見4：意識レベルの変化

CAM-ICU　所見と種類

所見1．急性発症または変動性の経過　　　　　　　　　　　　　　　ある　なし

A．基準線からの精神状態の急性変化の根拠があるか？
　あるいは
B．（異常な）行動が過去24時間の間に変動したか？　すなわち，移り変わる傾向があるか，あるいは，鎮静スケール（例えば RASS），GCS または以前のせん妄評価の変動によって証明されるように，重症度が増減するか？

所見2．注意力欠如　　　　　　　　　　　　　　　　　　　　　　　ある　なし

注意力スクリーニングテスト Attention Screening Examination（ASE）の聴覚か視覚のパートでスコア8点未満により示されるように，患者は注意力を集中させるのが困難だったか？

所見3．無秩序な思考　　　　　　　　　　　　　　　　　　　　　　ある　なし

4つの質問のうちの2つ以上の誤った答えおよび/または指示に従うことができないことによって証明されるように無秩序あるいは首尾一貫しない思考の証拠があるか？

質問（交互のセットAとセットB）：

セットA
1．石は水に浮くか？
2．魚は海にいるか？
3．1グラムは，2グラムより重いか？
4．釘を打つのにハンマーを使用してもよいか？

セットB
1．葉っぱは水に浮くか？
2．ゾウは海にいるか？
3．2グラムは，1グラムより重いか？
4．木を切るのにハンマーを使用してもよいか？

指示
1．評価者は，患者の前で評価者自身の2本の指を上げて見せ，同じことをするよう指示する。
2．今度は評価者自身の2本の指を下げた後，患者にもう片方の手で同じこと（2本の指を上げること）をするよう指示する。

所見4．意識レベルの変化　　　　　　　　　　　　　　　　　　　　ある　なし

患者の意識レベルは清明以外の何か，例えば，用心深い，嗜眠性の，または昏迷であるか？（例えば評価時に RASS の0以外である）

意識明瞭　　　　　自発的に十分に周囲を認識する。または，適切に対話する。

用心深い/緊張状態　過度の警戒

嗜眠　　　　　　　傾眠傾向であるが，容易に目覚めることができる，周囲のある要素には気づかない，または，軽く刺激すると十分に認識し，適切に対話する。

昏迷　　　　　　　強く刺激したときに不完全に目覚める。または，力強く，繰り返し刺激したときのみ目覚め，刺激が中断するや否や昏迷患者は無反応の状態に戻る。

CAM-ICU の全体評価（所見1と所見2かつ所見3か所見4のいずれか）：　　　はい　いいえ

表10 CAM-ICU と ICDSC（続き）

b. ICDS
ICDSC（Intensive Care Delirium Screening Checklist）
このスケールはそれぞれ8時間のシフトすべて，あるいは24時間以内の情報に基づき完成される明らかな徴候がある＝1ポイント：アセスメント不能，あるいは徴候がない＝0ポイントで評価する．それぞれの項目のスコアを対応する空欄に0または1で入力する．

1. 意識レベルの変化
（A）反応がないか，（B）なんらかの反応を得るために強い刺激を必要とする場合は評価を妨げる重篤な意識障害を示す．もしほとんどの時間（A）昏睡あるいは（B）昏迷状態である場合，ダッシュ（－）を入力し，それ以上評価を行わない．
（C）傾眠あるいは，反応までに軽度ないし中等度の刺激が必要な場合は意識レベルの変化を示し，1点である．
（D）覚醒，あるいは容易に覚醒する睡眠状態は正常を意味し，0点である．
（E）過覚醒は意識レベルの異常ととらえ，1点である．　　　　　　　　　　　　　_____

2. 注意力欠如
会話の理解や指示に従うことが困難．外からの刺激で容易に注意がそらされる．話題を変えることが困難．これらのうちいずれかがあれば1点．　　　　　　　　　　　　　　　_____

3. 失見当識
時間，場所，人物の明らかな誤認．これらのうちいずれかがあれば1点．　　　　_____

4. 幻覚，妄想，精神障害
臨床症状として，幻覚あるいは幻覚から引き起こされていると思われる行動（例えば，空を掴むような動作）が明らかにある，現実検討能力の総合的な悪化，これらのうちいずれかがあれば1点．_____

5. 精神運動的な興奮あるいは遅滞
患者自身あるいはスタッフへの危険を予測するために追加の鎮静薬あるいは身体抑制が必要となるような過活動（例えば，静脈ラインを抜く，スタッフをたたく），活動の低下，あるいは臨床上明らかな精神運動遅滞（遅くなる），これらのうちいずれかがあれば1点．　　_____

6. 不適切な会話あるいは情緒
不適切な，整理されていない，あるいは一貫性のない会話，出来事や状況にそぐわない感情の表出．これらのうちいずれかがあれば1点．　　　　　　　　　　　　　　　　_____

7. 睡眠/覚醒サイクルの障害
4時間以下の睡眠，あるいは頻回な夜間覚醒（医療スタッフや大きな音で起きた場合の覚醒を含まない），ほとんど1日中眠っている．これらのうちいずれかがあれば1点．　　_____

8. 症状の変動
上記の徴候あるいは症状が24時間の中で変化する（例えば，その勤務帯から別の勤務帯で異なる）場合は1点．　　　　　　　　　　　　　　　　　　　　　　　　　　_____

合計点

質問項目に対して「0点」または「1点」の点数を付けて，その合計点が4点以上の場合，せん妄と評価する．

（Bergeron N, Dubois MJ, Dumont M, et al. Intensive Care Delirium Screening Checklist: Evaluation of a new screening tool. Intensive Care Med 2001; 27: 859-64 より改変引用）

奨されている．早期の身体稼動は，せん妄発現率の低下や鎮静深度の抑制，人工呼吸器非依存期間の増加，ICU滞在期間の短縮などの有効な臨床的効果をもたらす[14]．反対に，薬物治療によるせん妄の予防には，明確な根拠がない．すなわち，ハロペリドールのような非定型抗精神病薬やデクスメデトミジンの予防的投与は，せん妄発症予防には効果的ではない．基本的には，表9に示した危険因子を可能なかぎり排除し，早期に身体稼

動を実行することが勧められる。

2 せん妄の評価

せん妄の評価には，Confusion Assessment Method for the ICU（CAM-ICU）[15]やIntensive Care Delirium Screening Checklist（ICDSC）（表10）[16]が，その検出における感度と特異度の高さから広く用いられている[17]。さらに，これらのツールを用いたせん妄の定期的評価は臨床現場においても可能であることが示されている[18]。

3 せん妄の治療

せん妄の治療に特異的な方法はなく，予防と早期発見がもっとも重要な治療法である。鎮静を必要とする患者では，ベンゾジアゼピン系薬物の使用よりもデクスメデトミジンの使用が，せん妄の発現率を20％低下させている[19]。ベンゾジアゼピン系薬物は，ICU鎮静ではせん妄発現に関する危険因子と考えられている。せん妄の評価・治療・予防の流れを表8[4]に示した。

高齢であることが，ICUにおける鎮静を計画するうえで鍵となる因子である。高齢者のICUにおける鎮静では，①鎮痛を主体とした非ベンゾジアゼピン系薬物を使用した浅い鎮静レベルの維持，②毎日の鎮静遮断の実行，③定期的な鎮痛や鎮静，せん妄の評価，④せん妄発症危険因子の排除，⑤早期の身体稼動，を含めた包括的な鎮静戦略を策定することが重要である。

最後に，2014年9月に，日本集中治療医学会が提唱する"日本版・集中治療室における成人重症患者に対する痛み・不穏・せん妄管理のための臨床ガイドライン"[20]が発表された。これにより，日本における鎮静戦略が統一的になることが期待される。

■参考文献

1) 稲垣喜三．高齢者の麻酔術前評価．並木昭義監，山蔭道明編．日常診療に役立つ高齢者の周術期管理．東京：真興交易医書出版部；2007．p.16-31．
2) 小板橋俊哉．高齢者の脳保護．並木昭義監，山蔭道明編．日常診療に役立つ高齢者の周術期管理．東京：真興交易医書出版部；2007．p.63-76．
3) Silverstein JH, Timberger M, Reich DL, et al. Central nervous system dysfunction after noncardiac surgery and anesthesia in the elderly. Anesthesiology 2007；106：622-8.
4) Barr J, Fraser GL, Puntillo K, et al. Clinical practice guidelines for the management of pain, agitation, and delirium in adult patients in the intensive care unit. Crit Care Med 2013；41：263-306.
5) Payen JF, Bosson JL, Chanques G, et al. DOLOREA Investigations：Pain assessment is associated with decreased duration of mechanical ventilation in the intensive care unit：a post Hoc analysis of the DOLOREA study. Anesthesiology 2009；111：1308-16.
6) Mateo OM, Krenzischeck DA. A pilot study to assess the relationship between behavioral manifestations and self-report of pain in post-anesthesia care unit patients. J Post Anesth Nurs 1992；7：15-21.

7) Gelinas C, Fillion L, Puntillo KA, et al. Ventilation of the Critical-Care Pain Observation Tool in adult patients. Am J Crit Care 2006 ; 15 : 420-7.
8) Bayazit EG, Karaasian K, Ozturan K, et al. Effect of epidural levobupivacaine and levobupivacaine with fentanyl on stress response and postoperative analgesia after total knee replacement. Int J Clin Pharmacol Ther 2013 ; 51 : 652-9.
9) Young CC, Prielipp RC. Benzodiazepines in the intensive care unit. Crit Care Clin 2001 ; 36 : 926-39.
10) Barr J, Zomorodi K, Bertaccini EJ, et al. A double-blind, randomized comparison of i.v. lorazepam versus midazolam for sedation of ICU patients via a pharmacologic model. Anesthesiology 2001 ; 95 : 286-98.
11) Greenblatt DJ, Abernethy DR, Locniskar A, et al. Effect of age, gender, and obesity on midazolam kinetics. Anesthesiology 1984 ; 61 : 27-35.
12) Roberts RJ, Barletta JF, Fong JJ, et al. Incidence of propofol-related infusion syndrome in critically ill adults : a prospective, multicenter study. Crit Care 2009 ; 13 : R169.
13) Iyer VN, Hoel R, Rabinstein AA. Propofol infusion syndrome in patients with refractory status epilepticus : an 11-year clinical experience. Crit Care Med 2009 ; 37 : 3024-30.
14) Schweickert WD, Pohlman MC, Pohlman AS, et al. Early physical and occupational therapy in mechanically ventilated, critically ill patients : a randomized controlled trial. Lancet 2009 ; 373 : 1874-82.
15) Ely EW, Inouye SK, Bernard GR, et al. Delirium in mechanically ventilated patients : validity and reliability of confusion assessment method for the intensive care unit (CAM-ICU). JAMA 2001 ; 286 : 2703-10.
16) Bergeron N, Dubois MJ, Dumont M, et al. Intensive Care Delirium Screening Checklist : evaluation of a new screening tool. Intensive Care Med 2001 ; 27 : 859-64.
17) Neto AS, Nassar AP Jr, Cardoso SO, et al. Delirium screening in critically ill patients : a systematic review and meta-analysis. Crit Care Med 2012 ; 40 : 1946-51.
18) Vasilevskis EE, Morandi A, Boehm L, et al. Delirium and sedation recognition using validated instruments : reliability of bedside intensive care unit nursing assessments from 2007 to 2010. J Am Geriatr Soc 2001 ; 59 suppl 2 : S249-55.
19) Riker RR, Shehabi Y, Bokesh PM, et al. SEDCOM (safety and efficacy of dexmedetomidine compared with midazolam) study group : dexmedetomidine vs. midazolam for sedation of critically ill patients : a randomized trial. JAMA 2009 ; 301 : 489-99.
20) 日本集中治療医学会 J-PAD ガイドライン作成委員会. 日本版・集中治療室における成人重症患者に対する痛み・不穏・せん妄管理のための臨床ガイドライン. 日集中医誌 2014 ; 21 : 539-79.

(稲垣　喜三)

IV. 術後管理と術後合併症

3 術後痛の管理

はじめに

　手術人口における高齢者の割合が増えており，周術期の内科・外科・麻酔科管理の進歩で侵襲の大きな手術を受ける高齢患者も増えている。一方，高齢者は一般的に生理学的予備能力が若年者と比べて低く，術前合併症も多い。術後痛と術後合併症の発症との関連も示唆されており，高齢者周術期管理において，術後鎮痛管理は重要な問題である。

術後痛と合併症・予後との関連

　高齢者の術後痛では，痛みそのものの問題と，痛みにより引き起こされる問題とがある。術後痛が原因となる合併症について以下に述べる。

1 中枢神経系合併症と術後痛

　術後の中枢神経障害は，一過性に起こる意識障害の一種であるせん妄と，術後長期にわたって出現する術後認知機能障害（postoperative cognitive disfunction：POCD）が問題となる。
　高齢者の術後せん妄は，手術侵襲・術式によって報告が異なるが5.1～61.3％に発生するといわれている[1]。術後せん妄の症状は，注意力低下，環境認識の低下に代表される意識障害，幻覚などの認知障害，急性発症，日内変動を特徴とし，診断にはconfusion assessment method（CAM）-ICU（図）[2]などが用いられる（"第Ⅳ章　2. ICUにおける高齢者の鎮静"表10も参照のこと）。せん妄は可逆的な変化であるが，入院期間の延長や合併症発生率の増加[3]が見られ，その結果として機能回復の遅延をもたらす。2010年のメタアナリシスによると，入院中のせん妄を起こした患者は退院後に，死亡率，施設入所率，認知症の発症リスクが有意に上昇することが示された[4]。術後せん妄の危険因子は高齢を含め多岐にわたる[3]が，術前からの痛みの増強[5]や術後の強い安静時痛[6]との関連を重要視する報告もある。
　POCDは，術前と比較して，特に記憶などの認知機能が低下した状態である。高齢

IV. 術後管理と術後合併症

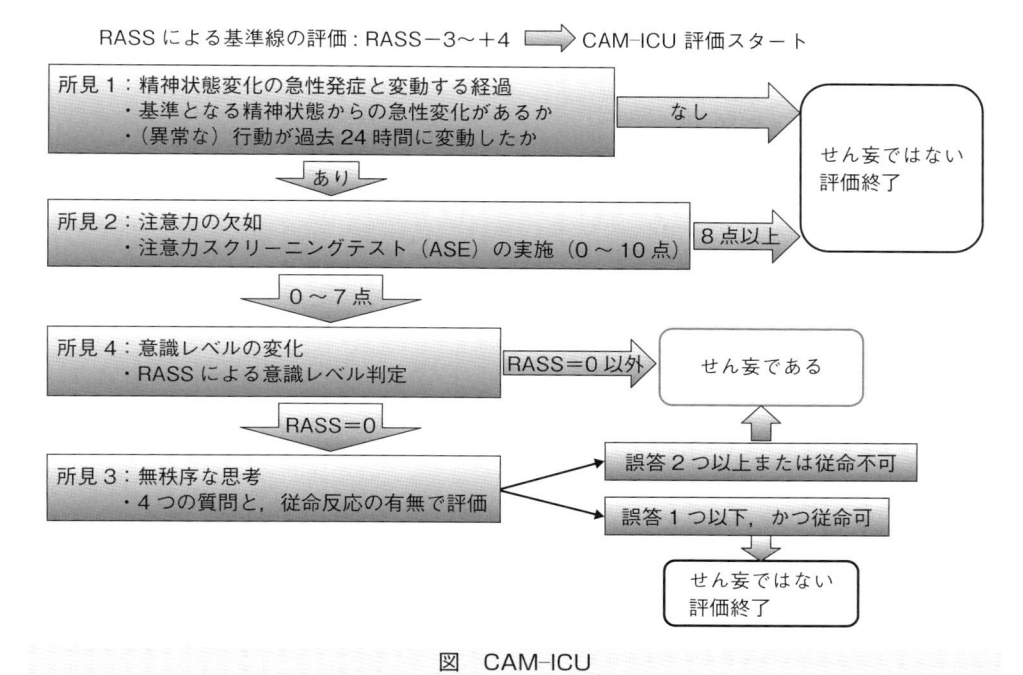

```
RASSによる基準線の評価：RASS－3～＋4 ⇒ CAM-ICU評価スタート
```

所見1：精神状態変化の急性発症と変動する経過
・基準となる精神状態からの急性変化があるか
・（異常な）行動が過去24時間に変動したか
→ なし → せん妄ではない 評価終了
↓ あり

所見2：注意力の欠如
・注意力スクリーニングテスト（ASE）の実施（0～10点）
→ 8点以上 → せん妄ではない 評価終了
↓ 0～7点

所見4：意識レベルの変化
・RASSによる意識レベル判定
→ RASS＝0以外 → せん妄である
↓ RASS＝0

所見3：無秩序な思考
・4つの質問と，従命反応の有無で評価
→ 誤答2つ以上または従命不可 → せん妄である
→ 誤答1つ以下，かつ従命可 → せん妄ではない 評価終了

図　CAM-ICU

所見1かつ2があり，さらに所見3または4のいずれかがある場合にせん妄と見なす。
（古賀雄二．ICUにおけるせん妄の評価―日本語版CAM-ICUフローシート―．看護技術2009；55：30-3より改変引用）

そのものが危険因子として知られ，非心臓手術後の高齢者において，1週間後で25.8％，3カ月後で9.9％の症例にPOCDが発症するといわれている[7]。POCDを発症した患者では，術後死亡率の増加や社会復帰率の低下が見られる[8]。長期予後であるPOCDと術後痛との関連を報告する研究は少ないが，異なる病態であるといわれていたせん妄からの移行が報告されている[9]。

適切な術後痛管理を行うことは，せん妄の予防に重要である。ひいては，入院期間の短縮，合併症の減少，長期予後の改善につながる可能性が示唆される。

2 循環器系合併症と術後痛

循環器系は，加齢により形態学的にも機能的にも変化が起こっている。術後痛による交感神経の緊張で，血圧上昇や頻脈・不整脈を来し，心筋虚血，心筋梗塞が引き起こされる。また，循環器合併症は術後数日以内に起こることが多く[10]，急性期の術後痛を含めた適切な周術期管理が重要である。硬膜外鎮痛の有効性を示す報告も多い[11]。硬膜外鎮痛時は，術後の低血圧が問題となることもある。

3 呼吸器系合併症と術後痛

加齢とともに肺活量の減少や換気応答の低下が見られ，もともと高齢者は術後の酸素

需要の増加に対応しにくい状況にある。

　不十分な鎮痛は喀痰排出や深呼吸を制限し，容易に無気肺や感染症，低酸素を助長する。しかし，高齢者では麻薬やベンゾジアゼピン系薬物や麻酔薬への感受性も亢進しており，術中使用薬物や術後使用している麻薬の影響が残存し，低酸素血症や高二酸化炭素血症を起こす危険性もある。高齢者の大腿骨骨折術後[12]や胸部手術の術後鎮痛[13]の呼吸器合併症予防に，局所麻酔薬や硬膜外鎮痛が有効であるとする報告は多い。

高齢者の痛みの評価

　痛みは主観的なものであり，そもそも客観的に測定することは難しいが，高齢者では評価がさらに困難となる。高齢者は痛みを訴えない傾向にあり，さらに術直後で覚醒がはっきりしていないとき，悪心・嘔吐や悪寒などほかの症状があるとき，痛みが原因で術後せん妄となるなど，痛みの評価を困難にする要素は多岐にわたる。実際，認知症のある高齢者では術後鎮痛が不十分となるという報告もある[14]。

　痛みの主観的評価方法としては，visual analogue scale（VAS）や numerical rating scale（NRS），verbal rating scale（VRS），face scale が使用されている。術後の体動時痛を評価する Prince Henry pain scale もある。高齢者では VAS よりも NRS や VRS が痛みの評価として有用で[15]，VRS における"痛い（痛みはあるが耐えられる）"という中等度の痛みと NRS4〜6 が相関するという報告もある[16]。言語的痛み尺度であるマクギル疼痛質問表（McGill pain questionnaire）が高齢者の鎮痛評価で有用であるとする報告[17]もあるが，1 回の評価に 20 分程度と，ほかの評価方法に比べて時間を要するという欠点もある。

　そのほか，患者の皮膚に電気刺激による痛みとは感じない異種感覚を与え，痛み感覚と刺激感覚とを比較させることで痛みを定量的に評価できる知覚・痛覚定量分析装置 PainVision[TM 18]などの機器を用いた方法や，手術創部から 2〜3 cm の部位を一定の圧で圧迫した際の瞳孔散大の割合を見る瞳孔散大反射[19]を用いてベッドサイドで痛みを評価する方法も試みられているが，信頼性は確立されていない。

　評価方法は種々あるが，痛みとして現れない訴えを傾聴して評価を積極的に行い，鎮痛が不十分とならないよう医療者の配慮が求められる。

術後痛の管理――総論

　術後の鎮痛は，痛みの評価と並行して行うこととなる。

　鎮痛法や薬物の投与経路，使用薬物の選択は，一般的な術後管理と同様に行われる。しかし，臓器予備能が減少し，薬物動態が変化している高齢者の術後痛管理では，留意する点がいくつかある。一つは多様式のアプローチ（multimodal approach）で，複数の鎮痛方法を組み合わせることである。異なる作用機序の鎮痛方法を選ぶことで一つ一

表1　高齢者と薬物動態

吸収	胃内pHの上昇と，小腸血流量・表面積の減少に伴い若干吸収が低下するが，臨床的に重要でないことが多い
分布	加齢とともに身体の脂肪区画が増大するため（水区画は減少），脂溶性薬物の分布容積が増加し，消失半減期が延長しうる
肝機能	全体的な肝代謝は加齢とともに低下，クリアランスは30～40％低下する。
腎機能	クレアチニンクリアランス，糸球体濾過量は加齢とともに減少し，腎排泄薬物の半減期は延長する。また，脱水など，患者の状態も考慮する必要あり

（Aissou M, Snauwaert A, Dupuis C, et al. Objective assessment of the immediate postoperative analgesia using pupillary reflex measurement : a prospective and observational study. Anesthesiology 2012；116：1006-12 より改変引用）

つの薬物投与量が減少し，副作用や過量投与を防ぐことにつながる。一方で，使用薬物が多くなることで発生する薬物相互作用については，症例ごとに検討する必要がある。侵襲が小さい場合には非ステロイド性抗炎症薬（nonsteroidal anti-inflammatory drugs：NSAIDs）やアセトアミノフェンの投与を計画し，侵襲が大きい術式の場合にはオピオイドの投与を追加する。術式と術後経過に沿って，適切な薬物・投与経路を適宜選択していく必要がある。胸腹部および下肢の手術では硬膜外鎮痛を選択することが可能だが，適用と禁忌・リスクについて個々の症例で考慮する。また，部位特異的な鎮痛方法を用いることで，ほかの薬物の使用量を大幅に減らすことができる。例えば，上肢・下肢手術での末梢神経ブロックがよい例である。

高齢者への薬物投与にあたっては，薬物動態（表1）[19]が変化していることも考慮する必要がある。また，65歳以上の高齢者を対象とした"使用を避けるべき薬物"の一覧であるBeers Criteria[20]では，長時間作用型の非シクロオキシゲナーゼ（cyclooxygenase：COX）選択性NSAIDsの長期使用，インドメタシン（消化管出血のリスク増大），ペンタゾシン（中枢神経系の副作用）は高齢者で避けるべきであるとしている。

術後痛の管理──薬物の全身投与

投与方法は，単回投与，持続投与，経静脈患者自己疼痛管理（intravenous patient-controlled analgesia：iv-PCA）に分けられる。オピオイド以外の薬物は，基本的に単回で投与される。iv-PCAには専用の機器を要するが，認知機能に問題のない高齢者であればiv-PCAも安全に行うことができる。

モルヒネは単回投与量1～2 mg，ロックアウト時間6～10分，フェンタニルでは単回投与量が20～50 µg，ロックアウト時間5～10分が一般的だが，イタリアの麻酔科学会であるSIAARTIのガイドラインによると高齢者では薬量を1/3～2/3に減らすことが推奨されている[21]。

1 オピオイド

a. モルヒネ

術後鎮痛では経静脈投与で使用するほか，硬膜外や髄腔内に投与される。水溶性で，静脈投与した場合に効果発現までには15分と時間がかかるが，半減期が2〜3時間で4〜5時間作用が持続する。モルヒネは肝臓で代謝されて約10%がmorphine-6-glucuronide（M6G），50%がmorphine-3-glucuronide（M3G）となり，腎臓から排泄される[22]。M6Gにはモルヒネより強い鎮痛・呼吸抑制作用があるため腎不全患者では作用が強くなり，しかも遷延する危険性がある。腎機能低下患者では，モルヒネ以外のオピオイドを選択すべきと考えられる。

モルヒネの必要量は年齢によっても大きく異なるが，20歳以上の成人に対して，最初の24時間の必要量を（100－年齢）mgで概算できるという報告もある[23]。

b. フェンタニル

μオピオイド受容体に対する活性が非常に強く，静注した場合，鎮痛効果はモルヒネの50〜100倍である。フェンタニルは大部分が肝臓で代謝される。代謝物質であるノルフェンタニルはほとんど薬物活性を持たないため，一般的には腎機能の影響を考慮しなくてもよい[24]。ただし，フェンタニルそのもののクリアランスは加齢とともに低下するため，体内に蓄積して通常より効果が持続することがある。

効果発現時間は5分と短く即効性があるが，作用時間も0.75〜1時間と短いため持続投与が併用されることもある。モルヒネ同様，副作用として悪心・嘔吐，呼吸抑制が見られる。

2 拮抗性鎮痛薬

オピオイド受容体の完全作動薬であるモルヒネやフェンタニルと違って，天井効果がある。その名称から，オピオイドが先行投与されている場合の使用がためらわれることもある。しかし，術後のような急性期にオピオイドが不十分な状態（μ受容体の完全作動薬濃度が低い状態）で鎮痛が得られない場合は，拮抗性鎮痛薬を投与しても通常は一定の鎮痛効果が得られるとされている[25]。いずれかの受容体に作動的に作用し，ほかのオピオイド受容体に対して拮抗的に働く作動性拮抗薬と，μ受容体への親和性が強い部分的作動薬とに分けられる。

a. 塩酸ブプレノルフィン（レペタン®）

μ受容体への作用で鎮痛作用を発揮する部分作動薬である。μ受容体への親和性が高く，効果発現が速やかで，作用時間も10時間と長い。剤形としては注射剤，坐剤，貼付剤があるが，術後痛に適用があるのは注射剤と坐剤のみで，注射剤は筋注のみが適用

である。実際は静注や硬膜外投与でも使われる。

　高齢者へ使用した際，投与後に起立時のふらつきが強く出る場合があるので観察が必要である。また，呼吸抑制が出現した場合に，μ受容体への親和性が高いため，ナロキソンによる完全な拮抗が得られにくいことが知られている。

b. ペンタゾシン（ソセゴン®，ペンタジン®）

　κ受容体への作動薬として鎮痛効果を得る。また，μ受容体への部分作動薬として作用する。主に注射剤を用い，静注あるいは筋肉内投与する。静注では15分内に効果発現し，3〜4時間作用する。モルヒネの1/5〜1/3程度の鎮痛効果を有する。モルヒネ同様，肝臓でのグルクロン酸抱合で代謝されるが，高齢者では高い血中濃度が持続する傾向にあり[26]，連用する際は量・間隔に注意する必要がある。なお，前出のBeers Criteriaでは錯乱や幻覚といった中枢神経系の副作用がほかの拮抗性鎮痛薬と比べて多いため，使用が推奨されていない。

c. トラマドール（トラマール®）

　μ受容体作動薬であるほか，セロトニン・ノルアドレナリンの再取り込み阻害作用を持ち，下行性疼痛抑制系の活性化による鎮痛効果も発揮するオピオイド鎮痛薬である。実際は，μ受容体への親和性は代謝産物であるmono-O-demethyltramadol（M1）で強い。主に肝臓で代謝され，代謝物は尿中に排泄される。トラマドール，代謝物両方に薬理活性があるため，肝・腎機能の落ちた高齢者では少量から投与するなどの配慮が必要となる。

　術後痛に適用があるのは注射剤のみである。鎮痛効果が劣る（モルヒネの1/5程度）ため，中等度の痛みまでが適用となる。副作用は，ほかのオピオイドに比べて少ないが，セロトニン取り込み阻害作用のため，相互作用のあると思われる三環系抗うつ薬，選択的セロトニン再取り込み阻害薬は併用注意薬物となっている[27]。

　現在，本邦では抜歯後痛のみの適用であるが，トラマドール/アセトアミノフェン配合薬の術後鎮痛への有用性が報告[28]されており，今後の研究が待たれる。

3 オピオイド鎮痛薬の副作用

　術後のオピオイド使用は，比較的急性期に限られるが，硬膜外投与や侵襲の大きな手術で数日間にわたる経静脈投与の場合，特に高齢者では，術前内服薬や術中使用薬物との相互作用で薬物効果が遷延したり，副作用が現れやすくなったりする状況も考えられる。

　一般的に，高齢者の薬物副作用は過量投与によるものが多いとされており[29]，オピオイドの副作用の中にも呼吸抑制や過鎮静といった重篤なものが含まれる。一方で，副作用や合併症を起こさなければ，NSAIDsやアセトアミノフェンで起こる危険性のある肝・腎機能障害を気にせずに使用できるという利点もある。オピオイドにかかわらず，鎮痛を1種類の薬のみに頼るのではなく，異なる作用機序の鎮痛薬，局所麻酔薬との併

用を心がけることも副作用を減らす一助となる。

a. 術後悪心・嘔吐

高齢は術後悪心・嘔吐（postoperative nausea and vomiting：PONV）の危険因子ではないが，麻酔因子として揮発性麻酔薬の使用やオピオイドによる副作用がリスクとなる[30]。リスクのある患者では，術中・術後のオピオイドの量を最小限にする[31]。

オピオイドによる悪心・嘔吐は，化学受容体誘発部位に存在するμ受容体が活性化されてドパミンが遊離し，延髄の嘔吐中枢が刺激される機序，前庭器のμ受容体活性化で遊離されるヒスタミンや，胃内容停滞物により化学受容体誘発部位・嘔吐中枢が刺激される機序が考えられている[32]。

ドロペリドール（0.65〜1.25 mg 静注，PONVへの適用なし），メトクロプラミド（10 mg 静注），プロクロルペラジン（5〜10 mg 静注）投与で対応する。

b. 瘙痒感

全身投与時の頻度は数％程度だが，髄腔内・硬膜外投与では50％以上とかなり高頻度で出現し，患者因子では妊婦に多いとされる[33,34]。体幹や顔面のかゆみを訴えることが多い。ヒスタミン放出による機序以外に，オピオイドが脊髄内で作用してかゆみが生じることも報告されている。

治療方法は確立していないが，H_1ヒスタミン受容体拮抗薬やドロペリドール（1.25〜2.5 mg），もしくは鎮痛効果に影響ない少量のナロキソンで対応する（0.5 μg/kg/hr）。

c. 呼吸抑制，眠気（鎮静）

オピオイドによる眠気は開始時や増量時に起こることが多く，数日内に耐性ができて軽快・消失する。また，周術期の呼吸抑制は，2002年に出されたレビューでは1.6〜2.4％程度に発生すると報告された[35]。ただし，揮発性麻酔薬やベンゾジアゼピン系薬物との相互作用で，術後は鎮静が生じやすい状況となっている。また，患者因子としては，高齢，肥満，睡眠時無呼吸症候群，慢性閉塞性肺疾患（COPD），肝・腎機能低下による薬物効果の遷延が術後の呼吸抑制に関わるといわれ[36]，高齢者が上記を合併する場合は特に注意が必要となる。

抜管時に覚醒状況や呼吸数のほか，オピオイド以外で呼吸抑制の原因となる麻酔薬や筋弛緩薬の残存を確認し，必要があれば十分な排泄，リバースを行う。オピオイドによる呼吸抑制発生時は，まず投与量の減量や一時的な中止，およびナロキソンで対応する。ナロキソンは作用持続時間が30分と短いため，30〜40分ごとの追加投与や，持続投与が必要となることがある。また，単回投与の場合は痛みの悪化や興奮，せん妄を避けるため，少量ずつ（0.04〜0.08 mg）投与する[32]。

4 非ステロイド性抗炎症薬（NSAIDs）

軽度から中等度の痛みに対しては単独で用い，重度の痛みに対してはオピオイドや，

ほかの鎮痛法と組み合わせて使用することで multimodal approach の一助となる。NSAIDs は，アラキドン酸カスケードの COX を阻害し，発痛物質であるプロスタグランジン生成を抑制して鎮痛作用を発揮する。また，1991 年には COX に 2 つのアイソザイムがあることが確認され，その後は副作用の少ない COX-2 選択的阻害薬の開発が進んだ。

術後痛に使用可能な NSAIDs について表 2[36] に示す。フルルビプロフェン(ロピオン®)は，静脈投与できる唯一の NSAIDs である。剤形が豊富で術後のどの時期にも使いやすいが，後述するような副作用もあるため，漫然とした使用は控えるべきである。

オピオイドとの相乗作用（sparing effect）で，鎮痛効果を維持したままオピオイドの必要量を減らし，悪心・嘔吐の副作用も軽減することが知られている[37]。しかし，NSAIDs 自身の副作用も決して少なくはない。

COX 阻害による機序が考えられるものとして，胃腸障害，消化管出血（プロスタグランジン E_2 産生阻害），腎機能障害（プロスタグランジン産生低下），血小板凝集能低下（トロンボキサン A_2 減少），喘息（ロイコトリエン産生増加）が知られ，そのほか一般的な副作用としては肝機能障害，痙攣，皮膚障害がある。

また，内服薬の多い高齢者では，ほかの薬物との薬物相互作用が問題となる。消化性潰瘍は高齢，潰瘍の既往，複数の NSAIDs 使用，抗凝固療法の併用でリスクが上がる[38]ため，危険因子のある患者ではより慎重な対応が求められる。予防策としてプロスタグランジン製剤（ミソプロストール），プロトンポンプ阻害薬の使用，COX-2 阻害薬の選択などが挙げられる。H_2 ヒスタミン受容体拮抗薬も汎用されているが，2004 年のレビューでは効果が疑問視された[39]。また，COX-2 阻害薬では心筋梗塞や脳卒中などの血栓性合併症が増加する可能性が指摘されている。

表2 手術後に適用のある NSAIDs の一覧

薬物（商品名）	Tmax（時間）	半減期（時間）	回数（/日）	特徴
フルルビプロフェンアキセチル	1～2	2～6	適宜反復	唯一の静注製剤
インドメタシン	0.5～2	4.5～6	1～2（坐剤）	作用は強いが胃腸障害が多い
イブプロフェン	1～2	2	3	抗炎症作用は弱い
ロキソプロフェン	0.45	1.2	3	速やかな効果発現
メフェナム酸	2	48 時間までに 75%排泄	4	シロップ製剤あり
ジクロフェナクナトリウム	1～2	1～2	3	消化管出血
セレコキシブ	2	7	2	COX-2 選択的阻害薬
エトドラク	1～2	7	2	COX-2 選択的阻害薬

上から順に COX-2 選択性が強くなる。
（Jarzyna D, Jungquist CR, Pasero C, et al. American Society for Pain Management Nursing guidelines on monitoring for opioid-induced sedation and respiratory depression. Pain Manag Nurs 2011；12：118-45，および各添付文書より引用）

5 アセトアミノフェン

非常に古くからある薬だが，作用機序については不明な点も多い．血液脳関門を容易に通過することから，中枢における COX 阻害作用などが考えられている．

経口的・経直腸的に投与した場合，ほとんどすべてが吸収され，肝臓で代謝される．血中濃度は 30 〜 60 分で最高となり，半減期は 2 時間である．実際の投与は 1 回 300 〜 1,000 mg を 4 〜 6 時間おきとし，1 日総量は 4,000 mg を限度とする．2013 年 11 月より静注剤（アセリオ®）が販売となり，経口・経直腸投与が困難となる症例での術後鎮痛への使用が期待される．なお，体重 50 kg 未満の成人では 1 回 15 mg/kg までの使用となり，小柄な高齢者では注意する必要がある[40]．

安全性が高い薬物として知られ，鎮痛効果はほぼ NSAIDs と同等と報告されている[41]．また，NSAIDs のように，オピオイドと併用することで，オピオイドの必要量を減少させるが，副作用の発生頻度は減少させない[42]．副作用として肝機能障害が挙げられるが，常用量では問題になることは少ないとされている．意図せずに高用量が投与された場合や，アルコール多量常飲者，肝疾患患者は危険因子とされているため，投与中の観察が必要である．

術後痛の管理──区域麻酔，局所麻酔

1 硬膜外鎮痛

加齢に伴って術前合併症が増え，周術期抗凝固療法を必要とする症例や，抗血小板薬・抗凝固薬の内服症例が増えており，硬膜外穿刺施行に注意を要する患者が増えてきた．さらに，内視鏡手術の発達による手術侵襲の低下，超音波ガイド下末梢神経ブロックの技術の発達などにより，少しずつ適用が減ってきている．

しかし，依然として硬膜外鎮痛の有効性を示す報告は多く，特に上腹部・胸部手術での胸部硬膜外鎮痛では良好な鎮痛だけでなく，周術期肺炎の予防[43]や周術期心合併症のリスクの低下[44]にもつながる．硬膜外穿刺の危険性と利点を常に考えた施行が必要である．加齢と脊椎変形，複数回穿刺は硬膜外血腫の危険因子ともいわれており，高齢者ではより慎重な対応が必要となる．

a. 使用する薬物

短時間作用のリドカイン，メピバカインや，長時間作用のブピバカイン，レボブピバカイン，ロピバカインなどがある．リドカイン，メピバカインは作用発現時間が 5 〜 15 分と，投与後速やかに効果を発揮する．長時間作用型の局所麻酔薬は持続時間が 180 〜 350 分と長い．ブピバカインでは心毒性，神経毒性が問題となる．

術後の運動麻痺を起こりにくくするために，一般的にはレボブピバカイン（ポプスカイン®）で0.125％以下，ロピバカイン（アナペイン®）で0.2％以下の濃度で使用する[45]。高齢者では低濃度の局所麻酔薬でも運動神経遮断が起こりうるので，術中・術後の使用について十分な観察が必要である。また，持続硬膜外鎮痛は麻薬を併用することで痛覚遮断域の狭小化を抑制することが知られている[46]。麻薬の硬膜外投与は，高齢者の場合，モルヒネは単回0.5〜1 mg，持続投与は1日3〜4 mg，フェンタニルは単回50〜100 μg，持続投与量は1日500 μgを超えない量とする[47]。

b. 抗凝固薬との関連

高齢者の症例が増えるにつれ，術前心合併症や静脈血栓症の既往を持つ患者も多くなり，術前の抗血小板薬・抗凝固薬内服患者や周術期の抗凝固療法が必要な患者も今後増えてくることが予想される。中には適用が曖昧なまま抗血小板薬を内服している患者もいるので，既往がなくとも術前の内服薬は漏らさないようチェックする必要がある。周術期の深部静脈血栓症（DVT）予防のための抗凝固療法と硬膜外麻酔施行に関しては，アメリカ局所麻酔学会（ASRA）から出ている区域麻酔と深部神経叢ブロックのガイドラインが参考となる[48]。硬膜外穿刺と硬膜外カテーテル抜去は，硬膜外血腫発生に関して同等のリスクがある。薬物投与から穿刺まで，穿刺から薬物投与まで，抗凝固薬投与からカテーテル抜去まで，カテーテル抜去後から薬物再開までの時間に注意が必要である。

2 末梢神経ブロック

神経描出に特化した超音波装置や，超音波ガイドに適したブロック針，カテーテルの開発とともに，末梢神経ブロックへの関心も高まっている。深部神経叢ブロックを除けば，抗凝固療法を受けている患者でも施行可能であり，オピオイドの消化器症状や，呼吸抑制，硬膜外麻酔で問題となる交感神経遮断による低血圧などの合併症も回避できる。また，重篤な疾患を合併している患者で呼吸や循環の変動が少ない麻酔を行うために，麻酔補助の鎮痛法としても使用可能である。このため，高齢者での適用が広がっていくと思われる。手術部位とその神経支配領域に合った末梢神経ブロックを計画することはもちろんだが，患者因子として糖尿病や，元からの末梢神経障害や易感染性の有無，周術期の抗凝固療法の施行など適用についても検討する必要がある。

a. ブロックの種類

四肢手術に対する末梢神経ブロックは硬膜外麻酔と同等の鎮痛効果が得られ[49]，肩手術への腕神経叢ブロックや膝関節への持続大腿神経ブロックは術後鎮痛としてスタンダードになってきている。

胸部手術では胸部傍脊椎ブロック，腹部手術では胸部傍脊椎ブロックに加え，より末梢でのブロックとなる後方アプローチ腹横筋膜面ブロック（transversus abdominis plane block：TAPブロック），肋骨弓下TAPブロック，腹直筋鞘ブロックが行われる。

TAPブロックや腹直筋鞘ブロックは体性神経のみのブロックとなるため，内臓痛予防のためにオピオイドなどの補助鎮痛がなければ硬膜外麻酔と同等の鎮痛を得られないといわれている[50]。

b. 末梢神経ブロックの合併症

（1）運動神経遮断
高齢者に多い人工膝関節置換術における大腿神経ブロックでは術後の転倒，腕神経叢ブロックの斜角筋間アプローチでは横隔神経麻痺が問題となる。

（2）血腫
浅い部位のものなら圧迫処置で問題ないことが多いが，頸部では気道を圧迫するおそれがある。

（3）末梢神経障害
多くは一過性であるが，報告によっては11〜14％と高確率で起こる[51]。そのほとんどは上肢のブロックで発生し，ASA closed claims studyの統計では腕神経叢の障害が半数を占める[52]。術後の神経障害は，神経ブロック後のものは6カ月以上持続することもある。

（4）局所麻酔薬中毒
ブロックを単回投与で行う場合，局所麻酔薬の量が多くなるため，極量を確認し，局所麻酔薬中毒が起こった場合の呼吸・循環の確保，脂肪乳剤の投与ができる環境で行うべきである。

局所麻酔薬中毒は一般に，血中濃度の上昇に従って，まず舌・口唇のしびれ，金属様の味覚，複視，耳鳴りといった初期症状が出現し，中枢神経毒性（興奮症状，痙攣，昏睡）が発生し，それに引き続いて心毒性（血圧上昇に続く低血圧，不整脈，心停止）が発生するという経過をたどる。また，ブピバカインによる局所麻酔薬中毒は，治療抵抗性であることが知られている。20％脂肪乳剤の投与（lipid rescue）は，1.5 ml/kgを1回注入の後，0.25 ml/kg/minで10分間持続静注（開始30分で最大10 ml/kg）することが推奨されている[53]。

■参考文献

1) Jin F, Chung F. Minimizing perioperative adverse events in the elderly. Br J Anaesth 2001；87：608-24.
2) 古賀雄二．ICUにおけるせん妄の評価―日本語版CAM-ICUフローシート―．看護技術 2009；55：30-3.
3) Whitlock EL, Vannucci A, Avidan MS. Postoperative delirium. Minerva Anestesiol 2011；77：448-56.
4) Witlox J, Eurelings LS, de Jonghe JF, et al. Delirium in elderly patients and the risk of postdischarge mortality, institutionalization, and dementia：a meta-analysis. JAMA 2010；

304：443-51.
5) Vaurio LE, Sands LP, Wang Y, et al. Postoperative delirium：the importance of pain and pain management. Anesth Analg 2006；102：1267-73.
6) Lynch EP, Lazor MA, Gellis JE, et al. The impact of postoperative pain on the development of postoperative delirium. Anesth Analg 1998；86：781-5.
7) Moller JT, Cluitmans P, Rasmussen LS, et al. Long-term postoperative cognitive dysfunction in the elderly：ISPOCD1 study. Lancet 1998；351：857-61.
8) Steinmetz J, Christensen KB, Lund T, et al. Long-term consequences of postoperative cognitive dysfunction. Anesthesiology 2009；110：548-55.
9) Saczynski JS, Marcantonio ER, Quach L, et al. Cognitive trajectories after postoperative delirium. N Engl J Med 2012；367：30-9.
10) Badner NH, Knill RL, Brown JE, et al. Myocardial infarction after noncardiac surgery. Anesthesiology 1998；88：572-8.
11) Halaszynski T. Influences of the aging process on acute perioperative pain management in elderly and cognitively impaired patients. Ochsner J 2013；13：228-47.
12) Parker MJ, Handoll HH, Griffiths R. Anaesthesia for hip fracture surgery in adults. Cochrane Database Syst Rev 2004；8：CD000521.
13) Joshi GP, Bonnet F, Shah R, et al. A systematic review of randomized trials evaluating regional techniques for postthoracotomy analgesia. Anesth Analg 2008；107：1026-40.
14) Morrison RS, Siu AL. A comparison of pain and its treatment in advanced dementia and cognitively intact patients with hip fracture. J Pain Symptom Manage 2000；19：240-8.
15) Gagliese L, Weizblit N, Ellis W, et al. The measurement of postoperative pain：a comparison of intensity scales in younger and older surgical patients. Pain 2005；117：412-20.
16) van Dijk JF, Kappen TH, van Wijck AJ, et al. The diagnostic value of the numeric pain rating scale in older postoperative patients. J Clin Nurs 2012；21：3018-24.
17) Gagliese L, Katz J. Age differences in postoperative pain are scale dependent：a comparison of measures of pain intensity and quality in younger and older surgical patients. Pain 2003；103：11-20.
18) 有田英子. PainVision^{TM}. Anesthesia 21 Century 2011；13：11-5．
19) Aissou M, Snauwaert A, Dupuis C, et al. Objective assessment of the immediate postoperative analgesia using pupillary reflex measurement：a prospective and observational study. Anesthesiology 2012；116：1006-12.
20) American Geriatrics Society 2012 Beers Criteria update expert panel. American Geriatrics Society updated Beers Criteria for potentially inappropriate medication use in older adults. J Am Geriatr Soc 2012；60：616-31.
21) Savoia G, Alampi D, Amantea B, et al. Postoperative pain treatment SIAARTI recommendations 2010. Short version. Minerva Anestesiol 2010；76：657-67.
22) Dahan A, van Dorp E, Smith T, et al. Morphine-6-glucuronide (M6G) for postoperative pain relief. Eur J Pain 2008；12：403-11.
23) Macintyre PE, Jarvis DA. Age is the best predictor of postoperative morphine requirements. Pain 1996；64：357-64.
24) Dean M. Opioids in renal failure and dialysis patients. J Pain Symptom Manage 2004；28：497-504.
25) 新山幸俊. 薬剤. POPS研究会編. 術後痛サービス（POPS）マニュアル. 東京：真興交易医書出版部；2011. p.22-30.
26) ペンタゾシン注射液「ペンタジン®注射液」添付文書.
27) トラマドール塩酸塩製剤「トラマール®注100」添付文書.

28) Schug SA. Combination analgesia in 2005 — a rational approach : focus on paracetamol-tramadol. Clin Rheumatol 2006 ; 25 suppl 1 : S16-21.
29) Budnitz DS, Lovegrove MC, Shehab N, et al. Emergency hospitalizations for adverse drug events in older Americans. N Engl J Med 2011 ; 365 : 2002-12.
30) Apfel CC, Heidrich FM, Jukar-Rao S, et al. Evidence-based analysis of risk factors for postoperative nausea and vomiting. Br J Anaesth 2012 ; 109 : 742-53.
31) Gan TJ, Meyer TA, Apfel CC, et al. Society for Ambulatory Anesthesia guidelines for the management of postoperative nausea and vomiting. Anesth Analg 2007 ; 105 : 1615-28.
32) 日本緩和医療学会　緩和医療ガイドライン作成委員会編. がん疼痛の薬物療法に関するガイドライン 2010 年版. http://www.jspm.ne.jp/guidelines/pain/2010/
33) Szarvas S, Harmon D, Murphy D. Neuraxial opioid-induced pruritus : a review. J Clin Anesth 2003 ; 15 : 234-9.
34) Reich A, Szepietowski JC. Opioid-induced pruritus : an update. Clin Exp Dermato 2010 ; 35 : 2-6.
35) Wheeler M, Oderda GM, Ashburn MA, et al. Adverse events associated with postoperative opioid analgesia : a systematic review. J Pain 2002 ; 3 : 159-80.
36) Jarzyna D, Jungquist CR, Pasero C, et al. American Society for Pain Management Nursing guidelines on monitoring for opioid-induced sedation and respiratory depression. Pain Manag Nurs 2011 ; 12 : 118-45.
37) Elia N, Lysakowski C, Tramèr MR. Does multimodal analgesia with acetaminophen, nonsteroidal antiinflammatory drugs, or selective cyclooxygenase-2 inhibitors and patient-controlled analgesia morphine offer advantages over morphine alone? Meta-analyses of randomized trials. Anesthesiology 2005 ; 103 : 1296-304.
38) Wolfe MM, Lichtenstein DR, Singh G. Gastrointestinal toxicity of nonsteroidal antiinflammatory drugs. N Engl J Med 1999 ; 340 : 1888-99.
39) Hooper L, Brown TJ, Elliott R, et al. The effectiveness of five strategies for the prevention of gastrointestinal toxicity induced by non-steroidal anti-inflammatory drugs : systematic review. BMJ 2004 ; 329 : 948.
40) アセトアミノフェン静注液「アセリオ®静注液 1000 mg」添付文書.
41) Verkleij SP, Luijsterburg PA, Bohnen AM, et al. NSAIDs vs acetaminophen in knee and hip osteoarthritis : a systematic review regarding heterogeneity influencing the outcomes. Osteoarthritis Cartilage 2011 ; 19 : 921-9.
42) Remy C, Marret E, Bonnet F. Effects of acetaminophen on morphine side-effects and consumption after major surgery : meta-analysis of randomized controlled trials. Br J Anaesth 2005 ; 94 : 505-13.
43) Pöpping DM, Elia N, Marret E, et al. Protective effects of epidural analgesia on pulmonary complications after abdominal and thoracic surgery : a meta-analysis. Arch Surg 2008 ; 143 : 990-9.
44) Freise H, Van Aken HK. Risks and benefits of thoracic epidural anaesthesia. Br J Anaesth 2011 ; 107 : 859-68.
45) 若崎るみ枝, 柴田志保, 櫻井静佳ほか. 硬膜外鎮痛法. POPS 研究会編. 術後痛サービス (POPS) マニュアル. 東京：真興交易医書出版部；2011. p.47-58.
46) Kanai A, Osawa S, Suzuki A, et al. Regression of sensory and motor blockade, and analgesia during continuous epidural infusion of ropivacaine and fentanyl in comparison with other local anesthetics. Pain Med 2007 ; 8 : 546-53.
47) 稲田英一. 高齢者の手術後鎮痛法. 川真田樹人編. 手術後鎮痛の全て. 東京：文光堂；2013. p.222-6.

48) Horlocker TT, Wedel DJ, Rowlingson JC, et al. Regional anesthesia in the patient receiving antithrombotic or thrombolytic therapy : American Society of Regional Anesthesia and Pain Medicine evidence-based guidelines (third edition). Reg Anesth Pain Med 2010 ; 35 : 64-101.
49) Liu SS, Wu CL. The effect of analgesic technique on postoperative patient-reported outcomes including analgesia : a systematic review. Anesth Analg 2007 ; 105 : 789-808.
50) Melnikov AL, Bjoergo S, Kongsgaard UE. Thoracic paravertebral block versus transversus abdominis plane block in major gynecological surgery : a prospective, randomized, controlled, observer-blinded study. Local Reg Anesth 2012 ; 5 : 55-61.
51) Liguori GA. Complications of regional anesthesia : nerve injury and peripheral neural blockade. J Neurosurg Anesthesiol 2004 ; 16 : 84-6.
52) Lee LA, Posner KL, Domino KB, et al. Injuries associated with regional anesthesia in the 1980s and 1990s : a closed claims analysis. Anesthesiology 2004 ; 101 : 143-52.
53) Neal JM, Mulroy MF, Weinberg GL. American Society of Regional Anesthesia and Pain Medicine checklist for managing local anesthetic systemic toxicity : 2012 version. Reg Anesth Pain Med 2012 ; 37 : 16-8.

〈野中　崇広, 山本　達郎〉

IV. 術後管理と術後合併症

4 高齢者特有の術後合併症

A せん妄

はじめに

　術後せん妄は，麻酔科医が日常きわめて頻繁に遭遇する術後合併症の一つである。せん妄は単純な意識障害とは違い，精神症状を伴う比較的複雑な意識障害である。軽度〜中等度の意識混濁に錯覚，幻覚，不安，興奮，妄想などの多彩な情動変化を特徴とする"活発型せん妄"と，軽度の意識混濁に加えて精神運動の抑制を特徴とする"不活発型せん妄"に分けられる。

　このうち術後せん妄は，前者の"活発型せん妄"の形を取ることが多い。典型例では術後2〜5日の比較的意識清明な時期を置いて急激な精神運動興奮や幻覚・妄想状態を呈し，安静保持困難，各種ルートやカテーテルの抜去，昼夜逆転現象といった症状が出現する。これらの症状は通常1週間前後で軽快するが，手術後や重症管理中にせん妄を発症した場合は各種モニタリングに支障を来し，ルートトラブルにより循環作動薬など重要薬物の投与を中断せざるをえない場合もあり，患者管理上の重大な問題となる。術後せん妄は必ずしも高齢者にだけ発症する合併症ではないが，術後せん妄の有無が患者の予後を左右するともいわれており，非常に重大な術後合併症の一つであると認識するべきである。

疫　学

　わが国におけるせん妄の大規模な疫学的研究は現在いくつかが進行中のようであるが，過去にまとまった報告は少ない。海外では，高齢者の術後せん妄について大規模・小規模の多くの報告がなされている。内科患者の場合は，その30％が入院中のどこかの時点でせん妄を経験するとされている[1,2]。一方，高齢の外科患者ではせん妄を発症するリスクは10〜50％であるといわれている。特に高齢者に多い大腿骨頸部骨折の手術や心臓外科手術の術後では，せん妄の発症率が高い[3]。

Neufeldら[4]が行った研究では，70歳以上の術後患者91名について調査したところ，45％の患者が術後回復室で急激な意識レベルの変化，すなわち早期せん妄と呼ばれる症状を発症していた。

発症頻度

わが国における過去の報告では，全身麻酔または腰椎麻酔で手術を受けた502名の患者のうち22名（4.4％）が術後せん妄を発症した。麻酔の種類別でせん妄の発症率を見ると，全身麻酔17.1％，腰椎麻酔2.1％と全身麻酔で高かったと報告されている[5]。そのほかICUの報告では，一般外科病棟におけるせん妄の発症率は5〜15％であるとされている[6]。

しかしながら，Williams-Russoら[7]は，人工股関節置換術を受ける高齢患者の麻酔方法について全身麻酔と腰椎麻酔を無作為に振り分けたところ，術後せん妄の発症に対して麻酔方法は影響しなかったと報告している。麻酔方法によるせん妄発症の有無については，今後さらに検討が必要である。

診 断

術後せん妄は，手術後一過性に出現する認知機能障害によって特徴づけられる比較的急性の意識障害と定義される。せん妄としばしば混同しやすい概念として不穏があるが，せん妄は主として認知機能が障害された状態であるのに対し，不穏は精神が過剰に興奮した状態であると表現できる。せん妄はアメリカ精神医学会が定めるDSM-IV-TRでは，"一般身体疾患によるせん妄"に位置づけられている[8]。一般的には軽度あるいは中等度の意識混濁をもとに，錯覚，幻覚，妄想，精神運動興奮，不安などの情動変化を示すとされている。

従来，患者の意識レベルの評価にはJapan coma scale（JCS）やGlasgow coma scale（GCS）が，また周術期や救急・集中治療領域で患者の精神状態あるいは鎮静の深度を評価するためのスケールとしてはRichmond agitation-sedation scale（RASS）が広く使用されてきた。しかしながら，RASSでは一部不穏の評価ができるものの，これらのスケールでは失見当識や短期記憶の障害，注意力の欠如，無秩序な思考といったせん妄の意識状態を評価することが不可能であった。また，術後せん妄の場合は外科手術という特殊な要因が加わるため，一般の精神医学的なせん妄の診断基準に該当しない場合も多いと考えられる。

せん妄に特化した診断・鑑別のためのアセスメントツールには，delirium rating scale（DRS），delirium rating tool（DRT），NEECHAM confusion scaleなどがあるが，ICUに入室して人工呼吸管理をされているような重症患者に適用するのはなかなか困難ある。そこで近年，重症患者のせん妄の評価法として注目されているものにconfusion assessment method for the ICU（CAM-ICU）がある[9]。術後患者や気管挿管あるいは気管切開されているケースを含めてICUで重症管理されている患者を対象に広く適用することができるせん妄の評価法である。

日本語版CAM-ICU（"第Ⅳ章　2. ICUにおける高齢者の鎮静"表10参照）は，RASSを用いた意識レベルの評価と，CAMを用いたせん妄の評価の2段階から成っており，RASS −3以上の意識レベルでせん妄の評価を開始する。評価の実際であるが，所見1＝急性発症または変動性の評価，所見2＝注意力欠如，所見3＝無秩序な思考，所見4＝意識レベルの変化（実際のRASS）を観察し，（所見1）＋（所見2）＋（所見3または所見4）でせん妄ありと診断することになっている。日本語版CAM-ICUは日本呼吸療法医学会でも推奨されているせん妄評価法であり，今後さらに普及してくことが予想される。

病態生理

せん妄の発症機序や病態生理については，いまだ十分に解明されていない点が多い。脳波を用いた研究では，α波の徐波化を特徴とする大脳皮質の機能異常であることが示されている[10]。また，脳幹聴覚誘発電位，体性感覚誘発電位，画像検査を用いた研究では，視床や基底核，橋といった皮質下の機能がせん妄に重要な役割を果たしているとしている[11]。これらの所見は，皮質下梗塞やパーキンソン病を含む基底核の異常がせん妄を招きやすいという臨床知見と合致している。

神経伝達の観点からは，コリン作動性神経の機能低下とドパミンおよびノルアドレナリン作動性神経の機能亢進などの神経機能のアンバランスによって発症すると考えられている[12][13]。抗コリン作用を有する薬物が高齢者にせん妄を惹起することはよく知られている。この抗コリン作用によるせん妄は，コリンエステラーゼ阻害薬であるフィゾスチグミンによってリバースされる。アトロピンは今日では麻酔前投薬として投与される機会は減少したが，麻酔科医が徐脈に対して日常よく使用する薬物であるため，その使用にあたっては常にせん妄の発症に留意するべきであろう。そのほか，せん妄の発症に具体的に関連するメディエータとしては，βエンドルフィン，ソマトスタチン，トリプトファン，フェニルアラニン，セロトニン，ノルアドレナリン，γアミノ酪酸（γ-aminobutyric acid：GABA），コルチゾールなどが脳脊髄液を用いた研究から推定されている[11]。

また，炎症性サイトカインであるインターロイキンや腫瘍壊死因子（TNF-α）も，せん妄の発症に関与していることが知られている。これらの物質を実験動物に投与したり，慢性肝炎に対するインターフェロン治療のように生体に投与したりすると，中枢神経系に強い作用を及ぼす可能性がある[14][15]。この中枢神経系におけるサイトカインの活性化は，敗血症の際に見られる，発熱に先行する過敏な行動や意識障害などの敗血症性脳症と呼ばれる病態を説明できるかもしれない。

従来，せん妄は一過性の脳機能障害であると考えられてきたが，上記のような自律神

経機能の異常は完全に回復可能ではないとされているため，今後はせん妄の発症予防がますます重視されていくであろう．

発症要因

　せん妄は単一の原因で発症する病態でなく，多因子によって発症する病態である．その要因は，せん妄の発症を促進するものと症状を悪化させるものに大別される（表1）．
　発症を促進する要因としてもっともよく知られている病態としては，すでに存在する認知症，脳卒中やパーキンソン病などの脳疾患が挙げられる．認知症はせん妄が発症する前に潜在的に進行していることが，実際の臨床ではしばしば経験される．また逆に，大腿骨頸部骨折患者78名を追跡した調査では，術後せん妄を発症した患者29名のうち69％がその後に認知症を発症したのに対し，術後せん妄を発症しなかった患者49名のうちその後に認知症を発症した者は29％であったと報告されている[16]．このことは，術後せん妄の発症が将来の認知症発症を促進するなど，脳になんらかの影響を与える可能性を示唆するものである．
　手術に関連するせん妄の発症因子としては，術前30％以下の低ヘマトクリット値，低アルブミン値，術前からすでに活動性が低下している場合，またアメリカ麻酔科学会術前状態分類（ASA physical status）3～4などが報告されている[17)18)]．
　前述のように，全身麻酔あるいは局所麻酔といった麻酔方法が術後せん妄の発症に影響するかどうかについては意見が分かれている．現在のところ，全身麻酔に使用する薬物がせん妄発症に直接影響するかどうかについての詳細な研究は少ない．大腿骨頸部骨

表1　せん妄の発症要因

発症を促進する因子	1. 身体的因子 　すでに存在する認知症，脳卒中，パーキンソン病などの脳疾患 2. 手術に関連する因子 　術前からの低ヘマトクリット値，低アルブミン値 　活動性低下，ASA PS 3～4 3. 薬物 　トラマドール
症状を悪化させる因子	1. 薬物 　・鎮静薬：ベンゾジアゼピン，フェノチアジン 　・抗痙攣薬：フェニトイン，カルバマゼピン，バルプロ酸 　・抗コリン薬：アトロピン，抗パーキンソン薬，三環系抗うつ薬 　・循環器薬：β遮断薬，利尿薬，ジゴキシン，抗不整脈薬 2. 環境的因子 　入院自体による環境の変化，不適切な照明，窓がなく閉鎖的な病室 3. 医原性因子 　感染，脱水，身体拘束，体位制限，カテーテル・ドレーン類 4. 精神的因子 　疼痛，不安，不眠

折の修復術において，脊髄くも膜下麻酔下に脳波を用いてプロポフォールで深く鎮静した場合と浅く鎮静した場合を比較すると，浅く鎮静した患者のほうが術後せん妄の発症が50％以下であったという報告がある[19]。

術後の使用薬物についてであるが，世界保健機関（WHO）ラダーで疼痛コントロールの第2段階薬（弱オピオイド）に分類される，抗うつ作用を併せ持った鎮痛薬であるトラマドールは，せん妄の発症と関連があるとされている[17]。そのほかの薬物については明確な報告は少ない。

一般にせん妄の症状を悪化させる要因としては，術前の多剤投与，感染，脱水，不動化（抑制帯の使用），栄養異常，尿道カテーテルの使用などが挙げられている。

予 防

1 サポーティブケア

せん妄の発症リスクを下げるための積極的な介入は有効なようである。ある研究では，852名の70歳以上の入院患者に対して，認知障害，睡眠障害，活動障害，視力障害，聴力障害，脱水という6つのせん妄のリスク因子について介入を試みた。具体的には，認知障害患者には認知機能を改善するためのオリエンテーションを行う，睡眠障害患者には環境整備や薬物を使用しない睡眠補助を行う，活動性の低下した患者には早期離床や最小限の身体拘束を行う，視聴覚障害患者には視聴覚補助を行う，脱水患者には早期に輸液を行うなどの介入を行った。このプログラム行うと，通常のケアを行った場合と比較して有意にせん妄の発症を減少させ（62名 vs. 90名），せん妄の期間を短縮させることができた（105日 vs. 161日）という[18]。また，高齢者専門のコンサルタントチームが126名の股関節手術患者に対して同じような介入を行ったところ，良好にせん妄の発症を減少させたという報告も見られる[19]。

これらの報告は，高齢者では知覚の障害がせん妄を容易に発症させることを示唆している。したがって，高齢者には眼鏡，聴覚補助具，時計，カレンダー，外部が見える病室などを提供することがせん妄の予防に有効であるといえるであろう。周術期においても可能なかぎり患者が快適に過ごすことができ，せん妄が予防できるように医療者側は努力するべきである。

2 薬物によるせん妄の予防

コリンエステラーゼ阻害薬，鎮静薬，向精神薬などの薬物によってせん妄が予防できるというエビデンスは乏しい[20]。リバスチグミンやドネペジルといったコリンエステラーゼ阻害薬の投与はせん妄を予防すると考えられてきたが，臨床試験ではその効果は見られず，むしろ副作用のほうが大きいことが分かってきた。

いくつかのランダム化比較試験（randomized controlled trial：RCT）では，少量の向精神薬（ハロペリドール，リスペリドン）の予防的投与が，術後患者において，せん妄の発症・重症度・発症期間を減少させるのにわずかに有効であったと報告されている[21)〜23)]。そのほか，ガバペンチンは疼痛を抑制し，オピオイドの投与量を減少できるため，せん妄の発症を抑制したという報告がある[24)]。

治　療

1 背景因子の治療

せん妄の治療を開始する前に，まずはその背景に潜んでいる因子について理解し解決する必要がある。具体的には，体液バランス（脱水），電解質異常（低ナトリウム血症，高ナトリウム血症，高カルシウム血症），感染（尿路感染症，呼吸器感染症，皮膚・軟部組織感染症），代謝異常（低血糖，尿毒症，肝不全），循環異常（ショック，心不全），アルコールおよび鎮静薬の離脱症状，薬物中毒などが挙げられる。

薬物中毒はせん妄全体の約30％を占めるという報告もあり[25)]，術前にジゴキシンやリチウムなどの薬物を使用する場合は，その有効血中濃度域であっても常にせん妄の発症を念頭に置く必要がある。

長期に入院している高齢者の多くはチアミン（ビタミンB_1）不足になりやすい。ビタミンは安価であるため，入院高齢者で栄養障害の疑いがある患者ではチアミンも含めて術前に十分投与しておくべきであろう。

2 せん妄の薬物治療 （表2）

a．向精神薬

向精神薬は興奮しているせん妄患者の主たる治療薬であるが，実際はその使用を支持するデータは不足している。しかしながら，向精神薬の代替薬も実際には少ないため，やむをえず使用しているというのが現状であろう。

代表的な向精神薬としてはハロペリドールがあり，比較的新しい薬物としてはクエチアピン，リスペリドン，ジプラシドン（日本では現在治験中），オランザピンがある。特にリスペリドンとオランザピンは，ハロペリドールと比較してせん妄に対して同等の効果があったという報告がある[26)]。クエチアピンは，せん妄の期間を短縮し，興奮を減少させ，退院率を向上させた[27)]。これとは逆に，ハロペリドール，ジプラシドンおよびプラセボを比べた研究では，意識状態の変化や副作用なしに過ごせた日数に3剤で差がなかったとしている[28)]。錐体外路症状は高用量のハロペリドール（4.5 mg以上）を投与された患者に多く見られたが，低用量のハロペリドールとオランザピン，リスペリド

表2 せん妄の治療薬（確立された薬物のみ記載）

	薬物	投与量	副作用
経口投与	クエチアピン （セロクエル®） 25, 100 mg/1錠	25～100 mg	錐体外路症状 悪性症候群
	リスペリドン （リスパダール®） 内服液 1 mg/ml	0.5～2.0 mg	錐体外路症状 悪性症候群
経静脈投与	ハロペリドール （セレネース®） 5 mg/ml/1A	0.5～2.0 mg	錐体外路症状 悪性症候群
	デクスメデトミジン （プレセデックス®） 200 µg/2 ml/1A	0.2～0.7 µg/kg/hr	徐脈 低血圧

ンの投与では差がなかったと報告されている[26]。以上を総合すると，向精神薬の中ではやはり少量のハロペリドール（0.5～1.0 mg）の投与が推奨される（Grade 2B）。

ハロペリドールの使用に際して，もう一つ注意が必要な副作用にQT延長症候群がある。特に高齢者にハロペリドールを静脈内投与するときは，必ず心電図をモニタリングしておくべきである。

b. ベンゾジアゼピン

ベンゾジアゼピンは向精神薬よりも早く効果が現れるが，昏迷や鎮静を悪化させる可能性がある。ICU入室患者に対する前向き研究によると，ロラゼパムはせん妄発症のリスク因子であり，その発症を20％も増加させたという[29]。また，RCTでは，ICUにおける人工呼吸患者の鎮静では，ミダゾラムのほうがデクスメデトミジンよりも有意にせん妄の発症に関連していたという結果がある[30]。さらに，せん妄の治療目的のベンゾジアゼピン投与についても，向精神薬よりも効果が劣ると報告されている[31]。

このように，ベンゾジアゼピンはせん妄の治療においては役割が限定されており，アルコール離脱症状が疑われる場合や向精神薬の使用が禁忌の場合にかぎって使用を考慮するべきである。

c. コリンエステラーゼ阻害薬

ハロペリドールが投与された104名のICUせん妄患者に対するリバスチグミンとプラセボの効果を比較したRCTは，リバスチグミンを投与された患者群のほうが死亡率が高かったため早期に中止された[32]。現時点でコリンエステラーゼ阻害薬は，抗コリン薬の副作用によるせん妄のリバース以外には，せん妄の治療効果に関するエビデンスは少なさそうである。

d. デクスメデトミジン

α_2アドレナリン受容体作動薬であるデクスメデトミジンは，ICUにおける人工呼吸患者の鎮静薬としてだけではなく，近年はせん妄の発症を低下させるとして注目されている[33)～35)]。デクスメデトミジンは呼吸抑制作用が少なく，ノンレム睡眠と似た機序で鎮静効果をもたらし，弱い鎮痛効果も併せ持つ非常にユニークな薬物である。また，ベンゾジアゼピンやプロポフォールと違いGABA受容体を介さない鎮静薬であるため，せん妄の治療薬として有利である。ただし，高用量や高齢者に対する投与では，徐脈や低血圧などの循環器系への副作用に注意する必要がある。

デクスメデトミジンは，以前あった24時間以内の投与期間や人工呼吸中の患者への投与にかぎるといった使用制限がなくなったため，今後は重症患者の鎮静薬としてだけではなく，せん妄の治療薬としてさらに使用が拡大していくものと考える。

e. 抑肝散

抑肝散はもともと小児の夜泣きや不眠に処方される漢方であるが，成人の認知症患者に投与すると興奮症状を改善することが知られている。さらに，最近ではICUせん妄や術後せん妄に使用して有効であったという報告がいくつか見られる[36)37)]。近年はICU領域においても徐々に漢方が使用されるようになってきているが，抑肝散も術前からすでに認知症を持つ患者の術後せん妄に試してみてもよいかもしれない。

■参考文献

1) Francis J. Delirium in older patients. J Am Geriatr Soc 1992；40：829-38.
2) Inouye SK, Rushing JT, Foreman MD, et al. Does delirium contribute to poor hospital outcomes? A three-site epidemiologic study. J Gen Intern Med 1998；13：234-42.
3) Dyer CB, Ashton CM, Teasdale TA. Postoperative delirium. A review of 80 primary data-collection studies. Arch Intern Med 1995；155：461-5.
4) Neufeld KJ, Leoutsakos JM, Sieber FE, et al. Outcomes of early delirium diagnosis after general anesthesia in the elderly. Anesth Analg 2013；117：471-8.
5) 綿貫早美，狩野太郎，亀山絹代ほか．高齢手術患者の術後せん妄発症率と発症状況の分析に関する研究．群馬保健学紀要 2002；23：109-16.
6) 岸　泰宏，黒澤　尚．術後せん妄を予防するには．臨牀看護 1999；25：1631-7.
7) Williams-Russo P, Sharrock NE, Mattis S, et al. Cognitive effects after epidural vs general anesthesia in older adults. A randomized trial. JAMA 1995；274：44-50.
8) 高橋三郎，大野　裕，染谷俊幸訳．DSM-IV-TR 精神疾患の分類と診断の手引．東京：医学書院；2002．p.73.
9) Ely EW, Inouye SK, Bernard GR, et al. Delirium in mechanically ventilated patients：validity and reliability of the confusion assessment method for the intensive care unit（CAM-ICU）. JAMA 2001；286：2703-10.
10) Romano J, Engel GL. Delirium：1. Electroencephalographic data. Arch Neurol Psychiatr 1944；51：356-77.
11) Trzepacz PT. The neuropathogenesis of delirium. A need to focus our research. Psychosomatics 1994；35：374-91.

12) Mach JR Jr, Dysken MW, Kuskowski M, et al. Serum anticholinergic activity in hospitalized older persons with delirium : a preliminary study. J Am Geriatr Soc 1995 ; 43 : 491-5.
13) Campbell N, Boustani M, Limbil T, et al. The cognitive impact of anticholinergics : a clinical review. Clin Interv Aging 2009 ; 4 : 225-33.
14) Stefano GB, Bilfinger TV, Fricchione GL. The immune-neuro-link and the macrophage : postcardiotomy delirium, HIV-associated dementia and psychiatry. Prog Neurobiol 1994 ; 42 : 475-88.
15) van Munster BC, Korevaar JC, Zwinderman AH, et al. Time-course of cytokines during delirium in elderly patients with hip fractures. J Am Geriatr Soc 2008 ; 56 : 1704-9.
16) Lundström M, Edlund A, Bucht G, et al. Dementia after delirium in patients with femoral neck fractures. J Am Geriatr Soc 2003 ; 51 : 1002-6.
17) Brouquet A, Cudennec T, Benoist S, et al. Impaired mobility, ASA status and administration of tramadol are risk factors for postoperative delirium in patients aged 75 years or more after major abdominal surgery. Ann Surg 2010 ; 251 : 759-65.
18) Marcantonio ER, Goldman L, Orav EJ, et al. The association of intraoperative factors with the development of postoperative delirium. Am J Med 1998 ; 105 : 380-4.
19) Sieber FE, Zakriya KJ, Gottschalk A, et al. Sedation depth during spinal anesthesia and the development of postoperative delirium in elderly patients undergoing hip fracture repair. Mayo Clin Proc 2010 ; 85 : 18-26.
20) Flinn DR, Diehl KM, Seyfried LS, et al. Prevention, diagnosis, and management of postoperative delirium in older adults. J Am Coll Surg 2009 ; 209 : 261-8.
21) Kalisvaart KJ, de Jonghe JF, Bogaards MJ, et al. Haloperidol prophylaxis for elderly hip-surgery patients at risk for delirium : a randomized placebo-controlled study. J Am Geriatr Soc 2005 ; 53 : 1658-66.
22) Prakanrattana U, Prapaitrakool S. Efficacy of risperidone for prevention of postoperative delirium in cardiac surgery. Anaesth Intensive Care 2007 ; 35 : 714-9.
23) Wang W, Li HL, Wang DX, et al. Haloperidol prophylaxis decreases delirium incidence in elderly patients after noncardiac surgery : a randomized controlled trial. Crit Care Med 2012 ; 40 : 731-9.
24) Leung JM, Sands LP, Rico M, et al. Pilot clinical trial of gabapentin to decrease postoperative delirium in older patients. Neurology 2006 ; 67 : 1251-3.
25) Francis J. Drug-induced delirium : diagnosis and treatment. CNS Drugs 1996 ; 5 : 103-14.
26) Lonergan E, Britton AM, Luxenberg J, et al. Antipsychotics for delirium. Cochrane Database Syst Rev 2007 ; CD005594.
27) Devlin JW, Roberts RJ, Fong JJ, et al. Efficacy and safety of quetiapine in critically ill patients with delirium : a prospective, multicenter, randomized, double-blind, placebo-controlled pilot study. Crit Care Med 2010 ; 38 : 419-27.
28) Girard TD, Pandharipande PP, Carson SS, et al. Feasibility, efficacy, and safety of antipsychotics for intensive care unit delirium : the MIND randomized, placebo-controlled trial. Crit Care Med 2010 ; 38 : 428-37.
29) Pandharipande P, Shintani A, Peterson J, et al. Lorazepam is an independent risk factor for transitioning to delirium in intensive care unit patients. Anesthesiology 2006 ; 104 : 21-6.
30) Riker RR, Shehabi Y, Bokesch PM, et al. Dexmedetomidine vs midazolam for sedation of critically ill patients : a randomized trial. JAMA 2009 ; 301 : 489-99.
31) Lonergan E, Luxenberg J, Areosa Sastre A. Benzodiazepines for delirium. Cochrane Data-

base Syst Rev 2009；CD006379.
32) van Eijk MM, Roes KC, Honing ML, et al. Effect of rivastigmine as an adjunct to usual care with haloperidol on duration of delirium and mortality in critically ill patients：a multicentre, double-blind, placebo-controlled randomised trial. Lancet 2010；376：1829-37.
33) Pandharipande PP, Pun BT, Herr DL, et al. Effect of sedation with dexmedetomidine vs lorazepam on acute brain dysfunction in mechanically ventilated patients：the MENDS randomized controlled trial. JAMA 2007；298：2644-53.
34) Riker RR, Shehabi Y, Bokesch PM, et al. Dexmedetomidine vs midazolam for sedation of critically ill patients：a randomized trial. JAMA 2009；301：489-99.
35) Shehabi Y, Grant P, Wolfenden H, et al. Prevalence of delirium with dexmedetomidine compared with morphine based therapy after cardiac surgery：a randomized controlled trial（DEXmedetomidine COmpared to Morphine-DEXCOM Study）. Anesthesiology 2009；111：1075-84.
36) Miyaoka T, Furuya M, Yasuda H, et al. Yi-gan san as adjunctive therapy for treatment-resistant schizophrenia：an open-label study. Clin Neurophamacol 2009；32：6-9.
37) 高瀬信弥．高齢者の心臓大血管手術術後せん妄に対する抑肝散の効果について．Prog Med 2011；31：462-3.

（高橋　　完，野坂　修一）

IV. 術後管理と術後合併症

4 高齢者特有の術後合併症

B 神経系合併症

はじめに

　高齢者の全外科手術に占める割合はおよそ 20 〜 30％を占め，今後はますます増加していくと考えられている[1]。Hamel ら[2]は，約 60 万人の 80 〜 90 歳の術後の合併症および死亡率について検討している。高齢者の術後合併症としてもっとも多いのは呼吸系合併症であり，次いで尿路感染症である。そのほか，手術創感染，虚血性心疾患，敗血症が多い。それらに比べると，神経合併症は 0.3 〜 0.7％とそれほど多くないが，脳血管障害を起こした患者の死亡率は 20 〜 30％と高く，術後の合併症としては重要である。

　高齢者の術後神経系合併症は，器質的神経障害と機能的神経障害（認知機能障害），およびそれらの混在した状態として見られる（図1）。Hamel らの検討からも，画像所見としてとらえられる脳梗塞および脳出血が術後に発症する頻度は低いと考えられる。しかし，機能的な神経障害（認知機能障害）である術後せん妄や術後認知機能障害（postoperative cognitive dysfunction：POCD）を含めると，高齢者の術後の約 30％に神経系合併症が発症している[3,4]。

　本項では，術後における機能的神経障害としての認知機能障害について主に解説する。
　高齢者における術後の認知機能障害は，神経系合併症としてよく知られ，主に術後急性期に発症する術後せん妄と，亜急性から慢性に経過する POCD とに分けられる。

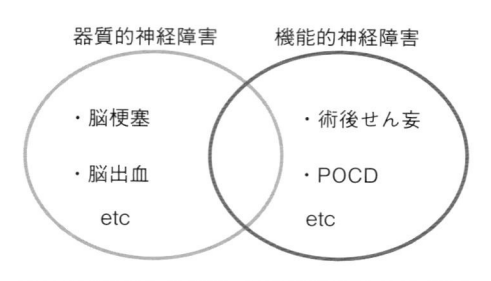

図 1　器質的神経障害と機能的神経障害

POCDは比較的新しい概念であるが，初めは主に心臓バイパス術後の合併症として報告された。その後，非心臓手術においても認知機能障害が生じることが報告されている。POCDは不可逆的となる場合もあり，社会復帰率の低下や生活の質（QOL）の著しい低下を招くため，深刻な問題となっている。

高齢者麻酔における術後の認知機能障害は，認識はされていたが対策が十分ではなかったという点で"古くて新しい分野"と考えることができる。

術後せん妄と術後認知機能障害（POCD）の違い

術後せん妄とPOCDの違いを表1に示す。術後せん妄とは，術後，急性で一過性に起こる認知機能障害を特徴とする意識障害である。意識レベルや見当識に日内変動や視覚性幻覚が生じる。臨床所見が比較的明確であり，confusion assesment methods（CAM）などの代表的な診断基準があるため，医療者にも認識されやすい。そのため，予防，薬物治療あるいはリハビリテーションといったさまざまな方面からの研究がなされている。

POCDは，術後，亜急性から慢性の経過で認知機能低下を生じ，時に恒久的な経過をたどることもある[2]。通常，意識レベルの低下を認めず，幻覚などの感覚異常もなく，明らかな臨床的所見に乏しい。POCDは医療者が所見としてはっきりととらえることは難しく，その診断には神経心理学的検査を必要とし，術前と比較して術後の認知機能を評価する必要がある。そのため，医療者がPOCDに気づくことは少なく，患者の家族から"退院後，本人の様子が手術前となんとなく違う"と言われて気づかれることも珍しくない。

近年，術後せん妄がPOCDに移行するとの報告もあり，術後せん妄の予防や早期介入がPOCDを予防する可能性を指摘されていることも新たな知見として知っておくとよい[5]。

表1　術後せん妄とPOCDの違い

	術後せん妄	POCD
経　過	急性	亜急性〜慢性
見当識障害	あり	なし
日内変動	あり	なし
感覚異常	幻覚，幻聴など	わずかな記憶低下や行動機能低下
診断基準	CAM-ICU，DSM-IVなど	確立されていない
認知機能低下	一過性の低下が多い	長期にわたり，時に恒久的
治療介入	薬物療法や理学療法など	ほとんど行われない

術後せん妄

せん妄は高齢者の術後には特によく見られ，概念や診断ともに一定の基準があるため，研究が進められている。

1 定 義

急性に発症し，意識や注意，知覚，認知機能に障害を来し，日内変動を特徴とする精神症候群である。

2 診 断

せん妄の診断については一般的には CAM が実践的であり，よく用いられている。2001 年に Ely が confusion assessment method for the ICU（CAM-ICU）の有用性に関して報告し，さらに 2010 年に Luez がいくつかのスコアリングの有効性を報告している[3)4)]。Luetz ら[4)]は，術後 ICU に入室した 60 歳以上の患者 152 名で，CAM-ICU, the nursing delirium screening scale（Nu-DESC），the delirium detection score（DDS）の 3 つを比較した。もっとも診断能力が高かったのは CAM-ICU で，感度 81％，特異度 96％であった。図 2 に CAM-ICU（日本語版）を示す。DDS に関しては感度・特異度ともに低く，現在では使用すべきでないとされている。

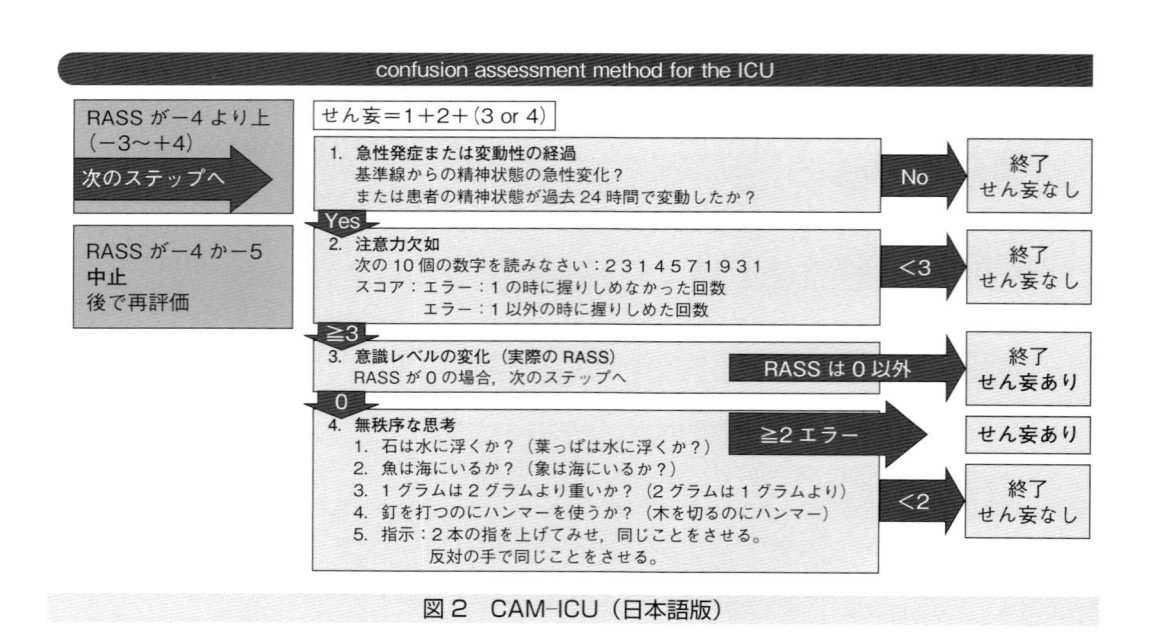

図2 CAM-ICU（日本語版）

3 頻 度

　術後せん妄に関してはメタアナリシスもいくつか行われているが、頻度に関しては報告によりばらつきがある。術式に関する報告と麻酔法に関する報告を表2[4]にまとめた。

a. 術式と術後せん妄発症率の検討

　整形外科手術や心臓血管外科手術でせん妄の発症率が多い。特に整形外科手術においては、股関節骨折の手術での報告が多い[4]。これは、高齢者に大腿骨頸部骨折の頻度が高いためであろう。

　心臓手術後と大血管術後については、術式によるばらつきはあるものの、有意に術後せん妄を起こしやすい。手術時間や麻酔時間が長いほど、また手術侵襲が大きいほど、術後の炎症反応などの侵襲に対する反応が強く出ることが知られており、これが要因になっていると考えられる。さらに、人工心肺を使用したほうが、術後せん妄の頻度は高いことが報告されている。このことから、人工心肺中の脳灌流圧低下などが術後せん妄の要因になっている可能性がある。近年、心拍動下冠動脈バイパス術（off-pump CABG）など心停止を行わない術式も増加してきており、その術後せん妄の発症率についての検討も必要であろう。また、ICU入室患者は重症度も高く、挿管管理や環境因子といった要因も、かなり高い確率でせん妄の発症に関与していることはよく知られている。

b. 麻酔法と術後せん妄の発症率

　吸入麻酔と静脈麻酔に関して、相反する報告がある。Monk[6]は、整形外科手術において全身麻酔を受けた65歳以上の200症例で、イソフルラン＋オピオイド群とプロポフォール＋オピオイド群とに分けて、後ろ向きに検討している。術後せん妄発症率はイソフルラン投与群で12.6％、プロポフォール投与群で13.6％と有意差は認めなかった。

　一方、Ishiiら[7]は60歳以上で胃切除もしくは大腸切除を受ける患者59名を、セボフルラン使用群（S群）とプロポフォール使用群（P群）に無作為に振り分け、術後せん妄の発症率を検討した。結果は、S群で26.4％、P群で12.1％と、術後せん妄発症率

表2　術式とせん妄の発症率

術式など	せん妄の発症率
股関節骨折	21.7％（4～53％）
股関節置換術後または膝関節置換術後	12.1％（9～28％）
非心臓手術後	10％（9～17％）
心臓手術後	32％（0～73％）
大血管手術後（大動脈解離および大動脈瘤）	34.5％（29～39％）
ICU入室（65歳以上）	70～87％

（Luetz A, Heymann A, Radtke FM, et al. Different assessment tools for intensive care unit delirium : which score to use. Crit Care Med 2010 ; 38 : 409-18 より改変引用）

はP群で有意に低かった。
　このように，現時点で麻酔法が術後せん妄発症率に及ぼす影響を明確にするのは難しい。デスフルランなどの本邦でも新しい麻酔薬が登場したこともあり，今後の比較検討が待たれる。

4 リスクファクターとスクリーニング

　前述した心臓手術や大血管手術以外に，性別や栄養状態などもせん妄のリスクファクターとなる[7]。さらに，術前のうつ病またはうつ症状も術後せん妄の独立したリスクファクターであると報告されている[8]。術後せん妄のリスクファクターについて表3[9]に示す。これらのリスクファクターを踏まえ，術前にせん妄になりやすい患者を認識しておくことにより，麻酔と術後管理を適切に計画し，予防や早期介入に努めることが重要である。
　術後せん妄発症に関するスクリーニングの報告としては，2009年にSmithら[10]が，非心臓手術を受ける998名の患者において術前のexecutive function（新しい状況に順応する能力）が低下している患者とうつ症状が強い患者では，有意に術後せん妄の頻度が高くなることを報告した。リスクファクターを考慮して作成された術後せん妄発症に関する予測スコアを表4に示す[8]。この予測スコアは，せん妄の診断に関して感度50％，特異度80〜90％であり，術後せん妄が起こる可能性が低いと術前から予測するには不十分である。これらのリスクファクターに複数該当する高齢者は少なくない。そのため，高齢者の周術期管理においては，術後せん妄は起こるものとして多職種が術前から共通認識を持ち，やはり早期発見と早期介入に努めることが重要である。

5 予防と治療

　術後せん妄はほとんどが一過性かつ可逆性であり，せん妄発症のリスクが高い場合は，多職種による早期発見と早期介入が望ましい。介入法として，主に支持療法，行動療法，薬物療法に分けられる（表5）。

表3　術後せん妄のリスクファクター

65歳以上	男性
脳梗塞既往	認知機能低下（または認知症）
うつ病	せん妄の既往
視覚または聴覚の障害	術前向精神薬内服歴
HIV	日常生活におけるADL低下
腎または肝疾患	アルコールや薬物依存
低栄養	

（Saczynski JS, Marcantonio ER, Quach L, et al. Cognitive trajectories after postoperative delirium. N Engl J Med 2012 ; 367 : 30-9 より改変引用）

表4　general elective surgery delirium prediction score

Risk factor	Points
Age > 70	1
Dementia (TICS[†] < 30)	1
Alcohol abuse	1
Functional dependence (SAS[‡] class IV)	1
Aortic operation	2
Non-cardiac thoracic surgery	1
One or more abnormal labs (K < 3, Na < 130 or > 150 mEq/l, glucose < 60 or > 300 mg/dl)	1

[†]: telephone interview for cognitive status, [‡]: specific activity scale

Total points	Incidence of delirium
0	2%
1	8%
2	13%
≧ 3	50%

(Inouye S. Delirium in older person. N Engl J Med 2006；354：1157-65 より改変引用)

表5　術後せん妄に対する介入

支持療法	行動療法	薬物療法
適切な栄養管理 褥瘡や運動機能低下予防 適切な体位による誤嚥予防 早期リハビリテーションによる離床促進	カレンダーや時計の設置 家族との接触を増やす 昼夜のリズム維持 ドレーンやラインの管理	低用量ハロペリドール リスペリドン 抗不安薬 ベンゾジアゼピン系 （ただし，せん妄悪化の可能性あり）

6 術後せん妄と長期予後

　術後せん妄を早期に発見し，介入する必要があるのは，術後せん妄が死亡率の上昇につながるためである。Marcantonio ら[11]は，心臓手術では術後せん妄を発症すると術後10年の死亡率が有意に上昇することを報告している（図3）。これは心臓手術における結果であるが，侵襲の大きな非心臓手術でも同様の結果になる可能性は十分にある。

　また昨今，高齢者の手術件数の増加とともに，高齢者の術後ICU管理も増加している。そのため，必然的にICUにおけるせん妄発症の件数も増加している。術後せん妄とICU入室患者の予後の関係について，Gottesman ら[12]は，術後非気管挿管で外科的ICUに入室した65歳以上の824症例について検討を行っている（図4）。同一の重症度（APACHE II score による）でもせん妄の有無で死亡率がかなり変わってくることは，重症患者こそ術後せん妄の予防が重要であることを示している。

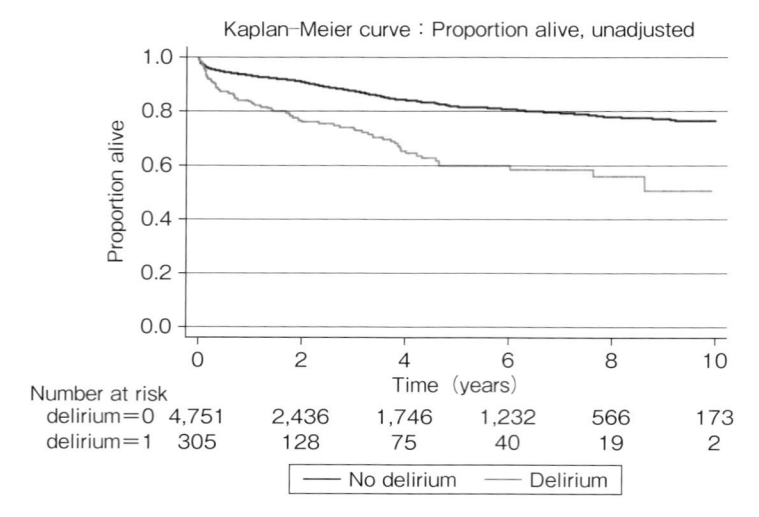

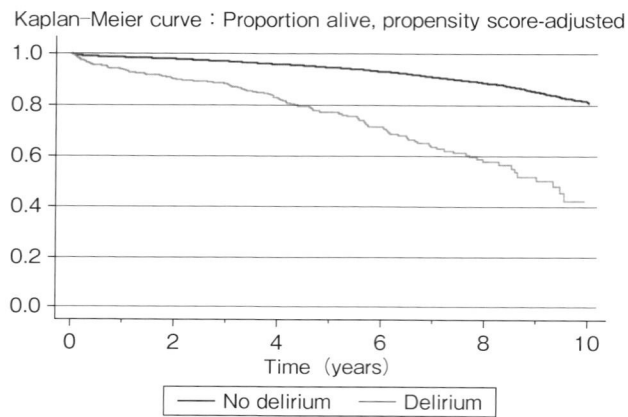

図3 せん妄と心臓手術後の死亡率の関係（術後10年）
(Marcantonio EJ, Goldman L, Mangione CM, et al. A clinical prediction rule for delirium after elective noncardiac surgery. JAMA 1994；271：134-9 より改変引用)

術後認知機能障害（POCD）

　POCDを診断するには神経生理学的検査を行う必要があり，しかも手術前後での変化が重要となる．POCDに関する報告の中でも神経生理学的検査の種類も数も異なり，比較検討は難しい．つまり，POCDの診断は明確でないのが現状の問題点である．また，多くの研究では，脳血管障害やアルツハイマー病などの変性疾患に元から罹患している患者は除外されており，日常臨床に結果を反映するのは難しい．
　そのため，ここでは術式や麻酔法の違いなどによるPOCDの発生頻度を検討した文献をまとめ，概説する．

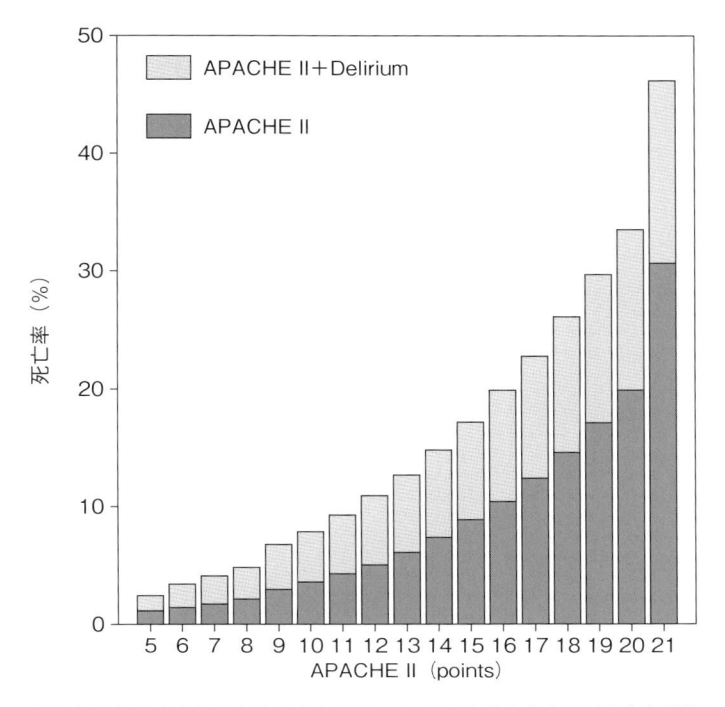

図4 APACHE Ⅱスコア別に見る，せん妄が死亡率に及ぼす影響
(Gottesman RF, Grega MA, Bailey MM, et al. Delirium after coronary artery bypass graft surgery and late mortality. Ann Neurol 2010 ; 67 : 338-44 より改変引用)

1 頻　度

POCDが初めに報告されたのは心臓手術後においてであるが，非心臓手術後にも発症すると報告されている。

a. 心臓手術におけるPOCD発症率

1980年代，まだPOCDという概念はなかったが，高齢者の心臓手術後の認知機能障害はすでに報告があった[13)14)]。それらの報告によると，心臓手術後の認知機能障害発生率は，平均すると術後数週間で約30％，3〜6カ月で約10％ほどであった。

現在では，アメリカ心臓病学会（ACC）とアメリカ心臓協会（AHA）によって，術後の認知機能障害は，器質的な異常を伴うType 1と機能的異常が主なType 2とに分類されている（表6）。

b. 非心臓手術におけるPOCD発症率

以前は心臓手術後にPOCDが起こりやすいとされていたが，非心臓手術後にもPOCDを発症すると報告されるようになり，1998年に大規模な国際的POCD研究であるInternational study on postoperative cognitive dysfunction（ISPOCD1）が行われた。

表6 アメリカ心臓病学会とアメリカ心臓協会による post neurological injury の分類

| Type 1 | 脳死,非致死的脳梗塞,一過性脳虚血 |
| Type 2 | 術後せん妄,POCD |

表7 POCD 発症率についての主な文献

筆者	雑誌(発表年)	症例数	平均年齢(歳)	POCD 発症率
Moller[16]	Lancet(1998)	1,218	68.0	23%(1週間後)
Monk[18]	Anesthesiology(2008)	333	69.9	41.4%(退院時)
Price[19]	Anesthesiology(2008)	337	69.7	55%(退院時)

表8 年齢と POCD 発症率

年齢	退院時	3カ月後
18〜39歳(n=320)	117(36.6%)	16(5.7%)
40〜59歳(n=368)	112(30.4%)	19(5.6%)
60歳以上(n=333)	138(41.4%)	39(12.7%)

(Monk TG, Weldon BC, Garvan CW, et al. Predictors of cognitive dysfunction after major noncardiac surgery. Anesthesiology 2008;108:18-30 より改変引用)

この研究で,非心臓手術症例 1,218 例における 60 歳以上の高齢者での POCD 発症率は,術後1週間では約26%,3カ月後では約10%であった[15]。また,Monk ら[18] は333名の60歳以上の術後患者について退院時に POCD の調査をしたところ,約40%の患者が POCD を発症していた。そのほかの POCD の発症率に関する報告文献を表7[16)18)19)] に示す。

これらの文献を考慮すると,非心臓手術後の POCD 発症率は,評価する時期にばらつきがあるものの,30%ほどと考えられる。

c. 年齢による発症率

Monk ら[18] は,1,064 名の術後患者を年齢別に分けて,退院時と術後3カ月後の POCD の有無について検討している。驚くべきことに,いずれの年齢層でも30%以上が退院時に POCD を発症している。ただし,術後3カ月の POCD の有無は,60歳以下で6%以下であるのに対して,60歳以上では13%と,POCD が遷延しやすいのはやはり高齢者となっている(表8)[15]。

Steinmetz ら[20] は,ISPOCD1 および ISPOCD2 から,720 名のデンマーク人について追跡調査を行った。そのうち調査条件を満たした701名において,術後1週間と3カ月で POCD を発症した患者は,POCD を発症しなかった患者よりも有意に年齢が高かった。この研究でも,POCD 発症と高齢との関係は,術後3カ月後のほうがより顕著であった。術後数週間単位における POCD の発症率は高齢者に多い傾向があり,高齢であるほど POCD がより遷延しやすいと考えられる。

表9 麻酔時間とPOCD発症率

	平均年齢（n）	120分以下	120〜240分	240分以上
Moller	69歳（n = 1,011）	35/196（18%）	121/503（24%）	103/312（33%）
Johnson	48歳（n = 463）	13/155（8.4%）	47/208（22.6%）	29/100（29%）

d. 麻酔時間による発症率

Mollerら[16]はISPOCD1において，麻酔時間が120分以下，120〜240分，240分以上に分けて検討している．術後1週間のPOCD発症率は麻酔時間が長くなるほど有意に増加していたが，3カ月後のPOCD発症率には有意な差がなかった（表9）．

また，Johnsonら[17]は，対象年齢が40〜59歳と中年者であるが，麻酔時間が120分以下，120〜240分，240分以上に分けて検討している．結果は，ISPOCD1と同様に，術後1週間のPOCD発症率は麻酔時間が長くなるほど有意に上昇した（表9）．

手術時間または麻酔時間と手術侵襲は密接な関係があるために一概にはいえないが，2つの報告において術式に関して層別化して検討し，手術侵襲をほぼ同等にして麻酔時間を検討すれば，麻酔時間とPOCD発症率との関係が得られるかもしれない．しかし，術後比較的早い段階のPOCD発症率と麻酔時間に有意な関係があることは，臨床経験的にも矛盾しない結果だと考えられる．

e. 術式による発症率

Steinmetzら[20]の報告によると，POCDを発症した群では上腹部手術が有意に多かった．

しかし，Monkら[18]は，低侵襲手術，胸腹部手術，整形外科手術に分けてPOCD発症について検討したが，術式の違いによる有意差は見られなかった．Everedら[21]は，麻酔法および術式とPOCD発症とは無関係であったと報告している．

術式については，区分の仕方が文献ごとに異なり，さらに緊急手術は含まれていないため，一概に術式とPOCD発症の関係性を説明することは難しいと考えられる．

f. 麻酔法による発症率——局所麻酔と全身麻酔

O'Dwyerら[22]は，ヘルニアの修復術において局所麻酔と全身麻酔に分け，POCD発症に関するランダム化比較試験（randomized controlled trial：RCT）を行っている．症例の平均年齢は55歳と比較的若年であるが，276名を2群に分けて検討しており，比較的症例数の多いRCTである．結果は，血腫，感染などの術後合併症や術後の痛みの程度はほぼ同等で，術後認知機能にも有意差を認めなかった．1年後に50％の患者で再度認知機能テストを施行したが，明らかな差はなかった（表10）．

Rasmussenら[23]は，整形外科手術と婦人科手術を中心に，全身麻酔と局所麻酔におけるPOCD発症率に関してRCTを行っている．平均年齢約70歳と，比較的高齢の患者428名を2群に分けて検討した，症例数の多いRCTである．結果は，手術の種類，術中出血，手術時間，術後合併症に有意差はなく，POCD発症率は1週間後では全身麻

表10 POCD発症率に関して全身麻酔と局所麻酔を比較したRCT

報告者	年齢（n）	術式	結果
Patric（2003）	55歳（276）	ヘルニア修復術	術後，1年後，ともに有意差なし
Rammunsen（2003）	70歳（428）	整形外科/婦人科	術後1週間では全身麻酔が多い傾向あり，3カ月後は有意差なし

酔のほうが局所麻酔よりも多い傾向があったが有意差はなかった。3カ月後のPOCD発症率に有意差はなかった（表10）。

しかし，これらの報告から，全身麻酔と局所麻酔においてPOCD発症に関して有意差がないとは必ずしもいえない。なぜなら，これらの報告は局所麻酔でも施行しうる手術を対象としており，そもそも短時間で終了する侵襲の低い手術を受けた患者を検討している。また，"局所麻酔で施行しうる"というのは，手術中，特定の体位を取ることができる認知機能も必要である。よって，これらの報告から得られた結果には選択バイアスがかかっていることを考慮しなければならない。術前認知機能の保たれている高齢者で，局所麻酔で施行しうる手術に関しては，局所麻酔と全身麻酔ではPOCD発症に有意差がないというのが事実であると考えられる。

g. 麻酔薬による発症率

麻酔薬とPOCD発症率との関係性を検討した臨床研究もいくつか報告されている。Höckerら[24]は，脳保護作用のあるキセノンを用いた吸入麻酔とプロポフォールによる静脈麻酔で，POCD発症率を65～85歳の患者101症例で検討した。結果は，術後1日，6日，30日のPOCD発症頻度に有意差はなかった。

Röertgenら[25]は，セボフルランとデスフルランにおけるPOCD発症率を比較検討した二重盲検RCTを行っている。65～75歳の80名の患者において，術後6～8時間，66～72時間での認知機能に有意差はなかった。

吸入麻酔薬は，老化などにより神経変性がある，または変性しつつある脳神経に対して，神経毒性があるという基礎研究の報告がある。しかし，現在のところ人体での臨床的なデータは報告されていない。

h. 麻酔深度による発症率

麻酔深度に関しては興味深い文献がある。Chanら[26]は，BIS（bispectral index）モニタリングとPOCD発症率に関する報告をしている。比較的大きな非心臓手術を受ける921名の高齢者に関して，BIS測定群とBIS非測定群に無作為に分けて検討した。BIS非測定群では，麻酔担当医には知らせずにBIS値の測定を行った。BIS測定群では40～60のBIS値になるように静脈麻酔薬または吸入麻酔薬を調節し，平均のBIS値は53であった。BIS非測定群では，麻酔担当医の臨床経験に麻酔薬の調節を委ねたところ，平均のBIS値は36と有意に低かった。結果は，術後せん妄の発症率に関してはBIS測定群で有意に低く，POCD発症率に関しては術後1週間の時点では有意差はなかったが，3カ月の時点ではBIS非測定群で有意に高かった。麻酔薬の総投与量も

表11 BISモニタリングとPOCD発症率

	BIS測定群（n＝460）	BIS非測定群（n＝461）	P値
BIS値（平均）	48〜57（53）	36（31〜49）	＜0.001
術後せん妄	15.6％	24.1％	0.01
3カ月後POCD	10.2％	14.7％	P＝0.025

BIS測定群で有意に少なかった（表11）。麻酔薬の総投与量は，BIS測定群ではプロポフォールを使用した場合は21％減量でき，吸入麻酔を使用した場合は30％減量できた。

麻酔薬の種類とPOCDや術後せん妄の発症率に関してはまだ議論があるが，BIS値を測定して適切な麻酔深度を保つことで，結果的には麻酔薬の総投与量を減らすことができ，術後せん妄やPOCDの発症率を低下させることができるかもしれない。

2 機　序

基礎研究による機序の検討は多くなされているが，それらの結果がすべてヒトに適用できるものでないことを認識すべきである。

齧歯類において，吸入麻酔薬や手術侵襲により惹起される脳内炎症反応が，術後の認知機能低下に関与する可能性が指摘されている。また，術後，認知機能低下に至る分子的なメカニズムはアルツハイマー病のそれに類似しているという報告があり，吸入麻酔による大脳基底核や辺縁系へのβアミロイドの沈着やタウタンパクのリン酸化などが挙げられている。一方で，プロポフォールはβアミロイドの沈着を抑制する可能性があるとの報告がある[27]。

これらの結果はあくまでも *in vitro* 実験や動物実験によるものであり，その解釈には注意が必要である。

3 診　断

前述したように，POCDは長期的な経過で発症してくるケースも少なくなく，また臨床的に診断するには複雑な要因がある。多くの研究では，神経心理学テストの術前と術後の結果を比較して認知機能が保たれるかどうかを評価しており，技術的にやや困難である。また，一定の評価方法や診断基準も定められていない。

CAM-ICUのようにPOCDの診断に役立つ簡便なツールの開発が待たれる。

4 長期予後

Steinmetzら[20]は，ISPOCD1に参加したデンマーク人720名を平均8.5年にわたって追跡調査した。結果は，術後1週間でPOCDが見られた場合は有意に就労が困難になり，3カ月後にPOCDが見られた場合は有意に死亡率が上昇した（図5）。これは術後合併症としてのPOCDが今後の高齢者麻酔において重要性が高いことを示しており，

(a) 術後1週間でのPOCD発症と就労率の関係

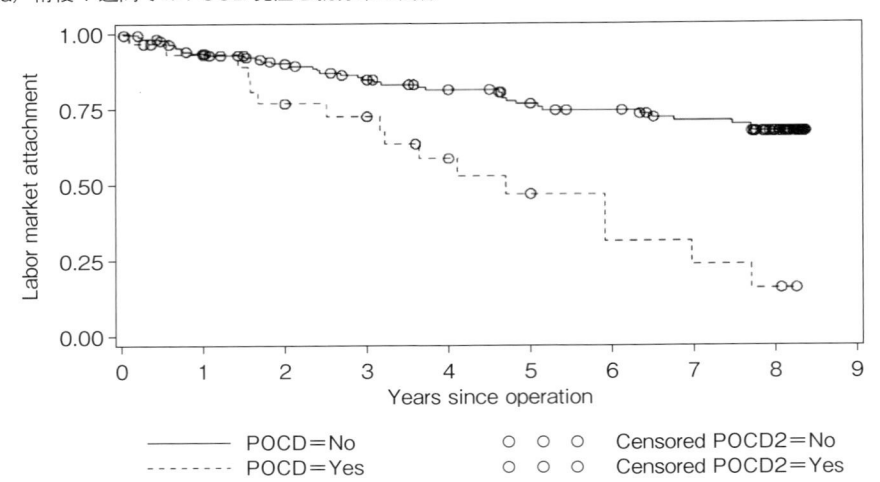

(b) 術後3カ月でのPOCD発症と死亡率の関係

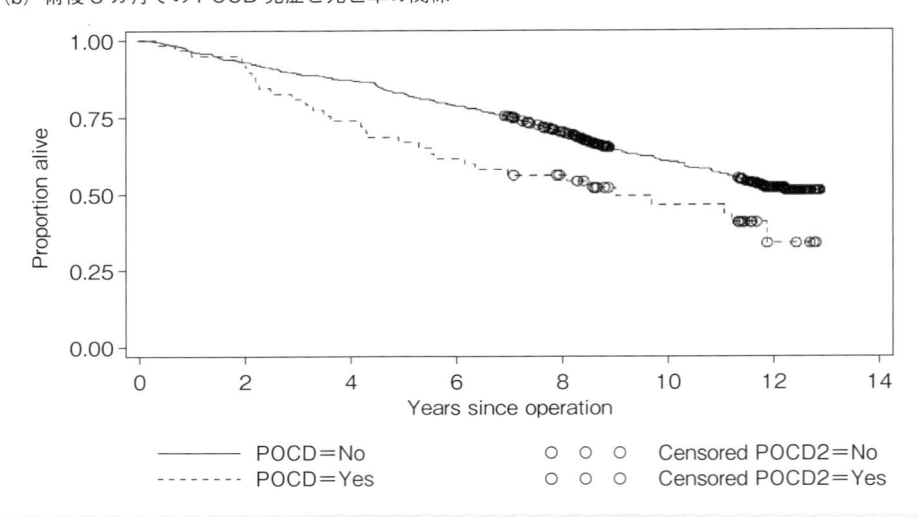

図5 POCD発症と就労率・死亡率の関係
(Steinmetz J, Christensen KB, Lund T, et al. Long-term consequence of postoperative cognitive dysfunction. Anesthesiology 2009;110:548-55 より改変引用)

予防や集学的治療などの介入の必要性を示している。

おわりに

　術後の認知機能障害として，術後せん妄とPOCDについて概説した。今までの高齢者麻酔においては，呼吸・循環管理をはじめとする術中管理に主眼が置かれていた。しかし，最近になって術後認知機能低下が注目されるようになったことは，麻酔科学の進歩の証であるとともに，周術期に人間らしさを失わせることがない高度な管理が求められているともいえる。基礎疾患の多い高齢者に対し，術前に十分な評価を行ったうえで，

適切な麻酔計画，安全な術中・術後管理，さらには術後認知機能にまで思いを巡らせることが，これからの"周術期専門医"としての麻酔科医に求められているといえるであろう．

■参考文献

1) 合谷木 徹. 術後認知機能障害 Postoperative cognitive dysfunction. 臨床麻酔 2013；37：1323-9.
2) Hamel MB, Henderson WG, Khuri SF, et al. Surgical outcomes for patients aged 80 and older：Morbidity and Mortality from major noncardiac surgery. J Am Geriatr Soc 2005；53：424-9.
3) Ely EW, Inouye SK, Bernard GR, et al. Delirium in mechanically ventilated patients：validity and reliability of the confusion assessment method for the intensive care unit（CAM-ICU）. JAMA 2001；286：2703-10.
4) Luetz A, Heymann A, Radtke FM, et al. Different assessment tools for intensive care unit delirium：which score to use? Crit Care Med 2010；38：409-18.
5) Bruce AJ, Ritchie CW, Blizard R, et al. The incidence of delirium associated with Orthopedic surgery：a metaanalytic review. Int Psychogeriatr 2007；19：197-214.
6) Monk et al. General Anesthesia does not increase delirium in the elderly. October 17, 2011 at American Society of Anesthesiologists（ASA）Annual Meeting.
7) Ishii K, et al. Total Intravenous Anesthesia with Propofol Decrease Postoperative Delirium in Elderly Patients Sevoflurane Anesthesia. Anesthesiology 2011. 10（ポスター発表）
8) Inouye S. Delirium in older Person. N Engl J Med 2006；354：1157-65.
9) Saczynski JS, Marcantonio ER, Quach L, et al. Cognitive trajectories after postoperative delirium. N Engl J Med 2012；367：30-9.
10) Smith PJ, Attix DK, Weldon BC, et al. Executive function and depression as independent risk factors foe postoperative delirium. Anesthesiology 2009；110：781-7.
11) Marcantonio EJ, Goldman L, Mangione CM, et al. A clinical prediction rule for delirium after elective noncardiac surgery. JAMA 1994；271：134-9.
12) Gottesman RF, Grega MA, Bailey MM, et al. Delirium after coronary artery bypass graft surgery and late mortality. Ann Neurol 2010；67：338-44.
13) Serafim RB, Dutra MF, Saddy F, et al. Derilium in postoperative nonventilated intensive care patients：risk factor and outcome. Ann Intensive Care 2012；31：51.
14) Savareau JA, Stanton BA, Jenkins CD, et al. Neuropsychological dysfunction following elective cardiac operation. II. A six-month reassessment. J Thorac Cardiovasc Surg 1982；84：595-600.
15) Shaw PJ, Bates D, Cartilidge NE, et al. Long-term interectual dysfunction following coronary artery bypass graft surgery：a six month follow-up study. Q J Med 1987；62：259-68.
16) Moller JT, Cluitmans P, Rasmussen LS, et al. Long-term postoperative cognitive dysfunction in the elderly：ISPOCD 1 study. ISPOCD investigators. International study of postoperative cognitive dysfunction. Lancet 1998；351：857-61.
17) Johnson T, Monk T, Ramussen LS, et al. Postoperative cognitive dysfunction in middle-aged patients. Anesthesiology 2002；96：1351-7.
18) Monk TG, Weldon BC, Garvan CW, et al. Predictors of cognitive dysfunction after major noncardiac surgery. Anesthesiology 2008；108：18-30.
19) Price CC, Garvan CW, Monk TG, et al. Type and severity of cognitive decline in older

adults after noncardiac surgery. Anethesiology 2008 ; 108 : 8-17.
20) Steinmetz J, Christensen KB, Lund T, et al. Long-term consequence of postoperative cognitive dysfunction. Anesthesiology 2009 ; 110 : 548-55.
21) Evered L, Scott DA, Silbert B, et al. Postoperative cognitive dysfunction is independent of type of surgery and anesthetic. Anesth Analg 2011 ; 112 : 1179-85.
22) O'Dwyer PJ, Serpell MG, Millar K, et al. Local or general anesthesia for open hernia repair : a randomaized trial. Ann Surg 2003 ; 237 : 574-9.
23) Rasmussen LS, Johnson T, Kuipers HM, et al. Does anaesthesia cause postoperative cognitive dysfunction? A randomized study of regional versus general anaesthesia in 438 elderly patients. Acta Anaesthesiol Scand 2003 ; 47 : 260-6.
24) Höcker J, Stapelfeldt C, Leiendecker J, et al. Postoperative neurocognitive dysfunction in elderly patients after xenon versus propofol anesthesia for major noncardiac surgery : a double-blinded randomized controlled pilot study. Anesthesiology 2009 ; 110 : 1068-76.
25) Rörtgen D, Kloos J, Fries M, et al. Comparison of early cognitive function and recovery after desflurane or sevoflurane anaesthesia in the elderly : a double-blinded randomized controlled trial. Br J Anaesth 2010 ; 104 : 167-74.
26) Chan MT, Cheng BC, Lee TM, et al. BIS-guided anesthesia decreases postoperative delirium and cognitive decline. J Neurosurg Anesthesiol 2013 ; 25 : 33-42.
27) Yamamoto N, Arima H, Sugiura T, et al. Propofol and thiopental suppress amyloid fibril formation and GM1 ganglioside expression through the γ-aminobutyric acid A receptor. Anesthesiology 2013 ; 118 : 1408-16.

（野手　英明，祖父江　和哉）

IV. 術後管理と術後合併症

4 高齢者特有の術後合併症

C 循環器系合併症

はじめに

　手術を受ける高齢者の術前・術後循環器合併の種類や頻度，手術死亡率は，患者への説明や術後管理計画を考えるうえで重要である。しかしながら，確定した値があるわけではない。国や地域あるいは施設ごとに治療方針は異なる。しかし，どのような数値が報告されているかを知る必要はあろう。

　高齢者の心臓と血管は"硬くなっている"ので器質的に拡張しにくく，受容体の機能が低下しているので収縮しにくく拡張しにくい[1]。神経反射による調節機能が低下している。非心臓手術における術前の心臓合併症で，術後死亡をもっとも高める危険因子は心不全であり，冠動脈疾患よりも術後死亡を起こす危険度が高い。

発生頻度とリスクファクター

1 非心臓手術

a. 股関節手術

　大腿骨骨折（転子間骨折，骨幹部骨折）に対する手術は高齢者に多い。平均年齢80歳で循環器系合併症またはその危険因子を持つ2,016名の患者を対象とした研究では，術前の循環器系合併症として，心血管疾患（冠動脈疾患，うっ血性心不全，脳血管障害，末梢血管障害）を持つ患者の割合は約60％で，高血圧を持つ患者は約80％と高かった[2]。これらの患者を，ヘモグロビン（Hb）＜10 g/dl で輸血を開始する群と，Hb＜8 g/dl または貧血の症状があれば輸血する群に分け，予後や周術期合併症の発生を検討したところ，急性冠症候群の発生頻度は4.3％ vs. 5.2％〔absolute risk difference：−0.9％；

99% confidence interval（CI）：－3.3〜1.6］，術後 30 日での死亡率は 5.2% vs. 4.3%（0.9%；99% CI：－1.5〜3.4）；60 日死亡率は 7.6% vs. 6.6%（1.0%；99% CI；－1.9〜4.0），自力で室内歩行できない患者の割合は，術後 30 日で 40.9% vs. 43.8%，術後 60 日で 27.6% vs. 28.1%であり，それぞれ輸血の開始基準による有意な差を認めなかった。約 1/3 の患者が，死亡するか術後に自力歩行できていないといえる。この報告で，輸血量の中央値は 2 単位であった。一方，術前検査（一般外科，血管外科，整形外科）でヘマトクリット 30%以下の貧血患者（1 万 100 名）を対象にした観察研究[3]では，術中 2 単位までの輸血を受けた患者（平均年齢 60.2 歳）では，輸血を受けなかった患者（平均年齢 64.6 歳）に比べ，死亡，肺合併症，敗血症，血栓症，創部合併症を発生する危険が高いと報告されている。ただし，輸血そのものが原因なのか，輸血を必要とする状態となったことが原因なのかは不明である。

　大腿骨骨折に対する手術の周術期死亡や術後合併症の発生に対する麻酔法の影響を，1 万 8,158 名（平均年齢 82 歳）の患者を対象に調べた研究がある[4]。結果として，周術期死亡率は全身麻酔 2.5% vs. 局所麻酔 2.1%（オッズ比：0.710；95% CI：0.541〜0.932，P＝0.014），術後肺合併症の発生頻度は 8.1 vs. 6.8%（0.752；0.637〜0.887，P＜0.0001）で，局所麻酔により低下した。一方，なんらかの循環器合併症の発生率（5.3% vs. 4.8%）には差がなかった（0.877；0.748〜1.029，P＝0.107）。循環器合併症は，術後新たに発生した急性心筋梗塞，心不全，心停止である。この報告では，術前に循環器合併症をすでに持つ患者の割合は，うっ血性心不全約 15%，弁膜疾患約 12%，心筋梗塞の既往 4.3%，不整脈約 22%であった。一方，術前にうっ血性心不全があると，術後に新たな循環器合併症を発生する危険が高まっていた（1.456；1.202〜1.765，P＜0.0001）。高齢者の大腿骨骨折では，全身麻酔に比べて局所麻酔により呼吸器合併症の発生頻度が低下し，死亡率が低下すると考えられる。なお，術前に循環器合併症を持つ患者に対して，局所麻酔と全身麻酔での比較はなされていない。

　一方，2009 年に報告されたメタアナリシスでは，局所麻酔により，術後痛，モルヒネ使用量，悪心・嘔吐が低下するとされているが，死亡率や循環器合併症の発生に対する影響については結論が得られなかった（エビデンス不足のため）[5]。

b. 高齢者における術前心不全の術後経過への影響

　心臓手術以外の手術（股関節手術と膝手術がもっとも多い）を受けた 15 万 9,327 名の 65 歳以上を対象とした研究では，術前に心不全を持つ患者の割合は 20%で，同じく冠状動脈疾患は 34.8%，心不全・冠状動脈疾患のいずれも持たない患者（対照群）は 47.2%であった。以前の報告に比べて，手術患者で術前に心不全を持つ患者の割合は増加している。

　対象とした術式すべてを含めた術後死亡率は，心不全患者で 8%，冠動脈疾患 3.1%，対照群 2.4%であり，心不全患者の術後死亡率がもっとも高かった[6]。術後死亡のリスク比は，心不全患者 vs. 対照群で 1.63（1.52〜1.74），冠動脈疾患患者 vs. 対照群で 1.08（1.01〜1.16），心不全患者 vs. 冠動脈疾患患者 1.51（1.41〜1.61）で，術後死亡を起こす確率は術前心不全を持つともっとも高くなり，冠動脈疾患の場合よりも高くなる。

いったん退院した後の再入院率は，心不全患者で17.1％，冠状動脈疾患10.8％，対照群8.1％であった．再入院のリスク比は，心不全患者 vs. 対照群で1.51（1.45～1.58），冠動脈疾患患者 vs. 対照群で1.16（1.12～1.20），心不全患者 vs.冠動脈疾患患者1.30（1.25～1.36）で，心不全は冠動脈疾患と比べてハイリスクといえる．術後死亡を起こす確率は，術前心不全を持つともっとも高くなり，冠動脈疾患の場合よりも高くなる．心不全患者の中で，冠動脈疾患の有無で比較したところ，心不全患者で冠動脈疾患を持つ患者は，心不全のみの患者に比べて術後死亡率に差を認めなかったが，退院後の再入院の危険が高かった．

c. 肺切除術

肺切除を受けた80歳以上の患者379名を対象としたアメリカの研究では，術前にうっ血性心不全を持つ患者の割合は8％で，同じく冠動脈手術の既往を持つ患者が9％，6カ月以上前の心筋梗塞の既往を持つ患者が9％であった．手術後30日以内の死亡率は6.3％（24/379）で，心不全を持つ患者では，そうでない患者に比して死亡する危険が6.03（2.26～16.07）倍，6カ月以上前の心筋梗塞の既往患者では4.25（1.55～11.67）倍高かった[7]．循環器系合併症として，新たに発生した心房細動は21％，心筋梗塞は4％，肺水腫は2％であった．

この報告で示された結果は，80歳以上の患者で肺切除を行う場合，術後死亡に有意に影響する因子は心不全の合併と心筋梗塞の既往で，術式，冠動脈手術の既往，糖尿病，呼吸機能検査結果などは有意な危険因子ではなかった．結果の解釈として，患者の選択バイアス（手術を受けた患者での結果であり，なんらかの理由でリスクが高いと判断されて手術を受けなった患者は除外されている）を考慮しなければならないが，80歳以上で術前心不全を持つ患者と心筋梗塞の既往のある患者では，特に術後死亡の危険が高いと考え，術前対策を取る必要があるといえる．

一方，日本からの報告では，756名の肺切除を受けた患者を70歳以上（364名，48.1％）と70歳未満（392名，51.9％）に分けて術後死亡や術後合併症発生の危険因子を調べている[8]．術前に循環器合併症を持つ患者の割合は，70歳以上46.7％（高血圧33.5％，虚血性心疾患12.1％，脳血管障害9.3％，末梢動脈閉塞症3.6％，腹部大動脈瘤2.7％）vs. 70歳未満23.0％（高血圧17.6％，虚血性心疾患4.6％，脳血管障害5.1％，末梢動脈閉塞症1.0％，腹部大動脈瘤0％）で，いずれも70歳以上の患者で有意に多かった．手術死亡は，70歳以上1.6％ vs. 70歳未満1.3％，術後心不全の発症率は70歳以上0.3％ vs. 70歳未満1.3％，術後不整脈の発症率は70歳以上3.6％ vs. 70歳未満3.6％で差はなかった．つまり，70歳以上の患者では，術前循環器合併症を持つ患者割合は高いが，術後死亡や術後循環器合併症に差を認めなかった．日本の報告では，アメリカの報告に比べて死亡率や術後心合併症の発生率が低いが，選択バイアスを考慮する必要があろう．

肺切除術を受けた1,067名の患者において，術前に心合併症を持つ患者〔271名，平均年齢70.5歳（64.6～75.5）〕と持たない患者〔796名，平均年齢67.5歳（59.9～73.6）〕では，手術死亡率や術後合併症の発生頻度に有意差はなかった（**手術死亡率は**，

術前に心合併症を持つ群3.7% vs. 術前心合併症を持たない群2.5%，新たな心筋梗塞発症は，同0.7% vs. 0.4%，不整脈は，同16.2% vs. 13.9%)[9]。この報告では80歳以上の患者が含まれていないので，上述の報告[7]と併せて考えると，80歳以上になると心不全や心筋梗塞の既往が手術死亡に影響するといえるが，70歳代では術前の循環器合併症の存在で手術死亡率が明らかに高くなるとはいえない。肺切除については，術前合併症のない場合，年齢そのものが手術適用に関与するとはいえない。

d. 食道がん手術

1,777名の食道がん手術患者を対象とした研究では，術後30日死亡率は10%，なんらかの術後合併症の発生率は50%であり，30日死亡の危険は年齢が高くなると1.01と軽度に増加していた[10]。術後30日死亡の原因は，肺炎と呼吸不全が多かった。

食道がん手術を受けた326名の患者を対象とした報告では，院内死亡率は全体で7%であったが，70歳以上の患者で12%，70歳未満で5%であり，有意（P = 0.01）に70歳以上で高かった[11]。院内死亡の危険因子としては，年齢70歳以上〔オッズ比：2.79（1.22〜10.3）〕，心合併症の存在2.53（0.98〜6.97），1秒量0.13（0.01〜0.74）が有意であった。死亡原因としては肺炎や多臓器機能不全（multipe organ dysfunction syndrome：MODS）が多く，心疾患による死亡は少なかったが，術前に心合併症を持つ70歳以上の患者では院内死亡の危険が有意に高まった。食道がん手術に関しては，80歳以上になれば年齢そのものを手術適用の考慮に入れてもよい。

e. 大腸がん手術

大腸がんの手術を受ける患者の60%は70歳以上である。高齢者総合機能評価（comprehensive geriatric assessment：CGA）というスコアを用いて，結腸直腸手術を受ける70歳以上（平均79 ± 5.7歳，70〜94歳）の296名を対象とした前方視的研究では，術前状態をfit（12%），intermediate（46%），frail（43%）に分けて手術死亡や術後合併症発生との関係を報告している[12]。術後死亡率は2%であった。術後循環器合併症（不安定狭心症，心筋梗塞，不整脈，肺水腫）の発生率はfrail以外（8%）およびfrail（22%）でリスク比2.85（1.30〜6.26），呼吸器合併症（肺炎，人工呼吸）の発生率はfrail以外（8%）およびfrail（25%）でリスク比3.19（1.48〜6.89）であった。年齢と循環器合併症の発生率に関係は認められなかったが，fit, intermediate, frailの順で，循環器，呼吸器，そのほかをまとめた術後合併症の発生頻度が増加した。高齢者の術前評価には，CGAのような自立度や栄養状態，精神状態，認知機能を含めた総合的な評価が有用である。

発生頻度とリスクファクター**1**a〜eおよび**2**の内容を表1にまとめた。

IV. 術後管理と術後合併症

表1 高齢者の周術期死亡率と術後合併症の発生頻度（**1** a～e，**2** のまとめ）

	年齢	文献番号（報告年）	人数	術前合併症（非心臓手術）術式（心臓手術）		周術期死亡率		術後循環器合併症	
股関節手術	80（平均）	2 (2011)	2,016	冠動脈疾患 うっ血性心不全 計60% 脳血管障害計		30日 4.3～5.3% 60日 6.6～7.6%		急性冠症候群 4.3～5.2%	
	82（平均）	4 (2012)	8,158	うっ血性心不全 弁膜疾患 心筋梗塞の既往 不整脈	15% 12% 4.3% 22%	2.1～2.5%		心不全 心筋梗塞 心停止 計5.3～4.8%	
非心臓手術（股関節・膝が多い）	65<	6 (2008)	159,327	心不全 冠動脈疾患 双方なし	20% 34.8% 47.2%	術前心不全 術前冠動脈疾患 術前双方なし	8% 3.1% 2.4%		
肺切除	80<	7 (2008)	379	うっ血性心不全 冠動脈疾患 冠動脈手術	8% 9% 9%	6.3%		心房細動 21% 心筋梗塞 4% 肺水腫 2%	
	70< 70>	8 (2009)	756 70< 364 70> 392	高血圧 虚血性心疾患 脳血管障害	70< 70> 33% 17.6% 12.1% 4.6% 9.3% 5.1%	70< 70> 1.6% 1.3%		70< 70> 心不全 0.3% 1.3% 不整脈 3.6% 3.6%	
	70.5（64.4～75.5）心不全＋ 67.5（59.9～73.6）心不全−	9 (2009)	1,067 心不全＋ 271 心不全− 796	心不全	25.4%	術前心不全＋ 3.7% 術前心不全− 2.5%		術前心不全 ＋ − 心筋梗塞 0.7% 0.4% 不整脈 16.2% 13.9%	
食道がん	全年齢	10 (2003)	1,777			術後30日死亡 10%			
	70>（56～65） 70<（71～76）	11 (2010)	326 70> 218 70< 108			70< 12% <70 5% 全体 7%		術前に心合併症あると危険高まる 2.53 (0.98～6.97)	
大腸がん	79±5.7（70～94）	12 (2010)	296	fit intermediate frail	12% 46% 43%	2%		不安定狭心症 心筋梗塞 不整脈 肺水腫 のいずれかの発生 frail 22% frail 以外 8% リスク比2.85 (1.30～6.26)	
心臓手術	75<	13 (2013)	882	弁置換術 冠動脈バイパス術 同時手術	65.2% 27.3% 7.5%	術中死亡 1.1% 30日死亡 15.1%			
	80<	14 (2011)	1,003	患者割合 NYHA 心筋梗塞 Ⅲ・Ⅳ 既往 大動脈弁置換術 30% 65.4% 4% 冠動脈バイパス術 40% 71.2% 43.3% 同時手術 30% 76.3% 13.6% 全体 68.7% 22.6%		院内死亡 7.1% 1年生存率 81.4% 5年生存率 60.4% 10年生存率 23.3%			
	<80 80<	15 (2005)	1,386 <80 1,328 >80 58(4.2%)	脳血管障害 冠動脈再建同時 施行 <80 7.8% 41.0% 80< 19.0% 72.4% 僧帽弁手術		30日死亡率 <80 5.6% 80< 15.5% 7年後 80<の52.3%が生存			
	80<	16 (1999)	601(80<)	冠状動脈バイパス術 71.5% 冠状動脈バイパス＋弁置換術 13.3% 大動脈弁置換術 11.8% 僧帽弁置換術 3.0%		院内死亡率80< 9.1% （参考70～79歳6.7% 60～69歳3.4%) <80 5年生存率80< 55% （参考70～79歳69% 60～69歳81%)		術後心 筋梗塞 IABP 肺炎 <80 1.5% 3.7% 6.4% 70～79 2.1% 2.1% 3.6% 60～69 2.6% 1.5% 2.2%	

313

2 心臓手術

スペインからの報告であるが，2008～2011年に心臓手術を受けた4,548名のうち，75歳以上は882名であり19.4％を占めていた[13]。その死亡率(75歳以上)は，術中1.1％，術後30日15.1％と報告されている。この報告における75歳以上の患者の術式は，弁置換術65.2％，冠動脈バイパス術（coronary artery bypass grafting：CABG）27.3％，弁置換とCABGの同時手術7.5％であった。死亡原因の32.5％が心原性ショックで，32.2％がMODSであった。年齢で分けると，75歳未満の患者の2.5％，75歳以上の4.2％が心原性ショックで死亡しており（P＝0.005），75歳未満の患者の2.3％，75歳以上の4.8％がMODSで死亡していた（P＝0.0001）。術後合併症と年齢と死亡の関係では，いったん心原性ショックを発症した場合の死亡率は全体50.1％で，75歳以上55％，75歳未満48.4％であり，心原性ショックを発症していない場合の死亡率は全体4.4％で，75歳以上8％，75歳未満3.5％であったが，年齢間で有意差はなかった。つまり，心原性ショックを起こすと死亡率は高まるが，75歳以上であるから有意に高くなるわけではなかった。一方，MODSを発症した場合の死亡率は全体71.4％，75歳以上84％，75歳未満66％であり，MODSを発症していない場合の死亡率は全体5.4％で，75歳以上8.5％，75歳未満4.7％であり，こちらは年齢の影響を認めた。つまり，MODSを起こすと死亡率は高まるが，75歳以上では危険がさらに高まる〔オッズ比は，75歳未満9.27（5.88～14.60），75歳以上29.44（12.22～70.94）〕。心臓手術後では，心原性ショックとMODSの発症を予防することが重要だが，特に年齢の影響はMODS発症患者で高いといえる。MODS発症の原因として敗血症があり，敗血症性ショックは循環器系合併症の一種である。

ドイツからの報告で，80歳以上の患者1,003名に対する心臓手術〔大動脈弁置換術303名（30％），CABG 403名（40％），大動脈弁置換とCABGの合併手術297名（30％）〕の結果では，全体の院内死亡率は7.1％で，1年，5年，10年生存率はそれぞれ，81.6％，60.4％，23.3％，術後平均生存年数は6.25±0.2年であった[14]。術後90日以上生存した場合，同年代の平均的生存年数は有意に長くなった。術前のNew York Heart Association（NYHA）分類ⅢおよびⅣの患者割合は，全体で68.7％，術式別（大動脈弁置換術，CABG，大動脈弁置換＋CABG）では，それぞれ65.4％，71.2％，67.3％であった。高血圧は，全体で82.7％，術式別では75.4％，87.8％，83.2％であった。心筋梗塞の既往は，全体で22.6％，術式別では4％，43.3％，13.6％であった。心駆出率（ejection fraction：EF）＜0.35以下の割合は，全体で10.9％，術式別では7.7％，9.7％，15.8％であった。術前心房細動は，全体で19.8％，術式別では28.1％，13.4％，20％であった。術後30日死亡の危険は，術後の透析〔オッズ比3.46（1.61～7.34）〕，24時間以上の人工呼吸〔15.74（7.36～33.7）〕，大動脈内バルーンパンピング（intra-aortic balloon pumping：IABP）挿入〔3.25（1.25～8.4）〕であった。術前合併症で術後院内死亡の危険因子となるのは，血清クレアチニン（Cr）レベル＞1.3 mg/dl〔1.78（1.08～2.95）〕，脳血管障害〔3.13（1.33～7.4）〕，緊急手術〔1.9（1.23～3.34）〕であっ

た。80歳以上の患者では，術前に危険因子がなく，24時間以内に人工呼吸器から離脱し，透析やIABPの必要がなく，90日以上生存すれば，一般的な同年代の人より長生きできると考えられる。80歳以上の僧帽弁手術でも，周術期を乗り切ると，余命は同年代の平均余命より長くなると報告されている。

　カナダからの報告では，80歳以上の患者の僧帽弁手術の術後30日死亡率は15.5％で，80歳未満の5.6％に比べて有意に高かったが，52.3％の患者が術後7年の時点で生存していた[15]。

　アメリカからの報告であるが，601名（1976年から1994年にかけての患者）の80歳以上の心臓手術の結果では，院内死亡率は9.1％で，70～79歳は6.7％，60～69歳は3.4％であった[16]。5年生存率は，80歳以上55％，70～79歳69％，60～69歳81％であった。術後心筋梗塞の発症率はそれぞれ1.5％，2.1％，2.6％と年齢差はなく，IABP挿入はそれぞれ3.7％，2.1％，1.5％と80歳以上で有意に多かった。肺炎の発症もそれぞれ6.4％，3.6％，2.2％と80歳以上で有意に多く，脳血管障害の発生はそれぞれ5.7％，4.7％，2.6％で，60～69歳と80歳で有意な差を認めた。周術期の肺炎，脳血管障害の発生は80歳以上でやや多いが，80歳以上でも手術は可能といえる。

高齢者の循環器系異常の病態生理

1 循環系の3要素と加齢による変化

　循環器系は，心臓・血管・血液の3要素で成り立っている。高齢者では，それぞれに加齢に伴った変化が発生する。心臓や血管においては，組織学的変化（結合組織の増加，動脈硬化）と機能的変化（β受容体の機能低下）が発生する。血液の変化とは，心臓と血管を満たす血液量の減少を意味しているが，血管の緊張度や弾力に合わせた，続発した変化である。

　高齢者では，術前からすでに循環器系合併症を持つことが多いが，手術後新たに発生する循環器系合併症として，高血圧，心不全，心筋虚血，心筋梗塞，不整脈，ショックなどがある。ショックには，心原性，循環血液量減少性，分配性がある。分配性ショックとして，感染性ショックと続発するMODSは予後に影響を及ぼし，特に75歳以上の心臓手術患者が術後にMODSを起こすと，死亡する確率はMODSを持たない患者の数十倍となる[13]。

a. 機能的変化──β受容体刺激に対する反応低下

　高齢者では，心血管系のβ受容体の反応が低下している。この反応の低下の原因として，①β受容体の数が減少，②β受容体の刺激物質の低下，③β受容体とその刺激物質の結合が低下〔これをaffinity（親和性）の低下という〕，④β受容体と刺激物質が結合しても効力が出ない（これをefficacyの低下という）などが考えられる。実際に高

齢者では，β受容体の数には変化なく，β受容体の刺激物質はむしろ上昇しているので，高齢者におけるβ受容体反応の低下はaffinityとefficacyの低下が原因である[1]。

β受容体には$β_1$受容体と$β_2$受容体があり，$β_1$受容体は心収縮力を高め，心拍数を高める。$β_2$受容体は気管支平滑筋の拡張，筋肉と肝の血管床拡張，子宮の弛緩をもたらす。高齢者では心筋$β_1$受容体反応が低下した結果，心筋収縮力が低下し，ストレスに対する心拍数増加が十分でなくなり，血管の拡張能が弱まっている。

収縮力の低下はEFの減少を意味し，高齢者ではEFは低下している。加齢の変化として，高齢者では心臓の結合組織（コラーゲンやエラスチン）が増加しているため，収縮しにくく，拡張しにくくなっている。心臓と心拍出量を弓矢やゴム玉にたとえてみたい。くたびれた弓やたるんだゴムでも，弓なら通常より大きく引けば，ゴムなら通常より強く伸ばせば，離したときの矢や玉の飛距離はある程度挽回できる。同様に，収縮力の落ちた心室筋でも，通常より伸ばせば心拍出量を維持できる。通常より心筋を伸ばすには，心室を充満させる血液量を増やせば心筋は伸ばされ，結果として心室内腔は拡張する。高齢者の心筋は収縮力が低下しているが，正常範囲の心拍出量が維持される理由は，心室内腔を広げて心筋を伸ばしているからである。心室内腔を広げるためには，心室内の血液量を増やす。結果として心拡大が発生する。

b. 出血や脱水に対する反応

例えば脱水や出血があった場合，若者であれば心収縮力を高めて（EFを上げて）心拍出量を維持しようとするが，高齢者では若者のようにEFを上げて対処できない。つまり，結果として高齢者では，出血や脱水で容易に血圧が低下してしまい余裕がない。言い換えると，高齢者では，普段の心拍出量を維持するために心筋の伸長度に依存する部分が大きく，これが破綻すると容易に心拍出量が低下して血圧が落ちる。高齢者では，若者に比べ，ventricular filling dependentに血圧が維持されているといえる。

心室内の血液量は，血液の総量と静脈血管の緊張度で決まる。静脈系が収縮したら，収縮した分の血液量が心臓に移動して心腔内の血液量が増える。逆に静脈系が拡張したら，拡張した分の血液が静脈に貯まり心腔内の血液量が減少してしまう。したがって，出血や脱水による血液総量の低下，鎮静や麻酔による血管拡張により，高齢者では若者に比べて容易に血圧が低下してしまう。周術期で交感神経が緊張し，血管が普段より収縮した状態で血圧が維持されているときに，鎮静薬で交感神経の緊張を緩めた瞬間に血圧の過度な低下を来す頻度は高齢者で高い。特に，血管内容量が不足し，交感神経の緊張によりなんとか血液を心腔内に維持している状態では，高齢者の心臓がventricular filling dependentであるがゆえに，血圧が急激に低下してしまうのである。

2 神経系による循環調節能力の低下

a. 交感神経系

　高齢者では，交感神経遠心性刺激そのものは増加しているが，その効果器である心臓や血管の反応性は低下している。交感神経遠心性線維は，静脈系と動脈系の双方に達しているが，静脈系の刺激は静脈内の血液を心臓に送り込み→静脈還流量を増やし→心拍出量を増やし→血圧を上昇させる作用がある。一方，動脈系の収縮は血管抵抗を高め，血圧を上昇させる。平常状態の血管緊張度（resting tone）で血圧が保たれているが，麻酔薬や鎮静薬で交感神経系の遠心性刺激が抑制されると，血管緊張が緩み血圧が低下する。高齢者では，交感神経系の遠心性刺激が平時でも若者に比べ亢進していて，なんとか血圧を維持できているが，この緊張が外れると若者よりも強い影響を受け，血圧は容易に低下する。

b. 圧受容器反射（baroreflex）

　高齢者では，術後の鎮静薬による血圧低下の度合いが若者より大きい。通常，血圧が低下するとbaroreflex（大動脈弓で血圧低下を感知→迷走神経求心刺激発生→脳幹に到達→迷走神経遠心性刺激低下と交感神経系刺激発生→心拍数増加・血圧上昇）という反応が起こるが，高齢者では，交感神経系の遠心性刺激が増加しても，β受容体の反応が低下しているため，若者に比べて心拍数の増加や血圧の上昇が鈍くなっている。

　圧受容器反射とは，血圧上昇時の血圧低下作用，血圧下降時の血圧上昇作用の両方を意味している。頸動脈洞に分布する頸動脈神経は舌咽神経に合流，大動脈弓に分布する大動脈神経は迷走神経に合流し，ともに延髄孤束核（nucleus tractus solitarius：NTS）に入力する。NTSからは，以下の回路が存在する。

・心臓抑制中枢（CIC）を促進して迷走神経遠心性線維を通り，心臓の特殊心筋を抑制して心拍数を減少させる。
・血管運動中枢を介して血管交感神経と心臓交感神経を抑制し，血管および心筋の収縮を抑制し，心拍数を抑制する。

　高齢者は，圧受容器反射をはじめとする自律神経反射が衰えているため，起立性低血圧などが起こりやすい。NTSが抑制されれば，脈拍が速くなり，血圧が上昇する。NTSが刺激されれば，心拍が低下し，血圧が下がる。高齢者では，血圧が低下してもNTSの抑制がかかりにくいのである。逆に，血圧が上昇してもNTSの促進がかかりにくいので，血圧は上昇したままである。つまり，高齢者では血圧は下がりやすく，上がりやすい。

3 心拍出量維持のために（高齢者の場合）

　心臓から拍出される血液量は，心収縮力（EFで評価）と心腔内容量で決まる。双方の変化のパターンは，増えるか，減るか，変化なしである。例えば，心腔内容量に変化なくEFが増加すれば，心拍出量は増える。EFに変化なく心腔内容量が増えれば，心拍出量は増える。EFが低下して心腔内容量に変化がなければ，心拍出量は低下する。高齢者によくあるのは，EFが低下し心腔内容量が増加しているパターンである。この場合，双方の変化の程度によって，心拍出量は低下・変化なし・増加のいずれもありうるが，通常，変化なしを維持できている。

　心室の内容量は，心房から心室への流入量で決まる。心房から心室への流入量は，心房と心室の圧差で決まる。心室の圧が上昇した場合，その心室に同量の血液を流入させるためには，心房の圧も上昇する必要がある。心房の圧が上昇するには，末梢から心房への血液灌流量を増やす必要がある。高齢者の心臓は若者に比べて硬くなっているので，膨らみにくい。つまり，拡張しにくくなっているので，通常の心房圧では心室との圧差が小さくなり心室充満が十分でなくなる。このため，拡張しにくい心室に対しては，心房圧が上昇して心室との圧差を維持して心室を充満させようとしている。つまり，心房圧やその上流の中心静脈圧（cemtral venous puressure：CVP）が上昇してくる。

　心不全には，収縮不全と拡張不全がある。高齢者心不全の40％は収縮能（駆出率）が正常付近にあり，拡張能が低下している心不全である。双方とも心拍出量が低下し，心室充満圧が上昇している。心筋肥大では，収縮能は保たれるが，拡張不全が発生する。

循環器合併症の診断・治療・予防

1 心不全

　心不全には，代償性心不全と非代償性心不全がある。心内圧の上昇と心拍出量の低下が共存していると非代償性心不全である。非代償性心不全への経過は，①まず心内圧が上昇し，心腔内容量が増加して1回拍出量を維持しようとする，②続いて，心拍数が増加し，減少した1回拍出量でも心拍出量を維持しようとする，③最終段階として，心拍出量が低下し始める，——である。①②は代償性の心不全で，③は非代償性の心不全である。

a. 心不全の診断

・心エコーで心室駆出率を計測する（基準：右室 0.5～0.55；左室：0.40～0.50）。
・CVPと肺毛細管楔入圧（pulmonary capillary wedge pressure：PCWP）を測定する。
・脳性ナトリウム利尿ペプチド（brain natriuretic peptide：BNP）を測定する。

BNPの血漿濃度は，心室拡張期容積や拡張期圧が増加すると上昇する。うっ血性心不全のない状態での平均血漿BNP濃度は，性別や年齢でやや異なる（表2）が，100 pg/ml以上なら心不全ありと診断できる。

b. 心不全の治療[17]

心拍出量が低下している進行性または非代償性心不全の治療に際しては，血圧，心拍出量，心腔内圧（PCWP，CVPなど）を目安に判断する。心臓手術では，肺動脈カテーテルが挿入されているので，これらの指標を数値として測定できるが，そうでない場合は臨床的（尿量，頸静脈の観察，聴診，エコーなど）に推定することになる。

(1) 血圧上昇，心拍出量低下，PCWP上昇を呈する場合

体外循環後に多いのは，心拍出量が減少し，PCWPが上昇していて，血圧が高いという状態である。高齢者では，術前から高血圧が多く，動脈硬化，血管の弾性低下，β_2受容体の反応低下などで血管抵抗が高くなっている場合が多い。そこで，血管抵抗が高いために心拍出量が低下しても血圧が低下しない場合もある。また，心収縮力の低下した心臓では，血管抵抗が高いと，それに打ち勝つことができずに心拍出量が低下するが，血圧は依然として高いというパターンもあり，この場合はPCWPが上昇している。血圧上昇・心拍出量低下・PCWP上昇のパターンでは，ニトログリセリンやニトロプルシドを用いて動脈系と静脈系の血管を拡張し，心後負荷を下げる。フロセミドによる利尿は最初から行わず，血管拡張療法を行ってもPCWP > 20 mmHgの場合に行う。

(2) 血圧正常，心拍出量低下，PCWP上昇を呈する場合

虚血性心疾患や急性心筋炎，心筋症で認められるパターンである。ドブタミンやミルリノンなどの強心作用と血管拡張作用のある薬（inodilator）の投与または血管拡張療法を行う。フロセミドによる利尿は最初から行わず，血管拡張療法を行ってもPCWP > 20 mmHgの場合に行う。

(3) 血圧低下，心拍出量低下，PCWP上昇を呈する場合

血管拡張療法を最初から行うと血圧がさらに低下するので，血管収縮作用のあるドパミンを使用し，さらにドブタミンやノルアドレナリンも使用するが，心筋の回復が期待

表2 健常人の血漿BNP濃度

	年齢	平均血漿BNP濃度（pg/ml）
女性	55〜64歳	32
	75歳<	78
男性	55〜64歳	20
	75歳<	48

(Marino PL. 稲田英一監訳. The ICU Book. 3rd ed. 東京：メディカル・サイエンス・インターナショナル；2008. p.220-37より引用)

できる場合は IABP を行う。

(4) 拡張期心不全

心収縮力が低下している心不全には心収縮力を増強する薬を使用するが，拡張不全の心筋でも心収縮力を高める薬は有効である。収縮時間が短くなり，拡張期に細胞内カルシウムの低下速度が速くなるため弛緩が速くなり，拡張早期の心室充満が発生するからである。ニトログリセンやミルリノンは，心筋の弛緩作用を期待して使用される。拡張不全による心不全では，利尿薬を最初から投与すると，心室内腔が小さくなって心拍出量が低下してしまうので避ける。

(5) 急性右心不全

陽圧換気は，肺循環と体循環に影響を与える。肺循環に対しては，気道・肺胞内圧上昇により肺血管が圧迫され，肺血管抵抗が上昇し，肺動脈圧も上昇する。体循環に対しては，胸腔内圧上昇により静脈還流量が低下する。双方をまとめると，右心室の後負荷が増大し，前負荷が低下する。結果として，右心室機能の低下している心臓にとっては，心拍出量低下の原因となる[18]。ドブタミンは肺血管拡張作用と強心作用があるため，右心不全に用いられる。右心室腔の内容量を必要十分にするため，PCWP < 15 mmHg の場合，PCWP もしくは CVP が 5 mmHg 上昇するか 20 mmHg に達するまで輸液を行う[19]。

換気対策として，気道内圧・肺胞内圧・胸腔内圧の過度の上昇をできるだけ避ける換気条件を設定する。従量式換気（PCV）では，1回換気量が多いと気道内圧が上昇するので，1回換気量は少なめがよいが，高二酸化炭素血症にならない程度の量に設定するのがよい[16]。さらに，低換気量では微小無気肺も発生する。高い呼気終末陽圧（positive end-expiratory pressure：PEEP）は肺血管抵抗増加の原因となるが，PEEP ゼロでも微小無気肺が発生して肺血管抵抗が上昇してしまう。そこで，3～8 cmH$_2$O の PEEP により微小無期肺の発生を抑える[18]。

2 術後心筋梗塞

a. 早期診断[20]

術中および術後の心電図で ST 部分の連続モニタリングは，心筋虚血の早期発見につながる可能性がある。特に，血管外科手術を受ける患者，非心臓手術を受ける患者で，1つ以上の冠動脈危険因子を持つケースでは有用である。心電図変化や急性冠症候群を疑う胸痛がある場合，血漿トロポニン濃度の測定を行う。しかし，術後心筋梗塞は胸痛を伴わない場合が多く，急性心不全症状が出てから発見されることもある。

b. 予防──周術期の β 遮断薬使用[20〜22]

高齢者では，高血圧や狭心症治療として β 遮断薬を内服している場合がある。術前

にβ遮断薬を服用している患者は，中止することなく周術期も服薬を継続することが推奨されている．周術期にβ遮断薬を投与することで，心臓が原因での死亡，心筋梗塞，心停止の減少が期待できるのは，以下のケースである．

・血管外科手術患者で，冠動脈疾患を持つか，術前検査で心筋虚血の所見がある．
・血管外科手術患者で，1つ以上の臨床的心リスク〔虚血性心疾患の既往，心不全の既往，脳血管障害の既往，糖尿病，腎機能障害（血清 Cr ＞ 2 mg/dl）〕を持つ．
・腹部や胸部の手術患者で，冠動脈疾患を診断されている，または1つ以上の臨床的心リスクを持つ．

ただし，具体的に，どのβ遮断薬を，どれだけ，どのように，どれだけの期間，いつ，誰が，どこで投与するのが最善なのかという結論は出ていない．

3 不整脈

不整脈は，しばしば心臓そのもの以外の異常——感染，低血圧，低酸素症，電解質異常などが原因で発生する．高齢者では，術後に心房細動を発生する頻度が高い．特に肺切除術後は20％の患者で発生すると考えてよい．対策として，低カリウム血症，低マグネシウム血症は避けたほうがよい．心室性期外収縮は，症状がある場合や循環動態が不安定な場合に，リドカイン，β遮断薬，プロカインアミド，アミオダロンなどを用いて治療する[20]．徐脈性不整脈は，薬物性，電解質異常，低酸素症，虚血で発生するので，原因を除去すると同時に，アトロピン投与やペースメーカを使用する．

■ 参考文献

1) Rooke GA. Autonomic and cardiovascular function in the geriatric patient. Anesthesiology Clinic North America 2000；18, 31-46.
2) Carson JL, Terrin ML, Noveck H, et al. Liberal or restrictive transfusion in high-risk patients after hip surgery. N Engl J Med 2011；365：2453-62.
3) Glance LG, Dick AW, Mukamel DB, et al. Association between intraoperative blood transfusion and mortality and morbidity in patients undergoing noncardiac surgery. Anesthesiology 2011；114：283-92.
4) Neuman MD, Silber JH, Elkassabany NM, et al. Comparative effectiveness of regional versus general anesthesia for hip fracture surgery in adults. Anesthesiology 2012；117：72-92.
5) Macfarlane AJ, Prasad GA, Chan VW, et al. Does regional anaesthesia improve outcome after total hip arthroplasty? A systematic review. Br J Anaesth 2009；103：335-45.
6) Hammill BG, Curtis LH, Bennett-Guerrero E, et al. Impact of heart failure on patients undergoing major noncardiac surgery. Anesthesiology 2008；108：559-67.
7) Dominguez-Ventura A, Allen MS, Cassivi SD, et al. Lung cancer in octogenarians：factors affecting morbidity and mortality after pulmonary resection. Ann Thorac Surg 2006；82：1175-9.
8) Suemitsu R, Takeo S, Hamatake M, et al. The perioperative complications for elderly pa-

tients with lung cancer associated with a pulmonary resection under general anesthesia. J Thorac Oncol 2009 ; 4 : 193-7.
9) Mishra PK, Pandey R, Shackcloth MJ, et al. Cardiac comorbidity is not a risk factor for mortality and morbidity following surgery for primary non-small cell lung cancer. Eur J Cardiothorac Surg 2009 ; 35 : 439-43.
10) Bailey SH, Bull DA, Harpole DH, et al. Outcomes after esophagectomy : a ten-year prospective cohort. Ann Thorac Surg 2003 ; 75 : 217-22.
11) Elsayed H, Whittle I, McShane J, et al. The influence of age on mortality and survival in patients undergoing oesophagogastrectomies. A seven-year experience in a tertiary centre. Interact Cardiovasc Thorac Surg 2010 ; 11 : 65-9.
12) Kristjansson SR, Nesbakken A, Jordhøy MS, et al. Comprehensive geriatric assessment can predict complications in elderly patients after elective surgery for colorectal cancer : a prospective observational cohort study. Crit Rev Oncol Hematol 2010 ; 76 : 208-17.
13) Curiel-Balsera E, Mora-Ordoñez JM, Castillo-Lorente E, et al. Mortality and complications in elderly patients undergoing cardiac surgery. J Crit Care 2013 ; 28 : 397-404.
14) Krane M, Voss B, Hiebinger A, et al. Twenty years of cardiac surgery in patients aged 80 years and older : risks and benefits. Ann Thorac Surg 2011 ; 91 : 506-13.
15) Nagendran J, Norris C, Maitland A, et al. Is mitral valve surgery safe in octogenarians? Eur J Cardiothorac Surg 2005 ; 28 : 83-7.
16) Craver JM, Puskas JD, Weintraub WW, et al. 601 octogenarians undergoing cardiac surgery : outcome and comparison with younger age groups. Ann Thorac Surg 1999 ; 67 : 1104-10.
17) Marino PL. 稲田英一監訳. The ICU Book. 3rd ed. 東京：メディカル・サイエンス・インターナショナル；2008：p.220-37.
18) Zamanian RT, Haddad F, Doyle RL, et al. Management strategies for patients with pulmonary hypertension in the intensive care unit. Crit Care Med 2007 ; 35 : 2037-50.
19) Isner JM. Right ventricular myocardial infarction. JAMA 1988 ; 259 : 712-8.
20) Fleisher LA, Beckman JA, Brown KA, et al. 2009 ACCF/AHA focused update on perioperative beta blockade incorporated into the ACC/AHA 2007 guidelines on perioperative cardiovascular evaluation and care for noncardiac surgery : a report of the American College of Cardiology Foundation/American Heart Association task force on practice guidelines. Circulation 2009 ; 120 : e169-276.
21) POISE Study Group, Devereaux PJ, Yang H, Yusuf S, et al. Effects of extended-release metoprolol succinate in patients undergoing non-cardiac surgery (POISE trial) : a randomised controlled trial. Lancet 2008 ; 371 : 1839-47.
22) Fleisher LA, Fleischmann KE, Auerbach AD, et al. 2014 ACC/AHA guideline on perioperative cardiovascular evaluation and management of patients undergoing noncardiac surgery : a report of the American College of Cardiology/American Heart Association task force on practice guidelines. Circulation ; published online August 1, 2014.

〔丸山　一男，張　尓泉，岩下　義明〕

IV. 術後管理と術後合併症

4 高齢者特有の術後合併症

D 呼吸器系合併症

はじめに

　術後呼吸器合併症（postoperative pulmonary complication：PPC）の発症は，術後死亡率や院内滞在期間を規定する主要因子である。特に高齢者においては，加齢に伴う生理学的変化や呼吸器疾患の併存などにより，その発症率は増加する傾向にある。したがって，高齢者におけるPPCへのリスクアセスメントやその予防は，患者の予後を改善するうえできわめて重要といえる。

呼吸機能に対する加齢の影響

　呼吸器は，加齢による影響を顕著に呈する臓器の一つである。まず，胸郭コンプライアンスの低下，呼吸筋力の低下，肺静的弾性リコイルが減少する。それに伴い，末梢気道抵抗の増加，クロージングボリュームおよび残気量の増加，肺活量の低下，肺内換気血流比不均等領域の増大が生じる。ほかにも，気道の粘液線毛運動低下，低酸素血症や高二酸化炭素血症への反応低下，肺胞におけるガス交換機能低下などが起こり，それらが複合的に作用してPPC増加に寄与すると考えられる。表1[1]に，加齢に伴う肺の解剖学的変化と呼吸機能への影響を示した。

術後呼吸器合併症（PPC）の定義と頻度

　PPCの明確な定義はなく，一般的には肺炎，呼吸不全（術後48時間以内に抜管できない，もしくは抜管後に再挿管が必要となったものと定義される[2]），気管支痙攣を含むことが多いが，そのほかにも発熱，喀痰を伴う咳，呼吸音の変化，画像上の無気肺などをPPCとする報告もある。表2[3]に，これまで使用されたPPC発症の診断基準を示す。

表1 加齢による肺の生理学的変化とそれに対応する呼吸機能の変化

呼吸機能の変化	臨床上の影響
胸壁コンプライアンス↓ 肺コンプライアンス↑ 気道抵抗↑	呼吸仕事量↑ 運動への換気応答↓
機能的残気量↑,クロージングボリューム↑ 微小気道閉塞↑ 換気血流比ミスマッチ↑	ガス交換障害
呼吸筋力↓ 咳嗽反射,嚥下反射↓	分泌物クリアランス↓ 誤嚥リスク↑
呼吸コントロールの変化 　呼吸負荷への反応↓ 　低酸素,高二酸化炭素への反応↓ 　麻酔薬やオピオイドへの感受性↑	低換気 低酸素血症,高二酸化炭素血症 術後早期の呼吸不全

(Sprung J, Gajic O, Warner DO. Review article：age related alterations in respiratory function ― anesthetic considerations. Can J Anaesth 2006；53：1244-57 より改変引用)

表2 報告された術後肺合併症

症　候
・発熱（> 38℃）
・新しい湿性の咳嗽
・呼吸音の変化（ラ音またはロンカイ）
・頻呼吸
・頻脈
・呼吸困難
・精神状態の変化

検査データ
・低酸素血症（Pa_{O_2} < 60 mmHg, room air）
・白血球増加
・喀痰培養

放射線画像
・無気肺
・浸潤影

転　帰
・術後人工呼吸の延長（> 48 hr）
・肺炎
・予定外の再挿管

(Branson RD. The scientific basis for postoperative respiratory care. Respir Care 2013；58：1974-84 より改変引用)

　診断基準の違いにより,発生頻度も報告により2〜40％と幅広い[4〜6]。高齢者ではPPCの発症リスクが増加するとされ,65歳以上の術後患者の罹患率は,無気肺17％,急性気管支炎12％,肺炎10％と報告されている[7]。これら高齢者のPPCの罹患率は,心不全および心筋梗塞の6％,せん妄の7％に比して高く,高齢者における術後の在院

日数を長引かせる大きな要因となっている。

術後呼吸器合併症（PPC）の原因

PPC発症には，患者の術前状態および麻酔，手術侵襲が相互的に作用すると考えられる。全身麻酔は呼吸器に対する影響が大きく，その影響は麻酔の導入から始まり，術後まで続く。全身麻酔は機能的残気量（functional residual capacity：FRC）を減少させ，肺組織への圧迫，肺胞気の吸収，サーファクタントの機能低下によって，微小な無気肺を生じさせる。また，換気血流比の不均等，肺内シャント，死腔の増加により低酸素を来す。さらに，麻酔薬や鎮痛薬，周術期に使用される薬物は，呼吸中枢の反応を変化させるとともに，上気道の反射を抑制する方向に働く。特に高齢者では嚥下機能が低下していることがあり，加えて口腔ケア不足による口腔咽頭内細菌の制御や気道内クリアランスの低下などにより肺炎のリスクが高まる。

麻酔や輸血による免疫抑制も感染性呼吸器合併症の原因となりうる。また，手術侵襲自体，腫瘍壊死因子（TNF）-α，インターロイキン（IL）-6などの炎症系サイトカインを介した全身性の炎症を惹起し，呼吸器を含む臓器障害を引き起こすと考えられる。

胸部外科および上腹部外科は横隔膜近くを傷つけるため，呼吸筋の断絶や痛みのため呼吸運動が制限される。さらに，横隔神経の反射を抑制することにより，横隔膜の呼吸筋の運動が制限され胸式の呼吸となり，換気不均等や下部背側の無気肺の原因となる。

以上のように，高齢者は，病理組織学においても病態生理学においても，PPCを発症しやすい状態にあるといえる。

術後呼吸器合併症（PPC）の危険因子

PPC発症の術前リスク評価は，周術期対策を立てるうえで非常に重要である。PPCのリスク分類についてはさまざまな因子について研究が行われており，2006年にはアメリカ内科学会（American College of Physicians：ACP）がガイドラインとしてレヴューしている[8]。また，その後もそのほかの因子について検討が続けられており，いくつかの因子について重みづけが見直されている。表3[8)9)]に，ACPガイドライン上のリスク分類を中心に，エビデンスがあるとされるリスク因子とそのオッズ比を示した。術前の患者に関する危険因子として，50歳以上，アメリカ麻酔科学会術前状態分類（ASA-PS）class 2以上，慢性閉塞性肺疾患（chronic obstructive pulmonary disease：COPD），うっ血性心不全，喫煙が重要とされている。

表3　術後呼吸気合併症とそのオッズ比（95% CI）

術前		術中	
年齢		術式	
50～59	1.50（1.31-1.71）	大動脈修復	6.90（2.74-17.36）
60～69	2.28（1.86-2.80）	胸部手術	4.24（2.89-6.23）
70～79	3.90（2.70-5.65）	腹部手術	3.09（2.54-3.77）
80～	5.63（4.63-6.85）	上腹部手術	2.96（2.40-3.63）
ASA-PS 分類		脳神経手術	2.53（1.84-3.47）
Ⅱ	4.87（3.34-7.10）	頭頸部手術	2.21（1.82-2.68）
Ⅲ	3.12（2.17-4.48）	末梢血管手術	2.10（0.81-5.42）
胸部X線異常	4.81（2.43-9.55）		
うっ血性心不全	2.93（1.02-8.43）	緊急手術	2.52（1.69-3.75）
不整脈	2.90（1.10-7.50）	長時間手術（>3hr）	2.26（1.47-3.47）
介護依存		全身麻酔	2.35（1.77-3.12）
部分介護	1.65（1.36-2.01）	輸血（>4単位）	1.47（1.26-1.71）
全介護	2.51（1.99-3.15）		
COPD	2.36（1.90-2.93）		
体重減少	1.62（1.17-2.26）		
喫煙	1.40（1.17-1.68）		
意識障害	1.39（1.08-1.79）		
コルチコステロイド使用	1.33（1.12-1.58）		
アルコール常用	1.21（1.11-1.32）		
睡眠時無呼吸症候群	7.2（1.5-33.3）		

（Qaseem A, Snow V, Fitterman N, et al. Risk assessment for and strategies to reduce perioperative pulmonary complications for patients undergoing noncardiothoracic surgery : a guideline from the American College of Physicians. Ann Intern Med 2006 ; 144 : 575-80／Hwang D, Shakir N, Limann B, et al. Association of sleep-disordered breathing with postoperative complications. Chest 2008 ; 133 : 1128-34 より改変引用）

■ 高齢者における危険因子

a．術前因子

　加齢は PPC の重要な予測因子の一つとされ，年齢が上昇するごとにリスクも増加する（表3)[8)9]。また，高齢者においては介護依存も重要と考えられ，以前の報告では全介護で2.5倍，部分介護で1.6倍の発生率になるとされた。
　さらに，高齢者は COPD の罹患率が高く，危険因子として重要である。術前からの禁煙，気管支拡張薬，理学療法などを組み合わせ，呼吸状態を良好に保つことが重要である。禁煙は手術時点で喫煙継続している患者よりリスクが低下するが，喫煙習慣のない患者よりはリスクが高い。

b. そのほかの術前危険因子

(1) 睡眠時無呼吸症候群

以前より，術後の低酸素血症および高二酸化炭素血症の発症率，再挿管率が高くなるとの指摘がされていたが，比較的重症の閉塞性睡眠時無呼吸患者と術後 PPC との相関を示す報告が発表され注目されている[9]。

(2) 意識障害

術前の意識障害やせん妄が，術後の呼吸不全や肺炎の発症と関係するとの報告がある。ただし，慢性の精神疾患や認知症に関しては検討されておらず，関係は不明である。そのほか，肥満やコントロールされている喘息については危険因子であるとは証明されていない。

c. 術中因子

手術部位によって PPC 発生率に大きく差があることが知られている。手術部位と横隔膜との距離が近ければ近いほどリスクは高い。特に大動脈修復術，胸部手術，上腹部手術，脳神経手術などでリスクが高いとされている。胸部や上腹部の手術では，創部痛に加えて，手術により離断された肋間筋や腹筋群，さらに横隔膜などの呼吸筋群の収縮力が低下することにより，FRC の低下や無気肺を形成することが原因と考えられる。また，手術部位だけでなく，3時間を超える手術や緊急手術も PPC を増やす誘因となる。

全身麻酔は PPC の独立した危険因子とされる。また，長時間作用型筋弛緩薬の使用が PPC のリスクとなるとの指摘がある[10]。これは，わずかな筋弛緩の残存であっても喉頭機能の低下を招き，誤嚥などにより気道クリアランスが障害されるためと考えられる。高齢者では潜在的に嚥下機能および気道クリアランスが低下しているとされており，より影響が顕著に現れる可能性がある。

近年，本邦でもロクロニウムに対する特異的拮抗薬スガマデクスが使用可能となり注目される。本薬物はロクロニウムを包摂することでほぼ完全な筋弛緩薬の拮抗が可能となっており，筋弛緩作用からの完全な回復が期待できる。これによって理論上は PPC の発症率が減少する可能性があるが，十分な臨床研究がなく，効果はいまだ不明といえる。

高齢者の術後呼吸器合併症（PPC）予防における周術期管理

高齢者においては PPC 発症が患者の予後を左右し，さらに医療コストにも大きく影響する。したがって，前述したようなリスク評価に基づいて，できるだけリスクを回避できるよう厳密な周術期管理を行うことが重要である。

以下，PPC を念頭に置いた高齢者の周術期管理について述べる。ただし，高齢者に限定した研究は少なく，この項の記述は一般的な PPC 予防のエビデンスに基づいてお

り，場合によってはエビデンスの低い治療法でも高齢者においては効果が期待できる場合もある（また，逆の可能性もある）ことを理解していただきたい．

1 術前管理

a. 禁煙

喫煙は PPC の危険因子であり，術前に禁煙指導を行うことは重要であるが，PPC を減らすのに必要な禁煙期間については明確になっていない．

1980 年代には，短い禁煙期間（8 週間以内）の患者は，禁煙していない患者に比べて逆に PPC の発生率が上昇するとの報告がなされた[11)12)]．しかし，最近のメタ解析により，少なくとも 4 週間の禁煙によって PPC は減少し，一方，4 週間未満の禁煙では PPC は減少も増加もしないとの結果が報告された[13)]．よって，少なくとも術前 4〜6 週間の禁煙を指導することが妥当であろう．さらに，術前の禁煙指導がその後の喫煙習慣からの離脱を促すとの報告もあり[14)]，たとえ短期間の禁煙となる場合でも禁煙の効果をよく説明して理解してもらうことは意味があると考える．

b. 術前肺拡張療法

最近，術前の肺拡張療法（主に呼吸筋トレーニング）の効果が検討されている．Hulzebos ら[15)]は，冠動脈バイパス術（coronary artery bypass grafting：CABG）を受ける PPC ハイリスク患者 279 名について，術前呼吸筋トレーニングに関するランダム化比較試験（RCT）の結果を報告している．それによると，呼吸筋トレーニング〔1 日 20 分のインセンティブスパイロメトリー（incentive spirometry：IS）と active breathing, forced expiration technique の組み合わせ〕を最低 2 週間前から行った群では，通常ケア群に比べ PPC の発症率が約半分に，肺炎の発症率が 60％減少した．呼吸筋トレーニングには気道クリアランスを高める効果が期待されており，高齢者において PPC を予防する手段として有効な可能性がある．

c. 栄養

術前の低アルブミン血症は PPC の危険因子である．したがって，栄養不良患者に対しては栄養補助を考慮すべきかもしれない．しかし，高齢者において非経口栄養補助と経腸栄養との効果の差や，さらには栄養補助を行わない患者に対する優位性は確立していない．

d. 慢性肺疾患患者

COPD 患者および喘息患者においては積極的に気管支拡張治療を行い，症状がコントロールされた状態で手術が行われることが肝要である．

2 術中管理

a. 手術の選択

PPCの発症は手術の部位や侵襲度によって大きく影響されるため，術式の選択は重要である。高齢でハイリスクの患者では，可能であれば緊急手術の回避，手術時間の短縮，低侵襲手術への変更を検討することが必要である。

b. 腹腔鏡下手術

直感的に，腹腔鏡下手術では術後痛が少なく，よって深呼吸が促進され肺容量が保たれるため，開腹手術に比べてPPCが減少すると予想される。しかし，腹腔鏡下手術がPPC予防において有利であるという明確なエビデンスはない。

Wellerら[16]による肥満手術対象の検討では，開腹手術では腹腔鏡下手術に比べ，PPCの発症が約2倍になることが示された。しかし，対象が比較的若い肥満患者であることより，高齢者に当てはまるかは定かではない。しかし，疼痛コントロール，呼吸機能の回復，在院日数の短縮については腹腔鏡下手術で有利と考えられ，高齢者においても選択する価値はあると考えられる。

c. 麻酔

現在のところ，PPC発症を減少させる麻酔法は確立していない。もし，術式として選択が可能であれば，ハイリスク患者においては区域麻酔がより安全といえるかもしれない。また，高齢者では筋弛緩作用の残存により誤嚥のリスクが増強するため，長時間作用性の筋弛緩薬の使用は避け，必要であれば拮抗薬の投与を考慮する。筋弛緩モニターなどを使用して筋弛緩作用の残存がないことを確認することは重要である。

術中・術後の適切な鎮痛は，術後呼吸機能を回復させるため重要である。高齢者においても十分な鎮痛が求められているが，オピオイドに対する感受性が高くなっている可能性があり，呼吸抑制を避けるよう注意深くタイトレーションを行う必要がある。区域麻酔，鎮痛補助薬，非ステロイド性抗炎症薬（NSAIDs）などを組み合わせて適切な鎮痛を行うことが求められる。

胸部硬膜外麻酔に関しては，PPCを減らす可能性が示唆されている。Liuら[17]のメタ解析では，術後に胸部硬膜外鎮痛を使用することで，腹部大動脈手術，CABG，腹部手術後の呼吸不全，肺炎，肺合併症を1/3～1/2に減少させることが示された。十分な鎮痛により呼吸筋の機能不全を改善して換気の維持が可能となるため，高齢者では特に有効と考えられる。

d. 輸液管理

周術期における輸液方法については，循環パラメータにある目標を設定するgoal-directed therapy，あるいは輸液製剤に関する検討（晶質液vs.膠質液など）などさまざ

表4 術後合併症の比較（術中肺保護的換気 vs. 高1回換気量）

アウトカム	高1回換気量 (high tidal volume), PEEPなし（数/%） N＝200	肺保護換気数 （数/%） N＝200	調整相対リスク差 （95% CI）	P
呼吸器合併症（≦7日）				
Grade 1 または 2	30（15）	25（12.5）	0.67（0.39〜1.16）	0.16
Grade 3 または 4	42（21）	10（5）	0.23（0.11〜0.4）	<0.001
無気肺	34（17）	13（6.5）	0.37（0.19〜0.73）	0.004
肺炎	16（8）	3（1.5）	0.19（0.05〜0.66）	0.009
急性肺損傷	6（3）	1（0.5）	0.21（0.02〜1.71）	
器械換気の適用				0.14
挿管管理	7（3.5）	2（1）	0.40（0.08〜1.97）	0.26
非侵襲的器械換気	29（14.5）	9（4.5）	0.29（0.13〜0.65）	0.002

呼吸器合併症を程度によりGrade1（軽症）〜4（重症）の4段階に分類した。Grade1：乾性咳嗽，呼吸困難，Grade2：湿性咳嗽，喘鳴，低酸素血症，高二酸化炭素血症，Grade3：胸水，肺炎，気胸，術後48時間以下の人工呼吸，Grade4：呼吸不全（術後48時間以上の人工呼吸）

（Futier E, Constantin JM, Paugam-Burtz C, et al. A trial of intraoperative low-tidal-volume ventilation in abdominal surgery. N Engl J Med 2013；369：428-37 より改変引用）

まな研究が行われているが，PPC予防という観点からすると明確なエビデンスには乏しい。ただし，重症患者における過剰輸液が人工呼吸器装着期間を遷延させ[18]，死亡率を上昇させるという数多い報告[18)〜21)]からすると，少なくとも高齢者においては術中の過剰な輸液は避けるべきと考えられる。

e. 人工呼吸器設定——肺保護戦略

最近，PPC予防のため，手術中においても肺保護戦略に基づく人工呼吸管理を行うべきとの指摘がある。Futierら[22)]は，開腹手術患者に対して低換気（6 ml/kg），リクルートメントマヌーバー，呼気終末陽圧（positive end-expiratory pressure：PEEP）付加を行い，換気量10〜12 ml/kg，PEEPなしの患者に比べて，術後無気肺，肺炎，再挿管率が1/3〜1/2に減少したと報告した（表4）。1回換気量制限，PEEP付加，肺リクルートメントという肺保護戦略に準じた人工呼吸管理を行うことで，PPCを予防して患者の予後を改善させる可能性が示唆された。

2 術後管理

a. 術後肺拡張療法

IS，深呼吸訓練（DBE），胸部理学療法，体位ドレナージ，非侵襲的陽圧換気（noninvasive positive pressure：NPPV）などの単独もしくは組み合わせによる肺拡張療法（lung expansion maneuver）は，術後に導入することで無気肺を予防し，酸素化を改善および呼吸仕事量を減少させ，PPCを防ぐといわれている。

表5 I COUGH プログラム

介　入	説　明
インセンティブスパイロメトリー	患者教育 1セット3〜5呼吸を1時間あたり10回 4時間ごとに使用回数を記録
咳嗽と深呼吸	2時間ごとに咳嗽と深呼吸を奨励
口腔ケア	口腔洗浄と歯磨きを1日2回
理解	患者とその家族に対し，術後ケアに関して説明 術当日に1回歩行，その後は少なくとも1日3回歩行
早期離床	1日3回椅子に座って食事
頭位挙上	ベッドの頭位を30度以上に挙上

(Cassidy MR, Rosenkranz P, McCabe K, et al. I COUGH: reducing postoperative pulmonary complications with a multidisciplinary patient care program. JAMA Surg 2013；148：740-5 より改変引用)

術後予防的 NPPV に関しては，特に高リスク群での有効性を示す報告（無気肺，肺炎，再挿管のリスクを減らす）もあり[23]，ある程度の効果が期待できるといえる。しかし，すべての高齢者に適用すべき明確な根拠はなく，今後は高齢者においてもっとも効果的な適用患者の選択基準を決定することが必要であろう。

そのほか，IS，肺理学療法，各種呼吸法などについては，それぞれ単独もしくは組み合わせによってPPCを減少させる傾向にはあったが，明らかなエビデンスは得られていない。その意味においていえば，例えばISの使用をルーチンに強く支持するものではない。しかし，これらの呼吸法や肺理学療法は患者本人の協力なしには成り立たず，患者への動機づけ・教育が欠かせず，その教育的側面から導入する利点があると考える。

Cassidy ら[24]は，PPC 予防のためのプログラム I COUGH (for incentive spirometry, coughing and deepbreathing, oral care, understanding, getting out of bed, and head of bed elevation) を作成している。表5に，その詳細を示した。このように周術期予防策を包括的に行うことによってより大きな効果が得られる可能性があり，また医療スタッフ間の目標の共有や患者・家族への教育といった面からも意味があると考えられる。現在のところ，I COUGH プログラムによって PPC が減少する傾向にはあるが，有意な差には至っていない。今後の多施設での検討が期待される。

b. 経鼻胃管

術後の腸管機能の回復のため，開腹術後に経鼻胃管をルーチンに留置している施設は多い。しかし，術後の悪心・嘔吐，経口摂取不能，症候性の腹部膨満患者のみで留置する選択的留置により，腸管機能の回復が速く，有意ではないがPPCを減らす傾向があることがメタ解析により報告された[25]。経鼻胃管自体が胃内容の逆流を促して誤嚥のリスクとなることを示したものと考えられ，高齢者での経鼻胃管のルーチン留置は控えるべきと考えられる。

術後呼吸器合併症（PPC）の治療

　術後の低酸素血症の発生は，遷延する術後無気肺，進行する肺感染および機能障害によるものと考えられる。PPCを疑ったら，血液ガス分析，喀痰培養，胸部X線撮影，心電図を施行し，原因の特定を図る。積極的治療が推奨されており，抗菌薬投与と各種肺理学療法による換気サポートを組み合わせる。さらに，早期からのNPPVの導入により，再挿管が回避できる可能性が示唆されている[26]。ただし，必要なときに再挿管を遅延なく施行できるよう，注意深いモニタリング，観察が必要である。

おわりに

　高齢は，それだけでPPCの重要なリスク因子となる。それは呼吸システムの加齢による解剖学的生理学的変化が原因となっている。PPCを予防するためには，加齢による変化を理解したうえで，術前のリスク評価および周術期の注意深い管理が必要である。

■参考文献

1) Sprung J, Gajic O, Warner DO. Review article : age related alterations in respiratory function — anesthetic considerations. Can J Anaesth 2006 ; 53 : 1244-57.
2) Arozullah AM, Daley J, Henderson WG, et al. Multifactorial risk index for predicting postoperative respiratory failure in men after major noncardiac surgery. The national veterans administration surgical quality improvement program. Ann Surg 2000 ; 232 : 242-53.
3) Branson RD.The scientific basis for postoperative respiratory care. Respir Care 2013 ; 58 : 1974-84.
4) Smetana GW. Postoperative pulmonary complications : an update on risk assessment and reduction. Cleve Clin J Med 2009 ; 76 : S60-5.
5) Dimick JB, Chen SL, Taheri PA, et al. Hospital costs associated with surgical complications : a report from the private-sector national surgical quality improvement program. J Am Coll Surg 2004 ; 199 : 531-7.
6) Hall RE, Ash AS, Ghali WA, et al. Hospital cost of complications associated with coronary artery bypass graft surgery. Am J Cardiol 1997 ; 79 : 1680-2.
7) Seymour DG, Vaz FG. A prospective study of elderly general surgical patients : II. Postoperative complications. Age Ageing 1989 ; 18 : 316-26.
8) Qaseem A, Snow V, Fitterman N, et al. Risk assessment for and strategies to reduce perioperative pulmonary complications for patients undergoing noncardiothoracic surgery : a guideline from the American College of Physicians. Ann Intern Med 2006 ; 144 : 575-80.
9) Hwang D, Shakir N, Limann B, et al. Association of sleep-disordered breathing with postoperative complications. Chest 2008 ; 133 : 1128-34.
10) Berg H, Roed J, Viby-Mogensen J, et al. Residual neuromuscular block is a risk factor for postoperative pulmonary complications. A prospective, randomised, and blinded study of postoperative pulmonary complications after atracurium, vecuronium and pancuronium. Acta Anaesthesiol Scand 1997 ; 41 : 1095-103.
11) Warner MA, Divertie MB, Tinker JH. Preoperative cessation of smoking and pulmonary

complications in coronary artery bypass patients. Anesthesiology 1984 ; 60 : 380-3.
12) Warner MA, Offord KP, Warner ME, et al. Role of preoperative cessation of smoking and other factors in postoperative pulmonary complications : a blinded prospective study of coronary artery bypass patients. Mayo Clin Proc 1989 ; 64 : 609-16.
13) Wong J, Lam DP, Abrishami A, et al. Short-term preoperative smoking cessation and post-operative complications : a systematic review and meta-analysis. Can J Anaesth 2012 ; 59 : 268-79.
14) Thomsen T, Tønnesen H, Møller AM. Effect of preoperative smoking cessation interventions on postoperative complications and smoking cessation. Br J Surg 2009 ; 96 : 451-61.
15) Hulzebos EH, Helders PJ, Favié NJ, et al. Preoperative intensive inspiratory muscle training to prevent postoperative pulmonary complications in high-risk patients undergoing CABG surgery : a randomized clinical trial. JAMA 2006 18 ; 296 : 1851-7.
16) Weller WE, Rosati C. Comparing outcomes of laparoscopic versus open bariatric surgery. Ann Surg 2008 ; 248 : 10-5.
17) Liu SS, Wu CL. Effect of postoperative analgesia on major postoperative complications : a systematic update of the evidence. Anesth Analg 2007 ; 104 : 689-702.
18) National heart, lung, and blood institute acute respiratory distress syndrome (ARDS) clinical trials network, Wiedemann HP, Wheeler AP, Bernard GR, et al. Comparison of two fluid-management strategies in acute lung injury. N Engl J Med 2006 ; 354 : 2564-75.
19) Vincent JL, Sakr Y, Sprung CL, et al. Sepsis in European intensive care units : results of the SOAP study. Crit Care Med 2006 ; 34 : 344-53.
20) Payen D, de Pont AC, Sakr Y, et al. A positive fluid balance is associated with a worse outcome in patients with acute renal failure. Crit Care 2008 ; 12 : R74.
21) Boyd JH, Forbes J, Nakada TA, et al. Fluid resuscitation in septic shock : a positive fluid balance and elevated central venous pressure are associated with increased mortality. Crit Care Med 2011 ; 39 : 259-65.
22) Futier E, Constantin JM, Paugam-Burtz C, et al. A trial of intraoperative low-tidal-volume ventilation in abdominal surgery. N Engl J Med 2013 1 ; 369 : 428-37.
23) Ferreyra GP, Baussano I, Squadrone V, et al. Continuous positive airway pressure for treatment of respiratory complications after abdominal surgery : a systematic review and meta-analysis. Ann Surg 2008 ; 247 : 617-26.
24) Cassidy MR, Rosenkranz P, McCabe K, et al. I COUGH : reducing postoperative pulmonary complications with a multidisciplinary patient care program. JAMA Surg 2013 ; 148 : 740-5.
25) Nelson R, Tse B, Edwards S. Systematic review of prophylactic nasogastric decompression after abdominal operations. Br J Surg 2005 ; 92 : 673-80.
26) Squadrone V, Coha M, Cerutti E, et al. Continuous positive airway pressure for treatment of postoperative hypoxemia : a randomized controlled trial. JAMA 2005 ; 293 : 589-95.

〔小田　真也, 川前　金幸〕

V

周術期における口腔ケアとリハビリテーション

V. 周術期における口腔ケアとリハビリテーション

1 口腔ケア

はじめに

　現在の周術期医療においては，術後合併症の軽減と早期離床・早期回復を目指した管理が求められている。一方で，包括医療の導入による入院期間の短縮（特に術前の入院期間）と併存症を有する高齢患者の増加に伴い，周術期管理を巡る状況は厳しさを増している。このような状況に対応するため，多職種連携の医療チームが手術患者に関わり，患者と家族が主体的に治療に参加できるよう援助する周術期管理チーム構想が日本麻酔科学会から提唱されている。

　周術期管理チームには，麻酔科医，主治医である外科医，歯科医師，薬剤師，看護師，臨床工学技士，理学療法士，栄養管理士など多くの職種が関与し，関連する医療チームとして口腔ケアチーム，呼吸ケアサポートチーム，栄養サポートチームがある。チーム医療とは"医療に従事する多種多様な医療スタッフが，おのおのの高い専門性を前提に，目的と情報を共有し，業務を分担しつつも互いに連携・補完し合い，患者の状況に的確に対応した医療を提供すること"であり，麻酔科医は，適切な周術期医療を提供するために，周術期管理チームの主な業務について理解する必要がある。

　侵襲の大きい外科手術では，術後の重篤な合併症（SAEs）の頻度は16.9％にも達し，入院期間の延長や周術期死亡の主要原因となっている[1]。手術部位感染（surgical site infection：SSI）に次ぐ頻度で発症する術後呼吸器合併症（postoperative pulmonary complication：PPC）は，もっとも費用を要し，もっとも在院日数を長引かせる合併症とされる。

　本項では，高齢者における術後合併症，特に呼吸器合併症の軽減と早期離床に重要な役割を果たす口腔ケアとリハビリテーションについて述べる。

周術期における口腔ケアの意義

1 周術期誤嚥性肺炎の予防

a. 高齢者の肺炎の特徴

　高齢者の肺炎の70％以上が誤嚥性肺炎であるといわれている[2]。誤嚥には，食事や飲水でむせるような顕性誤嚥と，鼻腔や口腔，喉咽頭の雑菌を含んだ分泌物を主に夜間に気づかれないうちに誤嚥する不顕性誤嚥がある。高齢者の誤嚥性肺炎は，顕性誤嚥で発症することよりも，頻回に生じている不顕性誤嚥が原因となることが多い[3]。

　誤嚥性肺炎の危険因子を表[2]に示すが，①口腔疾患や不衛生な口腔内環境によって鼻腔や口腔内の病原細菌が増加し，②嚥下反射の障害や胃食道逆流，体位の影響で肺へ誤嚥が生じ，③咳反射の障害や全身免疫力の低下により肺炎発症へと至る。

b. 口腔ケアによる口腔内細菌コントロールと誤嚥性肺炎

　口腔内の特徴として，生理学的にも栄養学的にも多様性のある環境のため，好気性菌から嫌気性菌まで約500〜700種類の口腔内常在菌が存在する[4]。口腔内常在菌が増殖した菌塊であるデンタルプラークは，抗菌薬などの薬物は入り込めないバイオフィルムと呼ばれる粘性のゲルに包まれており，やがて唾液中のミネラルにより石灰化して歯石となる。歯と歯肉の境界部には歯周ポケットが存在し，舌表面の汚れも持続的な細菌の供給源となりうる。厚生労働省"平成23年歯科疾患実態調査"結果では，65歳以上での歯周病（4 mm以上の歯周ポケットを有する）有病率は40〜50％で，平成11年，

表　誤嚥性肺炎の危険因子と予防法

危険因子	予防法
・脳神経系疾患 　脳血管障害，パーキンソン病，認知症	・器質的口腔ケア
	・摂食・嚥下リハビリテーション（機能的口腔ケア）
・寝たきり状態	・薬物療法
・口腔・咽喉頭の異常	ACE阻害薬，シロスタゾール，ドパミン作動薬
・胃食道疾患 　食道憩室，食道運動障害 　嚥下に影響する悪性腫瘍 　胃食道逆流 　胃切除	・鎮静薬，睡眠薬の減量
	・食後や就寝時の体位の挙上
	・ワクチン接種
・医原性 　鎮静薬，睡眠薬，抗コリン薬など 　経管栄養	

（大類　孝．高齢者誤嚥性肺炎予防の新戦略．J Clin Rehabil 2013；22：78-81 より改変引用）

17 年と比較して増加してきている[5]。

高齢者で術前の歯周病スコアが高い患者では，脳腫瘍術後 48 時間以内の肺炎発症頻度は 3.5 倍との報告があり[6]，食道がん手術を予定された 39 人の患者で，術前に採取したデンタルプラークの病原性と術後肺炎発生頻度を調査した報告では，デンタルプラークに病原性の高い微生物が含まれている患者の術後肺炎は 5 人/7 人（71.4％）に発症し，デンタルプラークに病原性の高い微生物が含まれていない患者での術後肺炎発症頻度である 9 人/32 人（28.1％）と比較して高いとされている[7]。

気管挿管による人工呼吸患者は，気道防御の侵害や咳反射の障害など生理的防御が抑制されており，肺炎発症率が高いことが知られている。この人工呼吸器関連肺炎（ventilator associated pneumonia：VAP）は，口腔内細菌を多く含む分泌物の誤嚥が関与している。ICU の VAP 患者で，デンタルプラークから採取された細菌と気管支肺胞洗浄液（BAL）から得られた肺炎の起炎菌で同一菌種が認められ，遺伝子型もほぼ同じであったとの報告もある[8]。

食道がん手術患者で，術前に 1 日 5 回の歯磨きを行った患者群では，術後の肺炎発生率の低下（9％ vs. 対照群 32％），気管切開施行の減少（0％ vs. 対照群 12％）を認め，来院時にデンタルプラークに病原性の高い微生物が含まれている患者群でも，歯磨きを行った群では術後の肺炎発生率が低下（17％ vs. 対照群 71％）していた[9]。ICU で人工呼吸管理を受けている患者への口腔ケアは，VAP の発生率（口腔ケア群 4.1％ vs. 対照群 8.6％）を低下させ発症時期を遅らせ，人工呼吸管理時間，ICU 滞在時間，死亡率を減少させることが報告されている[10]。

欧米では，クロルヘキシジンなどの薬物を用いた口腔ケアが以前から広く用いられており，CDC ガイドラインでも，心臓手術患者に対して 0.12％クロルヘキシジンによる口腔ケアが推奨されている[11]。しかし，本邦ではクロルヘキシジンの使用は制限されており，0.05％製剤が医薬部外品として使用されている現状である。

高齢者では，唾液の分泌量減少や口腔内細菌に対する免疫力，口腔清掃の自立度が低下するために，歯周病などの口腔疾患や不衛生な口腔内環境の頻度が高くなっており，口腔ケアによる口腔内細菌コントロールは，周術期の誤嚥性肺炎リスクを低下させる大切な処置となってきている。

c. 口腔ケアと嚥下反射・咳反射

誤嚥を防ぐための主要な反射として，飲食物の嚥下に関連する嚥下反射と，気管・気管支への異物の喀出に関連する咳反射がある[2]。嚥下反射と咳反射を正常に保つ生体内物質としてサブスタンス P が知られている。

大脳基底核にある黒質線条体から産生されるドパミンの刺激によって舌咽頭神経と迷走神経の頸部神経節で合成されたサブスタンス P は，2 つの知覚神経を遡って口腔と気管に運ばれ，嚥下反射と咳反射を起こさせる（図 1）。大脳基底核は穿通枝領域にあって脳梗塞を起こしやすい部位であるが，同部位の脳梗塞は特に日本人に多いとされている。脳 CT でのみ脳血管障害所見が見られ，神経学的障害や認知障害が認められない高齢者において，2 年間の観察で肺炎の発症率は 19.8％と，脳 CT で脳血管障害所見を認

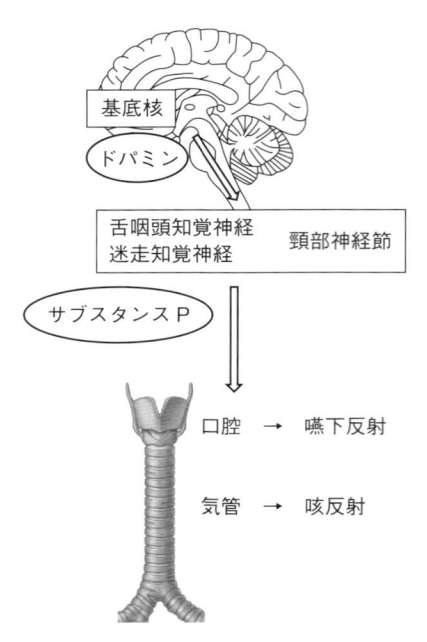

図1 嚥下反射と咳反射の知覚路

めなかった群（4.9％）よりも高く，オッズ比は4.67であると報告されている[12]。また，高齢者に処方される多くの薬物は嚥下機能を低下させ，抗精神病薬の多くは大脳基底核でドパミン受容体をブロックして嚥下反射と咳反射を抑制する。

　口腔ケアには高齢者の肺炎の予防効果があるが，この機序の一つとして嚥下機能や咳嗽反射を改善させることが報告されている。Yoshinoら[13]は，脳血管障害により嚥下障害を有する高齢者に対して，介護スタッフによる口腔ケアによって嚥下反射の潜時が3日目以降有意に短縮し（図2-a），口腔ケア開始30日目には嚥下機能の改善に加えて唾液中のサブスタンスP濃度の上昇と日常生活の活動度（activities of daily living：ADL）も改善したと報告している。また，Watandoら[14]は，介護施設の高齢者を対象としたランダム化比較試験（RCT）を行い，口腔ケア（毎食後5分間の口腔内ブラッシングと週1回の歯垢および歯石除去）により，クエン酸ネブライザーにより誘発される咳嗽反射閾値が10日後には低下し始め，30日後には施行0日目および対照群と比較して有意に低下すると報告している（図2-b）。

　これらの報告から，比較的短期間であっても術前に口腔ケアを開始することにより嚥下反射と咳反射の改善が期待でき，周術期の誤嚥とこれに伴う誤嚥性肺炎を予防できる可能性が示唆されている。

2 手術部位感染（SSI）のリスク軽減

　頭頸部がん患者は，放射線治療や抗がん薬治療の影響による唾液量の減少や，食べ物や飲み物の通過不良，がんや口内炎による痛みのためブラッシングなどの口腔内の清掃

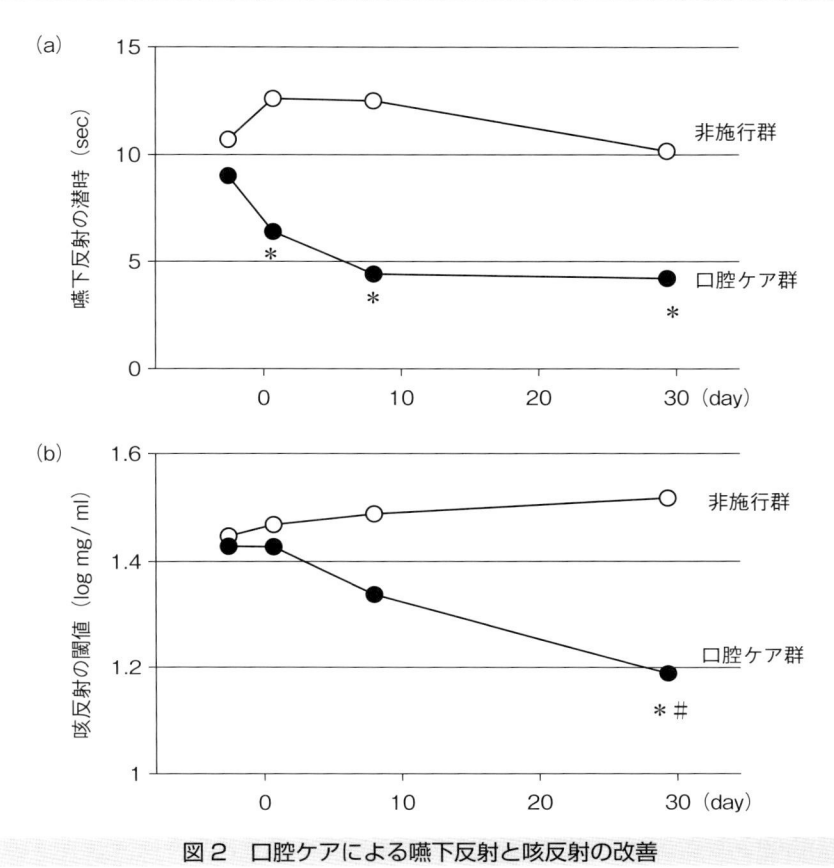

図2 口腔ケアによる嚥下反射と咳反射の改善
(a):データは平均値。＊:P＜0.05 非施行群との比較
(b):データは平均値。＊:P＜0.05 非施行群との比較，＃:P＜0.05 0日目との比較
(Yoshino A, Ebihara T, Ebihara S, et al. Daily oral care and risk factors for pneumonia among elderly nursing home patients. JAMA 2001；286：2235-6 / Watando A, Ebihara S, Ebihara T, et al. Daily oral care and cough reflex sensitivity in elderly nursing home patients. Chest 2004；126：1066-70 より改変引用)

が十分にできないことにより，口腔内が不潔になりやすい。このため，頭頸部がん手術患者は誤嚥性肺炎だけでなくSSIなどの合併症を高い確率で発症してきた。SSIを発症すると開放洗浄が必要となり，創傷治癒までの期間や経口摂取開始が延長するだけでなく，術後の放射線治療や抗がん薬治療の延期・中断などを余儀なくされる場合がある。

頭頸部がん再建手術における術前からの口腔ケア介入は，術後の肺炎発生率だけでなく，瘻孔形成，SSI，皮弁壊死を減少させ，経口摂取開始日数を短縮させる（口腔ケア群：中央値9日 vs. 対照群：16日）ことが報告されており[15]，日本頭頸部癌学会も頭頸部がん治療における口腔ケアを推奨している。

3 気管挿管に伴う歯牙損傷予防

全身麻酔時の歯牙脱臼・亜脱臼，歯牙破折，補綴物脱離などの歯牙損傷はほとんどが

気管挿管時に生じ，その発生率は 0.05 ～ 0.36％と頻度の高い合併症ではない[16)〜18)]。しかし，患者にとっては摂食・嚥下機能や審美性の低下を来し，満足度低下の要因となりうる。これに対し，麻酔科担当医も患者や家族への説明や対応を求められる。危険因子としては，気管挿管困難症例，高齢者に多い歯列異常，歯周病や辺縁性歯周炎を有する患者が挙げられている。

麻酔科医による術前診察では，動揺歯の有無などを確認し，麻酔中に発生する歯牙損傷のリスクについて説明することが必要である。歯牙損傷自体のリスクを低下させるには，術前に高度な動揺歯や齲歯の抜歯と口腔衛生指導を行い，保存可能な歯に対しては固定や挿管時に用いる保護床を製作することが推奨される[18)]。

4 摂食機能の維持・向上

口腔ケアの目的には，唾液の分泌促進や咀嚼機能を改善することによる経口摂取機能の維持・向上がある。摂食機能を維持して，おいしく食事ができることは，低栄養や認知症の予防だけでなく，食事を楽しむことによって生きる意欲や楽しみを得るという重要な意義を持つ。

手法と評価

口腔ケアは，口腔清掃や口腔衛生指導を中心とするケアである"器質的口腔ケア"，口腔領域の機能障害に対する予防とリハビリテーションをも含んだケアである"機能的口腔ケア"の大きく 2 つに分けられる。また，口腔ケアに加えて齲歯などの口腔疾患の治療（キュア）を包括して口腔機能管理とされている。ここでは，周術期の口腔機能管理の流れと口腔ケアの内容について述べる[19)]。

1 患者へのインフォームドコンセント

入院前または入院時のオリエンテーションで，患者または家族に，本来の治療を円滑に行うためには手術前から口腔のトラブルを予防することが大切であることを説明して，理解させる必要がある。口腔機能管理の意義や内容ならびに歯科受診の必要性についてパンフレットなど（図3）を用いて説明を行い，同意を得る。同意取得後に，病院内の歯科口腔外科または連携歯科医療機関への受診を促す。

2 アセスメント

歯，歯肉，口腔粘膜，口腔乾燥，口腔清掃の状態や自立度，摂食・嚥下機能についてアセスメントを行い，出血傾向，免疫抑制薬の有無，気管挿管中など患者の全身状態を考慮して，周術期における一連の口腔機能管理計画を策定する。

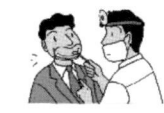

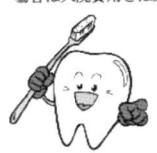

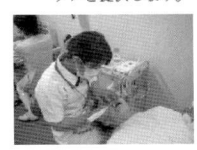

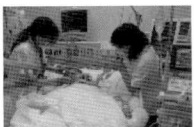

図3 周術期口腔ケアの患者用説明パンフレット
長崎大学病院メディカルサポートセンターで使用されている患者用説明パンフレット。

　口腔清掃の自立度として，歯磨き（brusing），義歯着脱（denture wearing），うがい（mouse rinsing）について，自立，一部介助，全介助に分類するBDR指標が用いられている。このアセスメントをもとに作成される口腔機能管理計画は，患者や口腔ケアに関与する歯科衛生士や病棟看護師などと情報を共有するために大切な役割を果たす。

3 口腔疾患の治療

　周術期において感染源になる可能性についても考慮しながら，齲歯，歯の破折への治療を行い，動揺歯の脱落や誤嚥などを予防する目的で，抜歯，固定，保護床の作製を行う。歯の欠損や義歯の不具合によって咀嚼障害がある場合には，義歯の作製や調節をしてよく噛める状態にする。

4 器質的口腔ケア

　デンタルプラークや歯石の除去，舌や口腔粘膜のケアを行い，日常の口腔清掃を行いやすくした後に，患者ごとの口腔に合わせた用具の選択や歯磨きの方法についての口腔

清掃指導を行う。

気管挿管患者の口腔ケアは，基本的にはファーラー位またはセミファーラー位で行うが，仰臥位の場合は顔を横向きにして行う。カフ圧を調節し，口腔ケアが行いやすい位置にバイトブロックを止める。水や保湿剤などで湿潤させて，誤嚥しないように十分に吸引しながら口腔内の清掃を行う。

5 機能的口腔ケア

嚥下機能障害の評価は，問診とスクリーニングとしての反復唾液嚥下テスト（repetitive saliva swallowing test：RSST），水飲みテスト，フードテストによって行う。RSSTは，嚥下運動時に起こる喉頭挙上下降運動を甲状軟骨の触診で確認し，30秒間で3回以上できれば正常と判断する。水飲みテストは，口腔前庭にシリンジで注いだ冷水3mlを嚥下させて，むせることなく飲むことができれば正常と判断する。フードテストは，ゼリーを舌前方に載せて嚥下させ，むせや呼吸音の変化と口腔内残留の有無を評価する。スクリーニングテストで嚥下機能障害が疑われるときには，さらに詳しい検査として嚥下造影検査（VF）や嚥下内視鏡検査（VE）を行う。

摂食・嚥下障害に対する間接訓練は，食べるとき以外に行う訓練で，頸部可動域訓練，頭部挙上訓練，嚥下体操，息こらえ嚥下，ブローイング訓練，唾液腺マッサージなどがある[20]。特に嚥下体操は，摂食前の準備運動として行われ，全身や頸部の嚥下筋のリラクセーション，唾液の分泌促進，覚醒を促す効果によって摂食開始直後の誤嚥を軽減させる効果が期待でき，多くの介護施設などでも取り入れられている。

実際の導入状況

平成24年度の診療報酬改定では"周術期における口腔機能管理等，チーム医療の推進"の中で，術後の誤嚥性肺炎などの外科的手術後の合併症などの軽減を目的として"がん患者等の周術期等における歯科医師の包括的な口腔機能管理"に診療報酬加算が認められた。入院前から退院後における口腔機能管理の流れを図4に示す。

しかし，歯科の存在する病院は少なく，歯科が存在する病院でも入院患者の口腔機能管理を直接指導できるほどのマンパワーはない。一方で，歯科医師会と連携することで連携歯科医療機関（多くは開業歯科診療所）による連携システムの構築が行われつつあるが，入院中の患者を開業の歯科医師が往診することは難しい現状がある。したがって，改定に関する厚生労働省の説明に"入院中においては，主治の医師や日常の療養上の世話を行う看護師等との間で実施内容や注意事項等の情報の共有に努める"とあるように，看護師が入院期間中の口腔ケアに中心的な役割を果たしていくシステム構築や，連携歯科医療機関が周術期の口腔機能管理を適切に行うため，定期的に周術期の口腔機能管理に関する講習会や研修会などを行い，必要な知識の共有に努める体制作りが求められている。

V. 周術期における口腔ケアとリハビリテーション

図4 入院前から退院後における口腔機能管理の流れ

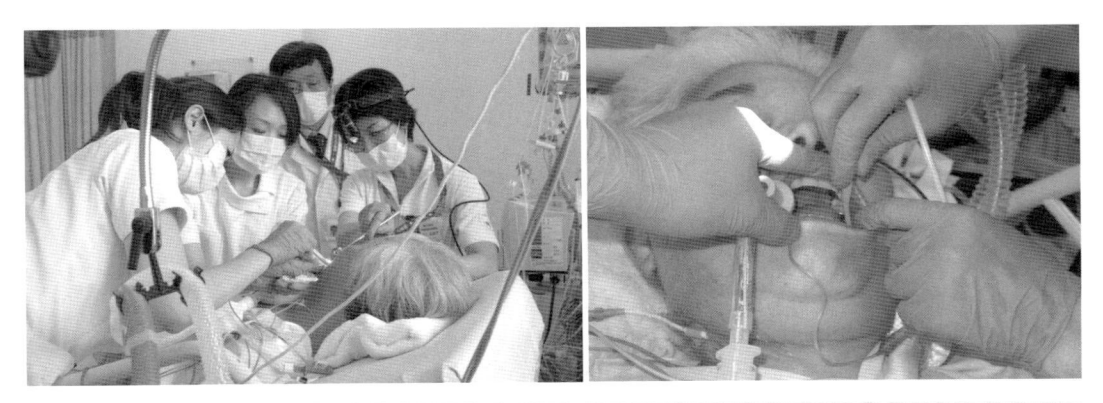

図5 長崎大学病院口腔ケアチームによる気管挿管患者に対する口腔ケア
集中治療室の気管挿管患者に対して，看護師が人工呼吸器を支える中，口腔ケアチームによる口腔ケアが行われている。

　長崎大学病院は，全国でも数少ない歯学部を併設している病院であり，平成24年5月に発足した周術期口腔管理センターでは，歯科医師，歯科衛生士，看護師合わせて総勢約30名が活動している．現在，以下の連携システムを構築して，周術期口腔機能管理の対象患者（全身麻酔下でがん，心臓病，臓器移植の手術を受ける患者）の約80％（月平均100名）に対して周術期口腔機能管理を行っている[21]．また，手術患者以外でもVAP予防目的にICUの気管挿管患者や一般病棟での長期人工呼吸管理患者に対する口腔ケアも行っている（図5）．
　①各診療科主治医が入院予定患者をメディカルサポートセンターへ紹介
　全身麻酔での手術予定患者は，"入院予定"の欄に"全麻"と入力．
　②メディカルサポートセンターで入院前のオリエンテーション
　看護師が周術期口腔機能管理対象患者の選定と口腔ケアの必要性の説明を行い（図3），口腔ケア担当医へ連絡．
　③口腔ケア担当医がインフォームドコンセントを取得後に，口腔アセスメントを行う
　入院後は，歯科医師や歯科衛生士による専門的な口腔ケアの後に，口腔内の衛生状態

を継続・維持するために，口腔ケアワーキンググループによる手順書に沿って病棟看護師による口腔ケアが行われている．

おわりに

高齢者は，歯周病などの口腔疾患や不衛生な口腔内環境の頻度が高く，誤嚥を防ぐための主要な反射である嚥下反射や咳反射が抑制されており，周術期呼吸器合併症のリスクが高くなる．術前から周術期管理の一環として，歯科医，歯科衛生士，看護師などと連携して周術期口腔機能管理を行っていくことで，周術期呼吸器合併症や頭頸部がんのSSIを抑制することが可能となる．麻酔科医は，周術期管理チームの一員として周術期口腔機能管理の意義を理解し，そのシステム構築に積極的に参加していくことが望まれる．

■参考文献
1) Bellomo R, Goldsmith D, Russell S, et al. Postoperative serious adverse events in a teaching hospital：a prospective study. Med J Aust 2002；176：216-8.
2) 大類 孝．高齢者誤嚥性肺炎予防の新戦略．J Clin Rehabil 2013；22：78-81.
3) 伊藤効朗，三嶋理晃．誤嚥性肺炎の周術期予防．別所和久監修．これからはじめる周術期口腔機能管理マニュアル．京都：永末書店；2013．p.38-47.
4) 上野尚雄，太田洋二郎．周術期における口腔ケアの重要性．麻酔 2012；61：276-81.
5) 厚生労働省．平成23年歯科疾患実態調査結果．
http://www.mhlw.go.jp/toukei/list/dl/62-23-02.pdf
6) Bagyi K, Haczku A, Marton I, et al. Role of pathogenic oral flora in postoperative pneumonia following brain surgery. BMC Infect Dis 2009；9：104.
7) Akutsu Y, Matsubara H, Okazumi S, et al. Impact of preoperative dental plaque culture for predicting postoperative pneumonia in esophageal cancer patients. Dig Surg 2008；25：93-7.
8) Heo SM, Haase EM, Lesse AJ, et al. Genetic relationships between respiratory pathogens isolated from dental plaque and bronchoalveolar lavage fluid from patients in the intensive care unit undergoing mechanical ventilation. Clin Infect Dis 2008；47：1562-70.
9) Akutsu Y, Matsubara H, Shuto K, et al. Pre-operative dental brushing can reduce the risk of postoperative pneumonia in esophageal cancer patients. Surgery 2000；147：497-502.
10) Garcia R, Jendresky L, Colbert L, et al. Reducing ventilator-associated pneumonia through advanced oral-dental care：a 48-month study. Am J Crit Care 2009；18：523-32.
11) Tablan OC, Anderson LJ, Besser R, et al. Guidline for preventing health-care-associates pneumonia, 2003：recommendation of CDC and the Healthcare Infection Control Practices Advisory Committee. NMWR Recomm Rep 2004；53：8-9.
12) Nakagawa T, Sekizawa K, Nakajoh K, et al. Silent cerebral infarction：a potential risk for pneumonia in the elderly. J Intern Med 2000；247：255-9.
13) Yoshino A, Ebihara T, Ebihara S, et al. Daily oral care and risk factors for pneumonia among elderly nursing home patients. JAMA 2001；286：2235-6.
14) Watando A, Ebihara S, Ebihara T, et al. Daily oral care and cough reflex sensitivity in elderly nursing home patients. Chest 2004；126：1066-70.
15) 大田洋二郎．口腔ケア介入は頭頸部進行癌における再建手術の術後合併症率を減少させる．

歯界展望 2005；106：766-72.
16) Warner ME, Benenfeld SM, Warner MA, et al. Perianesthetic dental injuries: frequency, outcomes, and risk factors. Anesthesiology 1999；90：1302-5.
17) Givol N, Gershtansky Y, Halamish-Shani T, et al. Perianesthetic dental injuries: analysis of incident reports. J Clin Anesth 2004；16：173-6.
18) 上田順宏，桐田忠昭，今井裕一郎ほか．全身麻酔中に生じる歯牙損傷と防止対策についての検討．麻酔 2010；59：597-603.
19) 田中絵美，中尾一祐，辻井泰子ほか．周術期の口腔機能管理．別所和久監修．これからはじめる周術期口腔機能管理マニュアル．京都：永松書店；2013．p.14-37.
20) 堤　薫，大内紗也子，田中絵美ほか．緩和医療における口腔機能管理．別所和久監修．これからはじめる周術期口腔機能管理マニュアル．京都：永松書店；2013．p.75-92.
21) 梅田正博．第3章 周術期口腔機能管理システムの構築 長崎大学病院〜包括的依頼に基づいた全例介入システム〜．梅田正博編著．周術期口腔機能管理の基本がわかる本．東京：クインテッセンス出版；2013．p.104-9.

〔趙　成三，前川　拓治〕

V. 周術期における口腔ケアとリハビリテーション

2 周術期リハビリテーション

はじめに

　リハビリテーションの語源は，re（再び）＋habilit（適合する）が合体してできた語で，"身体的障害などの機能を回復させて，人間が人間としてふさわしい状態に戻すこと＝社会への復帰"を意味する。リハビリテーションには，急性期，回復期，維持期リハビリテーションに加えて，プレハビリテーションがある。プレハビリテーションは，事前に身体機能を強化することにより，その後のストレスによる傷害を予防するプログラムの総称で，日常生活の活動度（activities of daily living：ADL），身体機能，栄養状態に問題がある高齢者では特に有用な可能性がある[1]。ここでは，周術期リハビリテーションとして，プレハビリテーションと急性期リハビリテーションについて解説する。

周術期におけるリハビリテーションの意義

　術後呼吸器合併症（postoperative pulmonary complication：PPC）は，手術部位感染（SSI）に次ぐ頻度で発症し，術後合併症の中でもっとも費用を要し，在院日数をもっとも長引かせる合併症とされる[2]。PPCの中でも抜管後に再挿管が必要になったものや術後48時間以内に抜管できない状態が術後呼吸不全と定義されるが，高齢者が術後呼吸不全に至った場合には30日死亡率が18倍にも達する[3]。

　術前のプレハビリテーションまたは術後早期からの積極的なリハビリテーションは，呼吸器合併症を軽減させるだけでなく，早期離床によるせん妄の減少やADLの早期改善が期待されている[4]。また，心臓手術後の心臓リハビリテーションは，運動耐容能改善，冠危険因子是正，長期二次予防効果，生命予後改善，生活の質（quality of life：QOL）向上などの効果がある（表1）[5]。

1 高齢者における注意点

　リハビリテーションは，身体の機能が損なわれる疾患や障害に対して，診断，訓練を含めた治療，指導などの方法を用いて疾患や障害を改善し，家庭生活や社会生活を送る

表1 心臓手術後患者への運動療法の効果

- 運動耐容能改善
- 冠危険因子是正
- 自律神経機能の改善
- 心機能および末梢機能の改善
- グラフト開存率の増加
- 運動中の換気効率を改善
- QOL向上
- 不安定な精神状態を改善
- 再入院率および医療費の軽減
- 生命予後の改善

〔循環器病の診断と治療に関するガイドライン（2011年度合同研究班報告）．心血管疾患におけるリハビリテーションに関するガイドライン（2012年改訂版）より改変引用〕

ことができるようにすることを目標とする。

　高齢者の身体は，老化により運動，感覚，認知などすべての機能が低下しており，その身体的特性を十分に理解したうえで，筋力，関節可動域，ADL，認知機能などについての障害評価を行い，評価に基づいたリハビリテーション計画を立案する必要がある。加齢に伴う各臓器機能・予備能力の低下に加えて，術前からの併存症などにより術後合併症のリスクが高く，たとえ短期間の安静臥床でも筋力低下，関節拘縮，運動耐容能の低下などの廃用症候群を来しやすいため，可能なかぎり早期からリハビリテーションを開始して，早期離床を目指す必要がある。

2 術後呼吸器合併症（PPC）予防としてのリハビリテーション

a. 術後呼吸器合併症（PPC）のリスクファクター

　PPCのリスクファクターは，患者因子と手術因子に大きく分かれている。患者因子としては，高齢者，うっ血性心不全，慢性閉塞性肺疾患（chronic obstructive pulmonary disease：COPD），日常生活における介護が必要な身体障害，手術因子としては，胸部手術や上腹部手術が挙げられている[6]。

　機能的残気量（functional residual capacity：FRC）の低下や無気肺による換気血流比不均等が，術後の低酸素血症を生じる主な原因と考えられている。術後の創部痛，呼吸筋収縮力低下，横隔膜機能不全による深呼吸運動や咳嗽の抑制ならびに線毛運動障害による気道分泌物クリアランスの低下によってFRCの低下や無気肺が形成される。心臓外科手術や上腹部手術では，術直後にFRCが約50％減少し，術前の数値に回復するまで2週間を要するとされているが，下腹部手術，体表・四肢の手術では，FRCの減少は軽度であるとされている[7,8]。

b. プレハビリテーションと術後呼吸器合併症（PPC）

冠動脈バイパス術（coronary artery bypass grafting：CABG）予定患者に対して，インセンティブスパイロメトリー（incentive spirometry：IS）による呼吸筋トレーニング（inspiratory muscle training：IMT）を 30 min/day，術前に 2 週間行った群では，術後の呼吸筋力，呼吸機能，P/F 比（動脈血酸素分圧〔Pa_{O_2}〕/吸入気酸素濃度〔$F_{I_{O_2}}$〕）の低下が抑制されており，24 時間以上の人工呼吸管理が必要であった患者数が有意に低下していた（5% vs. 26%）[9]。

PPC リスクの高い CABG 予定患者に対して，IS と深呼吸訓練（deep breath exercise：DBE）による IMT をそれぞれ 30 min/day，術前に 2 週間以上行った群と通常ケア群に分けたランダム化比較試験（randomized controlled trial：RCT）では，術前 IMT 群で，PPC（18% vs. 35%，オッズ比：0.52）および肺炎（6.5% vs. 16%，オッズ比：0.40）の発生頻度の減少と術後在院日数の短縮が認められた[10]。

食道がん手術患者に対して，術前 1 週間以上の呼吸リハビリテーション（IMT などの理学療法と運動療法）を行った群（63 名，平均年齢 67.4 歳）と不十分な期間（6 日未満）の呼吸リハビリテーションを行った，あるいは術前呼吸リハビリテーションを行わなかった群（37 名，平均年齢 65.0 歳）を比較検討した報告では，PPC の発生頻度の減少（6.4% vs. 24.3%，オッズ比：0.14）を認め，術後挿管時間や入院期間は有意ではないが低下傾向を認めた[11]。

術前の IMT や運動療法などのプレハビリテーションは PPC 発生の予防に効果的と考えられており，特に高齢者で開胸手術や上腹部手術を受ける患者に対して推奨される[12)13]。

c. 術後肺拡張療法と術後呼吸器合併症（PPC）

肺拡張療法は，ガス交換を行う肺容積を増加させて FRC の増加と無気肺の改善につなげることを目的として行われ，IS や DBE などの IMT や，そのほかの理学療法，非侵襲的換気療法（noninvasive ventilation：NIV）を含む[8]。"心血管疾患におけるリハビリテーションに関するガイドライン（2012 年改訂版）"では，心臓外科手術後の呼吸器合併症予防のための IS の使用はクラスⅡb（エビデンスレベル B）であり[5]，上腹部手術および CABG 理学療法の PPC 予防に対する有効性について検討したメタ解析によると，IS とそのほかの理学療法施行群との間に PPC 予防効果には関して差は認めず，予防法を行わなかった群との比較においても IS の有効性は認められなかった[13)14]。

現在までの術後肺拡張療法に関する報告では，IS による IMT や，そのほかの理学療法は，PPC 予防法として術後にルーチンでの使用を強く支持するエビデンスはなく，NIV のみが PPC 予防・治療に有効とされている[8]。

3 人工呼吸患者とリハビリテーション

適切な鎮静・鎮痛管理を行うことにより，人工呼吸管理患者に対してもリハビリテーションは安全に施行できることが報告されており[16)17]，可能なかぎり早期にリハビリ

テーションを開始して，早期離床を目指す取り組みが注目されている．人工呼吸開始後48時間以内にICU看護師，アシスタント，作業療法士による運動療法チームがプロトコールに沿って運動療法を開始する群（早期リハビリテーション群）と通常ケア群に分けた前向き観察研究では，早期リハビリテーション群で離床（5 vs. 11日），ICU滞在日数（5.5 vs. 6.9日），在院日数（11.2 vs. 14.5日）が有意に短かった[18]．

また，Schweickertら[4]は，人工呼吸患者に対する多施設RCTで，早期のリハビリテーションによって非人工呼吸日数（23.5 vs 21.1日）が長く，せん妄期間（2 vs. 4日）が短く，日常生活機能が早く回復することを報告している．

重症疾患多発性神経筋障害（CIPNM）による呼吸筋力の低下は，人工呼吸期間の延長や離脱失敗の原因の一つと考えられているが，IMTの有効性に関する検討がされ始めている．48時間以上人工呼吸管理が行われている高齢者に関するRCTで，5 min×2/dayのデバイスを用いたIMTを行うことにより，最大吸気圧を増加させて，人工呼吸から離脱するまでの時間（3.6 vs. 5.3日）を短縮させることが示された[19]．

これらの報告から，IMTによる呼吸筋力の回復と早期のリハビリテーションにより，人工呼吸からの離脱促進，早期離床，せん妄の減少，早期社会復帰の可能性が示唆されており，患者予後のためにも適切な鎮静・鎮痛管理の下での早期リハビリテーション導入への積極的な取り組みが求められている．

手法と評価

周術期には，手術侵襲によって身体機能は一過性に低下し，術後の身体機能回復の程度は手術によって変化する．周術期リハビリテーションの目標は，PPCなどの術後合併症を予防し，早期離床と早期退院を通じて速やかに社会復帰を目指すことである．ここでは，周術期リハビリテーションの流れと内容について述べる．

1 周術期リハビリテーションの評価[20)21)]

周術期リハビリテーションを安全かつ効果的に行うためには，術前の患者評価を適切に行う必要がある．高齢者では，身体機能・予備能力の低下に加えて，術前からの併存症を有しており，その身体的特性を十分に理解したうえで，筋力，関節可動域，ADL，認知機能などについての障害評価を行う（表2）[20]．患者の全身評価と手術侵襲から術後合併症のリスク評価を行い，手術による身体機能の変化についても考慮して，リハビリテーションのプログラム調整を行う．

a．呼吸困難（息切れ）

呼吸するという生理的運動に際して，苦しさや努力感などの自覚症状を有する状態で，呼吸器疾患や心疾患において臨床上もっとも重要な症候の一つである[22]．

2. 周術期リハビリテーション

表2 術前評価項目

問　診	年齢，現病歴，既往歴，併存症，服用中の薬物，喫煙歴 社会的背景 日常生活の活動度（ADL） 呼吸困難（ヒュー・ジョーンズ，MRC 息切れスケールほか） 運動耐容能（NYHA 分類，MET）
身体診察	コミュニケーション能力，認知機能，心理状態 呼吸状態，バイタルサイン 栄養状態，肥満度 関節可動域，握力，筋力（四肢の MMT） 運動麻痺や感覚障害の有無 発声・嚥下機能
検査所見	血液・生化学検査 画像所見（胸部 X 線・CT） 心電図，負荷心電図 呼吸機能検査，呼吸筋力検査 運動負荷試験（多段階運動負荷試験，6 分間歩行試験，SWT）
予定術式	侵襲の程度，術前後のスケジュール
想定される術後状態	酸素マスク，ドレーン挿入部位，尿道カテーテル，点滴や各種モニター類

　NYHA：New York Heart Association, MET：代謝当量, MMT：徒手筋力テスト, SWT：シャトル・ウォーキング試験
　（菅　俊光．周術期の呼吸リハビリテーション．J Clin Rehabil 2013；22：32-40 より改変引用）

- Fletcher-Hugh-Jones の呼吸困難尺度：本邦でもっとも使われているが，間接評価で定量性は低い．
- MRC 息切れスケール：イギリス医学研究会議（British Medical Research Council）が提唱し，世界でもっとも一般的に使用される．
- 修正 Borg scale：息切れの自覚症状を 0（全く息切れはない）から 10（息切れが最大限につらい）までどの程度かを尋ねる．
- visual analogue scale（VAS）：長さ 10 cm の黒い線（左端が"全く息切れなし"，右端が"最大の息切れ"）を患者に見せて，現在の息切れがどの程度かを指し示してもらう．
- Borg scale slope：運動負荷試験を行ったときの酸素消費量と息切れを直線回帰分析して，傾き（息切れの感度）と X 切片（息切れの始まる運動量）を求める．
- BODE 指標：BMI，1 秒量，MRC 息切れスケール，6 分間歩行試験の総点で，生存期間や入院リスクの予測に役立つ．

b. 呼吸筋機能検査[23]

　呼吸筋力の低下は呼吸困難や換気不全の原因となる．指標となる呼吸筋機能としては最大口腔内圧が用いられ，ノーズクリップを付け，坐位にて全肺気量位における最大呼気圧を PEmax とし，残気量位における最大吸気圧を PImax とする．

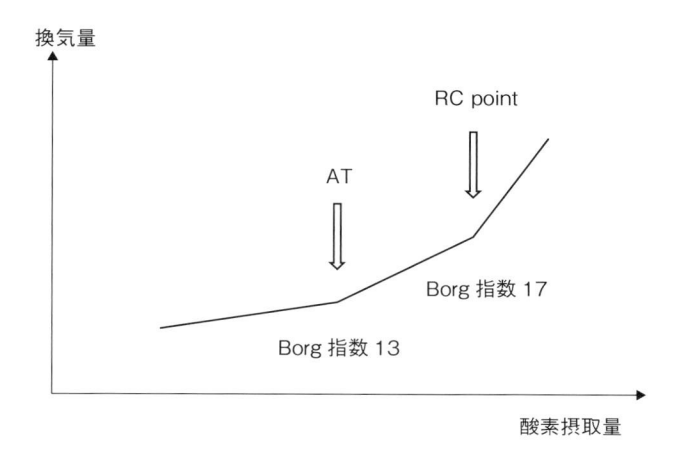

図1 運動強度の漸増による酸素摂取量増加と換気量の応答

運動強度が増加すると酸素摂取量が増加し，比例して換気量が増加する．運動強度を漸増させると呼吸促迫（換気量の増加率上昇）が2回生じる．1度目はBorg指数13（ややきつい）の自覚症状に相当し，有酸素運動の上限である嫌気性代謝閾値（AT）である．これ以上の負荷が加わると嫌気性代謝により乳酸が蓄積して，生体内アシドーシス代償のため換気が亢進する．2度目はBorg指数17（かなりきつい）の自覚症状に相当し，呼吸代償開始点（RC point）と呼ばれ，さらなる換気のドライブがかかる．

〔佐藤一洋，塩谷隆信．呼吸リハビリテーションに必要な臨床評価 (2) 生理機能検査．江藤文夫，上月正博，植木 純ほか編．呼吸・循環障害のリハビリテーション．東京：医歯薬出版；2008．p.42-50 より改変引用〕

c．運動負荷試験

運動耐容能を評価するために行う[23)24)]．

・多段階運動負荷試験：トレッドミルやエルゴメータを用いて酸素摂取量を測定する．最高酸素摂取量は，運動終点時の酸素摂取量で心疾患の重症度とよく相関し，予後判定の指標ともなる．嫌気性代謝閾値（anaerobic threshold：AT）は有酸素運動の上限の運動負荷強度で，これ以上の負荷が加わると嫌気性代謝が加わる（図1）[23)]．ATレベル以下の運動では乳酸の蓄積や交感神経の過剰な亢進がないため，ATを運動強度の上限とした運動療法は長時間安全に実施可能とされる．
・6分間歩行試験：6分間，できるだけ速く歩いた距離を測定する．
・シャトル・ウォーキング試験：9m間隔の2つのコーンの外側を，1分ごとに速度を増加させて，往復歩行する．最高酸素摂取量と相関が高く，再現性も良い．

d．代謝当量

代謝当量（metabolic equivalent：MET）は，安静坐位における酸素消費量（3.5 ml/kg/min）を1METとした場合の相対的運動強度で，運動耐容能の間接評価の一つである．NYHA（New York Heart Association）分類は心不全の重症度指標であるが，同様に運動耐容能の間接評価であり，周術期心合併症の予測因子である脳性ナトリウム利尿ペプチド（BNP）も，心不全が安定した時期であれば運動耐容能と良好な相関を示す．

```
リハビリテーション ─┬─ 全身持久力・筋力トレーニング（運動療法）
                    │
                    ├─ コンディショニング（理学療法）
                    │   ├─ 呼吸筋トレーニング
                    │   │     インセンティブスパイロメトリー
                    │   │     深呼吸訓練
                    │   ├─ リラクセーション
                    │   ├─ ストレッチ
                    │   ├─ 排痰訓練，体位ドレナージ
                    │   └─ 体位変換
                    │
                    ├─ ADLトレーニング
                    ├─ 栄養指導
                    └─ 患者教育
```

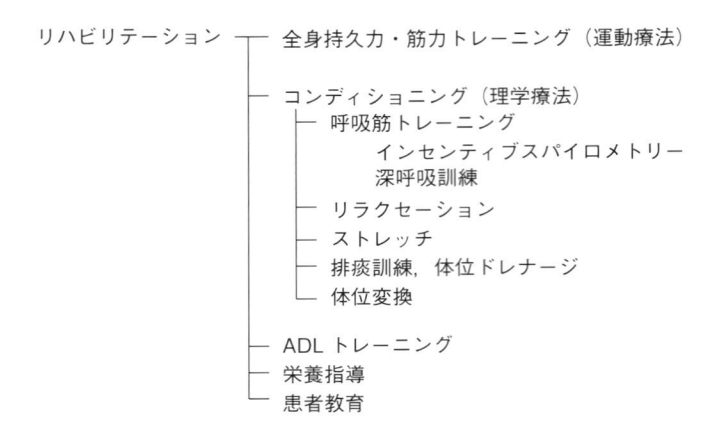

図2　リハビリテーションの模式図

　理学療法や運動療法を，①全身持久力・筋力トレーニング（運動療法），②コンディショニング（理学療法），③ADLトレーニングの3つのカテゴリーにまとめる概念が普及している。運動療法はリハビリテーションの中核としてとらえられており，リハビリテーションの効果としては基本的に運動療法による効果が含まれる。つまり，"理学療法の有効性は認められないが，リハビリテーションは有用性が高い"という表現があれば，理学療法のみでは有効性は乏しく，運動療法の有効性が高いと解釈できる。

2 術前オリエンテーション[25]

　術後は安静が一番と思っている患者や家族も少なくないため，動かないことによる弊害や早期離床と早期歩行の効果について説明を行い，"積極的に体を動かすのは患者自身の役割"であることを理解し認識してもらう。
　また，創部痛を緩和する排痰方法や起居動作について実際に行いながら指導を行うことで，患者自身が術後の回復過程を明確にイメージでき，患者の心理的不安の軽減と術後リハビリテーションのスムーズな開始が可能となる。

3 コンディショニング（理学療法）

　身体機能全体の廃用性変化に伴い，全身の関節可動性，筋力の低下によって運動耐容能が低下した，いわゆるデコンディショニング状態にある患者が，運動療法やADLトレーニングを進めるための調整や身体作りがコンディショニングとされる。このため，運動療法の開始時や術後早期には，呼吸パターンの修正や柔軟性のトレーニングなどのコンディショニングが主体となる（図2，図3）[20)25)26]。

・呼吸筋トレーニング：IS，口すぼめ呼吸，腹式呼吸などで，周術期は深吸気をゆっくりと長く持続させることを目的として，容量式ISが用いられる。
・リラクセーション：胸部可動性の低下や創部痛により呼吸に関与する筋群が過緊張となっているため，マッサージや温熱療法により筋緊張を軽減し，深呼吸を促す。
・ストレッチ：胸郭可動域制限を改善させるために，呼吸介助法，シルベスター法（患

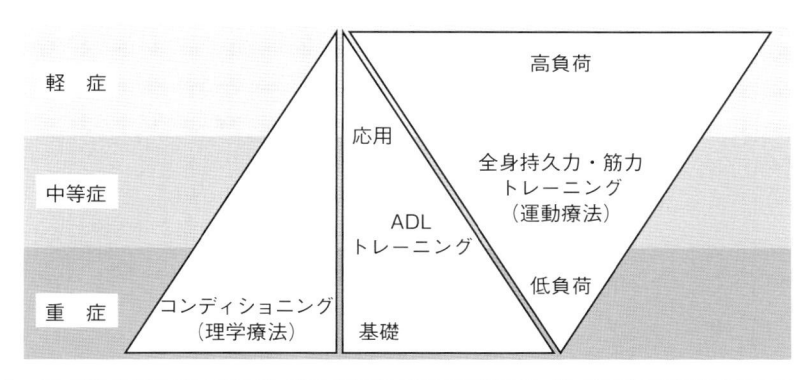

図3 理学療法・運動療法の概念図
縦軸は患者重症度，横軸は1セッション内の各手技の割合を示す。運動療法の開始時や術後早期には，呼吸パターンの修正や柔軟性のトレーニングなどのコンディショニングが主体となる。徐々に全身持久力・筋力トレーニングの割合を増やしていく。
（佐野裕子．呼吸リハビリテーションに必要な各種療法 2．コンディショニング．江藤文夫，上月正博，植木 純ほか編．呼吸・循環障害のリハビリテーション．東京：医歯薬出版；2008．p.59-65 より改変引用）

者の吸気時に合わせて組んだ両上肢を挙上して深吸気を促し，呼気時には両上肢を下制して深呼気を促す），呼吸体操などを行う。
・排痰訓練：最大吸気位で1～2秒息をこらえ，口と声門を開いたまま一気に強く息を吐き出させるハフィングは，通常の咳嗽より創部痛が少なく，循環動態への影響も少ない。
・体位変換：呼吸障害に対する換気やガス交換の改善を目的に，側臥位，セミファーラー位，坐位，腹臥位などの特定の体位を一定時間保持する。
・動作指導：創部痛を和らげる起き上がり方，咳嗽の方法などについて指導する。

4 全身持久力・筋力トレーニング（運動療法）[27)28)]

呼吸・循環機能障害者の運動能力は最大酸素摂取量で規定され，最大酸素摂取量は肺，心臓，血液，骨格筋の能力によって規定される（図4）[27)]。

心肺機能の低下による呼吸困難（息切れ）はADLを低下させる。ADLの低下によるデコンディショニングによって，筋線維の萎縮による筋量の低下，酸化酵素の多い遅筋Ⅰ型から解糖系酵素の多い速筋Ⅱ型への筋線維の変化，ミトコンドリア密度の減少，酸化酵素の活性低下などが生じる。機能低下した筋は，活動時に糖分解が亢進して，乳酸産生亢進，代謝性アシドーシスによる換気の亢進が生じる（AT閾値の低下）。少ない活動量にもかかわらず，より多くの換気が必要となり，呼吸困難（息切れ）となって，さらに患者の運動を制限（運動耐容能の低下）するという負のスパイラルが存在する（図5）。

運動療法は，骨格筋機能を改善し，呼吸・循環機能に有益な効果を波及させて，この負のスパイラルを断ち切る唯一有効な手段として認識されている。このため，運動療法はリハビリテーションの中核としてとらえられており，特に下肢の持久力トレーニングは必須とされる。

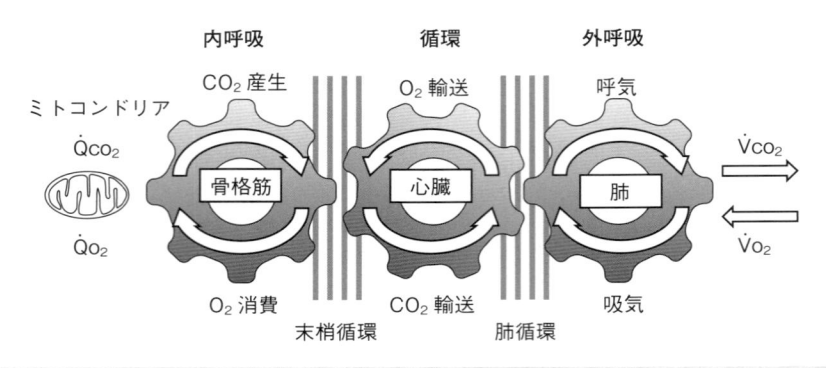

図4 ワッセルマンの歯車

呼吸・循環機能障害者の運動能力は最大酸素摂取量で規定され，最大酸素摂取量は肺，心臓，血液，骨格筋の能力によって規定される．運動療法は，骨格筋機能を改善し，呼吸・循環機能に有益な効果を波及させる効果がある．

（神津 玲，三尾直樹，千住秀明．呼吸リハビリテーションに必要な各種療法 3．運動療法．江藤文夫，上月正博，植木 純ほか編．呼吸・循環障害のリハビリテーション．東京：医歯薬出版；2008．p.68-73より改変引用）

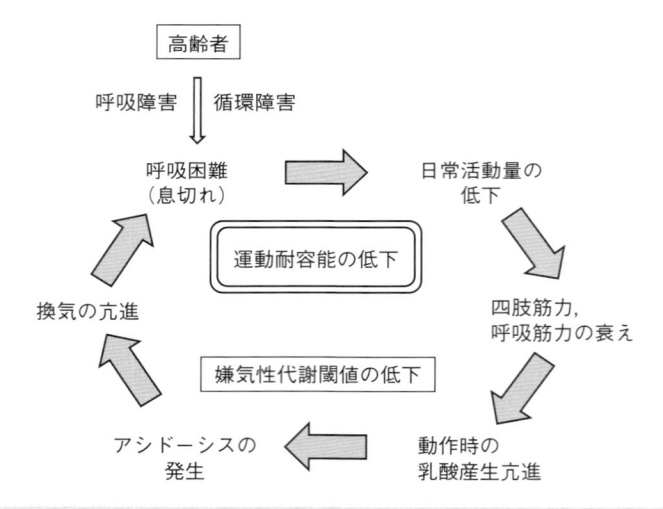

図5 呼吸・循環障害における呼吸困難と運動耐容能低下の悪循環

- 筋力トレーニング：長期臥床後や後期高齢者では，歩行や階段昇降に関連する大腿四頭筋や下腿三頭筋などの下肢筋力の低下が顕著で，持久力トレーニングの導入前に筋力強化が必要となる．上肢を使用するADL動作で呼吸困難がある場合には，ADLトレーニングに関連する肩関節周囲筋や肘関節筋群が対象となる．
- 持久力トレーニング：下肢の持久力トレーニングを必須として，平地歩行，階段昇降，トレッドミル，自転車エルゴメータなどがあり，運動強度はAT付近で設定することが望ましいとされる．

V. 周術期における口腔ケアとリハビリテーション

周術期リハビリテーションの現況——長崎大学病院の例

　近年，高齢者に対しても開胸手術や上腹部手術の適応が拡大されてきている．長崎大学病院における65歳以上の高齢者が麻酔科管理症例に占める割合は，2004年は27.6％（1,002/3,627例）で，2012年には32.8％（1,875/5,712例）と増加してきている．診療科別での高齢者の占める割合（2012年）は，心臓血管外科70.0％，呼吸器外科52.9％，消化器外科51.9％であり，PPCのリスクが高いとされる開胸手術や上腹部手術の半数以上が高齢者で占められている．

　リハビリテーション診療部は，医師3名，理学療法士15名，作業療法士4名，言語聴覚士3名の体制で，年間のべ3万6,000人のリハビリテーションを行っている．脳卒中（24.5％）と整形外科（31％）の急性期リハビリテーションが主であるが，最近では周術期リハビリテーションの依頼増加によって，呼吸リハビリテーション（22％）と心臓リハビリテーション（18％）の割合が増加してきている．特に開胸手術と上腹部手術

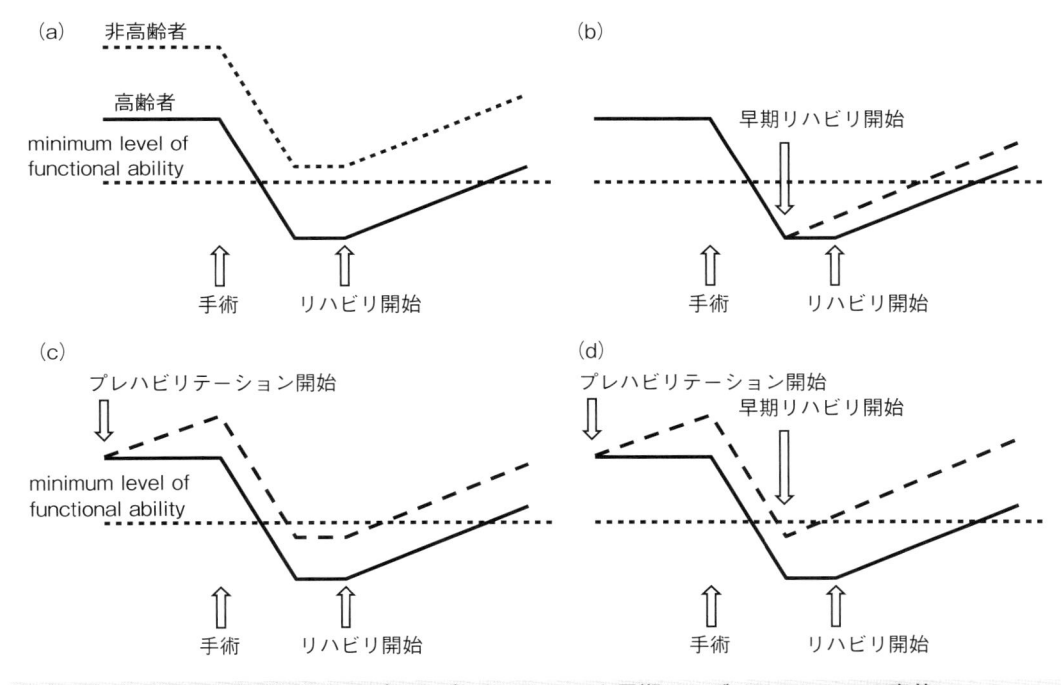

図6　高齢者におけるプレハビリテーションと早期リハビリテーションの意義

（a）手術によって身体機能は著しく低下するが徐々に回復してくる．高齢者では，手術によって時に最低限のレベルを超えて低下し，さまざまな術後合併症を生じやすくなる．
（b）早期にリハビリテーションを開始することで，身体機能の回復が早くなる．
（c）術前のプレハビリテーションは，身体機能予備能力を増加させ，術後の身体機能の低下に耐えうる状態にする．
（d）プレハビリテーションと早期リハビリテーションを併用することで，高齢者や身体的予備能力が低い患者においても術後合併症の軽減を期待できる．
（Carli F, Zavorsky GS. Optimizing functional exercise capacity in the elderly surgical population. Curr Opin Clin Nutr Metab Care 2005；8：23-32 より改変引用）

は，ほぼ全症例リハビリテーション紹介が行われ，術後はICU管理の段階から早期リハビリテーションが開始される．理学療法士によるラウンドが毎日行われ，ICUから病棟，そして退院または転院まで，切れ目なくリハビリテーションが継続されている．

おわりに

高齢者は，COPDなどの呼吸器疾患や心疾患合併の頻度が高く，ADLの低下による運動耐容能が低下したデコンディショニング状態では，身体機能予備能力が低下しているため，周術期合併症のリスクが高い．このように術後合併症リスクの高い患者に対しては，術前のプレハビリテーションによって，身体機能予備能力を増加させて手術による身体機能の低下に耐えうる状態にすることや，術後早期からリハビリテーションを開始することによって，せん妄やPPCなどの術後合併症の軽減と早期退院を通じた速やかな社会復帰を期待できる可能性がある（図6）[4)12)13)]．高リスク患者が開胸手術や上腹部手術などを予定された場合には，術前のプレハビリテーション紹介や，術後早期からのリハビリテーション介入が円滑に行えるように，適切な術後疼痛管理を進めていくことが望まれる．

■参考文献

1) 若林秀隆．身体的活動性の術後早期自立とプレハビリテーション．外科と栄養 2013；47：185-91．
2) Brueckmann B, Villa-Uribe JL, Bateman BT, et al. Development and validation of a score for prediction of postoperative respiratory complications. Anesthesiology 2013；118：1276-85.
3) Nafiu OO, Ramachandran SK, Ackwerh R, et al. Factors associated with and consequences of unplanned post-operative intubation in elderly vascular and general surgery patients. Eur J Anaesthesiol 2011；28：220-4.
4) Schweickert WD, Pohlman MC, Pohlman AS, et al. Early physical and occupational therapy in mechanically ventilated, critically ill patients：a randomised controlled trial. Lancet 2009；373：1874-82.
5) 循環器病の診断と治療に関するガイドライン（2011年度合同研究班報告）．心血管疾患におけるリハビリテーションに関するガイドライン（2012年改訂版）．
6) Smetana GW, Lawrence VA, Cornell JE. Preoperative pulmonary risk stratification for noncardiothoracic surgery：systematic review for the American College of Physicians. Ann Intern Med 2006；144：581-95.
7) 高橋哲也．心臓リハビリテーションに必要な各種療法 2．運動療法．江藤文夫，上月正博，植木 純ほか編．呼吸・循環障害のリハビリテーション．東京：医歯薬出版；2008. p.220-31.
8) 下薗崇宏．術後呼吸不全の予防と治療．INTENSIVIST 2012；4：275-87．
9) Weiner P, Zeidan F, Zamir D, et al. Prophylactic inspiratory muscle training in patients undergoing coronary artery bypass graft. World J Surg 1998；22：427-31.
10) Hulzebos EH, Helders PJ, Favie NJ, et al. Preoperative intensive inspiratory muscle training to prevent postoperative pulmonary complications in high-risk patients undergoing CABG surgery：a randomized clinical trial. JAMA 2006；296：1851-7.

11) Inoue J, Ono R, Makiura D, et al. Prevention of postoperative pulmonary complications through intensive preoperative respiratory rehabilitation in patients with esophageal cancer. Dis Esophagus 2013；26：68-74.
12) Jack S, West M, Grocott MP. Perioperative exercise training in elderly subjects. Best Pract Res Clin Anaesthesiol 2011；25：461-72.
13) Carli F, Zavorsky GS. Optimizing functional exercise capacity in the elderly surgical population. Curr Opin Clin Nutr Metab Care 2005；8：23-32.
14) Guimaraes MM, El Dib R, Smith AF, et al. Incentive spirometry for prevention of postoperative pulmonary complications in upper abdominal surgery. Cochrane Database Syst Rev 2009；3：CD006058.
15) Freitas ER, Soares BG, Cardoso JR, et al. Incentive spirometry for preventing pulmonary complications after coronary artery bypass graft. Cochrane Database Syst Rev 2012；9：CD004466.
16) Pohlman MC, Schweickert WD, Pohlman AS, et al. Feasibility of physical and occupational therapy beginning from initiation of mechanical ventilation. Crit Care Med 2010；38：2089-94.
17) 齋藤敬太. 呼吸器離脱を目的としたリハビリテーション：理学療法に根拠はあるのか. INTENSIVIST 2012；4：727-35.
18) Morris PE, Goad A, Thompson C, et al. Early intensive care unit mobility therapy in the treatment of acute respiratory failure. Crit Care Med 2008；36：2238-43.
19) Cader SA, Vale RG, Castro JC, et al. Inspiratory muscle training improves maximal inspiratory pressure and may assist weaning in older intubated patients：a randomised trial. J Physiother 2010；56：171-7.
20) 菅　俊光. 周術期の呼吸リハビリテーション. J Clin Rehabil 2013；22：32-40.
21) 石川愛子, 里宇明元, 木村彰男. 術前リハビリテーション評価—開胸・開腹術を中心に—. 総合リハビリテーション 2013；41：417-23.
22) 寺本信嗣. 呼吸リハビリテーションに必要な臨床評価　(1) フィジカルアセスメント, 画像診断, 各種評価. 江藤文夫, 上月正博, 植木　純ほか編. 呼吸・循環障害のリハビリテーション. 東京：医歯薬出版；2008. p.32-9.
23) 佐藤一洋, 塩谷隆信. 呼吸リハビリテーションに必要な臨床評価　(2) 生理機能検査. 江藤文夫, 上月正博, 植木　純ほか編. 呼吸・循環障害のリハビリテーション. 東京：医歯薬出版；2008. p.42-50.
24) 上嶋健治. 心臓リハビリテーションに必要な基礎知識　1. 心臓リハビリテーションに必要な循環系の構造と機能. 江藤文夫, 上月正博, 植木　純ほか編. 呼吸・循環障害のリハビリテーション. 東京：医歯薬出版；2008. p.188-92.
25) 寺松寛明, 賀好宏明, 白山義洋ほか. 術前リハビリテーションの実際—開胸・開腹術を中心に—. 総合リハビリテーション 2013；41：425-30.
26) 佐野裕子. 呼吸リハビリテーションに必要な各種療法　2. コンディショニング. 江藤文夫, 上月正博, 植木　純ほか編. 呼吸・循環障害のリハビリテーション. 東京：医歯薬出版；2008. p.59-65.
27) 神津　玲, 三尾直樹, 千住秀明. 呼吸リハビリテーションに必要な各種療法　3. 運動療法. 江藤文夫, 上月正博, 植木　純ほか編. 呼吸・循環障害のリハビリテーション. 東京：医歯薬出版；2008. p.68-73.
28) 上月正博. 総論　2. 呼吸・循環障害にみられる障害とリハビリテーション. 江藤文夫, 上月正博, 植木　純ほか編. 呼吸・循環障害のリハビリテーション. 東京：医歯薬出版；2008. p.6-17.

〔趙　成三, 吉富　修〕

索　引

あ

悪性高熱 171
亜酸化窒素 177
アセトアミノフェン ... 228, 260, 273, 278
圧受容器反射 210, 317
圧反射 14
アミロイドβ 33
アメリカ麻酔科学会術前状態分類 70
アルコール性肝障害 211
アルツハイマー病 31, 33, 35, 305

い

胃がん 216
息切れ 351
胃酸逆流 125
意識下鎮静 256
イソフルラン 177
一酸化窒素 14
一側肺換気 201
遺伝性早老症 8
易転倒 44
インスリン 22
　──/IGF-1 シグナル伝達系遺伝子 9
　──抵抗性の増大 155
インセンティブスパイロメトリー 328
インフォームドコンセント 62, 209, 342

う

ウェルナー症候群 8
うつ 37
　──症状 298
　──病 52, 298
運動耐容能低下 356
運動能力評価 73
運動負荷試験 353
運動誘発電位 178
運動療法 355

え

エアウェイ 204
栄養 328
　──管理 250
　──不良 94
エスモロール 115
エネルギー制限 11
エネルギー摂取量 39
エラー破綻説 11
嚥下機能 121
嚥下障害 36, 121, 122
　──増悪因子 123
嚥下性肺炎 124
嚥下造影検査 344
嚥下体操 344
嚥下内視鏡検査 344
嚥下反射 339, 340
塩酸ブプレノルフィン 274

お

黄体化ホルモン 24
横断的調査 144
オープンラングアプローチ ... 131

オピオイド 228, 260, 274
　──鎮痛薬 275
オランザピン 289
オルプリノン 116
温水循環式加温装置 172
温風式加温装置 172

か

外見年齢 5
改訂長谷川式簡易知能評価スケール 51, 68
過活動型せん妄 263
過活動膀胱 41
過灌流症候群 181
核心温 25, 27
覚醒遅延 213
拡張期心不全 320
過剰なインスリン抵抗性 156
ガス塞栓 216
活性型ビタミンD 24
活性酸素 10
活性窒素種 10
ガバペンチン 261, 289
空嚥下 124
カルシウム拮抗薬 124, 149
カルバマゼピン 261
加齢 4, 83, 244
簡易心機能評価アルゴリズム 75
肝クリアランス 103
間欠的空気圧迫法 225
肝血流量 18, 103
肝硬変 211
患者自己調節鎮痛 248
肝臓の容積 246

361

索引

冠動脈疾患 222, 223
冠動脈バイパス術 189

き

キーパーソン 63
飢餓に誘導される反応 156
気管支拡張薬 206, 207
気管支挿管 216
気管支ブロッカー 217
器質的口腔ケア 342
器質的神経障害 294
拮抗性鎮痛薬 274
機能的口腔ケア 342
機能的残気量 16, 212, 349
機能的神経障害 294
揮発性麻酔薬 151
気腹 215, 231, 237
基本的日常生活動作 48
逆トレンデレンブルグ位 215
逆流性食道炎 211, 218
逆流性弁疾患 152
急性右心不全 320
吸入気酸素濃度 135
胸郭コンプライアンス 16
胸腔鏡下手術 201
凝固因子 249
狭窄性弁疾患 152
胸腺摘除術 204
共存症 144
胸腹部大動脈瘤 193
胸部血管内手術 193
胸部硬膜外麻酔 329
胸部理学療法 330
局所脳酸素飽和度 181
局所麻酔薬 114
　　──中毒 280
虚血性心疾患 189
起立性調節障害 43
禁煙 328
緊急手術 82
筋弛緩薬 327

く

区域ブロック 251
区域麻酔 86, 87, 89, 90, 329
クエチアピン 289
口すぼめ呼吸 206
くも膜下出血 182
クリアランス 103
グリコカリックス 158
クリニカル・リスクファクター 81
クロージングボリューム 16

け

経静脈患者自己疼痛管理 273
経静脈的心ペースメーカ 149
経食道心エコー 150, 187
頸動脈疾患 180
頸動脈内膜剥離術 180
軽度のうつ 37
経尿道的前立腺切除術 235
経鼻胃管自体 331
経皮的動脈血酸素飽和度 ... 73
ケタミン 108, 177, 261
血液製剤の使用指針 161
血管拡張薬 149
血管収縮 26
血管性認知症 31, 34
血管内手術 192
血漿トロポニン濃度 320
血流依存性薬物 103
顕性誤嚥 338

こ

交感神経α受容体 148
交感神経系 317
　　──の活動亢進 155
交感神経β受容体 147
交感神経抑制薬 124
後期高齢者 3
抗凝固薬 214, 279
抗凝固療法 90
口腔ケア 339

口腔清掃 343
口腔内常在菌 338
高血圧症 248
抗血小板薬 214
後見制度 63
後見人 63
抗コリン薬 124
抗酸化酵素 10
鉱質コルチコイド 23
甲状腺 23
抗精神病薬 124
高体温 170
抗てんかん薬 124
喉頭・下咽頭内視鏡所見 ... 122
行動学的疼痛評価 260
行動性体温調節 27
喉頭展開 126
行動療法 299
高二酸化炭素血症 207
抗パーキンソン病薬 124
抗ヒスタミン薬 124
硬膜外鎮痛 261, 271, 278
硬膜外PCA 251
硬膜外麻酔 214
抗利尿ホルモン 24
高齢化 13
高齢者 79, 86, 90, 184
　　──区分 3
　　──総合機能評価 62, 68
　　──の定義 3
　　──用うつ尺度 68
誤嚥 36, 121, 123, 210
　　──性肺炎 71, 198, 213, 218, 338
　　──性肺炎の危険因子 338
　　──性肺炎の予防法 338
呼気終末陽圧 134
呼吸器合併症 15
呼吸器系リスク 81
呼吸機能 185, 323
　　──の変化 324
呼吸筋機能検査 352
呼吸筋トレーニング 328, 350

362

呼吸困難 351, 356
呼吸不全 323
呼吸リハビリテーション 357
骨粗鬆症 93, 222
骨密度 4
鼓膜温 171
混合型せん妄 263

さ

サーチュイン遺伝子 9
サードスペース ... 203, 217, 219
最小肺胞濃度 106, 212
最大気道内圧 133
最大酸素摂取量 17, 73, 356
再分布性体温低下 168
細胞外液量 147
細胞死関連遺伝子 9
左室1回拍出量 160
左室拡張機能 75
左室拡張能 147
左室収縮機能 75
　──不全 150
左室収縮末期径 191
サブスタンスP 339
左房内血栓 152
サルコペニア 6, 250
酸化ストレス説 9
三環系抗うつ薬 124
酸素含量 162
酸素供給量の不足 162

し

ジアゼパム 262
視覚誘発電位 179
歯牙損傷 342
閾値間温度 167, 168
視機能障害 238
糸球体濾過量 103, 247
止血凝固能低下 159
歯周病 339
支持療法 299
持続硬膜外麻酔 228
持続投与停止後の半減期 ... 107

持続腰神経叢ブロック 228
自動調節能 210
自発呼吸トライアル 263
シバリング 167, 170, 214
ジプラシドン 289
死亡統計 145
死亡率 ... 89, 144, 310, 311, 312, 314, 315
従圧式換気 133
縦隔腫瘍 203
周術期管理チーム 337
周術期口腔機能管理 345
周術期死亡 310
　──率 79, 86
周術期低体温 251
周術期の合併症率 79
重症筋無力症患者 204
修正型電気痙攣療法 39
従量式換気 133
手術死亡 312
　──率 311
手術術式 82
手術侵襲に起因する反応 156
手術部位 327
　──感染 135, 337, 340
手術リスク 83
手段的日常生活動作 48
術後悪心・嘔吐 135, 276
術後合併症 ... 80, 227, 233, 294, 310
　──発生 311, 312
術後管理 88
術後呼吸器合併症 ... 337, 349, 350
　──（PPC）の危険因子 ... 325
術後死亡 311
　──率 310
術後心筋梗塞 320
術後せん妄 64, 68, 92, 209, 295
術後鎮痛 88
術後認知機能 106

　──障害 21, 64, 162, 255, 270, 295
　──障害発症と就労率・死亡率の関係 306
　──障害発生率 301
　──低下 151
術後認知障害 82
術後肺炎 70
術後肺拡張療法 350
術後肺合併症 128
　──のリスク因子 128
術後予測1秒量 200
術式と術後せん妄発症率 297
術式による術後認知機能障害発症率 303
術前・術中の予測因子 80
術前合併症 92
術前危険因子 92
術前心不全 310
術前肺拡張療法 328
術前評価 187
術前診察 125
循環器系合併症 309
循環系の3要素 147, 315
循環血液量 148
消化管 186
上気道 120
硝酸薬 124
晶質液 219
脂溶性薬物 101
初期分布容量 212
除去率 103
褥瘡 251
食道温 171
食道がん 217, 312
食道裂孔ヘルニア 211, 218
自律性体温調節 167
心機能 185
腎機能 186
　──障害 81, 159, 321
心筋梗塞 145, 271
神経系合併症 294
神経障害性疼痛 261

索引

心血管系評価・管理ガイドライン 80
心血管系リスク 80
人工血管置換術 192
人工膠質液 203
人工呼吸患者 351
人工呼吸器関連肺炎 339
人工呼吸器関連肺損傷 129
深呼吸訓練 330, 350
心仕事量 151
心臓手術 314, 315
腎臓摘出術 233
心臓の拡張能障害 160
心臓リハビリテーション ... 357
身体稼動 265
心拍出量 100
　──維持 318
深部静脈血栓症 71, 222, 224, 231, 279
深部静脈血栓塞栓症 234
心不全 310, 318
　──の診断 318
　──の治療 319
腎不全 189
心房細動 15, 188, 321
腎リスク 81

す

推算糸球体濾過量 71
膵β細胞の機能低下 155
睡眠呼吸障害 126
睡眠時無呼吸 17
　──症候群 327
水溶性薬物 101
スガマデクス 113, 204, 327

せ

正常圧水頭症 35
正常血圧性虚血性急性腎不全 249
精神安定薬 124
精神心理的評価 48
声帯の萎縮 121

成長ホルモン 22
　──関連遺伝子 9
生物学的年齢 4
生理学的変化 244
生理機能の変化 185
生理的老化 6
脊髄虚血 193
脊髄くも膜下麻酔 87, 89, 214
咳反射 198, 339, 340
舌根沈下 204
摂取エネルギー説 11
摂食機能 342
セボフルラン 177, 187, 201
前期高齢者 3
全静脈麻酔 179, 202
全身状態 184
全身麻酔 86, 87, 89, 90
喘息患者 328
前頭側頭葉変性症 33, 35
せん妄 ... 82, 186, 189, 222, 224, 234, 247, 263, 270, 284
　──のリスクファクター ... 298
前立腺がん 232
前立腺肥大 41
　──症 231
前立腺被膜下摘除術 235

そ

早期関節稼働 263
早期手術 225
臓器保護作用 107
早期離床 225
　──・早期回復 222
早期リハビリテーション ... 357
総合機能評価 47
創部感染 169
僧帽弁 190
　──置換術 191
掻痒感 276

た

体位ドレナージ 330
大うつ病性障害 37

体温 88, 166
　──調節機構 166
代謝当量 353
代謝能依存性薬物 103
耐術能 59
代償性心不全 318
体性感覚誘発電位 179
大腿骨近位部骨折 93
大腿骨頸部骨折 222
大腿骨骨折 224, 309
大腸がん 312
耐糖能の低下 249
大動脈遮断 192
大動脈内バルーンパンピング 150
大動脈弁 190
　──置換 314
　──置換術 190, 314
タイトレーション 187
体内水分量 245
タウタンパク 33
唾液 124
脱水 40
多様式鎮痛法 222, 228
多様式のアプローチ 272
短時間作用性β遮断薬 151
弾性ストッキング 225
タンパク結合率 104

ち

チアミラール 108
チオペンタール 108
中心静脈圧 318
中枢温 168, 169, 171
超高齢者 3
直腸温 172
鎮静 88
　──薬 248

つ

椎骨脳底動脈不全症 43

て

低栄養 39, 71
　——状態 82
低活動型せん妄 263
低カリウム血症 321
抵抗消失法 201
低酸素性肺血管収縮 202
低体温 25, 169, 213
　——症 87
低マグネシウム血症 321
適定投与 187
デクスメデトミジン ...109, 262, 291
テストステロン 24
デスフルラン 177, 187, 201
テロメア 5, 8

と

同意書 63
頭蓋内圧 175, 176, 237
　——亢進 177
洞結節細胞数 149
糖質コルチコイド 23
頭低位 231, 237
糖尿病 82, 186, 211
動脈硬化 145
動脈脈波伝播速度 4
ドネペジ 288
ドブタミン 319
ドライサイド 203, 217
トラマドール 275, 288
トレンデレンブルグ位 215

な

内因性 PEEP 134
ナロキソン 276

に

二腔気管支チューブ 201, 217
日常生活動作能力 70
ニトログリセリン 319
ニトロプルシド 319

尿失禁 40
尿路感染症 231
認知機能 63
　——検査 68
　——障害 31, 90
認知症 209
認知障害 21, 92

ね

寝たきり 65
年齢 79
　——調整死亡率 145
　——による術後認知機能障害発症率 302

の

脳萎縮 209
脳灌流圧 175, 237
脳局所酸素飽和度 188
脳血流 176
　——量 209
脳梗塞 146
脳酸素消費量 209
脳神経外科手術 175
脳性ナトリウム利尿ペプチド 318
脳卒中 188
脳動脈瘤 182
　——クリッピング術 182
脳内の炎症性物質の増加 162
ノルアドレナリン 319

は

パーキンソン病 94
肺(肺胞)リクルートメント ... 131
肺炎 338
バイオマーカ 180
肺拡散能力 73
肺合併症 81
肺化膿症 205
肺がん手術 198
肺機能検査 73

肺血栓塞栓症 71, 222, 224, 234
　——予防 234
肺性心 200
肺切除術 311
肺動脈カテーテル 150, 188
排尿障害 41
肺の生理学的変化 324
ハイブリッド手術 193
肺胞内圧 133
肺胞の overdistension 130
肺保護換気 128, 131
肺保護戦略 330
廃用症候群 45
肺容量減量手術 206, 207
発汗 26
ハッチンソン・ギルフォードプロジェリア症候群 8
歯磨き 339
バルビツレート 177
ハロペリドール 267, 289
反復唾液嚥下テスト 344

ひ

ビア樽状の胸郭 206
ピーク気道内圧 133
皮下気腫 215
光選択的前立腺蒸散術 236
非結合型薬物 104
非神経障害性疼痛 260
非侵襲的陽圧換気 330
非心臓手術における簡易心機能評価アルゴリズム 69
非ステロイド性抗炎症薬 ... 228, 261, 273, 276
非代償性心不全 318
非定型抗精神病薬 267
ヒドロキシエチルスターチ製剤 159
非ふるえ熱産生 27
百寿者 3
ヒュー・ジョーンズ分類 94, 199

索　引

病的老化 7
貧血 309
頻尿 40

ふ

フードテスト 344
フェンタニル 111, 260, 274
不感蒸泄 219
腹腔鏡 215
　――下手術 244, 329
　――下前立腺摘除術 237
腹腔内圧上昇 215
副甲状腺ホルモン 24
腹部大動脈瘤 192
不顕性誤嚥 121, 338
不整脈 147, 321
ブピバカイン 278, 280
プラトー圧 133
フリーラジカル説 9
フルストマック 216
プレガバリン 261
プレハビリテーション 348, 350, 357
フローボリューム曲線 199
プログラム説 7
プロゲステロン 124
フロセミド 319
プロポフォール ... 107, 177, 179, 187, 201, 262
　――注入症候群 262
分布容積 100

へ

閉鎖不全症 147
併存疾患 59
ヘイフリックの限界 7
変形性骨関節症 93
ベンゾジアゼピン系薬物 262
ペンタゾシン 275

ほ

膀胱および腎・尿路系の悪性腫瘍 232
膀胱温 172
発作性良性頭位性めまい症 ... 43
ホモシステイン 180
ホルミウムレーザー前立腺切除術 236

ま

毎日の鎮静中断 263
マクギル疼痛質問表 272
麻酔関連合併症 87
麻酔起因性無気肺 129
麻酔時間による術後認知機能障害発症率 303
麻酔深度による術後認知機能障害発症率 304
麻酔法と術後せん妄の発症率 297
麻酔法による術後認知機能障害発症率 303
麻酔方法 90
麻酔薬による術後認知機能障害発症率 304
マスク換気 126
末梢神経ブロック 279
麻薬性鎮痛薬 248
慢性閉塞性肺疾患 ...81, 94, 130, 199, 210
慢性閉塞性肺疾患患者 328

み

水飲みテスト 344
ミダゾラム 109, 262
ミトコンドリア異常化説 12
ミトコンドリア電子伝達系関連遺伝子 9
未分画ヘパリン 225
脈圧の呼吸性変動 160
脈波の伝播速度 147
ミルリノン 116, 319

む

無呼吸低呼吸指数 126
無症候性誤嚥 122

無症候性脳梗塞 209
ムスカリン受容体密度 14

め

メニエール病 43
メノポーズ 24
メペリジン 214
めまい 43
メラトニン 25
免疫抑制 325

も

モビライゼーション 265
モルヒネ 112, 260, 274
モルヒネ-3-グルクロニド ... 112
モルヒネ-6-グルクロニド ... 112

や

薬学的効果 246
薬物性肝障害 211
薬物代謝 244, 255
薬物動態学 99
薬物排泄 255
薬物有害作用 247
薬物療法 299
薬力学 99

ゆ

誘発電位モニタリング 178
幽門狭窄 216
遊離型薬物 104
輸液制限 219
輸液量の最適化 158
輸血 309

よ

抑うつ 94
抑肝散 291
予後 79, 83, 87

ら

ランジオロール 115
卵胞刺激ホルモン 24

366

り

リクルートメント 132
　──マヌーバー 131
リスペリドン 289
リズムコントロール 152
利尿薬 124
リバスチグミン 288
リハビリテーション 250, 348
　──の模式図 354
罹病率 89
リラクセーション 263
輪状軟骨圧迫 218

れ

レートコントロール 152
暦年齢 4
レビー小体型認知症 31, 34
レペタン® 274
レボブピバカイン 114, 278
レミフェンタニル ...89, 110, 187

ろ

老化 4
　──遺伝子 8
　──の機序 7
　──の現象 6
　──の生物学的指標 4
老人性肺気腫 15
老年期うつ病評価尺度 52
老年症候群 45, 61, 92, 243
ロクロニウム 113, 327
ロピバカイン 114, 278
ロボット支援根治的前立腺摘
　除術 231, 237
ロボット支援心臓手術 194

わ

ワッセルマンの歯車 356

英　文

A

ADL 60
affinity 316
AGE 受容体 13
aging 4
AHI 126
aortic valve replacement 190
apnea hypopnea index 126
ASA physical status 70
aspiration 121
atelectotrauma 130
AVR 190

B

BADL 48
baroreflex 317
barotrauma 130
Barthel index 48, 49, 73, 74
basic activities of daily
　living 48
Behavioral Pain Scale 259
B 型ナトリウム利尿ペプチ
　ド 73
biological age 4
biomarker of senescence 4
biotrauma 130
BIS 213
　──モニタリングと術後認知
　機能障害発症率 305
bispectral index 213
BNP 73, 74, 318, 319
　──濃度 319
bone mineral density 4
BPS 259
B-type natriuretic peptide 73
BURP 法 218

C

CABG 189, 314
CAM-ICU 268, 270, 271, 286, 296
centenarian 3
CGA 47, 62
　──ガイドライン研究班推奨
　アセスメントセット 53, 54
CGA7 53
CHEST study 159
chronological age 4
CHTS 259
comprehensive geriatric
　assessment 47
Confusion Assessment Method
　for the ICU 268, 270, 285, 296
conscious sedation 256
context-sensitive half-time ...107, 259
COPD 94
COX-2 選択的阻害薬 277
CPOT 259
Critical-care Pain
　Observation 259
CSHT 107

D

DBE 33, 350
deep breath exercise 350
DLCO 73, 76
DSI 263
DVT 234, 279

E

EC$_{50}$ 105
ECOG スコア 65
EF 316
efficacy 316
eGFR 71, 74

367

endovascular aneurysm repair 192
estimated glomerular filtration rate 71
EVAR 192
extremely-old 3

F

face scale 272
FEV$_{1.0}$ 73, 76
F$_{IO_2}$ 135
frailty 243
FRC 349
functional residual capacity 349

G

GABA$_A$ ニューロン受容体 ... 262
GDS 73, 74
GDS15 52
geriatric depression scale 15 52
GFR 249
Gi タンパク 14
glycocalyx 158
goal-directed therapy 329
Gs タンパク 14

H

Hachinski の虚血スコア 36
Hasegawa's dementia scale for revised 51
HDS-R 51
HES 製剤 159
HoLEP 236
Hutchinson-Gilford プロジェリア症候群 8
hydroxyethyl starch 製剤 159

I

IADL 48
ICDSC 268
IMT 350

inspiratory muscle training ... 350
instrumental activities of daily living 48
Intensive Care Delirium Screening Checklist 268
intravenous patient-controlled analgesia 273
IS 330
iv-PCA 273

K

ke$_0$ 100

L

laparoscopic radical prostatectomy 237
LRP 237
lung carbon monoxide diffusing capacity 73
LVDs 191

M

M3G 112
M6G 112
MAC 212
McGill pain questionnaire ... 272
MEP モニタリング 183
MICS 194
mini mental state examination 92
mini nutritional assessment-short form 71
minimally invasive cardiac surgery 194
mini-mental state examination 49, 51
mitral valve replacement 191
MMSE 49, 51, 73, 74, 92
MNA 73
——-SF 71, 74
multimodal approach 272, 277
multimodal approach analgesia 228

MVR 191

N

NICE-SUGAR study 157
nonsteroidal anti-inflammatory drugs 273
NPPV 332
NRS 263, 272
NSAIDs 228, 261, 273, 276, 277
numerical rating scale ... 263, 272

O

OAA/S scale 256
observer's assessment of agitation/sedation scale ... 256
off-pump 手術 189
OLA 132
old-old 3
on-pump 190

P

PCA 88
PCV 133, 136
PEEP 134, 320
perceived age 5
performance status 分類 65
permissive hypercapnia 133
p53 依存性細胞老化シグナル 11
photoselective vaporization of the prostate 236
POCD ... 64, 162, 255, 270, 295
——発症率 302
PONV 276
postoperative cognitive disfunction 270
postoperative cognitive dysfunction 162, 255
postoperative nausea and vomiting 276
postoperative pulmonary complications 128

PPC の危険因子 327	Richmond agitation-sedation scale 256, 285	TEE 187
PPC 予防のためのプログラム 331	RMs 132	telomere 5
PPCs 128	robot-assisted radical prostatectomy 237	TEVAR 193
——のリスク因子 128, 129	rSO$_2$ 188	thoracic endovascular aortic repair 193
PPV 160	RSST 344	transesophageal echocardiography 187
PRIS 262	**S**	trans-urethral resection of the prostate 235
propofol-related infusion syndrome 262	SAFE study 159	TSH 23
protein energy malnutrition ... 39	SAS 256	TURP 235
PS 分類 65	SBT 263	——症候群 235
PTE 234	SDB 126	**V**
pulse pressure variation 160	sedation-agitation scale 256	VAS 272
pulse wave velocity 4	senescence 4	VCV 133, 136
PVP 236	shear stress 130	verbal rating scale 272
Q	silent aspiration 121	visual analogue scale 272
QOL 60	sleep disordered breathing 126	V$_{O_2}$max 73, 77
R	Sp$_{O_2}$ 73, 76	volutrauma 130
Ramsay sedation score 256	SSI 135, 340	VRS 272
RARP 237	stroke volume variation 160	**W**
RAS 256	surgical site infection 135	Werner 症候群 8
RASS 256, 285	SVV 160	**Y**
RCRI 69	**T**	young-old 3
repetitive saliva swallowing test 344	T3 23	
revised cardiac risk index 69	T4 23	

数　字

0.1～0.2 g/kg/hr のグルコース負荷 158
1 秒量 73
6 分間歩行試験 73, 75

ギリシャ文字

α$_1$ 酸性糖タンパク質 18
α$_2$ 受容体作動薬 262
β 受容体 315, 316
　　——刺激に対する反応性

　　　低下 155
β 遮断薬 88
　　——使用 320
γ アミノ酪酸 21
　　——A ニューロン受容体 ... 262

For Professional Anesthesiologists
高齢者の周術期管理　　　　　　　　　　　　＜検印省略＞

2014年11月1日　第1版第1刷発行

定価（本体9,500円＋税）

編集者　澄　川　耕　二
発行者　今　井　　良
発行所　克誠堂出版株式会社
　　　　〒113-0033　東京都文京区本郷3-23-5-202
　　　　電話（03）3811-0995　振替00180-0-196804
　　　　URL　http://www.kokuseido.co.jp

ISBN978-4-7719-0435-4　C3047　¥9500E　　印刷　株式会社双文社印刷
Printed in Japan ©Koji Sumikawa, 2014

・本書の複製権・翻訳権・上映権・譲渡権・公衆送信権（送信可能化権を含む）は克誠堂出版株式会社が保有します。
・本書を無断で複製する行為（複写，スキャン，デジタルデータ化など）は，「私的使用のための複製」など著作権法上の限られた例外を除き禁じられています。大学，病院，診療所，企業などにおいて，業務上使用する目的（診療，研究活動を含む）で上記の行為を行うことは，その使用範囲が内部的であっても，私的使用には該当せず，違法です。また私的使用に該当する場合であっても，代行業者等の第三者に依頼して上記の行為を行うことは違法となります。
・ JCOPY ＜（社）出版者著作権管理機構　委託出版物＞
本書の無断複写は著作権法上での例外を除き禁じられています。複写される場合は，そのつど事前に（社）出版者著作権管理機構（電話03-3513-6969, Fax 03-3513-6979, e-mail : info@jcopy.or.jp）の許諾を得てください。